康复照护师

基础知识

密忠祥　主编

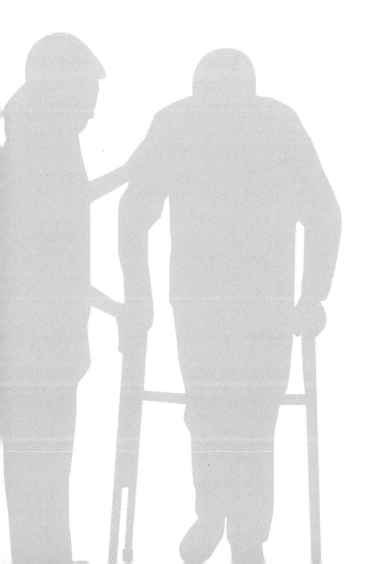

青岛出版集团　｜　青岛出版社

图书在版编目（CIP）数据

康复照护师基础知识 / 密忠祥主编. -- 青岛 : 青岛出版社，2024.7

ISBN 978-7-5736-1953-2

Ⅰ . ①康… Ⅱ . ①密… Ⅲ . ①康复医学－护理学－教材 Ⅳ . ①R47

中国国家版本馆CIP数据核字（2024）第035728号

KANGFU ZHAOHUSHI JICHU ZHISHI

书　名	**康复照护师基础知识**
主　编	密忠祥
出版发行	青岛出版社
社　址	青岛市崂山区海尔路182号（266061）
本社网址	http：//www.qdpub.com
邮购电话	0532-68068091
责任编辑	王秀辉
特约编辑	张　钰
校　对	刘　青
制　版	青岛乐喜力科技发展有限公司
印　刷	青岛双星华信印刷有限公司
出版日期	2024年7月第1版　2024年7月第1次印刷
开　本	16开（787mm×1092mm）
印　张	27
字　数	530千
书　号	ISBN 978-7-5736-1953-2
定　价	68.00元

编校印装质量、盗版监督服务电话　4006532017　　0532-68068050

《康复照护师基础知识》
编委会

主　编：密忠祥

副主编：卢守四　陈大军　伍文清

编　委：（以姓氏拼音顺序排名）

审　校：陈立嘉

总　序

随着人类社会的发展与进步，现代康复医学已经成为医学领域不可缺少的重要组成部分。特别是近些年，随着康复医学在患者功能重建、提高生活能力、改善生存质量等方面的重要作用日益凸显，康复医学的地位得到了全社会的认可，被称为"第四医学"。

康复医学，作为医学的重要分支之一，旨在通过系统的专业治疗和康复训练，帮助广大患者从先天残疾、疾病、损伤或手术中尽快恢复各项机体功能，有效恢复或提升其生存方面的能力。1981年世界卫生组织（WHO）为康复提出了明确的定义：即综合地、协调地应用医学的、教育的、社会的、职业的各种方法，使病、伤、残者（包括先天性残疾）已经丧失的功能尽快地、最大可能地得到恢复和重建，使他们在体格上、精神上、社会上和经济上的能力得到尽可能的恢复，重新走向生活、工作和社会。

在当今医学领域的快速发展中，康复医学作为一门关乎人类健康和生活质量的重要学科，正日益引起人们的广泛关注。本丛书从探讨康复医学的重要意义以及未来发展方向出发，精准聚焦失能人士在实际生活中亟待解决的功能训练、生活照料和家庭护理等方面存在的问题，提出具体的解决方案和应对技术，为广大失能朋友开展居家康复照护服务提供了一个全新的视角。

庞大的人口基数和老龄化社会的快速到来，对我国康复医学的发展提出了严峻挑战，目前我国8500万残疾人中的60%有迫切的康复需求，4400万失能和半失能老人均需要康复服务的介入，但是，从目前我国康复机构的承载能力分析，现有的医疗机构或康复机构只能满足新发病人的康复需求，绝大部分患者只能生活在自身家庭、养老机构或托养机构，而这些场所均缺乏完善的康复服务。多年来，如何在家庭、社区甚至养老机构开展科学有效的康复训练，一直是制约我国康复事业发展的瓶颈问题。正是基于全面解决家庭和基层社区康复这一问题，我们全面梳理分析了当前我国康复医学发展的现状，提出建立康复照护服务体系，将康复训练、生活照料、家庭护理有机融为一体，从根本上解决失能患者出院后的各方面的康复需求问题。

家庭是患者康复过程中不可或缺的一部分，亲人的支持和关怀对患者的康复有着不可替代的作用，本丛书还就如何发挥家庭成员作用、如何进行家庭无障碍和适老化改造、如何实施家庭急救等方面的问题进行了深入的探讨，以保证在家庭环境中提供更全面、更人性化的康复服务。

　　通过本书的阅读，我们也期望更多的社会读者能够更深刻地理解康复医学的重要性，了解未来发展的趋势，同时认识到家庭康复在整个康复过程中的关键作用。愿本书成为康复照护专业人士、患者及其家庭的有益指南，共同推动康复医学领域不断取得新的成就。

编委会

2024 年 3 月

前 言

在医学与康复领域的快速进步中，家庭康复训练、生活照料，以及家庭护理的重要性愈发显著。本丛书深入研究了这一系列领域的关键技术，旨在为未来从事康复照护服务的从业人员以及患者家庭提供全面科学的操作指导。

家庭康复训练是患者（即被照护者）康复过程中的最后一环，也是实现患者回归家庭、回归社会的最终手段，极端重要，不可或缺。家庭康复特别强调在被照护者亲密且熟悉的家庭环境中，通过专业的康复训练技术帮助患者实现身体和心理的功能康复。本丛书将全面探讨家庭康复训练的有关技术、方法，同时涵盖了居家康复的计划制订、实操训练、辅具使用等具体内容，以及与被照护者及其家庭有效沟通的关键技巧。

生活照料是被照护者居家生活的重要组成部分。从日常起居到饮食照料再到活动转移等，每个方面都关系到被照护者的生活质量提升问题。本丛书将详细指导康复照护师如何在居家生活照料中为被照护者提供个性化的服务，确保他们在家庭环境中获得最佳的生活照料。

此外，本丛书还重点关注家庭护理在康复中的应用，详细介绍如何在家庭中建立积极的康复护理支持，促进患者更好地融入正常生活。

最后，本丛书还突出了家庭康复训练、生活照料，以及家庭护理的综合作用，并通过这种综合性的康复模式，最大可能地满足被照护者的需求，科学有效地提高他们的生活质量。

通过本丛书的阅读，我们一方面期望读者能够更深入地理解家庭康复训练、生活照料，以及家庭护理的重要性，并能够将这些理论和技能应用于实际工作和生活中，提升有康复需求的家庭成员的康复效果，为他们创造更好的居家生活；另一方面希望本丛书能够成为未来康复照护从业人员的专业培训用书，帮助社会培养更多的康复照护专业人员，推动康复事业向全方位、全过程、全覆盖、高质量方向迈进；同时也希望本丛书能够成为广大医疗专业人士和康复从业者的有益指南，共同推动家庭康复领域的进步。

密忠祥

2024 年 3 月

目录
CONTENTS

第五部分
康复照护师职业礼仪、伦理、安全及相关法律法规

基础篇

第一章 康复医学概论

第一节 康复医学的起源与发展

从人类社会历史发展角度来看，有了人类就有疾病，有疾病就有"康复"。中医学最早使用"康复"一词是在西汉时期，我国第一部字典《尔雅》中提到"康，安也""复，返也"，"康""复"加起来即为恢复平安或健康的意思。西方国家的"康复"早期主要与恢复宗教的权利、身份、地位等有关，康复（rehabilitation）一词最早来源于拉丁语，原意是指因违反教规被逐出教会后重新获得教籍，后来逐步延伸为恢复原来的状态，恢复身份、地位等。从中西比较来看，我国"康复"理念的出现远早于西方国家。现代康复医学理念和学科体系建设则是起源于西方国家，从 20 世纪初期开始萌芽，经过近一个世纪的发展，逐步形成了完善的理论和技术体系。

一、现代康复医学的兴起

"康复"的含义是指重新得到能力或适应正常社会生活。现代康复医学作为一门新兴的医学学科，最早萌芽于第一次世界大战，第一次世界大战结束后，逐步在欧美国家正式形成独立的医学学科并迅速在全世界得到推广。迄今为止，康复医学经过近百年的发展，已经形成了相对完整的专业学科和人才培养体系，为人类的健康与发展发挥着重要和积极的作用。现代康复医学从诞生到普及主要经历了三个时期。

（一）起步期（1910—1940 年）

现代康复医学起源于西方国家，20 世纪初，以美国、英国为代表的康复医学发展较早的国家，把康复正式用于残疾人的治疗，经过治疗或训练帮助残疾人重新适应正常的社会生活。康复问题真正引起人们的重视是在第一次世界大战结束之后，由于战争造成大量的截肢伤员，其系列功能障碍问题引起了社会的反思，1917 年美国陆军成立了身体功能重建部和康复部，开始针对战争伤员进行专门的康复训练。

（二）完善期（1940—1970 年）

第二次世界大战爆发以后，涌现出大量的伤残军人，进一步促进了整个社会对康复医学的认识。1942 年，二战期间，美国康复医学之父 Howard A. Rusk 博士创造性地发展了一套针对受伤士兵进行功能训练的方法，并提出了全面康复的理念，为现代康复医学的形成奠定了基础。二战之后，他向美国政府建议将二战时期的康复训练经验在综合医院进行推广，并开始尝试运用多种技术手段进行康复训练。1948 年，在纽约成立了全球第一个康复医学研究所，标志着现代康复医学的正式诞生；1950 年成立"国际物理医学会"；1972 年改名为"国际物理医学与康复联合会"；1969 年成立"国际康复医学会（IRMA）"。1958 年，Rusk 博士主编并出版了康复医学领域的第一本权威教材《康复医学》。自此，康复专业机构、学术组织成立，康复教材问世，全面康复理念逐渐深入人心，康复医学作为一门独立的学科也得到了世界卫生组织的认可，康复医学的发展进入了快车道。

（三）成熟期（1970 年以后）

1995 年，国际康复医学会和国际物理医学与康复联合会合并成立了国际物理与康复医学学会，使得国际社会对康复医学的学术内涵达成一致，学术组织实现了统一。这一时期，康复医学在世界发达国家取得了长足发展，特别是在康复机构建设、康复学科设定、康复人才培养、康复技术创新等方面形成了更加完整的学科体系。Rusk 博士建立的美国纽约大学康复医学研究所，在这一阶段成为世界著名的康复医学中心和康复专业人才培训基地。很多国家相继成立了专门的康复医学服务机构，开始在医科大学设立康复医学专业进行系统化的康复医学教育，康复学科体系日臻完善，亚学科逐渐形成。同时，在社会层面，康复医学的作用得到广泛认可，越来越多的患者开始积极接受系统的康复训练，康复医学在恢复功能、提高生存质量等方面发挥了重要作用。康复医学、临床医学、预防医学、保健医学并称为四大医学。

二、我国康复医学发展的历程

自 20 世纪 80 年代初，康复医学被引入中国以来，我国康复事业的发展大致经历了三个时期，从起步到试点探索再到全面发展。当前，随着我国社会的不断发展和进步，康复医学的发展也进入了新的阶段。同时，历经 40 余年，我国康复机构建设已经初具规模，康复学科体系基本完善，康复医疗产业链基本形成，康复服务在为人民群众提供全方位、全周期、全过程、全覆盖、持续性健康医疗保障过程中发挥着日益重要的作用。

（一）起步期（1984—1995 年）

1982 年，Rusk 博士率"世界康复基金会代表团"访问中国并讲学，将现代康复医学的理念传入中国。1984 年，国家"七五"重点工程——中国康复研究中心开工建设，1988 年 10 月正式落成开业，标志着现代康复医学正式落地中国；同期，原国家卫生部陆续在北京小汤山疗养院、原河北省立医院、辽宁汤岗子温泉疗养院、广东省干部疗养院等机构设立了 4 个康复医学试点单位，逐步开始了现代康复服务的尝试工作。

在政策支持方面，国家在这一阶段陆续颁布了《医院分级管理办法》《康复医学事业"八五"规划要点》等文件，要求医疗卫生系统开始在各地三级以上医院成立康复医学科，有条件的省市要积极筹建残疾人康复综合服务中心等。康复医学发展被纳入国家规划，康复工作在全国开始布局。

（二）探索期（1995—2005 年）

"九五"期间，中共中央、国务院颁布了《关于卫生改革与发展的决定》，提出要"积极发展社区卫生服务"、将康复医学发展辐射到社区等要求。"九五""十五"期间，全国康复行业及机构建设加快了试点推广工作进展，中国残联系统在全国 20 余个省（自治区、直辖市）先后建立了残疾人综合康复服务机构，并通过实施康复服务与重点项目相结合的方式，扩大残疾人康复服务范围；医疗卫生系统将康复医学科建设列入医院等级评审重点内容，要求各级医院务必高度重视康复医学专业建设与发展。康复医学逐步成为医疗卫生工作领域的热点话题，康复医学受到全社会广泛关注。

（三）全面发展期（2005—2020 年）

2006 年，中国残联制定下发了《残疾人康复中心建设标准》，对各省、市（地级）、县的残疾人康复中心按照建设规模、人员配置、业务部门设置、技术水平提出了明确的要求；2008 年，原国家卫生部指出，康复医学体系的基本组成是我国医学系统的短板；2009 年，国务院颁布了《关于深化医药卫生体制改革的意见》，为康复医学的发展提供了政策依据，明确提出了预防、治疗、康复并举的医院功能定位，确立了康复医疗的重要地位；2011 年，原国家卫生部出台了《综合医院康复医学科基本标准（试行）》；2012 年，《康复医院基本标准》中对我国各级综合医院的康复医学科和康复专科医院建设提出了明确具体的建设要求；2013 年，国务院印发了《关于促进健康服务业发展的若干意见》，为康复医学发展注入了新的动力。

2017 年 2 月 7 日，国务院发布了《残疾预防和残疾人康复条例》，将预防残疾的发生、减轻残疾程度，帮助残疾人恢复或者补偿功能，促进残疾人平等、充分地参与社会生活，发展残疾预防和残疾人康复事业纳入国家法律、法规层面，对康复医学的发展给予了全方位的支持和保障；党的十九大报告中明确指出要"发展残疾人事业，加强残疾康复服务"。从这些具体举措可以看出，国家不仅继续关注康复事业面的扩大、数量的增长，同时兼顾康复事业质量的提高，在全面推动的基础上，更加注重康复事业的协调、持续和长远发展。

（四）新时期（2021 年以来）

"十四五"以来，国家高度重视康复医学事业的发展，出台了一系列有利于康复事业发展的国家政策和相关制度，社会各界积极响应，形成了以健康中国战略为指引，以人民生命健康为主旋律的中国式现代化健康管理与服务理念。康复医学作为现代医学的重要组成部分，迎来了全新的发展机遇，标志着康复医学发展进入了新的历史阶段。

2021 年 6 月，《国务院办公厅关于推动公立医院高质量发展的意见》中，将康复与预防、治疗、健康促进等内容一起纳入人民群众一体化、连续性医疗服务。

2021 年 6 月，《关于印发加快推进康复医疗工作发展意见的通知》中明确提出，康复医疗工作是卫生健康事业的重要组成部分，加快推进康复医疗工作发展对全面推进健康中国建设、实施积极应对人口老龄化国家战略、保障和改善民生具有重要意义。

2021 年 7 月，《国务院关于印发"十四五"残疾人保障和发展规划的通知》就如何提升残疾人康复服务质量，提出了 9 个方面的明确要求。

2021 年 10 月，《关于开展康复医疗服务试点工作的通知》中，要求经过开展试点工作，探索形成较完善的康复医疗服务体系、多元化康复医疗服务模式、有利于康复医疗服务发展的政策措施等有益做法和典型经验，充分发挥试点地区的带动示范作用，以点带面，加快推动全国康复医疗服务发展取得实效。

党的二十大报告中明确提出推进健康中国建设，人民健康是民族昌盛和国家强盛的重要标志，要把保障人民健康放在优先发展的战略位置，完善人民健康促进政策。实施积极应对人口老龄化国家战略，发展养老事业和养老产业，优化孤寡老人服务，推动实现全体老年人享有基本养老服务。康复医学作为现代医学的重要组成部分，又是生命重建的主要措施，必将在未来国家大健康事业中发挥重要作用，康复事业也必将迎来蓬勃发展的重要时期。

第二节 我国康复机构建设及分类

经过 40 年的探索和实践，我国康复机构在较短的时间内完成了从无到有、从小到大、从弱到强的发展历程。近年来，康复机构建设社会化进程明显加快，康复事业呈现出繁荣发展的态势，全国各类康复服务机构已经达到十几万个，初步形成了举办主体多元化、康复机构网络化的服务格局。目前，我国康复机构的主要类型有康复中心、康复专科医院、综合医院康复医学科、社区康复机构等，其中康复中心又分为三级、二级和一级康复中心，康复专科医院又分为三级和二级康复专科医院。

一、康复中心

康复中心是利用各种现代医学、社会、教育和职业等康复手段对病伤残者进行系统康复训练，以帮助他们减轻残疾程度、恢复各种身体功能的专门机构。康复中心的服务对象主要是各类残疾人、失能或半失能老人、发育障碍儿童和因各种疾病或外伤导致的功能障碍人士。康复中心可分为有医疗资质和无医疗资质两种。

2006 年，中国残联印发了《残疾人康复中心建设标准》，2011 年印发《残联系统康复机构建设规范（试行）》，专门指出康复中心是为残疾人提供医疗、教育、职业、社会等康复服务的综合性康复机构，承担着康复评定、康复训练、康复教育、康复工程、康复人才培养、社区康复指导、康复信息咨询、康复宣传、康复研究和残疾预防等职能，两个文件都对康复中心三级建设提出了明确要求。

（一）一级康复中心

一级康复中心要求建筑面积不少于 1500 平方米，康复床位不少于 15 张（含日间床位和寄宿床位）。一级康复中心直接面向县、区残疾人提供康复训练与服务，配合同级残联培训社区康复人员和残疾人亲友，宣传普及康复和残疾预防知识；至少配备 1 名康复医师、2 名康复训练人员（指从事运动治疗、作业治疗、言语治疗的人员）和 2 名特教（幼教）教师。机构床位与职工总人数比为 1:1 至 1:1.4，专业人员占职工总数之比不低于 75%；业务服务要设置康复门诊部、肢体残疾康复科（部）、智力残疾儿童康复科（部）、视力康复科（部）、社区康复指导部，有条件的可设置孤独症儿童康复科室。

（二）二级康复中心

二级康复中心要求建筑面积不少于 4000 平方米，康复床位不少于 40 张，门诊部应设置医疗观察床位。二级康复中心面向多个县、区提供综合性的康复服务，承担一定的康复技术培训任务，协助有关部门，指导辖区基层康复机构业务建设；每10~15张康复床位配1名康复医师，每10张康复床位配2名康复训练人员（指从事运动治疗、作业治疗、语言治疗和传统康复训练的人员）、3名康复护理人员、1名眼科技术人员、1名矫形器技师；配备相应的检验、放射、药剂人员；每10名残疾儿童配特教（幼教）教师1名。业务服务方面，二级康复中心在一级康复中心部门设置基础上要增加服务内容或增设新的科室，包括设置康复工程部等。

（三）三级康复中心

三级康复中心要求建筑面积不少于10000平方米，康复床位不少于100张。三级康复中心提供全面的、连续的康复服务，并在综合性康复服务的基础上，提供较高水平的专科服务，承担康复教学任务，开展康复技术研究，对下级康复机构进行指导。业务开展方面，三级康复中心要在二级康复中心部门设置基础上增设：职业和社会康复室和心理科、功能评定科，分设偏瘫、截瘫、骨及骨关节康复等科室，分设运动治疗科、作业治疗科、语言治疗科，以及根据业务需要设置医疗科室等。康复医师、康复训练人员、康复护理人员、特教教师配置原则上同二级；配假肢矫形器技师2名；配职业康复和社会康复人员各1名。床位与职工总数之比为1∶1.3至1∶1.5，专业人员占职工总数之比不低于70%。

二、康复专科医院

康复专科医院是根据国家《医疗机构管理条例》规定，由单位或者个人按照医疗机构申报程序，向地方或国家有关医疗卫生主管部门申请成立的，专门针对病、伤、残者进行功能恢复、功能矫治、功能代偿和功能重建等康复训练或训练活动的医疗康复机构。按照国务院规定应当办理设置医疗机构批准书的，应当经县级以上地方人民政府卫生行政部门审查批准，并取得设置医疗机构批准书。不设床位或者床位不满100张的医疗康复机构，向所在地的县级人民政府卫生行政部门申请；床位在100张以上的医疗康复机构按照省级人民政府卫生行政部门的规定申请；国家统一规划的医疗康复机构的设置，由国务院卫生行政部门决定。

《康复医院基本标准（2012年版）》对康复专科医院的业务定位、设置规模、专业设置、人员配备、设备配置、质量管理等都做出了明确要求。

（一）三级康复医院设置要求

1. 床位规模　住院床位总数300张以上，其中康复专业床位占比75%以上。

2. 科室设置　临床科室需要设置骨与关节康复科、神经康复科、脊髓损伤康复科、儿童康复科、老年康复科、心肺康复科、疼痛康复科、听力视力康复科、烧伤康复科中的 6 个科室，以及内科、外科和重症监护室等；康复训练科室需要设置物理治疗室、作业治疗室、言语治疗室、传统康复训练室、康复工程室、心理康复室和水疗室等；评定科室需要设置运动平衡功能评定室、认知功能评定室、言语吞咽功能评定室、作业日常活动能力评定室、心理评定室、神经电生理检查室、心肺功能检查室、听力视力检查室、职业能力评定室中的 7 个；医技科室需要设置医学影像科、检验科、药剂科、营养科、门诊手术室、消毒供应室等；职能科室（部门）需要设医务部（医疗质量管理部门）、护理部、院感科、器械科、病案（统计）室、信息科、社区康复服务部门等科室（部门）。

3. 人员配备　每床至少配备 1.4 名卫生技术人员，其中医师 0.2 名 / 床，康复训练师 0.4 名 / 床，护士 0.3 名 / 床。医师中具有副高级及以上专业技术职务任职资格的人数不低于医师总数的 15%。临床科室科主任应当具有副高及以上专业技术职务任职资格，临床各科室至少有 3 名中级及以上专业技术职务任职资格的医师；康复训练师中具有中级及以上专业技术职务任职资格人数不低于康复训练师总数的 10%；治疗科室负责人应当具有中级及以上专业技术职务任职资格，并从事康复训练工作 5 年以上。各临床科室医师结构合理，能够满足三级医师责任制等医疗核心制度要求。

4. 场地要求　每床建筑面积不少于 95 平方米。病房每床净使用面积不少于 6 平方米，床间距不少于 1.2 米；康复训练区域总面积不少于 3000 平方米；医院建筑设施执行国家无障碍设计相关标准。

5. 设备配置　三级康复医院的基本设备可参照同级综合医院基本设备并结合本专业实际需要配置；专科设备要包括康复评定设备、运动治疗设备、物理因子治疗设备、作业治疗设备和认知、言语、吞咽治疗设备，以及传统康复训练设备、康复工程设备、水疗设备、信息化设备等。另外，病房床单元基本装备同三级综合医院，有能满足日常诊疗业务需要的其他设备。

（二）二级康复医院设置要求

1. 床位规模　住院床位总数 100 张以上，其中康复专业床位占 75% 以上。

2. 科室设置　临床科室需要设置骨关节康复科、神经康复科、儿童康复科、老年康复科、听力视力康复科、疼痛康复科中的 3 个科室，以及内科、外科、重症监护室；治疗科室需要具备物理治疗、作业治疗、言语治疗、传统康复训练功能；康复评定科室需要具备运动平衡功能评定、认知功能评定、言语吞咽功能评定、作业日常生活活动能力评定、神经电生理检查、听力视力检查中的 5 项功能；医技科室需要设置超声科、检验科、放射科、药剂科和消毒供应室等；职能科室（部门）需要设置医务科（医疗质量管理部门）、护理部、院感科、信息科、器械科、病案（统计）室、社区康复服务科室（部门）。

3. 人员配备　每床至少配备 1.2 名卫生专业技术人员，其中医师 0.15 名 / 床，康复训练师 0.3 名 / 床，护士 0.3 名 / 床；医师中具有副高级及以上专业技术任职资格的人数不少于医师总数的 10%，临床科室科主任应当具有中级及以上专业技术职务任职资格，临床各科室至少有 2 名具有中级及以上专业技术职务任职资格的医师。

4. 场地要求　每床建筑面积不少于 85 平方米，病房每床净使用面积不少于 6 平方米，床间距不少于 1.2 米；康复训练区域总面积不少于 800 平方米；医院建筑设施执行国家无障碍设计相关标准。

5. 设备配置　二级康复医院基本设备可参照同级综合医院设备并结合本专业实际需要配置；专科设备需要配置康复评定设备、运动治疗设备、物理因子治疗设备、作业治疗设备、认知和言语治疗设备、传统康复训练设备、信息化设备等，病房床单元基本装备同二级综合医院，有能满足日常诊疗业务需要的其他设备。

目前，我国尚未设置一级康复医院。

三、综合医院康复医学科

综合医院康复医学科是在康复医学理论指导下，应用功能评定和物理治疗、作业治疗、言语治疗、心理康复、传统康复训练、康复工程等康复医学诊断和治疗技术，为患者提供全面、系统的康复医学专业诊疗服务的临床科室。2011 年，原国家卫生部发布了《综合医院康复医学科基本标准（试行）》，对我国综合医院康复医学科建设提出了具体要求。

（一）三级综合医院康复医学科设置标准

1. 科室、面积和床位设置　三级综合医院康复医学科应独立设置门诊和病区，至少设置具备临床康复评定功能的物理治疗室、作业治疗室、言语治疗室、传统康复训练室、康复工程室等；康复医学科门诊和治疗室总使用面积不少于 1000 平方米，床位设置根据需求和当地康复医疗服务网络设定床位，应为医院总床位数的 2%~5%，每床使用面积不少于 6 平方米，床间距不少于 1.2 米。以收治神经科、骨科疾病患者为主或向康复医院转型的三级综合医院，其康复医学科床位数可不受上述规定限制。

2. 人员配备　三级综合医院康复医学科每床至少配备 0.25 名医师，其中至少有 2 名具有副高级以上专业技术职务任职资格的医师；1 名具备中医类别执业资格的执业医师；每床至少配备 0.5 名康复训练师；每床至少配备 0.3 名护士。

3. 设备配置　三级综合医院康复医学科根据业务需要，应配置功能评定与实验检测设备、康复训练专业设备，包括运动治疗设备、物理因子治疗设备、作业治疗设备和言语治疗设备、吞咽治疗设备、认知治疗设备，以及传统康复训练设备、康复工程设备等。另外，根据要求还要配置必要的急救设备和信息化设备。

（二）二级综合医院康复医学科设置标准

1. 科室、面积和床位设置　二级综合医院康复医学科要独立设置门诊和病房，同时还要设置具备临床康复评定功能的物理治疗室、作业治疗室、言语治疗室、传统康复训练室、康复工程室等。康复医学科门诊和治疗室总使用面积不少于 500 平方米，床位设置至少为医院床位数的 2.5%，最低不得少于 10 张床，每床使用面积不少于 6 平方米，床间距不少于 1.2 米。

2. 人员配备　每床至少配备 0.25 名医师，其中至少有 1 名具有副高级以上专业技术职务任职资格的医师；科室需配置 1 名具备中医类别执业资格的执业医师；每床至少配备 0.5 名康复训练师、0.3 名护士。

3. 设备配置　二级综合医院康复医学科根据业务需要，应配置功能评定与实验检测设备、康复训练专业设备，包括运动治疗设备、物理因子治疗设备、作业治疗设备和言语治疗设备、吞咽治疗设备、认知治疗设备，以及传统康复训练设备、康复工程设备等。另外，根据要求还要配置必要的急救设备和信息化设备。

2011 年，原国家卫生部印发的《综合医院康复医学科建设与管理指南》中对综合医院康复医学科康复医疗服务质量提出了明确要求。具体指标：康复训练有效率 ≥ 90%；年技术差错率 ≤ 1%；病历和诊疗记录书写合格率 ≥ 90%；住院患者康复功能评定率 > 98%；保证各类康复设备维护良好，每 3 个月检查 1 次，并有相关记录，设备完好率 > 90%；三级综合医院康复医学科的平均住院日不超过 30 天，二级综合医院康复医学科的平均住院日不超过 40 天等。

四、康复医疗中心

康复医疗中心是独立设置的医疗机构，为慢性病、老年病以及疾病治疗后恢复期、慢性期康复患者提供医学康复服务，促进功能恢复或改善，或为身体功能（包括精神功能）障碍人员提供以功能锻炼为主，辅以基础医疗措施的基本康复诊断评定、康复医疗和残疾预防等康复服务，协助患者尽早恢复自理能力、回归家庭和社会。

2017 年，《康复医疗中心基本标准（试行）》对康复医疗中心的建设提出了具体要求，同时也明确了康复医疗中心的服务对象以接收经综合医院康复医学科或康复医院住院康复训练后，病情处于稳定期或后遗症期，功能仍需要缓慢恢复或进一步稳定，虽不需要大量医疗护理照顾，但又不宜直接回归家庭的康复患者为主。康复医疗中心属于独立设置的医疗机构，依法独立承担民事责任，不包括医疗机构内部设置的康复部门，也不包括以提供医疗康复为主的二、三级康复医院，是单独设立的以后期康复为主的医疗康复机构。

1. 床位设置　康复医疗中心床位设置分为两种情况：一是提供住院康复医疗服务的，设置住院康复床位总数要达到 20 张以上；二是不提供住院康复医疗服务的，可以不设住院康复病床，需设置 10 张以上的日间康复病床。

2. 专业设置　能够开展以功能促进及残疾评定为目的的功能评测项目；能够开展神经系统疾病、骨–关节系统疾病、慢性疼痛康复医疗和儿童康复医疗、老年康复医疗、肿瘤康复医疗、中医康复治疗，以及一些明显功能障碍稳定期或后遗症期康复医疗服务，并能够开展与所提供康复服务相关的急救医疗措施；能够开展物理治疗、作业治疗、言语治疗和康复辅具应用等康复训练活动；设置康复床位超过 30 张的康复医疗中心，可提供亚专科康复服务；设置康复住院床位和只设置门诊康复医疗床位的康复医疗中心，均可提供日间综合性康复医疗服务和家庭康复医疗指导；能够提供满足所开展康复医疗服务需要的医学影像、医学检验、药事、营养和消毒供应等保障服务，医学影像、医学检验和消毒供应服务等项目也可由第三方专业机构提供。

3. 人员配置　设置住院康复床位的，应按每床至少配备 0.5 人的标准配备卫生专业技术人员，其中医师、康复训练师和护士比例不低于 1∶2∶3；未设置住院床位的，至少应配备 5 名卫生专业技术人员，其中医师不少于 1 名，康复训练师不少于 2 名；护理员数量，由康复医疗中心根据实际工作需要确定；提供两种或以上专业康复医疗服务的，每个专业至少应有 1 名康复医师或具有本专业技术任职资格的医师；非康复专业的临床或中医类别的医师、康复训练师应具有 6 个月以上、护士应具有 3 个月以上在综合医疗机构康复部门或康复医院从事康复训练工作或接受培训的经历；有条件的康复医疗中心应至少聘有 1 名全职或兼职精神心理专业人员，保证每周提供不少于 1 天的精神心理康复服务。

4. 基本设施　康复医疗中心需设有接诊接待、康复治疗、康复训练和生活辅助等功能区域，其中，康复训练区总面积不少于 200 平方米；提供住院康复医疗服务的，应当设有住院康复病区，病区每床建筑面积不少于 50 平方米，病室每床净使用面积不少于 6 平方米，床间距不少于 1.2 米；未设置住院康复床位的，康复医疗业务用房建筑面积不少于 500 平方米；整体建筑设施符合国家无障碍设计相关标准，以及消防、安全保卫、应急疏散和防跌倒、防坠床、防自残（自杀）、防走失、防伤人等功能要求。

5. 设备配置　康复医疗中心设备配置要求：常规设备参照一级综合医院基本设备；专科设备可根据所开展康复医疗服务的专业设置，配备满足开展业务需要的专科设备，包括康复评定、运动治疗、物理因子治疗、作业治疗、中医康复训练、信息化设备等；病房床单元基本装备同一级综合医院，同时需有能满足诊疗业务需要的其他设备。

五、护理院

护理院是为长期卧床患者、晚期姑息治疗患者、慢性病患者、生活不能自理的老年人以及其他需要长期护理服务的患者提供医疗护理、康复促进、临终关怀等服务的医疗机构。

《护理院基本标准（2011版）》对护理院的建设和设置提出了具体要求。

1. 床位规模　住院床位总数50张以上。

2. 科室设置　临床科室中要设置专门的康复医学科，病区内可根据情况设康复训练室。

3. 人员配备　除按比例配置医生、护士、技师外，应当配备与开展的诊疗业务相应的康复训练师。

4. 基础设施　护理院的整体设计应当满足无障碍设计要求；病房每床净使用面积不少于5平方米，每床间距不少于1米；每个病房应设置无障碍卫生间；设有康复和室内、室外活动等区域，且符合无障碍设计要求；患者活动区域和走廊两侧应安装扶手，房门应方便轮椅进出；放射、检验及功能检查用房及理疗用房应当设无障碍通道。

5. 设备配置　要求配备与收治对象康复需求相适应的运动治疗、物理治疗和作业治疗等康复训练专业设备。

六、护理中心

护理中心是独立设置的为失能、失智或长期卧床人员提供日常护理照顾，辅以简单医疗措施，以提高患者生存质量的专业医疗机构。护理中心属于独立设置的医疗机构，依法独立承担民事责任，不包括医院内设的护理单元，也不包括按照护理院、护理站标准设置的护理机构。

1. 床位规模　护理床位总数在20张以上。

2. 专业设置　至少能够为年老体弱、失能失智和长期卧床人员提供普通内科诊疗、日常医疗照护、基础康复医疗等服务，具备条件的可提供安宁疗护服务。

3. 人员配置　按比例配置医师、护士、护理员等，应根据所提供康复医疗服务的需要，配备相应的康复医师和康复训练师。

4. 基础设施　建设业务用房中应设有专门提供康复医疗服务的训练区，每个护理单元可选设康复训练室；居住室每床净使用面积不少于5平方米，每床间距不少于1米；设有康复和室内、室外活动等区域，应当符合无障碍设计要求，活动区域和走廊两侧应当设扶手，房门应方便轮椅进出，各业务用房应当设无障碍通道；整体建筑设施执行国家无障碍设计相关标准，并符合消防、安全保卫、应急疏散和防跌倒、防坠床、防自残（自杀）、防走失、防伤人等功能要求。

5. 设备配置　提供康复医疗服务的，应配置与收治对象康复需求相适应的运动治疗、物理治疗和作业治疗等康复训练专业设备。

七、其他形式的康复服务机构

1.康复医学专科门诊 早期多见于外资在国内发达城市设立的独立医疗机构,提供相关专业康复服务。后公立医疗机构为延伸服务触角、满足基层服务需求,开始设置康复门诊。后续民营企业开始建设康复医学专科门诊部,并按照国际标准进行机构筹建、产品打造、队伍建设,通过设立康复门诊部或运动医学门诊部等方式,作为独立医疗机构开展相关业务,主要的服务范围还是针对运动系统康复比较多。

2.门诊(部)康复科 一种常见于外资综合门诊部中,为了丰富机构的业务结构与服务内容,配备康复科,并多数针对运动系统或颈、肩、腰、腿痛开展相应的康复训练服务。另外一种则是为优化机构收入结构而设立康复科。此种类型机构的康复规模通常不大,作为综合服务的配套与辅助较多。

3.中医门诊(部)康复科 基于中医门诊非药物性治疗方式的传承与提升,通常方便针对颈、肩、腰、腿痛等常见疾病进一步的集中优化处置。此种类型机构的康复规模通常不大,与现代康复概念融合的较少,多数为"新中医"机构的经营概念注入和引用。

4.养老机构康复科 早期多见于疗养院为满足入住患者服务的多样性和实际需求,引入针灸推拿或理疗服务。在近几年医养融合概念推动及康复发展迅猛的形势下,升级为康复科。部分机构引入现代康复概念,关注护理人员分级与功能回归的重建。

5.康复服务工作室 早期多见于康复从业人员(主要是康复训练师)自行开设,未领取相关医疗机构资质,提供覆盖神经康复、骨科康复、盆底康复等服务,后逐渐增加培训、体能训练等相关服务。

6.居家服务照护中心 早期由政府机构倡导并发起,主要由民政部门负责牵头与管理。近几年陆续有民营公司参与进来,分别有公建民营、民建民营等不同形式,逐渐呈现社会自营机构连锁数量增加、公立机构委托社会机构参与运营数量增加的趋势。服务内容包括提供适老性房屋改造、生活辅具使用训练、运动干预等。部分大型连锁居家养老机构还会申请医疗资质,并设立专门的康复科室,开展医疗级别的康复服务。

总体来讲,目前国内康复机构发展形势良好,社会关注度越来越高,随着医疗机构申办的放开及市场资本的涌入,将会有更多的优秀康复机构脱颖而出,全国的康复事业也会逐渐走上规范化发展的道路。

第三节 康复机构资源分布情况及面临的挑战

目前，我国有六大系统都在大力推进康复机构建设，包括中国残联系统、医疗卫生系统、人力资源和社会保障系统、民政系统、教育系统以及社会机构等。在六大系统中，中国残联和医疗卫生系统的康复机构发展最全面，全国康复资源主要集中在这两大系统中。国内康复资源分布比较集中，可以提供服务的主要有中国残联系统建立的各级康复中心，医疗卫生系统的三级综合医院康复医学科、二级康复医院及二级医院开展的部分康复项目，部分民政系统的养老机构，教育系统的特教学校等。一般来说，专门的康复中心或康复医院以及三级医院的康复训练场地较大，设备齐全，能够开展物理治疗、作业治疗、言语治疗、心理治疗和康复工程等，二级医院设置的康复医学科开展康复训练常不够全面，一级医院有待于进一步发展康复训练。

一、中国残联系统康复服务资源

在中国政府的大力支持下，中国残联自 2010 年起大力开展残疾人两个体系建设，即残疾人社会保障体系和服务体系建设。截至 2022 年底，全国有残疾人康复机构 11661 个，康复机构在岗人员达 32.8 万人。

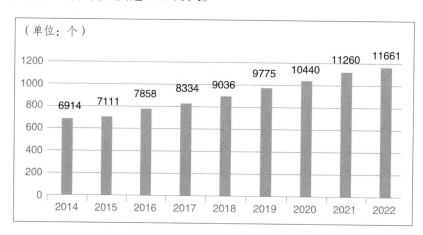

图 1-1-1 2014—2022 年全国残疾人康复机构数量

从康复机构类型来看，提供视力残疾康复服务的机构为 1430 个，提供听力言语残疾康复服务的机构为 1669 个，提供肢体残疾康复服务的机构为 4312 个，提供智力残疾康复服务的机构为 3529 个，提供精神残疾康复服务的机构为 2022 个，提供孤独症儿童康复服务的机构为 2238 个，提供辅助器具服务的机构为 1970 个，基本上形成了覆盖全国的残疾人康复服务网络。

二、卫生系统康复服务资源

根据《中国卫生健康统计年鉴（2022）》数据，我国康复医院数量由 2010 年的 268 家增加至 2022 年的 810 家，仅占全国医院总数的 2.19%。

另外，截至 2020 年底我国医疗卫生机构共有康复床位 27.17 万张（占全国卫生机构床位总数的 3.09%），其中综合医院康复医学科 22.35 万张，占全国康复编制总床位的 82.26%；康复医院床位设置 4.82 万张，占全国康复编制总床位的 17.72%。全国康复医院服务诊疗 1149.66 万人次。虽然这部分康复资源已具备了相当大的规模，但服务水平参差不齐，技术手段大都以中医传统理疗为主，相对缺乏现代康复理念和技术。

近几年随着现代康复知识的普及，北京、上海、广州等大型城市的康复医学科发展非常迅速，现代康复理念得到快速提升。特别是国家卫生部颁布《综合医院康复医学科建设与管理指南》以后，对各级康复医学科的建设提出了较为具体、明确的要求，对各地康复事业的发展起到了非常积极的推动作用。

三、民政系统康复服务资源

民政系统康复资源主要集中在各级民政部门设置的疗养及养老机构，民政部公布的数据显示，2020 年各类养老机构和设施数量达 20 万个，养老机构床位数达 483.1 万张。此类机构以老年养护服务为主，提供部分康复服务。此外，还有疗养机构，一般设置在风景区或旅游区，治疗理念以休闲、疗养为主，兼顾一部分健康管理和康复，服务对象多局限于特定人群。

四、人力资源和社会保障系统康复服务资源

人力资源和社会保障部于 2007 年颁布《工伤康复试点机构准入条件》，截至目前，我国已建立 1 家国家级工伤康复综合基地，4 家区域性工伤康复示范平台，35 家工伤康复试点机构，200 多家签订服务协议的工伤康复机构，基本构建成国家级、区域性、地区级工伤康复服务体系。目前，我国工伤康复机构主要集中在二级以上康复机构或三级综合医疗机构，且地区分布不均衡。

五、教育系统康复资源

教育部发布的 2022 年全国教育事业发展统计公报中的数据显示，2022 年，全国共有特殊教育学校 2314 所，招收各种形式的特殊教育学生 14.63 万人，在校生 91.85 万人，特殊教育学校共有专任教师 7.27 万人。特殊教育学校以特殊教育和某类特定疾病的教

育康复为主，如针对聋哑人开展的言语康复、针对盲人开展的低视力康复、针对智力缺陷儿童开展的智力康复等。

六、社会康复资源

随着社会和健康产业的发展，越来越多的社会机构，如地产、保险、金融等大型企业开始关注康复服务产业，一些大的国际金融机构瞄准中国康复服务市场，尝试建立高档康复服务机构。同时，国内许多民营资本已经着手成立康复服务机构或养老机构，这些机构数量虽然多于公立康复机构，但通常规模较小，或者收治的服务对象往往偏重于某一个疾病领域，提供的康复手段相对比较单一。近年来，随着国家康复医疗政策的逐渐放开，一些具有一定规模的民营康复机构和连锁机构正在慢慢发展壮大起来。社会资本的进入，将对缓解康复医疗供给不足产生一定的积极作用，但我们同时也应注意到，与公立医院相比，民营康复医疗机构在医疗资源配备、品牌影响力、病源稳定性、医疗技术人员配置等方面还存在着明显的差距。

七、康复机构主要运营模式

根据康复机构设置的种类和所属系统不同，我国康复机构的运行管理呈现出多样化的特点，既有独立运营也有合作运营，合作运营又分为紧密型合作和松散型合作，也有很多机构采取连锁经营的模式运营等。

1.独立中心模式　早期的中国残联系统康复服务机构大部分采取独立运营模式开展工作。康复机构由政府主导设立，主要承担残疾人康复服务保障任务。一部分康复中心同时在当地申请增加医疗资质，并承担地方康复医疗任务，纳入基本医保报销范围；也有一部分康复机构没有申请医疗资质，以承担地方残疾人或残疾儿童救助项目为主要服务内容，这类机构多为公益类机构。

后期卫生系统成立的康复医学中心、护理中心也均为独立注册和独立运行的具有医疗资质的卫生服务机构。

2.综合医院＋康复科　此模式是医疗卫生系统康复机构的主流模式，在综合医院内建立康复科，也顺应《综合医院康复医学科基本标准》要求。

3.综合医院＋康复医院　此模式依托综合医院实力，向康复医院输送患者，并提供专家会诊，是综合性医院值得重点推广的模式，分为独立法人和非独立法人形式，独立法人也分为紧密合作型和松散合作型。

4.政府购买服务模式　此模式主要由民政、人力资源和社会保障、残联系统按照康复服务项目向有符合资质条件又有服务能力的社会机构为康复患者购买康复服务。购买服务的资金由政府部门根据中标机构的服务情况直接支付给承办机构，政府购买服务应当根据政府职能性质确定，并与经济社会发展水平相适应。

5.单病种连锁模式 近年来，专科品牌连锁正成为社会办医的大趋势。随着移动互联网、智慧医疗、云计算、大数据等的发展，全国专科一体化的"互联网＋康复医疗"模式将迎来新的发展机遇，部分社会康复机构开始尝试以单病种连锁模式进行布局和运行。此模式主要依赖各机构专业康复疗效和品牌塑造能力得以持续和发展。

6.医养康结合模式 有不少大型养老机构和医疗机构开始发展以"医养康结合"为核心的技术服务模式，提供专业康复管理人才，为长者提供持续的日间保健、运动康复、中医治疗、健康促进、养老护理及其他生活服务，并为住户提供先进、智能的专业化服务。

八、康复机构运营管理中面临的挑战

在国家政策的支持下，我国康复机构的建设成果显著，并且随着人们生活水平的提高，康复理念被越来越多的人接受。但是，目前我国康复机构的运营管理还存在诸多问题，影响康复事业的健康发展。

1.缺乏统一的管理机制 我国已陆续建立了国家级、省级、地市级、县级康复中心及大量的社区康复机构，基本上形成了覆盖全国的康复机构网络。但由于缺乏规范统一的管理标准，康复机构的发展受到较大限制。全国康复机构数量虽多，但由于不同系统主办、主管，各系统定位不同，建设标准、管理规范各成体系，各系统之间相对孤立，没有形成统一管理机制。

2.缺乏统一国家标准或行业标准 当前我国康复机构的发展面临管理、标准尚未统一等问题，未来三至五年，当不同城市、不同区域康复机构需要实现康复服务互联互通时，当前康复机构建设方式的弊端将会凸显，有可能会使相关各方陷入困境甚至被迫重新建设。目前不同系统的康复机构在机构设置、床位设置、设备设施及医师、治疗师、护理人员配置指标等方面大多是参照综合医院标准，再结合各自系统特色制定，而没有根据康复机构本身的特点制定合理统一的标准。在标准规范环节，缺乏统一国家标准或行业标准指引，相关标准的发展滞后于机构发展。

3.人才总量不足，高素质人才缺乏 当前我国康复机构正在大规模建设期间，对于康复人才出现了"井喷式"的需求，数据显示，高学历领军人才缺口较大，康复人才总量不足，康复机构人员结构配置不合理，康复医师及物理疗法、作业疗法、言语治疗等康复治疗专业人员比例较低，康复护士更为稀缺，不能很好地满足伤残患者对康复就诊、康复治疗的需求。因此，人才培养亟待加强。另外，高层次管理者队伍中普遍缺乏具备现代康复理念、会经营、善管理的专业人才。

4.专业与学术发展参差不齐 国际上培养治疗师的方式是分专业培养，即物理治疗师、作业治疗师、言语治疗师，并形成了世界物理疗法师联盟（WCPT）和世界作业疗法师联盟（WFOT）等国际权威组织。目前国内只有少数院校（如首都医科大学康复医学院）取得了 WCPT 和 WFOT 的双认证，大多数院校的康复治疗学专业由于未区分物理治疗和作业治疗二级学科，甚至连 WCPT 和 WFOT 最低教育标准的要求都无法达到，因此很难与国际体系接轨。数据显示，康复机构整体科研能力较低，无论是三级或非三级康复机构，含金量高的国家级课题数都较少。

5. 服务能力总体不足且不均衡　经过 30 余年的探索和实践，我国康复机构得到了巨大发展，康复机构的数量和整体水平得到了显著提升，但存在区域发展不平衡、不充分，国际化水平有待提高，高水平康复医师、治疗师队伍数量不足，社区康复发展不充分，康复服务宣传与教育工作滞后等问题。

九、康复行业发展展望

1. 进一步加强党对康复事业的指导和统领　康复医学经过近百年的发展已经成为现代医学的重要组成部分。2016 年在全国健康大会上，习近平总书记明确指出要努力实现残疾人"人人享有康复服务"；党的十九大报告中总书记特别强调要"大力发展残疾人事业，加强康复服务"；党的二十大报告指出要全面推进健康中国建设，促进残疾人事业全面发展；国家《"十四五"国民健康规划》中明确提出要统筹预防、诊疗、康复，优化生命全周期、健康全过程服务。康复医学作为改善身体健康、恢复机体功能、预防残疾发生和功能障碍加重的重要手段，康复事业如何发展好，关乎数以亿计的残疾人和失能人士的功能恢复和生存质量提升的问题，也是关乎近三亿家庭人口的医疗福祉的重大问题，更是涉及国计民生的最基础性保障问题。加强党对康复事业的领导和指引既是康复事业高质量发展的政治保证，也是保证康复事业永不变色的重要保障。

2. 做好国家康复发展顶层设计　借鉴世界康复组织发展的优秀成果与经验，并与我国现阶段康复服务现状相结合，形成适合我国国情的康复机构发展规划。首先，要梳理现有国家政策法规，调整康复服务系统，制订国家康复计划。值得指出的是世界卫生组织国际健康分类家族（WHO-FICs）在康复领域宏观层面的政策和理论架构、中观层面的治理与管理机制，以及微观层面的系统应用给我们提供了完整的参考方案与路线图。其次，对康复机构开展国家综合布局规划研究，实施国家康复项目，推动我国康复服务发展，提升康复服务的可及性和覆盖率，探索康复服务标准化建设，走康复资源共享的区域一体化发展道路。

3. 统一康复机构建设标准、完善康复学科建设　截至 2022 年，中国已经有近百个城市启动康复医疗机构建设计划，要解决当前康复机构建设标准问题，首先，要制定国家统一试行标准，在当前全国康复机构建设潮中将部门孤岛、行业孤岛、机构孤岛和地区孤岛等连接起来，形成统一、规范、协同的国家康复服务网络。其次，要建设满足当前不同区域康复需求的康复服务行业平台，各个康复机构之间通过康复服务行业平台形成协同效应，结束中心城市康复机构的垄断效应，让更多中小康复机构有机会参与"医、教、研"的整体发展。同时，要通过技术手段推动现代化智能康复服务快速发展，利用康复期全覆盖、训练全程数据化的智能系统解决康复服务的需求难题，帮助科室安全、高效地完成康复医疗服务。

完善康复学科建设，一方面要建立完善的康复治疗学学科体系，完善包括运动治疗、作业治疗、言语治疗、物理治疗、心理治疗、假肢矫形、音乐治疗、社会康复、职业康复、文体治疗、水疗、康复评定等在内的康复治疗专业；另一方面要完善临床疾病康复，包括开展比较成熟的脑瘫、偏瘫、截瘫、骨科及截肢康复，同时积极开展重症康复、心脏疾病康复、糖尿病康复、肿瘤康复等，进而建立完善的康复治疗与服务体系。

4. 加快康复专业人才培养，全面提高人才培养能力　大力推进康复学科建设，实施一流专业建设计划。专业是人才培养的基本单元，是建设高水平康复教育、培养一流康复人才的基础。以建设面向未来、理念先进、适应需求的一流康复专业为目标，特别是借助康复大学的建立，推动全国建设一批国家级康复专业院校，支撑高水平康复教育。同时，完善协同育人机制，推动院校与康复机构搭建对接平台，建立与各康复机构联系紧密的人才培养机制，健全培养目标协同机制，如院校与各地康复机构联合制定人才培养标准，完善人才培养方案。统筹专兼职教师队伍建设，促进双向交流，提高教学水平，培养真正适应社会发展需要的高素质康复专业人才。

5. 建立健全康复机构管理制度　由大型康复机构牵头，各层级康复机构共同参与，总结、分享有关康复服务、康复科研以及机构管理等方面的经验，结合康复机构的实际情况和国家对公立医院绩效考核要求，结合行业标准、服务流程、管理规范等方面的深度创新融合，形成科学、高效、实用的康复机构管理制度体系。同时，对各地康复机构自行组织实施的机构试点改革，有特色、成效好的，经推荐可成为国家试点项目，形成机构改革试点的动态调整机制。

6. 强化资源整合，提高政策保障能力　完善国家康复政策保障体系，做好普惠性的康复服务体系建设和精准重点性的康复服务统筹协调发展，同时激发社会活力，让社会力量更多参与康复机构建设，加强康复服务供给总量、供给结构、供给质量的平衡发展，实现供给康复机构主体多元化，投资渠道多样化，服务内容多层化，服务成效优质化。统筹城市和农村、经济社会较发达和经济社会欠发达地区康复服务，健全资源共享机制，将优质康复资源转化为全社会共享资源。

7. 完善和规范康复机构运营管理　康复机构的运营管理是一项系统工程，只有结合地区实际情况，做好整体设计，在战略管理、人力资源管理、经济运营管理、绩效管理、科研教育创新管理、专业及学科建设、文化建设、机构品牌建设、机构信息化建设、资产后勤及财务管理、安保及公共关系管理等方面统筹协调，科学规划，形成科学、规范的运营管理模式，才能使康复机构在市场竞争的洪流中傲立潮头，也才能保证康复机构的高质量发展。

8.建设与时代相适应的现代化康复服务体系 积极推进现代康复治疗学与重大疾病和慢病康复相结合的临床康复治疗模式；在全国各医学院校建立独立、完善的康复学科体系，以康复大学为龙头，推动康复医学向一级学科迈进；适应我国老龄化社会特点，大力发展居家康复服务体系建设，设立居家康复照护师新职业、建立居家康复照护服务规范、探索居家康复照护政策保障制度，落地康复"最后一公里服务机制"；积极发挥传统中医的作用，发展中医康复，积极探索现代康复技术与传统中医治疗手法的密切融合，形成古为今用、"传"为现用的中医康复服务体系，最终统筹城市康复医联体、县域康复医共体、中医康复服务体和居家康复服务体，形成覆盖全人群、全过程、全方位、全领域的中国式现代化康复服务体系。

第四节 康复照护服务的基本理念

一、康复照护的定义和内涵

康复照护服务是综合应用现代康复治疗学、康复护理学、康复心理学等专业知识及现代生活照料技能，在家庭、社区、养老机构等场所，针对残疾人、失能和半失能人群的功能康复、日常护理与生活照料需求，进行个性化康复训练、护理和生活照料，实现残疾预防和机体功能重建，提高生活自理和回归社会能力等方面的服务活动。

康复照护服务工作一般由接受过专门训练的康复照护师来完成。其工作内容是根据被照护者的功能障碍需要，将康复训练、康复护理、生活照料有机融为一体，为被照护人员提供有针对性的全面服务，并通过康复照护保持或改善被照护者的各项机体功能，从而帮助他们提高生活能力、提升生存质量。

康复照护师是集康复治疗师、康复护师、康复护理员、心理辅导员为一体的综合性服务职业，和康复照护师相关的职业有康复治疗师、康复护师、养老护理员、健康管理师、健康照护师等。

二、康复照护服务的主要内容

根据康复照护的技术特点和工作难度，可以将康复照护服务划分为三个等级，即初级康复照护、中级康复照护、高级康复照护。

初级康复照护服务的主要内容包括基本的肢体功能训练、平衡训练、转移训练、站立训练、行走训练、日常生活活动能力训练、语言训练、认知训练、假肢辅具使用训练、生活照料技能训练、家庭护理技能训练等，以及针对从业人员开展的基本礼仪、法规、劳动保护、应急处理能力训练等。

中级康复照护服务的主要内容包括各类专病患者的康复照护，例如，脊髓损伤、脑瘫、脑卒中、脑外伤愈后、老年痴呆、肺康复、心脏康复、肾康复、肿瘤康复、泌尿康复、重症康复等各类功能障碍后的康复照护服务。

高级康复照护服务的主要内容包括相对比较高级的康复专业技术，如 Bobath 技术、Brunnstrom 技术、Rood 技术、本体感觉神经肌肉促进技术（PNF）、手功能训练技术、心理干预技术等，同时开设导师指导能力训练，培养指导带教能力。

三、康复照护师与各职业的区别和联系

康复照护师与各相关职业既有比较紧密的联系又有其独立特点，主要体现在以下几个方面：一是康复照护服务的工作地点更具有全面性，既可以以家庭和社区为主阵地独立开展康复照护服务，也可以根据养老机构、康复医院、综合医院等机构的需要完成相关的康复照护任务；二是康复照护服务内容具有更加突出的专业性、延展性和融合性，既可以开展居家康复训练，也可以同时提供家庭护理和生活照料服务，具有集多个专业于一身的优势；三是康复照护服务的职业性质属于非专业技术类的社会职业，但是又具有比较强的专业操作技能，既能满足失能人士长期持续的康复现实需要，又便于灵活管理和快速培养，适合在非医疗场所开展系统康复服务，具有"易学、易管、实用"的特点。

1. 康复照护师与康复治疗师的关系　康复治疗师主要在医院、康复中心等医疗机构围绕住院期间病人的急性期和中后期开展相关康复治疗工作。

康复照护师的主要任务是解决患者从医院、康复机构回归家庭、社区后，仍迫切需要开展后续康复训练、居家护理和生活照料的服务。康复照护师既需要具备康复治疗师的一些基本操作技能，又能够满足失能人士居家的基本护理和生活照料的需求，是打通健康养老和残疾人回归社会、回归家庭的最终阶段和最后一公里的重要举措。康复治疗师可以对康复照护师的日常家庭训练提出指导性建议和意见。

2. 康复照护师与护士的关系　护士的职责主要是在医院协助医生完成临床治疗和护理任务，而康复照护师的职责主要是在家庭和社区为失能人士提供基本的日常康复护理，同时帮助他们进行康复训练、提供生活照料服务，以满足和解决失能老人、残疾人出院以后的居家康复、护理和生活照料需求。康复照护师可以在护士的指导下开展相关的护理助理服务。

3. 康复照护师与养老护理员的关系　养老护理员主要是对老年人进行单纯的生活照料和简单的护理，而康复照护师的重要职能是对服务对象开展有针对性的家庭康复训练、康复护理、心理疏导和基本生活照料，更注重患者身心等各项生理功能的恢复和保持，更好提升患者生存能力和生活质量。养老护理员经过专门的康复照护技能培

训并取得相应职业证书以后，可以从事康复照护工作。

4. 康复照护师与健康管理师的关系　一是两者适用人群不同。康复照护师主要服务于失能、半失能且存在功能障碍的人群，而健康管理师主要侧重于营养失衡、患有心脑血管疾病、糖尿病、慢阻肺、肾脏病以及心理缺陷等疾病的人群。二是两者工作内容不同。康复照护师主要是解决患者从医院、康复机构回归家庭、社区后的康复训练、居家护理和生活照护方面的迫切需求，而健康管理师主要侧重于健康的检测、分析、评估以及健康咨询等服务。三是技术服务内容不同。康复照护师主要是解决肌肉和关节活动减低、语言迟滞、认知障碍等功能障碍问题，而健康管理师主要是从事营养和心理等方面的生理指标检测、分析、评估，以及健康咨询、指导和危险因素干预等工作。

5. 康复照护师与健康照护师的关系　康复照护师是集康复训练、康复护理、生活照料、心理辅导等为一体的综合性服务职业，适应居家失能老人、残疾人康复和照护的迫切需要，充分体现了"以人为中心，以生物—心理—社会为一体"的康复照护服务特点。工作重点为功能康复训练，涵盖照护和心理疏导、居家无障碍和辅助器具指导，更贴近失能和残疾人士的实际需要。

健康照护师则是运用基本医学护理知识与技能，在家庭、医院、社区等场所，为照护对象提供健康照护及生活照料的人员。工作重点为观察发现照护对象的常见健康问题及疾病（危急）症状，提出相应预防、康复及照护措施、送医建议；照护老年人生活起居、清洁卫生、睡眠、日常活动，提供合理饮食及适宜活动建议等。

第一章 康复医学基础知识

第一节 康复医学基本概念

一、康复与康复医学

（一）康复

康复（Rehabilitation）定义较为复杂，英语可直译为"复原""重新获得能力"或"恢复原来的权利、资格、地位、尊严"等。1981年世界卫生组织（WHO）对康复的最新定义：综合地、协调地应用医学的、教育的、社会的、职业的各种方法，使病、伤、残者（包括先天性残疾）已经丧失的功能尽快地、最大可能地得到恢复和重建，使他们在体格上、精神上、社会上和经济上的能力得到尽可能的恢复，重新回归生活、工作和社会。

根据工作内容和服务方式不同，康复可以分为五个方面：医学康复、教育康复、职业康复、社会康复和康复工程。康复工作不仅针对疾病而且着眼于整个人，从生理上、心理上、社会上及经济能力上进行全面康复。

1. 医学康复　是指通过应用医学的方法和手段帮助病、伤、残者实现全面康复的目标，包括药物、手术、物理疗法等治疗手段，是康复的首要内容和基础。

2. 教育康复　即通过特殊教育和培训促进康复，改善或恢复受损害的机体功能，使受损害的个体重返社会、适应社会，包括对肢体残疾进行的普及教育，对视力、听力、言语、智力及精神残疾者进行的特殊教育，以及对全民进行康复知识普及与预防的教育。

3. 职业康复　即恢复就业能力取得就业机会的康复，包括职业评定、职业咨询、职业培训和职业指导等连续的过程，最终使残疾者能找到合适的工作。

4. 社会康复　即在社会层面上采取与社会有关的措施，促使残疾人重返社会，包括：为残疾人建立无障碍设施；改善经济环境，最大限度地获得经济能力的恢复；改善法律环境，维护和保障残疾人的基本权益等。社会康复是实现医学康复、教育康复和职业康复目标的最终保证。

5.康复工程 即应用现代工程学的原理和方法，研究残疾人康复过程中的工程技术问题，通过假肢、矫形器、辅助器具以及环境改造等途径，最大限度地帮助残疾人恢复躯体功能。

（二）康复医学

康复医学是一门具有独立的理论基础、功能评定方法、治疗技能和规范的医学应用的学科，旨在预防和改善服务对象的功能障碍，提高生活质量。

1.康复医学的内容 包含康复基础学、康复评定学、康复训练学、康复临床学和社区康复学等。

2.康复医学工作模式与康复评定会 由多学科、多专业人员组成康复团队，共同致力于患者的功能康复。由康复医师召集物理治疗师、作业治疗师、言语治疗师、康复护师、心理医生、假肢及矫形器技师、社会工作者、营养师以及相关科室医生等出席康复评定会，确认患者的功能障碍、制订康复目标和康复计划等。

3.康复医学发展模式 人类医学模式发展大致经历了三个阶段，即从自然哲学医学模式，到生物医学模式，再到生物—心理—社会康复模式。现代康复医学综合考虑生物、心理及环境因素之间的联系与影响，认为人类疾病的治疗方法除了传统的生物学方法以外，还应当包括社会科学和心理学方法。

现代康复医学以患者为中心，以人与环境和谐适应为基础，而不仅仅是简单的防病、治病。康复工作者可采取多种形式，急患者所急、想患者所想，设身处地、换位思考，鼓励患者重新拥有生活的勇气和信心，积极进行康复训练。充分动员社会各阶层力量，为患者提供舒适的社会生活环境，帮助患者融入社会。因此，康复医学更加体现了健康中国战略中提出的"全方位、全过程、全周期"的现代健康服务理念。

（三）服务对象

1.残疾人 中国 2006 年第二次全国残疾人抽样调查统计结果显示，我国残疾人占全国总人口的比例为 6.34%，总数达 8296 万。到 2010 年，我国残疾人数量大约为8500 万，涉及 2.6 亿家庭人口，其中 60% 的残疾人有康复需求，总量超过 5000 万。各类残疾人的人数及占残疾人总人数的比重分别是：视力残疾 1263 万人，占 14.86%；听力残疾 2054 万人，占 24.16%；言语残疾 130 万人，占 1.53%；肢体残疾 2472 万人，占 29.08%；智力残疾 568 万人，占 6.68%；精神残疾 629 万人，占 7.40%；多重残疾1386 万人，占 16.30%。其中重度残疾人有 2518 万人，中度和轻度残疾人有 5984 万人。

2.老年人 我国已经进入老龄化社会，截至 2023 年底，我国 60 岁及以上老年人口有 2.97 亿人，占总人口的 21.1%；其中约有 1 亿的老年人有康复需求。另外，有数据显示我国目前失能和半失能老人达到了 4400 万，失能老人更需要全面系统的康复服务和照护服务。

3. 慢性病患者　这些患者往往由于疾病而减少身体活动，并因此产生继发性的功能衰退，除临床治疗外，进行积极的康复训练，有助于改善他们的躯体和心理功能，减轻残疾程度，提高生活的独立性。目前，我国心脑血管慢性病患者达到了 2.9 亿人，糖尿病患者达到 1.4 亿人，骨关节慢性病患者超过 1.3 亿人，慢阻肺患者人数将近 1 亿。其中有康复需求的各类慢性病患者已近 3 亿人。

4. 疾病和损伤的急性期和恢复期患者　急性期及恢复期的许多疾病和损伤的患者需早期开展康复训练，早期康复不仅可促进疾病的治愈、预防并发症，而且也为疾病的后期功能康复创造了条件。如针对脑卒中、脑外伤、脊髓损伤、老年性认知功能损害、手外伤、骨关节病、骨折、冠心病、高血压、小儿脑瘫、孤独症等疾病患者进行的康复。这类人群已逐渐成为康复医学最主要的治疗对象。

5. 亚健康人群　世界卫生组织将机体无器质性病变，但是有一些功能改变的状态称为"第三状态"，我国称为"亚健康状态"。亚健康即指非病非健康状态，这是一类次等健康状态（亚即次等之意），是介于健康与疾病之间的状态。对亚健康状态人群进行康复训练干预有助于恢复健康，提高生活质量。

二、国际功能、残疾、健康分类

世界卫生组织于 1980 年制订了"国际残疾分类"方案。2001 年世界卫生组织又修订通过了"国际功能、残疾、健康分类（ICF）"，用身体功能、个体功能、社会功能来表示健康功能状态，用残损、活动受限、参与受限评定残疾。

ICF 的开发为描述和分类健康以及健康相关领域提供了统一的国际化和标准化的语言，并为健康结局的测量提供了通用架构。

ICF 包括三个关键部分。一是"身体功能和结构"，分别指生理功能和解剖部分，缺失或偏离正常的身体功能和结构称为残损。二是"活动"，指个体的任务执行情况，"活动受限"是指个人在执行中可能遇到的困难。三是"参与"，是指与生活状态有关的方面，"参与局限"是指个体投入到生活情景中可能体验到的问题。它们与健康状况（如障碍或疾病）以及个人和环境因素有关，并且可能相互影响。

ICF 包括患者的功能、残疾和健康的绝大多数重要方面，临床医生和健康专业人员能据此制订干预目标。它还包含大范围的功能、残疾、健康相关生活质量测量项目的内容。

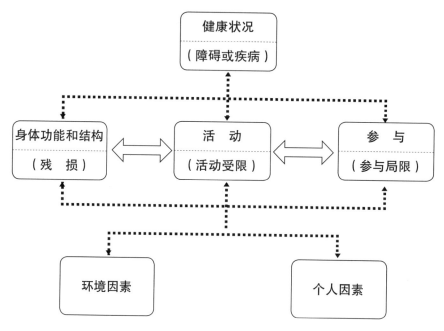

图 1-2-1 ICF 残疾模式

三、残疾与残疾学

1. 残疾 是指由于各种躯体、身心、精神疾病或损伤以及先天异常所致人体解剖结构、生理功能的异常和/或丧失，造成机体长期、持续或永久性的功能障碍状态，并影响到身体活动、日常生活、工作、学习和社会交往活动能力。关于残疾的等级可以分为残损、残疾和残障三个水平。

（1）残损也可称之为"身体结构受损"，指心理上、生理上、解剖结构上或功能上的任何丧失或异常，是生物器官系统水平上的残疾。

（2）残疾又称"活动受限"，指由于残损导致能力受限或缺乏，以致不能按正常的方式和范围进行活动，是个体水平上的残疾。

（3）残障又称"参与限制"，指由于残损或残疾而限制或阻碍一个人完成正常的社会活动，是社会水平的残疾。

2. 残疾学 是针对残疾人及残疾状态，研究残疾病因、流行规律、表现特点、发展规律、结局以及评定、康复与预防的学科。

3. 残疾分类 根据残疾的性质和特点可以分为视力残疾、听力残疾、言语残疾、肢体残疾、智力残疾、精神残疾和多重残疾。多重残疾是指有两种及两种以上的残疾。

（1）视力残疾是指因各种原因导致双眼视力低下并且不能矫正或双眼视野缩小，以致影响其日常生活和社会参与。视力残疾包括盲及低视力。

（2）听力残疾是指因各种原因导致双耳不同程度的永久性听力障碍，听不到或听不清周围环境中的声音及言语声，以致影响其日常生活和社会参与。

（3）言语残疾是指因各种原因导致的不同程度的言语障碍，经治疗一年以上不愈或病程超过两年，而不能或难以进行正常的言语交流活动，以致影响其日常生活和社会参与。言语残疾包括失语、运动性构音障碍、器质性构音障碍、发声障碍、儿童言语发育迟滞、听力障碍所致的言语障碍、口吃等。

（4）肢体残疾是指人体运动系统的结构、功能损伤造成的四肢残缺或四肢、躯干麻痹（瘫痪）、畸形等导致人体运动功能不同程度丧失或活动受限、参与局限。

（5）智力残疾是指智力水平显著低于一般人，并伴有适应行为的障碍。此类残疾是由于神经系统结构、功能障碍，使个体活动和参与受到限制，需要环境提供全面、广泛、有限和间歇的支持。智力残疾包括在智力发育期间（18岁之前），由于各种有害因素导致的精神发育不全或智力发育迟滞；或者智力发育成熟以后，由于各种有害因素导致智力损害或智力明显衰退。

（6）精神残疾是指各类精神障碍持续一年以上未痊愈，由于存在认知、情感和行为障碍，以致影响其日常生活和社会参与。自闭症一般划归为精神残疾范畴。

（7）多重残疾是指同时存在视力残疾、听力残疾、言语残疾、肢体残疾、智力残疾、精神残疾中的两种或两种以上残疾。

4.残疾分级 各类残疾按残疾程度分为四级，即残疾一级、残疾二级、残疾三级和残疾四级。残疾一级为极重度，残疾二级为重度，残疾三级为中度，残疾四级为轻度。

表 1-2-1　视力残疾分级

级别	视力、视野状况
一级	无光感 ~ < 0.02；或视野半径 < 5°
二级	0.02 ~ < 0.05；或视野半径 < 10°
三级	0.05 ~ < 0.1
四级	0.1 ~ < 0.3

表 1-2-2　听力残疾分级

级别	听力状况
一级	听觉系统的结构和功能极重度损伤，双耳平均听力损失大于 90 dB HL，不能依靠听觉进行言语交流，在理解、交流等活动上极重度受限，在参与社会生活方面存在极严重障碍。

级别	听力状况
二级	听觉系统的结构和功能重度损伤，较好耳平均听力损失在81～90 dB HL之间，在理解和交流等活动上重度受限，在参与社会生活方面存在严重障碍。
三级	听觉系统的结构和功能中重度损伤，较好耳平均听力损失在61～80 dB HL之间，在理解和交流等活动上中度受限，在参与社会生活方面存在中度障碍。
四级	听觉系统的结构和功能中度损伤，较好耳平均听力损失在41～60 dB HL之间，在理解和交流等活动上轻度受限，在参与社会生活方面存在轻度障碍。

表 1-2-3　言语残疾分级

级别	言语能力状况
一级	脑和／或发音器官的结构、功能极重度损伤，无任何言语功能或语音清晰度小于或等于10％，言语表达能力等级测试未达到一级测试水平，在参与社会生活方面存在极严重障碍。
二级	脑和／或发音器官的结构、功能重度损伤，具有一定的发声及言语能力。语音清晰度在11％～25％之间，言语表达能力等级测试未达到二级测试水平，在参与社会生活方面存在严重障碍。
三级	脑和／或发音器官的结构、功能中度损伤，可以进行部分言语交流。语音清晰度在26％～45％之间，言语表达能力等级测试未达到三级测试水平，在参与社会生活方面存在中度障碍。
四级	脑和／或发音器官的结构、功能轻度损伤，能进行简单会话，但用较长句表达时困难。语音清晰度在46％～65％之间，言语表达能力等级测试未达到四级测试水平，在参与社会生活方面存在轻度障碍。

表 1-2-4　肢体残疾分级

级别	肢体功能状况
一级	不能独立实现日常生活活动，并具备下列状况之一：四肢瘫，四肢运动功能重度丧失；截瘫，双下肢运动功能完全丧失；偏瘫，一侧肢体运动功能完全丧失；单全上肢和双小腿缺失；单全下肢和双前臂缺失；双上臂和单大腿（或单小腿）缺失；双全上肢或双全下肢缺失；四肢在手指掌指关节（含）和足跗跖关节（含）以上不同部位缺失；双上肢功能极重度障碍或三肢功能重度障碍。
二级	基本上不能独立实现日常生活活动，并具备下列状况之一：偏瘫或截瘫，残肢保留少许功能（不能独立行走）；双上臂或双前臂缺失；双大腿缺失；单全上肢和单大腿缺失；单全下肢和单上臂缺失；三肢在手指掌指关节（含）和足跗跖关节（含）以上不同部位缺失（一级中的情况除外）；二肢功能重度障碍或三肢功能中度障碍。
三级	能部分独立实现日常生活活动，并具备下列状况之一：双小腿缺失；单前臂及以上缺失；单大腿及以上缺失；双手拇指或双手拇指以外其他手指全缺失；二肢在手指掌指关节（含）和足跗跖关节（含）以上不同部位缺失（二级中的情况除外）；一肢功能重度障碍或二肢功能中度障碍。
四级	基本上能独立实现日常生活活动，并具备下列状况之一：单小腿缺失；双下肢不等长，差距大于或等于 50 mm；脊柱强（僵）直；脊柱畸形，后凸大于 70 度或侧凸大于 45 度；单手拇指以外其他四指全缺失；单手拇指全缺失；单足跗跖关节以上缺失；双足趾完全缺失或失去功能；侏儒症（身高小于或等于 1300 mm 的成年人）；一肢功能中度障碍或两肢功能轻度障碍；类似上述的其他肢体功能障碍。

表 1-2-5　智力残疾分级

级别	智力发育水平		社会适应能力	
	发育商（DQ） 0～6岁	智商（IQ） 7岁及以上	适应行为 （AB）	WHO-DAS Ⅱ 分值 18岁及以上
一级	≤25	<20	极重度	≥116分
二级	26～39	20～34	重度	106～115分
三级	40～54	35～49	中度	96～105分
四级	55～75	50～69	轻度	52～95分

适应行为表现：

极重度——不能与人交流、不能自理、不能参与任何活动、身体移动能力很差，需要环境提供全面的支持，全部生活由他人照料。

重度——与人交往能力差、生活方面很难达到自理、运动能力发展较差，需要环境提供广泛的支持，大部分生活由他人照料。

中度——能以简单的方式与人交流、生活能部分自理、能做简单的家务劳动、能参与一些简单的社会活动，需要环境提供有限的支持，部分生活由他人照料。

轻度——能生活自理、能承担一般的家务劳动或工作、对周围环境有较好的辨别能力、能与人交流和交往、能比较正常地参与社会活动，需要环境提供间歇的支持，一般情况下生活不需要由他人照料。

表 1-2-6　精神残疾分级

级别	障碍表现
一级	WHO-DAS Ⅱ值≥116分，适应行为极重度障碍。生活完全不能自理，忽视自己的生理、心理的基本要求。不与人交往，无法从事工作，不能学习新事物，需要环境提供全面、广泛的支持，生活长期、全部需他人监护。
二级	WHO-DAS Ⅱ值在106～115分之间，适应行为重度障碍。生活大部分不能自理，基本不与人交往，只与照顾者简单交往，能理解照顾者的简单指令，有一定学习能力，监护下能从事简单劳动，能表达自己的基本需求，偶尔被动参与社交活动，需要环境提供广泛的支持，大部分生活仍需他人照料。

续表

级别	障碍表现
三级	WHO-DAS Ⅱ值在96～105分之间，适应行为中度障碍。生活上不能完全自理，可以与人进行简单交流，能表达自己的情感，能独立从事简单劳动，能学习新事物，但学习能力明显比一般人差，被动参与社交活动，偶尔能主动参与社交活动。需要环境提供部分支持，即所需要的支持服务是经常性的、短时间的，部分生活需由他人照料。
四级	WHO-DAS Ⅱ值在52～95分之间，适应行为轻度障碍。生活上基本自理，但自理能力比一般人差，有时忽略个人卫生，能与人交往，能表达自己的情感，体会他人情感的能力较差，能从事一般的工作，学习新事物的能力比一般人稍差，偶尔需要环境提供支持，一般情况下生活不需要由他人照料。

注：WHO-DAS Ⅱ 为世界卫生组织残疾评定量表，即 WHO Disability Assessment Schedule Ⅱ。18 岁以上的精神障碍患者根据 WHO-DAS 分数和上述的适应行为表现，18 岁以下依据当事人的适应行为的表现判断他们的障碍程度。多重残疾分级按所属残疾中残疾程度最重类别的分级确定其残疾等级。

第二节　康复医学的基本内容和工作模式

康复医学的工作内容包括康复预防、康复功能评定和康复训练三部分。

一、康复预防

康复医学的首要任务是预防残疾的发生，保护患者的身体功能和各种能力。残疾预防是指在了解致残原因的基础上，积极采取各种有效措施，防止、控制或延迟残疾的发生。康复医学人员配合其他学科的工作人员进行残疾流行病学的研究，对残疾的原因、发生率、种类，残疾者的年龄、性别、职业、地区的分布等进行统计分析，从而提出预防计划，从医疗卫生、安全防护、社会管理、宣传教育等方面提出综合性预防措施。残疾预防分为三级，即在三个不同层次上来预防伤残或功能障碍的发生。

1. 一级预防　指预防可能导致残疾的各种损伤和疾病，避免发生原发性残疾的过程。残疾预防的主要目的是减少残损的发生率，通过有效的预防措施，可降低残疾发生率的70%。如通过对青少年进行运动锻炼和生活方式的调整，减少或预防冠心病以及脑血管病的发生，从而预防出此类疾病引起的残疾。一级预防的主要措施包括免疫接种、预防性咨询及指导、预防性保健、避免引发残疾的危险因素、实行健康的生活方式、提倡合理行为及精神卫生，加强学校、家庭、社会安全防护的宣传教育，减少各种意外事故造成的残疾等。

2. 二级预防　指疾病或损伤发生之后，采取积极主动的措施限制或逆转由损伤造成的残疾，可降低残疾发生率的10%～20%。二级预防主要通过残疾早期筛查、定期健康检查、控制危险因素、改变不良生活方式、早期医疗干预、早期康复训练、必要的药物治疗、必要的手术、及时提供系统的康复训练等措施防止损伤后出现残疾。

3. 三级预防　指残疾已经发生，采取各种积极措施防止残疾恶化的过程，以减少残疾给个人、家庭和社会所造成的影响。三级预防的措施包括防止残疾变成残障或降低残障影响的各种措施。如，通过各种康复训练、安装假肢、训练等，对残疾者直接干预，以改善或提高躯体和心理功能；通过职业咨询和训练，提高生活自理能力，恢复或增强工作和学习能力；通过改变雇主和社会公众的态度和行为等，促使残疾者重返家庭和社会。

二、康复功能评定

1. 定义　康复功能评定是一项对功能障碍进行评定的专门诊断技术，是指在临床检查的基础上，对病、伤、残者的功能状况及其水平进行客观、定性和（或）定量的描述，并对结果做出合理解释的过程。

2. 康复评定的目的　判断患者功能障碍的性质、部位、范围、程度，制订相应的康复目标，确定患者尚存的代偿能力情况，找出功能障碍的发展、转归和预后，制订可行的康复训练措施，决定康复训练后患者回归及去向的过程，并根据治疗前后评定结果判定疗效等。

3. 康复评定过程

（1）初期评定：在制订康复训练计划和开始康复训练前进行的首次评定，在患者入院初期完成，目的是全面了解患者功能状况和障碍程度、致残原因、康复潜力，并估计患者康复的预后，以此作为确定康复目标和制订康复训练计划的依据。

（2）中期评定：在康复训练中期进行的评定，目的是了解经过一段康复训练后患者功能改变的情况，有无康复疗效，分析其原因，并以此作为调整康复训练计划的依据，中期评定可多次进行。

（3）末期评定：在康复训练结束时进行，目的是了解患者经过康复训练后总体的功能状况，评价康复训练效果，提出今后重返家庭与社会或进一步康复训练的建议。

开展康复评定具有重要的临床意义，可以帮助医生确定患者功能障碍的部位和性质、障碍的程度，判断患者的代偿能力，确定患者的康复训练目标、康复训练方案和具体的治疗措施，根据评定结果预测患者康复疗效，随时调整对患者的治疗计划，以获得更好的康复训练效果，以及判断患者在康复训练结束后的去向等。

4.康复评定的内容

（1）躯体功能评定包括肌力评定、关节活动度评定、痉挛的评定、感觉疼痛评定、协调与平衡功能评定、日常生活活动能力评定、步态分析、神经电生理评定、心肺功能评定、泌尿和性功能评定等。

（2）精神功能评定包括认知功能评定、情绪评定、失认症的评定、智力测定、性格评定等。

（3）言语功能评定包括失语症评定、构音障碍评定、失用症评定、语言错乱评定、言语发育迟缓评定。

（4）社会功能评定包括社会生活能力评定、生活质量评定、就业能力评定等。

三、康复训练

1.康复训练的定义　康复训练是帮助患者获得知识和技能，最大程度获得躯体、精神和社会功能的一个主动的、动态的过程。康复训练可最大程度地增加患者的运动功能，将残疾和残障程度降到最低，从而促进活动能力和参与能力。

2.康复训练的特点

（1）强调"以患者功能为中心"：康复训练强调"以患者功能为中心"，目的是改善患者的功能障碍，使患者能独立完成功能活动，同时又能适应自己周围环境。

（2）强调患者主动参与：在实施康复训练前，首先要获得患者的信任，使他们了解治疗方案的重要性，只有患者主动参与，才能保证康复训练的有效性。

（3）强调团队工作模式：康复训练由多学科的专业人员组成康复训练小组共同进行。在实施中虽有先后，但原则上主要治疗同步进行、穿插安排，以发挥康复小组共同作用，提高患者的康复训练效果。

（4）强调终身康复理念：康复训练应尽早介入，并贯穿于整个治疗的始终，患者应长期坚持，终身康复。脑血管疾病、脊髓损伤等较严重的患者在转入康复病房后要坚持3个月的康复训练，出院后在家中或社区定期进行康复训练，重返社会后仍要坚持康复训练。

3.康复训练的作用

（1）预防或矫正：对瘫痪肢体进行关节的被动活动可预防关节周围肌肉的挛缩；针对痉挛肌肉可进行持续牵伸以对抗挛缩造成的肢体畸形；定时变换体位改善骨隆突部位皮肤状况，预防褥疮的发生；对膀胱进行细致的护理可预防膀胱结石、输尿管反流或肾盂肾炎等并发症。

（2）强化肢体的代偿功能：利用渐进抗阻训练强化截瘫患者双上肢的肌力，以便患者进行功能转移时，能起到代偿功能的作用；利用渐进抗阻训练强化偏瘫患者健侧肢体的肌力，以代偿患者在日常生活中的稳定性；利用唇读或语读（即用眼观察说话者的口型变化猜测说话内容）的方式与严重失聪患者进行语言交流。

（3）利用代偿方法提高疾患系统的功能：利用治疗性的运动方式提高急性梗死恢复期患者的心脏功能；利用助听器补偿部分听力丧失；对力量减弱的肌肉给予渐进抗阻运动训练以提高其肌力。

（4）利用矫形器具/适应性器械装置增进功能：利用电子喉代偿喉切除术后患者的发声；利用手杖、腋杖和矫形支具辅助患者步行；利用轮椅帮助行走障碍患者进行日常功能活动；利用假肢使下肢截肢患者能步行，上肢截肢者能进行上肢的功能活动。

（5）调整患者生活和职业环境：使患者充分发挥残存功能，适应残疾情况。将不能上下楼梯的患者移居到楼房的底层以方便出行；加宽房间内、浴室内过道，以利于轮椅通过；对站立和步行功能障碍患者，建议改成坐位；训练家庭成员帮助患者培养适应性行为，避免出现病态行为。

（6）应用心理疗法改善患者行为表现：利用心理技术可以调节患者情绪；利用松弛疗法结合深呼吸、轻松的社交活动、游戏等方法缓解精神紧张；利用小组集体活动方式，促进具有相同残疾性质和程度的患者的心理、社会能力的恢复；利用反复学习结合口头教导的方法帮助记忆力较差患者掌握新的活动技巧等。

4. 常用康复训练手段

（1）物理疗法：包括运动疗法和物理因子疗法。运动疗法是物理疗法的核心部分，主要是通过运动（力学方法）对身体的功能障碍和功能低下进行预防、改善和功能恢复的治疗方法。物理因子疗法是使用电、光、声、磁、水、蜡等物理因子治疗手段，促进患者的康复。

（2）作业疗法：是指针对病、伤、残者的功能障碍，指导患者参与选择性、功能性活动的治疗方法。此疗法主要以人体工效学和职业功能评定学为基础，包括认知训练、感觉统合训练、矫形器具和自助具制作、压力治疗、缅怀治疗与心理辅导、康复环境设计及改造、社区及家庭生活技能训练等。其主要作用是减轻残疾、保持健康，增强患者参与社会、适应环境、创造生活的能力。如利用患者进食、梳洗、穿衣、轮椅与床间的转移等动作，改善患者日常生活能力；选用木工活、纺织、刺绣、制陶等，改善患者双手功能等。

（3）言语治疗：是指对脑卒中、颅脑外伤、小儿脑瘫、头颈部肿瘤及一些先天缺陷患者的交流能力障碍和口语发音障碍等进行评定，并进行训练和矫治的方法。常见交流能力障碍包括对语言的理解、表达和学习获得的障碍，如失语症、言语发育迟缓；常见口语发音障碍包括构音障碍、口吃等。

（4）心理治疗：是指通过观察、谈话、实验和心理测验法对患者的心理异常进行诊断，采用精神支持疗法、暗示疗法、催眠疗法、行为疗法、脱敏疗法、松弛疗法、音乐疗法和心理咨询等对患者进行心理治疗的方法。通过专业的心理治疗可以帮助患者改善心理危机、心理创伤、神经症等，以重新恢复患者的自信心。

（5）康复护理：用护理学方法照料残疾者，除护理手段外，尚采用与日常生活活动有密切联系的训练方法帮助患者在病房中进行生活自理的训练。利用床上良好体位的摆放，预防患者关节肌肉的挛缩畸形；通过对患者进行肢体的被动运动防止患者出现肌肉萎缩和关节僵直；通过教患者定时翻身和变换体位预防压疮的发生；利用自助具的辅助，让患者在病房中练习进食、穿衣等动作，加强患者的生活自理能力；通过进行膀胱护理和再训练，改善膀胱的功能。总之，这些训练的目的是使患者从被动接受他人的护理，转变为自己照料自己的自我护理等。

（6）康复工程：应用现代化工程学的原理和方法，恢复或重建患者功能的科学。通过研制功能代偿性用品，如假肢、矫形器或辅助器具等，使患者最大限度代偿或重建患者的躯体功能；通过研制康复评定设备和功能训练器械等，系统评定患者的运动功能，制订准确有效的治疗方案，以最大限度恢复患者的运动功能；通过设计无障碍建筑和环境改造等途径，方便残疾者室内和社区内的活动。

（7）中国传统康复疗法：是指用中国传统医学的理论和方法解决康复医学中所面临问题的医学方法，包括按摩、太极拳、针灸、气功、推拿等。中国传统康复疗法是中国医药宝库的组成部分，有独特的疗效，也是我国康复医学赶超国际先进水平的重要切入点。

（8）社会工作：社会工作是残疾人全面康复的组成部分，它是指从社会的角度推进医疗康复、教育康复、职业康复等工作，动员社会各界、各种力量，为残疾人的生活、学习、工作和社会活动创造良好的社会环境，使他们能够平等参与社会生活并充分发挥自己的潜能，自强自立，享有与健全人同样的权利和尊严，并为社会做出贡献。如通过对患者进行系统评定，加强患者适应社会的能力和对社会各种资源的利用度；与社会福利、服务、保险和救济部门联系，帮助患者解决康复训练的费用，解决患者出院后存在的困难等。

四、康复医学工作方式

1.康复团队模式　康复团队模式指多学科和多专业合作，共同致力于患者功能康复的工作方式。由于康复医学由多个专业和跨学科的人员组成，为解决患者的功能恢复常采用"多专业跨学科性工作形式（Interdisciplinary Approach）"，即组成康复团队模式的形式，实现全面康复的目标。

康复团队工作模式的优点是针对患者制订的康复训练方案全面，治疗技术精良，效率较高；缺点是分工过于细致，需要专业人员太多，康复事业发展落后地区难以实现。此外，这种团队康复模式需要较好的管理和组织，否则成员间容易产生相互依赖、脱节、矛盾等问题。世界卫生组织对发展中国家提倡培养一专多能的康复训练师，以解决分工过细、人员编制过多的问题。康复照护师正是基于这种理念而产生的。

2.康复团队组成　康复团队可以分为学科间团队和学科内团队。学科间团队是指与康复医学密切相关的学科，常涉及预防医学、临床医学、保健医学、中医学、工程学、心理学、教育学、社会学等多个学科。康复医学是一门以患者功能为基础或以功能为中心横跨多个学科的新兴学科。在康复训练中，为使患者达到最大功能的恢复，康复医学需与相关学科相互联系、相互补充，以提高患者的康复疗效。为使患者实现全面康复，康复医学常与其他学科结合形成与康复相关的许多新专科，如康复医学与心理学相结合形成康复心理学；康复医学与临床各科室结合形成神经康复、骨科康复、小儿脑瘫康复等；康复医学与社会学相结合形成社区康复；康复医学与教育学相结合形成特殊教育等。

学科内团队指康复机构内部的多种专业，这些专业共同组成康复工作团队，并开展相应工作。团队领导一般为康复医师，其他成员包括物理治疗师、作业治疗师、言语治疗师、康复工程师或假肢/矫形技师、康复护士、心理康复师、中医康复师、社会工作者等。

3.康复团队成员

（1）康复医师：康复医师负责患者的接诊、检查、临床治疗、病历管理、康复训练安排等工作，是康复团队中的领导者，对患者的全面康复和康复方案的制订负有很大责任。康复医师一般为受过高等教育并在毕业后取得医师资格，再经过康复医学专业训练或康复专科医师规范化培训，且今后终生以康复医学为自身专业的医务工作者。

（2）物理治疗师：物理治疗师是使用运动、手法和理疗等物理方法，治疗和预防疾病的康复训练技术人员，其工作的目的是最大限度地促进、维持和重建病人的运动和功能。

（3）作业治疗师：从事作业疗法的康复训练技术人员，其主要方法是通过有选择性的作业活动（包括工作、劳动以及文娱活动等），使患者在作业中获得功能锻炼，以最大限度地促进患者身体、精神和社会参与等各方面障碍的功能恢复。

（4）言语治疗师：从事言语治疗的康复训练技术人员，其主要工作内容是对各类言语障碍患者进行治疗或矫治，以提高患者的言语能力。

（5）康复护士：从事康复护理工作的康复护理人员，主要负责住院患者的临床康复护理和对患者及家属进行康复卫生教育等工作。

（6）心理康复师：从事心理康复的专业治疗人员，用专业的心理学治疗方法，最大限度地消除和缓解患者的负面情绪，矫正不良行为和症状，调动他们康复训练的积极性，使其心理方面更快、更好地接受病情，面对现实，重新树立生活的信心。

（7）假肢/矫形技师：从事假肢与矫形器设计和制作的康复训练人员，其工作内容包括对患者辅助器具的适配和使用训练等。

（8）中医康复师：利用按摩、推拿、刮痧、针灸等传统中医治疗技术帮助伤残患者恢复机体功能的临床工作人员。其工作内容以传统中医治疗为主，结合现代康复医学理念，运用中西医结合治疗手段促进患者康复。

（9）社会工作者：从事社会服务的康复训练人员，其工作内容包括对患者的各种社会关系的维持、法律援助、再就业等方面的帮助。

（10）其他康复团队成员：如水疗师、音乐治疗师、康复营养师等，都是康复医学团队的重要成员。随着我国康复医学的不断发展，像康复照护师、健康管理师等许多社会职业也会逐步加入康复团队，并发挥重要作用。

第三章 人体结构与生理卫生知识概述

第一节 人体结构

人体可分为头、颈、躯干及四肢。这些部位相互协调合作，才能保证人们进行正常的生活。

一、头部结构

头部由头颅和面部两部分组成。面部有面部肌肉和五官，头颅包含颅骨和脑。

1.面部肌肉　面部肌肉包括眼轮匝肌、口轮匝肌、颧肌、颏肌、颊肌、鼻肌、咬肌、颞肌、笑肌等，面部肌肉对形成面部表情有着至关重要的作用。

2.五官的组成　五官是指人体面部的五个器官，包括眼、耳、鼻、口和舌。

（1）眼：是人的视觉器官，位于头部正中央，包括眼球、眼睑、眼眶、泪腺及周围的肌肉和神经等结构。

（2）耳：是人体主管听觉和平衡觉的器官，包括外耳、中耳和内耳三部分。

（3）鼻：是呼吸和嗅觉的重要器官，位于头部中央，包括鼻孔、鼻腔、鼻中隔和鼻旁窦等结构。

（4）口：是消化和发音的重要器官，包括牙齿、舌头、唾液腺等部位。

（5）舌：是重要的发音器官，可分为舌尖、舌体和舌根。

3.头颅骨骼组成

（1）脑颅骨（8块，位于后上部）：包括额骨（1块）、顶骨（2块）、枕骨（1块）、颞骨（2块）、蝶骨（左右外部露出两块，实际为相连的1块骨骼）、筛骨（1块）。

（2）面颅骨（15块，位于前下部）：包括1对鼻骨、1对颧骨、1对上颌骨、1对泪骨、1对腭骨、1对下鼻甲、1块犁骨、1块下颌骨和1块舌骨。

4.脑　脑位于颅腔内，是中枢神经系统的最高级部位。一般将脑分为端脑、间脑、小脑、中脑、脑桥和延髓。

二、颈部结构

颈部是位于颅底、下颌骨下缘与胸廓上口之间人体结构的总称，分为颈前区、胸锁乳突肌区和颈外侧区三区。前方正中有呼吸道和消化管的颈段，两侧有纵向走行的大血管和神经，后部正中是脊柱的颈段。颈部各结构之间有疏松结缔组织填充，形成诸多筋膜间隙。颈肌分为颈浅肌群、舌骨上肌群、舌骨下肌群和颈深肌群等，可使头、颈灵活运动，并参与呼吸、吞咽和发音等运动。

三、躯干结构

躯干骨是构成人体骨骼系统的重要部分，它是支撑躯干的架子，可以保护我们的内部器官。躯干包括胸部、腹部、盆部和会阴、脊柱区。

胸部位于颈部与腹部之间，其上部两侧与上肢相连。胸部由胸壁、胸腔和胸腔内器官组成。胸廓和软组织构成胸壁，胸壁和膈围成胸腔。胸壁参与呼吸运动，胸腔含有呼吸系统和循环系统的主要器官。胸腔向上经胸廓上口与颈部相通，向下借膈与腹腔分隔。

腹部是躯干部的一部分，居于胸部和盆部之间，由腹壁、腹腔及腹腔内容物等组成。腹壁除后方以脊柱为支架外，其余部分由肌和筋膜等软组织组成。腹壁所围成的内腔即腹腔，其上界是向上膨隆的膈，下界为骨盆上口，向下通盆腔。腹腔内有脏器、血管、神经、淋巴管、淋巴结及腹膜等结构。

盆部与会阴位于躯干部的下部。盆部由骨盆、盆壁、盆膈及盆腔脏器等组成，会阴指盆膈以下封闭骨盆下口的全部软组织。

脊柱区也称背区，是指脊柱及其后方和两侧软组织所共同组成的区域，脊柱区自上而下又可分为项区、胸背区、腰区、骶尾区。

四、四肢的结构

四肢包括上肢和下肢，起支持和移动身体的作用，这与人类直立行走密切相关。

上肢连于胸外上部。上肢通过肩部与颈、胸和背部相接，分为肩、臂、肘、前臂、腕和手部。上肢骨骼轻巧，关节薄而松弛，无坚韧的侧副韧带，肌数目多、细长，运动更为灵活。

下肢与躯干部直接相连，分为臀、股、膝、小腿、踝和足部。下肢除具有行走和运动的功能外，还可使身体直立和支持体重，故上肢骨连结的形式较上肢复杂，下肢的肌肉亦较上肢发达。

第二节 皮肤

一、皮肤的结构

皮肤是覆盖在身体表面，直接同外界环境接触，具有屏障、排泄、调节体温和感受外界刺激等作用的一种器官，也是人体中最大的器官。按其结构和功能可分为表皮、真皮和皮下组织，其间还分布着毛发、汗腺等皮肤附属器。

1. 表皮 为皮肤的最外层，它覆盖全身并有保护作用。表皮没有血管但有许多微小的神经末梢。表皮按细胞形态可分为5层，由浅至深依次为角质层、透明层、颗粒层、棘层、基底层。

2. 真皮 位于表皮深层，表皮和皮下组织之间，主要由胶原纤维、弹力纤维、网状纤维和无定形基质等结缔组织构成，其中还有神经末梢、血管、淋巴管、肌肉以及皮肤的附属器，可分为乳头层和网状层。

真皮含有大量弹性纤维和胶原纤维，使皮肤有一定的弹性和韧性，内含有丰富的血管和感觉神经末梢。真皮组织的厚薄与其纤维组织和基质的多少关系密切，并与皮肤的致密性、饱满度、松弛和起皱现象密切相关。

3. 皮下组织 又称皮下脂肪组织，位于真皮下方，与真皮有明显的界限，解剖学上称为浅筋膜，临床上称为蜂窝组织，主要组成成分为脂肪细胞、纤维间隔和血管，此外还分布有淋巴管、神经、汗腺以及毛囊（乳头部）。皮下脂肪组织是一层比较疏松的组织，能缓冲外来压力、储存能量。

4. 附属器

（1）毛囊：产生毛发。人体毛发除了有美观的作用以外，还有保护皮肤、调节局部的温度、减少对皮肤的损伤、调节身体水分等作用。例如，人的头发可以抵御寒冷、防日晒，保护头皮；身上的汗毛有保护毛孔的作用。

（2）皮脂腺：分泌皮脂，滋润毛发和皮肤。

（3）汗腺：汗腺可分泌汗液，汗液的主要成分是水，还含有少量的尿素和无机盐。

（4）指（趾）甲：主要作用是保护指端，保护末端神经、血管及其他组织，也能够维持稳定性，增强手指触觉敏感性，可以帮助手部完成握、拿、弹、抓等动作。

二、皮肤的功能

1. 屏障功能　皮肤可以保护体内各种器官和组织免受外界有害因素的损伤，也可以防止体内水分、电解质及营养物质的丢失。

2. 分泌和排泄功能　皮肤的分泌和排泄主要通过汗腺和皮脂腺完成。皮肤中皮脂腺能够分泌皮脂，滋润毛发和皮肤；皮肤的汗腺能分泌汗液，具有散热降温、保护皮肤、排泄代谢产物等作用。

3. 体温调节功能　皮肤具有重要的体温调节功能。一方面，皮肤可通过遍布全身的外周温度感受器感受外界环境温度变化，并向下丘脑发送相应信息；另一方面，皮肤又可接受中枢信息，通过血管舒缩、寒战或出汗等反应对体温进行调节。

4. 感觉功能　皮肤中感觉神经末梢和特殊感受器可感受体内外的刺激，产生不同性质的感觉，如触觉、痛觉、压觉、冷觉和温觉。

5. 吸收功能　皮肤具有吸收功能，经皮吸收是皮肤外用药物治疗的理论基础。角质层是经皮吸收的主要途径，其次是毛囊、皮脂腺、汗腺。

6. 代谢功能　皮肤参与人体糖、蛋白质、脂类、水和电解质的代谢。

7. 免疫功能　皮肤是重要的免疫器官，在表皮、真皮内有免疫细胞，对来自机体内外刺激作出积极的免疫应答。

第三节　骨和骨骼肌

一、骨

1. 骨的结构

（1）骨膜：骨表面除关节外所被覆的坚固的结缔组织包膜由两部分构成，外层由胶原纤维紧密结合而成，富有血管、神经，有营养和感觉作用；内层也称形成层，胶原纤维较粗，并含有细胞。

（2）骨质：分为骨密质（位于长骨的骨干，致密、坚硬）和骨松质（位于长骨的两端，呈蜂窝状、疏松）两种，是骨的主要部分，使骨能承受一定的压力和张力。

（3）骨髓：充填于骨髓腔和骨松质的孔隙内的造血组织，分为红骨髓和黄骨髓两类。红骨髓具有造血功能，黄骨髓主要成分为脂肪组织，没有造血功能。

2.骨的成分

（1）有机质：主要是骨胶原纤维和粘多糖蛋白，使骨具有柔韧性和弹性。

（2）无机质：主要是钙盐，增加骨的硬度。

表 1-3-1 骨成分的变化

时 期	骨成分的含量		骨的物理特性
	无机物	有机物	
儿童、少年期	不到 $\frac{2}{3}$	超过 $\frac{1}{3}$	硬度小，柔韧，弹性大，易变形
成年期	约为 $\frac{2}{3}$	约为 $\frac{1}{3}$	既坚固，又有弹性
老年期	超过 $\frac{2}{3}$	不到 $\frac{1}{3}$	硬脆，弹性小，易骨折

3.骨的生长

（1）长长：儿童时期，骨端和骨干间软骨层不断产生新的骨组织，使骨长长，成年后软骨层骨化成骨，不再产生新的骨组织。成年后，长骨不再长长，人就不再长高了。

（2）长粗：包括管壁的增厚和骨髓腔的增大两个方面。管壁增厚主要靠骨膜内成骨细胞不断产生新的骨组织，使骨表面增厚。骨髓腔增大是由于原来的骨质不断被破骨细胞破坏和吸收的缘故。

二、骨骼

1.人体骨骼的组成　人体的骨骼由206块骨相连而成，其中颅骨29块，躯干骨51块，上肢骨64块，下肢骨62块。

2.骨骼与直立行走相适应的特点

（1）脊柱有四个生理弯曲（颈曲、胸曲、腰曲、骶曲），可增加脊柱本身的弹性，缓冲运动时对脑的震荡和维持躯体平衡。

（2）下肢骨骨骼粗壮，与支持体重和直立行走相适应。

（3）足部的跗骨、跖骨与足底部的韧带、肌腱共同组成足弓，能增强人体站立、行走和运动时的稳定性，减轻运动时对脑的震荡，同时还有保护足底的血管和神经免受压迫的作用。

三、关节

1.骨连结　根据连结方式，可分为直接连结和间接连结两大类。直接连结是指两骨之间借纤维组织、软骨或骨组织直接相连，相连的两骨之间无间隙，活动性小或基本不活动。间接连结又称滑膜关节，简称关节，由两块或两块以上的骨构成，相对骨面之间有间隙，借其周围的纤维结缔组织相连。关节的特点是既坚固又灵活。

2. 关节结构和功能

（1）关节囊：由纤维结缔组织构成的囊，附着于关节面周缘及附近的骨面上，封闭关节腔。

（2）关节腔：是由关节囊滑膜层和关节软骨之间所围成的密闭腔隙，内有关节囊内壁分泌的滑液，可减少骨与骨之间的摩擦，使关节活动灵活。

（3）关节面：两骨互相接触或相对的光滑面，凸起面叫关节头，凹进面叫关节窝；关节面上覆盖着关节软骨，可以减少运动时的摩擦和缓冲运动时的冲击。

四、骨骼肌

骨骼肌是运动系统的动力部分，多数附着于骨骼，主要存在于躯干和四肢。骨骼肌在人体内分布极为广泛，有 600 多块，约占体重的 40%。

1. 骨骼肌的结构　骨骼肌包括肌腹和肌腱两部分。肌腹为肌性部分，主要由肌纤维即肌细胞组成，色红而柔软，有收缩能力。肌腱主要由平行致密的胶原纤维束构成，色白、强韧，无收缩功能，其抗张强度为肌腹的 100 多倍。

2. 人体体表的主要肌性标志

（1）头颈部：

①咬肌：当牙咬紧时，在下颌角的前上方，颧弓下方可摸到坚硬的条状隆起。

②颞肌：当牙咬紧时，在颞窝，于颧弓上方可摸到坚硬的隆起。

③胸锁乳突肌：当头向一侧转动时，在对侧可明显看到从前下方斜向后上方呈长条状的隆起。

（2）躯干部：

①斜方肌：在项部和背上部，可见斜方肌的外上缘的轮廓。

②背阔肌：在背下部可见此肌的轮廓，它的外下缘参与形成腋后壁。

③竖脊肌：脊柱两旁的纵行肌性隆起。

④胸大肌：胸前壁较膨隆的肌性隆起，其下缘构成腋前壁。

⑤前锯肌：在胸部外侧壁，发达者可见其肌齿。

⑥膈肌：位于胸腹腔之间，构成胸腔的底和腹腔的顶。

⑦腹直肌：腹前正中线两侧的纵行隆起，肌肉发达者可见脐以上有三条横沟，即为腹直肌的腱划。

（3）上肢：

①三角肌：在肩部形成圆隆的外形，其止点在臂外侧中部呈现一小凹。

②肱二头肌：当屈肘握拳旋后时，可明显在臂前面见到膨隆的肌腹。在肘窝中央，亦可摸到此肌的肌腱。

③肱三头肌：在臂的后面，三角肌后缘的下方可见到肱三头肌长头。

④肱桡肌：当握拳用力屈肘时，在肘部可见到肱桡肌的膨隆肌腹。

⑤鼻烟窝：在腕背侧面，当拇指伸直外展时，自桡侧向尺侧可见拇长展肌、拇短伸肌和拇长伸肌肌腱。在后二肌腱之间有深的凹陷，称鼻烟窝。

（4）下肢：

①股四头肌：在大腿屈和内收时，可见股直肌在缝匠肌和阔筋膜张肌所组成的夹角内。股内侧肌和股外侧肌在大腿前面的下部，分别位于股直肌的内、外侧。

②臀大肌：在臀部形成圆隆外形。

③股二头肌：在腘窝的外上界，可摸到它的肌腱止于腓骨头。

④半腱肌、半膜肌：在腘窝的内上界，可摸到它们的肌腱止于胫骨，其中半腱肌腱较窄，位置浅表且略靠外，而半膜肌腱粗而圆钝，位于半腱肌腱的深面内侧。

⑤小腿三头肌：在小腿后面，可明显见到该肌膨隆的肌腹及跟腱。

3. 肌肉的特性

（1）生理特性：肌肉除有活细胞组织的兴奋性和传导性外，还有高度灵活的收缩性。肌肉受刺激后产生兴奋，并很快把兴奋传递到每条肌纤维，肌肉的兴奋使肌纤维缩短变粗，产生力量，这就是肌肉的收缩特性。

（2）物理特性：一切肌肉都可以因外力而被拉长，这种性质叫作伸展性。当除去外力后，肌肉就能恢复原状，这是肌肉有弹性的表现。但是，肌肉的伸长或缩短和外力不能成正比。因为肌肉中含有的胶质物质，使肌肉的长度不随外力剧增而呈正比例增加，起到自我保护作用。

第四节 血液

一、血液的组成

1. 血液的主要成分和功能比较

表 1-3-2 血液的主要成分和功能比较

成分		形态和结构特点	成年人正常值	寿命	主要功能
血浆		淡黄色、半透明的液体	占血液总量50%左右		运载血细胞，运输养料和废物
血细胞	红细胞	呈两面凹的圆饼状，无细胞核（成熟后），细胞里有血红蛋白	男性：$(4\sim5.5)\times10^{12}$/L 女性：$(3.5\sim5)\times10^{12}$/L	120天左右	运输氧，也运输一部分二氧化碳
	白细胞	一般比红细胞大，有明显的细胞核	$(4\sim10)\times10^{9}$/L	几小时至几年不等	参与人体的防御和免疫功能
	血小板	比红细胞、白细胞都小得多，无细胞核，呈圆盘形或椭圆形	$(100\sim300)\times10^{9}$/L	10天左右	参与止血和凝血过程

2. 血红蛋白　血红蛋白是红细胞里面一种红色含铁的蛋白质，红细胞之所以呈现红色，就是因为含有血红蛋白。成年人每100ml血液里血红蛋白的含量：男子平均为14克，女子平均为12克。血红蛋白的特性：在氧含量高的地方，容易与氧结合；在氧含量低的地方，又容易与氧分离。血红蛋白的这一特性，使红细胞具有运输氧的功能。此外，红细胞还能运输一部分二氧化碳。

3. 动脉血和静脉血　动脉血和静脉血都是血液，区别在于它们的含氧量及颜色。动脉血中红细胞上的血红蛋白与氧结合，含氧丰富，颜色鲜红；而静脉血中红细胞上的血红蛋白与氧分离，含氧较少，颜色暗红。

4. 血浆和血清　血浆是血液中的液态部分，血清是血液凝固后，血块周围析出的淡黄色透明的液体。血液在凝固过程中，血浆中的纤维蛋白原在血小板破裂释放的促使血液凝固的物质作用下，转化为纤维蛋白。因此，血浆和血清的最大区别是，血清中不含纤维蛋白原等凝血因子。因此，可以说血液包含血浆，血浆包含血清，血清是除去纤维蛋白原的血浆。

5.血常规化验单

表1-3-3　血常规化验主要项目说明表

检查项目	正常参考值	说明
红细胞计数	男性：（4.0~5.5）×10^{12}/L 女性：（3.5~5.0）×10^{12}/L	人体在运动、饱食和缺氧等情况下，红细胞数会暂时增加。贫血时，红细胞数会明显减少。
白细胞计数	（4~10）×10^9/L	人体在失血、烧伤、炎症、患白血病，以及女子月经、妊娠和分娩期时，白细胞数会明显增加。在药物中毒、骨髓造血机能损害时，白细胞数会明显减少。
血红蛋白	男：120 ~ 160 g/L 女：110 ~ 150 g/L	贫血时，血红蛋白含量会明显减少
血小板计数	（100~300）×10^9/L	血小板数过少，机体会异常出血。血小板数过多，机体易形成血栓。

二、血量和血型

成年人的血量为体重的7% ~ 8%。如果一次失血量超过自身血量的30%，就会危及生命；如果一次失血量不超过体内血量的10%（400 ml左右），便能够很快恢复正常。因此，健康的成年人每年献血200 ~ 300 ml是不会影响健康的。

1.ABO血型系统

（1）ABO血型系统的抗原和抗体及分型依据：血型是指红细胞膜上存在特异抗原的类型，这些血型抗原是镶嵌在红细胞膜上的糖蛋白和糖脂。在ABO血型系统中，依据红细胞膜上所含抗原（凝集原）的种类不同和有无来分型。经测定，该血型系统的红细胞膜上含有A、B两种抗原（凝集原），将血液分为四种基本类型：凡是红细胞膜只含A抗原的，称为A型；只含B抗原的，称为B型；A、B两种抗原都有的，称为AB型；A、B两种抗原均无的，称为O型。

（2）ABO血型系统的血型抗体（凝集素）：其存在于血浆中，属天然抗体，有抗A和抗B两种抗体。在A型血清中含有抗B，B型血清中含有抗A，AB型血清中无抗 A 和抗 B，O 型血清中含有抗 A 和抗 B。当含有某种抗原的红细胞与相应的抗体相遇时，会发生抗原 – 抗体免疫反应，即红细胞凝集反应。此时红细胞聚集成团，破裂溶血，这是一种可危及生命的输血反应。

表 1-3-4　ABO 血型系统的血型抗体

型别	红细胞的抗原（凝集原）	血清中的抗体（凝集素）
A 型	A	抗 B
B 型	B	抗 A
AB 型	A、B	无
O 型	无	抗 A、抗 B

2. 红细胞凝集反应与输血原则　避免在输血过程中发生红细胞凝集反应，这是输血应遵循的根本原则。为此，临床输血应输同型血。如遇紧急情况需输血而又无同型血时，可考虑缓慢地输少量异型血（一般不超过 300 ml），但异型血相输必须符合供血者的红细胞不被受血者血浆中的抗体所凝集的原则。由于 O 型血的红细胞膜上 A、B 两种抗原都不含，AB 型血的血浆中抗 A、抗 B 两种抗体均没有，故有"O 型血为万能供血者，AB 型血为万能受血者"的说法。

输异型血只考虑供血者的红细胞不被受血者血浆中的抗体凝集，而不考虑受血者的红细胞是否会被供血者血浆中的抗体所凝集：因为异型输血量少、速度慢，所输入的供血者血浆中的抗体被受血者体内大量的血液所稀释，浓度急剧下降，不会使受血者的红细胞发生凝集反应；而供血者的红细胞输入后，则可被受血者血浆中较高浓度的抗体所凝集。

3. 交叉配血实验　为病人输血是一项严肃的工作，必须谨慎，在输血前应做交叉配血实验。目前已知，红细胞有多种血型，就 ABO 血型系统中还存在亚型，如 A 型血分为 A1 和 A2 两种亚型，当 A1 型血输给 A2 型受血者时，也可能发生红细胞凝集反应。为了避免亚型不合带来的严重后果，即使输同型血，也必须在输血前常规进行交叉配血实验。

把供血者的红细胞与受血者血清混合，叫作主测；把受血者的红细胞与供血者血清相混合，叫作次测。主测和次测均不凝集，为配血相合，可以进行输血；主测凝集，为配血不合，绝不能输血；主测不凝集而次测凝集，为配血基本相合，可以输血，但必须谨慎，不得已时才使用。

4. Rh 血型系统　除 ABO 血型系统外，还发现绝大部分人的红细胞膜上有五种 Rh 抗原，其中以 D 抗原的抗原性最强。凡红细胞膜上含 D 抗原者，称 Rh 阳性，不含 D 抗原者为 Rh 阴性。

无论 Rh 阳性者或还是 Rh 阴性者，血清中均不存在与 Rh 抗原起反应的天然抗体。

Rh 阳性者的红细胞输给 Rh 阴性的人，可促使后者血浆中产生 Rh 抗体，当第二次输入 Rh 阳性血液时，输入的红细胞就会发生凝集反应，故临床上重复输同一个人的同型血前，也必须作交叉配血实验。Rh 阴性的母亲，孕育了 Rh 阳性的胎儿，Rh 阳性胎儿的红细胞因某种原因（如少量胎盘绒毛脱落）进入母体循环后，也可使母体产生 Rh 抗体，如果再次妊娠仍为 Rh 阳性胎儿时，母体的 Rh 抗体可通过胎盘进入胎儿血液，使 Rh 阳性胎儿发生溶血性贫血，严重者可致死亡。

第五节　血液循环

心血管系统由心脏、动脉、毛细血管和静脉组成，其内有血液周而复始地循环流动，主要功能是运输物质：将消化管吸收的营养物质和肺吸入的氧运送到全身各器官、组织和细胞供其生理活动的需要；同时将它们的代谢产物如二氧化碳、尿素等运送到肺、肾、皮肤等器官排出体外，以保证机体新陈代谢的正常进行；运输内分泌系统产生的激素或生物活性物质，以实现机体的体液调节。此外，心血管系统还在实现血液防御功能以及维持机体内环境稳定中起重要作用。

一、心脏

心脏是中空的肌性器官。在神经等的调节下，心脏有节律地收缩和舒张，像泵一样不停地将血液从静脉吸入，由动脉射出，从而推动血液在血管内不停地循环流动。故心脏为血液循环的动力器官。

心脏位于胸腔中部左下方，夹于两肺之间，形状像桃子，大小跟本人的拳头差不多。心脏分为左心房、右心房、左心室、右心室四个腔。同侧的心室和心房相通。左心室连通主动脉，右心室连通肺动脉，左心房连通肺静脉，右心房连通上、下腔静脉。心房与心室之间有房室瓣，心室与动脉之间有动脉瓣。房室瓣只能朝向心室开，动脉瓣只能向动脉开，这就保证血液只能从心房流向心室，从心室流向动脉，而不能倒流。这些特点与心脏的功能相适应。心脏壁主要由心肌、心内膜和心外膜构成，心室壁比心房壁厚，左心室壁比右心室壁厚。

二、血管

血管是人体内输送血液的一系列管道。血管遍布全身各器官和组织中，包括动脉、静脉和毛细血管三类。

表 1-3-5 血管的分类

种类	定义	功能	管壁	血流速度	分布
动脉	把血液从心脏输送到全身各部分的血管	离心送血	厚，弹性大	快	多在较深部位
静脉	把血液从全身各部分送回心脏的血管	向心送血	薄，弹性小	慢	深层和浅层部位
毛细血管	连通微动脉和微静脉之间的血管	血液与周围组织进行物质交换	极薄，细的毛细血管仅由一个内皮细胞围成	最慢	全身各组织器官中

三、血液循环路径

血液由心室射出，经动脉、毛细血管和静脉返回心房，这种周而复始的循环流动称为血液循环。依循环途径的不同，可分为相互衔接的体循环和肺循环两部分，这两个循环是同步进行的，彼此通过房室口相通。

1.体循环（大循环）　左心室收缩时，动脉血由左心室射入主动脉，经主动脉的各级分支到达全身的毛细血管，血液在此与周围组织、细胞进行物质和气体交换，然后再经各级静脉，最后经上、下腔静脉和冠状窦返回右心房。体循环的特点是行程长、流经范围广，其主要功能是以氧饱和、营养物质丰富的动脉血营养全身各部器官、组织和细胞，并将其代谢产物经静脉运回心脏。

2.肺循环（小循环）　右心室收缩时，静脉血由右心室射出，经肺动脉干及其各级分支到达肺泡毛细血管，血液在此进行气体交换，再经肺静脉进入左心房。肺循环的特点是行程短，血液只经过肺，其主要功能是使静脉血转变成氧饱和的动脉血。

四、血压

血液在血管内向前流动时对血管壁造成的侧压力，叫作血压。心脏收缩时，动脉血压所达到的最高数值叫作收缩压，心脏舒张时，动脉血压下降到的最低数值叫作舒张压。

五、脉搏

心脏收缩，左心室射血入主动脉，主动脉壁先向外扩张，然后回缩，这种一张一缩的搏动，像波浪一样沿着动脉壁向远处传播，就形成了脉搏。简单地说，脉搏就是动脉的搏动。正常人每分时间内脉搏的次数与心跳的次数一样。单位时间内（一分钟）心脏跳动的次数，叫作心率。成年人的心率平均为 75 次 / 分钟，正常变动范围一般为 60 ~ 100 次 / 分钟。

心输出量通常指"每分输出量"，即每搏输出量 × 心率。每搏输出量是心脏每收缩一次，向动脉射出的血量，每分输出量是衡量心脏工作能力高低的重要标志。人体在安静状态，每搏输出量约为 70 ml，若心率为 75 次 / 分钟，则每分输出量约为 70 × 75=5250 ml。

第六节　消化和吸收

消化系统由消化管和消化腺组成。消化管分为口腔、咽、食管、胃、小肠和大肠；消化腺包括口腔腺、肝、胰和消化管壁内的许多小腺体（如胃腺、肠腺）等。消化系统负责食物的摄取和吸收，使人体获得糖类、脂肪、蛋白质和维生素等营养。

一、消化系统的主要组成部分及功能

消化系统
- 消化管
  - 口腔：咀嚼食物，初步消化淀粉，协助吞咽。
  - 咽：借助咽壁内肌肉的收缩，将食团挤入食道。
  - 食道：借助本身的蠕动，将食团向下推移入胃。
  - 胃：暂时贮存食物，初步消化蛋白质，并继续消化大部分的淀粉，吸收少量水。
  - 小肠：消化道中最长的一段，总面积大（有皱襞、绒毛），肠内含的消化酶种类多，食物停留的时间长，是消化和吸收营养物质的主要场所。
  - 大肠：吸收少量的水、无机盐和部分维生素，将食物残渣形成粪便，并通过肛门排出体外。
- 消化腺
  - 唾液腺：分泌唾液（内含唾液淀粉酶等）。
  - 胃腺：分泌胃液（内含胃蛋白酶原、脂肪酶等）。
  - 肝脏：分泌胆汁。
  - 胰腺：分泌胰液（内含胰淀粉酶、胰蛋白酶、胰脂肪酶等）。
  - 肠腺：分泌肠液（内含肠淀粉酶、肠麦芽糖酶、肠脂肪酶、肠肽酶等）。

二、主要营养物质的消化

1. 淀粉的化学性消化

淀粉 —— 唾液、胰和肠淀粉酶 → 麦芽糖 —— 胰、肠麦芽糖酶 → 葡萄糖。

2. 蛋白质的化学性消化

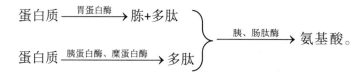

3. 脂肪的化学性消化

脂肪 —— 胆汁 → 脂肪微粒 —— 胰、肠脂肪酶 → 脂肪酸+甘油。

三、主要营养物质的吸收

消化道的不同部位所吸收的物质和吸收速度是不同的，这主要取决于各部分消化道的组织结构，以及食物在各部位被消化的程度和停留时间。食物的营养物质在口腔和食管内一般不被吸收。食物在胃内的吸收也很少，胃能吸收乙醇和少量水。小肠是吸收的主要部位，糖类、蛋白质和脂肪的消化产物大部分在十二指肠和空肠被吸收。小肠内容物在进入大肠后可被吸收的物质已非常少，大肠可吸收的主要是水和盐类。

第七节 呼吸

一、呼吸系统的组成

呼吸系统由呼吸道和肺组成。呼吸道包括鼻、咽、喉、气管和支气管等。临床应用中通常称鼻、咽、喉为上呼吸道，气管和各级支气管被称为下呼吸道。肺由肺实质和肺间质组成，肺实质包括支气管树和肺泡；肺间质包括结缔组织、血管、淋巴管、淋巴结和神经等。呼吸系统的主要功能是进行气体交换。

二、肺通气

肺通气指肺与外界环境进行气体交换的过程。呼吸道是气体进出肺的通道，肺泡是肺换气的主要场所，肺泡与外界环境的压力差是肺通气的直接动力，呼吸肌的收缩、舒张运动是肺通气的原动力。

1.呼吸运动　是指呼吸肌收缩、舒张引起胸廓节律性扩张与缩小的过程。它也是为肺与外界进行气体交换提供原动力的过程。

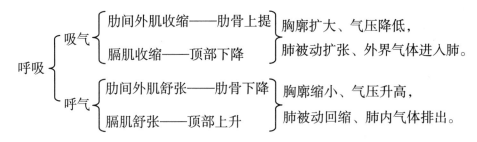

2.呼吸频率　每分钟时间内呼吸的次数。

3.肺活量　尽力吸气后再尽力呼气所呼出气体的最大量。其是肺功能检测中的重要参数之一。

三、气体的交换

肺气体交换，包括外界气体进出肺泡，以及肺泡内气体与肺泡毛细管内气体间的弥散。气体交换的原理就是气体的自由扩散，人通过肺与外界的气体交换，完成一个生理过程，即呼吸。

1.肺泡内的气体交换：肺泡 $\xrightarrow[\text{二氧化碳}]{\text{氧}}$ 血液。

2.组织里的气体交换：血液 $\xrightarrow[\text{二氧化碳}]{\text{氧}}$ 组织细胞。

第八节　尿的形成和排出

肾脏是机体最重要的排泄器官,通过尿的生成和排出,肾脏能够排出机体代谢产物、外源性物质,调节水、电解质和酸碱平衡,调节动脉血压等,从而维持机体内环境的稳态。

一、肾的结构

肾脏是实质性器官,位于腹腔后上部,脊椎两旁,左右各一。肾实质分为皮质和髓质两部分。肾实质主要由大量肾单位、集合管、少量结缔组织及肾血管、神经等构成。

1. 肾单位　肾单位是肾结构和功能的基本单位,由肾小体及与之相连的肾小管构成。肾小体由肾小球和肾小囊组成,肾小球是位于入球小动脉与出球小动脉之间的一团毛细血管网。肾小囊是包绕肾小球毛细血管的双层球状囊。肾小管包括近端小管、细段和远端小管。在肾单位内,有两个特殊的结构:肾小球滤过膜和球旁器,分别参与原尿的形成和管球反馈的调节。

2. 集合管　远端肾小管经连接小管与集合管相连接,分为皮质、外髓和内髓集合管三段。集合管主要参与收集和浓缩尿液,并调节水、电解质和酸碱平衡。

3. 肾间质　肾间质是位于肾单位和集合管之间的间叶组织,由间质细胞及细胞外基质组成。依据分布的位置不同,可分为皮质肾间质和髓质肾间质。

二、尿的形成和排出

1. 尿的形成　尿生成包括三个基本过程:①血液经肾小球毛细血管滤过形成超滤液;②超滤液被肾小管和集合管选择性重吸收到血液;③肾小管和集合管的分泌,最后形成终尿。肾脏形成尿液受神经、体液及肾脏自身的调节。

2. 尿的排出

肾脏 $\xrightarrow{\text{尿液}}$ 输尿管 $\xrightarrow{\text{尿液}}$ 膀胱 $\xrightarrow{\text{暂存}}$ 尿道 $\xrightarrow{\text{尿道括约肌舒张}}$ 排出体外。

第九节　神经调节

神经系统是人体最重要的调节系统,由中枢神经系统和周围神经系统两部分构成。中枢神经系统包括位于颅腔内的脑和位于椎管内的脊髓。周围神经系统是指连于脑和脊髓的脑神经和脊神经,脊神经又可分为颈神经、胸神经、腰神经、骶神经和尾神经。依据其分布对象的不同,可将周围神经分为躯体神经和内脏神经。躯体神经分布于体表、黏膜、骨、关节和骨骼肌,内脏神经分布于内脏、心血管、腺体和平滑肌。依据其功能的不同,又可分为运动神经(传出神经)和感觉神经(传入神经)。

一、神经系统的组成

神经系统主要由神经细胞(即神经元)和神经胶质细胞组成。

1. 神经元　是神经系统结构和功能的基本单位,具有感受刺激和传导神经冲动的功能。神经元的大小形态差异较大,可分为胞体和突起两部分,突起按形态构造和功能又可分为树突和轴突。基于神经元功能和传导方向的不同可分为感觉神经元、运动神经元和中间神经元。

2. 神经胶质细胞　根据分布部位的不同,可将神经胶质细胞分为中枢神经胶质细胞和周围神经胶质细胞。中枢神经胶质细胞包括星形胶质细胞、少突胶质细胞、小胶质细胞和室管膜细胞等。周围神经胶质细胞包括施万细胞和卫星细胞等。

二、脊髓和脊神经

1. 脊髓　位于椎管内,呈前后稍扁的圆柱形结构,分为颈、胸、腰、骶四段。上端连接延髓,下端变细呈圆锥形,两旁发出 31 对脊神经分布到全身皮肤、肌肉和内脏器官。脊髓是中枢神经系统的低级反射中枢,具有反射和传导功能。

(1)反射功能:脊髓的灰质里,有许多低级的神经中枢,可以完成一些基本的反射活动,如膝跳反射、排便反射和排尿反射等。在正常情况下,这些反射活动是受大脑控制的。例如,正常成年人的排便和排尿的反射活动,就是受大脑的意识控制的。可是当一个成年人遭受到意外的事故,脊髓从胸部折断的时候,处于脊髓下部的控制排便和排尿的中枢失去了大脑的控制,就会出现大小便失禁的情况。

(2)传导功能:脊髓白质由许多神经纤维组成,它们分别集合成若干个传导束。传导束按照传导神经冲动的方向分为两类:向上传导神经冲动的叫上行传导束,向下传导神经冲动的叫下行传导束。例如，我们的手偶然接触到针尖，手就会立刻缩回来，这是脊髓所控制的简单的反射活动；在发生反射的时候，我们并没有意识到是怎么一回事，当反射发生之后，才觉察到手被针刺痛了，这是因为来自手部皮肤感受器的神经冲动传导到脊髓后，脊髓发出的神经冲动有一部分沿上行传导束传达到大脑。

2.脊神经　脊神经为连接于脊髓的周围神经部分，共 31 对。根据脊神经和脊髓连接关系，可以将其分为 5 部分：颈神经 8 对、胸神经 12 对、腰神经 5 对、骶神经 5 对、尾神经 1 对。

三、脑和脑神经

1.脑　脑位于颅腔内，是中枢神经系统的最高级部位。一般将脑分为 6 部分：端脑、间脑、小脑、中脑、脑桥和延髓。其中延髓、脑桥和中脑总称为脑干，端脑由左、右大脑半球和半球间连合及其内腔构成。

人的大脑半球的表层是灰质，也叫大脑皮层，是调节人体生理活动的最高级中枢。大脑皮层表面有很多往下凹的沟（裂），沟（裂）之间有隆起的回，因而大大增加了大脑皮层的面积。小脑主要功能是使运动协调、精准和维持身体平衡，也与运动相关的学习记忆功能相关。脑干内有许多重要的神经中枢，如呼吸中枢、吞咽中枢及视觉、听觉和平衡觉等反射中枢。

2.脑神经　是从脑发出左右成对的神经，属于周围神经系统。人的脑神经共 12 对：Ⅰ 嗅神经、Ⅱ 视神经、Ⅲ 动眼神经、Ⅳ 滑车神经、Ⅴ 三叉神经、Ⅵ 展神经、Ⅶ 面神经、Ⅷ 前庭蜗神经、Ⅸ 舌咽神经、Ⅹ 迷走神经、Ⅺ 副神经、Ⅻ 舌下神经。第 Ⅰ、Ⅱ、Ⅷ 对是感觉神经；第 Ⅲ、Ⅳ、Ⅵ、Ⅺ、Ⅻ 对是运动神经；第 Ⅴ、Ⅶ、Ⅸ、Ⅹ 对是混合神经。脑神经的主要功能如下：

（1）第一对是嗅神经，主要负责鼻子的嗅觉。

（2）第二对是视神经，主管眼睛的视物功能。

（3）第三对是动眼神经，主管眼球向上、向下、向内等方向的运动和上睑上提及瞳孔的缩小。

（4）第四对是滑车神经，主管眼球向外下方的运动。

（5）第五对是三叉神经，分为两部分，较大的一部分负责面部的痛、温、触等感觉；较小的一部分主管吃东西时的咀嚼动作。其中较大的感觉神经又分为三支：

①第一支叫作眼支，主要负责眼裂以上之皮肤、黏膜的感觉，如额部皮肤、睑结膜、角膜等处的感觉。

②第二支叫作上颌支，主管眼、口之间的皮肤、黏膜之感觉，如颊部和上颌部皮肤、鼻腔黏膜、口腔黏膜上部及上牙的感觉。

③第三支叫作下颌支，主管口以下的皮肤、黏膜之感觉，如下颌部皮肤、口腔黏

膜下部及下牙的感觉。

（6）第六对是展神经，主管眼球向外方向的运动。

（7）第七对是面神经，主管面部表情肌的运动，此外还主管一部分唾液腺的分泌以及舌前三分之二的味觉。

（8）第八对是前庭蜗神经（位听神经），由两部分组成，一部分叫作听神经，主管耳对声音的感受；另一部分叫作前庭神经，其主要作用是保持人体的平衡。

（9）第九对是舌咽神经，主管咽喉部黏膜的感觉，以及一部分唾液腺的分泌和舌后三分之一的味觉，亦与第十对迷走神经一起主管咽喉部肌肉的运动。

（10）第十对是迷走神经，除与第九对舌咽神经一起主管咽喉部肌肉的运动外，还负责心脏、血管、胃肠道平滑肌的运动。

（11）第十一对是副神经，主要负责转颈、耸肩等运动。

（12）第十二对是舌下神经，主管舌肌运动。

以上就是人体十二对脑神经的名称和它们的主要功能。当任何一个脑神经受到损伤时，就会表现出该神经支配区域的感觉或运动功能障碍，并表现出相应的临床症状。此外，还应强调一点，十二对脑神经都是在大脑的统一指挥下进行工作的，从而保证了它们的工作能各尽其能而又有条不紊。

四、反射

反射是在中枢神经系统参与下，机体对内外环境刺激中的一定动因所作出的有规律的反应，是神经系统最基本的活动方式。

1.反射的类型

（1）非条件反射：生来就有的先天性反射，由大脑皮层以下各中枢参与完成，是低级的神经调节方式。

（2）条件反射：是人出生以后在生活过程中逐渐形成的后天性反射，是人在非条件反射基础上，在生活中形成的高级神经调节方式。

2.非条件反射和条件反射的区别

表 1-3-6 两种反射的区别

	非条件反射	条件反射
实例	吃酸杏,分泌唾液	看到酸杏,分泌唾液
形成时间	生来就有	出生后获得的
刺激	事物本身,如杏中的酸性物质	事物的属性,如杏的颜色、形状
数量	少而有限	多而无限
反射弧	固定不变	不固定,可变
神经中枢	大脑皮层以下的中枢:脑干和脊髓	大脑皮层的神经中枢
神经联系	永久、固定	暂时、不固定
意义	适应不变的环境	适应多变的环境
关系	非条件反射是形成条件反射的基础	

3. 条件反射的建立与消退

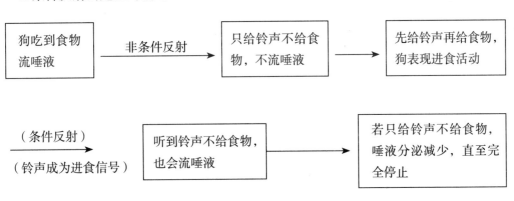

第十节　视觉和听觉

一、眼与视觉

1. 眼球的结构

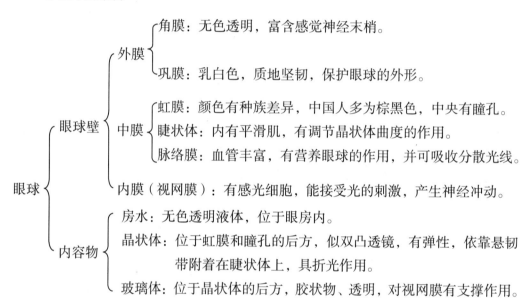

眼球
- 眼球壁
  - 外膜
    - 角膜：无色透明，富含感觉神经末梢。
    - 巩膜：乳白色，质地坚韧，保护眼球的外形。
  - 中膜
    - 虹膜：颜色有种族差异，中国人多为棕黑色，中央有瞳孔。
    - 睫状体：内有平滑肌，有调节晶状体曲度的作用。
    - 脉络膜：血管丰富，有营养眼球的作用，并可吸收分散光线。
  - 内膜（视网膜）：有感光细胞，能接受光的刺激，产生神经冲动。
- 内容物
  - 房水：无色透明液体，位于眼房内。
  - 晶状体：位于虹膜和瞳孔的后方，似双凸透镜，有弹性，依靠悬韧带附着在睫状体上，具折光作用。
  - 玻璃体：位于晶状体的后方，胶状物、透明，对视网膜有支撑作用。

2. 视觉的形成

物体反射的光线 ——折光系统→ 成像于视网膜 ——生物电信号→ 视神经 ——传导→ 视觉中枢。

二、耳与听觉

1.耳的结构

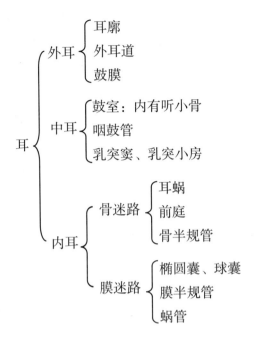

2.听觉的形成

外界声波→外耳道→鼓膜振动→听小骨→内耳→耳蜗内听觉感受器振动产生兴奋→与听觉有关的神经→大脑皮层听觉中枢，大脑将神经冲动进行分析综合→形成听觉。

第十一节 激素

一、激素的概念

激素是由内分泌腺的腺细胞所分泌的、对身体有特殊作用的化学物质。根据激素的化学结构大体可分为三类：

1.胺类激素 有甲状腺激素、肾上腺素、去甲肾上腺素等，它们都是氨基酸的衍生物。

2.多肽与蛋白质类激素 有胰岛素、生长激素等，本质上都是由氨基酸组成的肽链。

3.脂类激素 包括类固醇激素（糖皮质激素、性激素等）、固醇激素（维生素D等）和脂肪酸的衍生物（前列腺素类等）。

二、人体主要的内分泌腺

内分泌腺没有导管,分泌物直接进入腺体内毛细血管,随血液循环输送到全身各处。内分泌腺和外分泌腺的区别在于其分泌物是否由导管排出。汗腺、肝脏、唾液等的分泌物由导管排出,故属于外分泌腺;而垂体、胸腺、性腺等的分泌物直接进入腺体中的毛细血管,随血液循环输送到全身各处,故是内分泌腺。

胰腺既是外分泌腺又是内分泌腺。它的外分泌部分泌胰液由胰管排入十二指肠,起消化作用;其内分泌部叫胰岛,能分泌胰岛素,胰岛素直接进入腺体中的毛细血管,所以说胰腺既是外分泌腺又是内分泌腺。

表 1-3-7　人体主要内分泌腺及主要生理作用

内分泌腺	位置	分泌的激素	激素的主要生理作用
垂体	位于大脑的下部	促甲状腺激素	促进甲状腺的生长和分泌甲状腺激素
		促性腺激素	促进性腺的生长和分泌性激素等
		促肾上腺皮质激素	促进肾上腺皮质的增生和糖皮质激素的分泌
		生长激素	促进蛋白质的合成和骨的生长
甲状腺	位于颈前部、喉和气管的两侧	甲状腺激素	促进新陈代谢和生长发育,提高神经系统的兴奋性
胰岛	散布于胰腺中	胰岛素	降低血糖浓度
		胰高血糖素	升高血糖浓度
肾上腺皮质	位于肾脏的上端,左右各一	盐皮质激素	调节水盐代谢
		糖皮质激素	调节糖类、脂肪和蛋白质的代谢,升高血糖,增加人体的应激能力
		性激素	分泌量很少,作用不明显

第十二节 生殖

一、男性生殖系统

男性生殖系统包括内生殖器和外生殖器。男性内生殖器由睾丸、输精管道（附睾、输精管、射精管、男性尿道）和附属腺（精囊、前列腺、尿道球腺）组成。睾丸产生精子和分泌雄性激素，精子先贮存于附睾内，当射精时经输精管、射精管和尿道排出体外。此外，精液中还包含精囊、前列腺和尿道球腺的分泌液。男性外生殖器包括阴茎和阴囊，阴囊容纳睾丸和附睾。

二、女性生殖系统

女性生殖系统包括内生殖器和外生殖器。女性内生殖器由卵巢、输送管道（输卵管、子宫和阴道）和附属腺（前庭大腺）组成。外生殖器即女阴。卵巢是产生卵子和分泌雌激素的器官，卵子成熟后排出，经输卵管腹腔口进入输卵管，在管内受精后迁徙至子宫，植入内膜，发育成胎儿。分娩时，胎儿由子宫口经阴道娩出。

三、受精

受精是指精子和卵子结合形成受精卵的生理过程。

四、胚胎的发育和营养

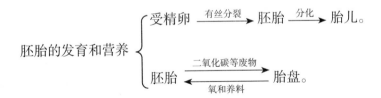

胎盘是胎儿与母体之间进行物质和气体交换的重要器官，是胎体和母体组织的结合体。脐带是连于胎儿脐部与胎盘之间的一条索状物。脐带中有两条脐动脉和一条脐静脉，是胎儿与母体之间输送营养物质、氧、代谢产物的通道。

第四章 常见功能障碍及分类

第一节 运动障碍

一、定义

运动包括随意运动和不随意运动两类。随意运动是指有意识的、能够随自己意志进行的运动，又称自主运动。一般所说的运动障碍是指随意运动障碍，即随意运动兴奋、抑制或不能受意识控制的现象，常见于神经系统疾病、精神障碍、外伤等情况。

二、表现

1. 随意运动增多　随意运动的增多主要表现为不自主运动，即一块肌肉或某些肌群出现不自主收缩的现象。临床上常见的有肌束震颤、痉挛、震颤、肌阵挛、舞蹈样动作、手足徐动症和扭转痉挛等。

肌束震颤指肌肉静息时一个或多个运动单位自发性放电引起的细小而迅速的收缩。痉挛指一组或多组肌肉出现的不自主收缩，系脑或脊髓的运动神经元或神经肌肉异常兴奋所致，其中突然发作、短暂而重复的肌收缩称为阵挛性痉挛，而较持久的肌收缩称为强直性痉挛。震颤是由于主动肌和拮抗肌交替收缩引起的关节不自主的、快速节律性的运动，以手、眼睑、头等部位常见；肢体静止时出现的称为静止性震颤，肢体活动时出现的为意向性震颤。肌阵挛是肌肉或肌群突发的、短促的闪电样不自主收缩。舞蹈样动作是一种迅速多变的、无目的的、不规律的、不对称的、动作幅度大小不一的不自主运动，常由基底神经节病变引起。手足徐动症以肌强直和手足间歇出现的、缓慢的伸展动作为特点，可由纹状体病变引起。

2. 随意运动减少　瘫痪即为随意运动功能的减低或丧失。从皮质运动区到运动神经元，任何部位出现损伤均可引起瘫痪。肌力完全消失者称为完全性瘫痪，肌力减退而保留一定运动功能的为不完全瘫痪。依据瘫痪部位不同可分为单瘫、偏瘫、截瘫和四肢瘫等。

中枢性瘫痪是由上运动神经元损害所致，临床上主要表现为肌张力增高、腱反射亢进、病理反射活跃，呈痉挛性瘫痪。周围性瘫痪是因下运动神经元、外周神经及神经肌肉连接处等部位损害引起，临床表现为肌张力降低、腱反射减弱或消失、肌肉萎缩、无病理反射，呈弛缓性瘫痪。

3.随意运动不协调　随意运动不协调即为共济失调，是由于小脑病变及本体感觉、前庭功能障碍所致。其中，小脑蚓部病变会引起躯干平衡障碍，小脑半球损害会引起患侧肢体协同运动障碍、辨距不良、动幅过度和意向性震颤。感觉性共济失调以深感觉障碍为主要表现，患者难以辨别肢体位置及运动方向，从而无法执行自主活动。前庭性共济失调则以平衡障碍为主。

4.步行障碍　步行能力是指通过双足的交互动作完成身体移行活动的能力，属于人类的特征性活动。正常的步行活动需要肌力、肌张力、平衡、协调、感觉及空间认知等多种功能的协同配合，同时也受来自中枢神经系统对多种感觉信息分析整合后下达的运动指令的控制。步行功能障碍的人群无法完成正常的行走活动，常伴有下肢肌肉无力、肢体麻木或疼痛、行走不稳等症状。步行功能障碍常见于脑部病变（如脑卒中）、外伤（如骨折）、退行性疾病（如椎间盘突出）等，也可见于自身免疫疾病和全身系统病变等。

5.平衡障碍　平衡功能即维持身体姿势稳定的能力。正常的平衡功能：能保持体位、随意运动中可调整姿势、安全有效地对外来干扰做出反应。人体平衡的维持涉及感觉输入、中枢整合和运动控制三个环节，需要前庭功能、视觉调节、本体感觉、小脑共济协调，以及肌群力量的协同配合。平衡障碍常表现为站立和行走不稳，可伴有眩晕，在中枢神经系统损伤、肌肉骨骼系统疾病和一些耳鼻喉科疾病后均可发生。

三、评估

运动功能评估主要包括以下几个方面。

1.肌力评定　肌力是指肢体做随意运动时肌肉收缩能够产生的最大力量。通过肌力检查，能够判断受试者肌肉和神经受损的程度及范围，为制订康复训练计划提供依据；治疗前后的定期复查也可作为评价训练效果的指标。肌力评定的方法既有传统的手法测定，也包括借助器械、仪器进行的等长、等张及等速测试。

2.肌张力评定　肌张力是指肌肉组织在静息状态下的一种不随意的、持续而微小的收缩，是被动活动肢体或按压肌肉时所感觉到的阻力。肌张力是维持身体各种姿势及正常运动的基础，可表现为多种形式。肌张力评定可从病史、体格检查、被动运动、主动活动、反射检查及功能评定等多方面了解情况。

3.关节活动度评定　关节活动度是指关节运动时所通过的运动弧，常以度数表示。根据关节活动的动力来源，可分为主动关节活动度和被动关节活动度两类。关节活动度主要通过量角器、皮尺等测量工具完成评定。

4.平衡功能评定　平衡是指人体保持稳定（即保持重心落在支撑面内）的能力。临床工作中，平衡功能是指人体运动或受到外力作用时，能够自动调整并维持姿势的能力。人体平衡可分为静态平衡、自动态平衡和他动态平衡三个级别。平衡功能的评定方法主要包括观察法、量表法和仪器测试法等。

5.协调功能评定　协调功能是指人体多组肌群共同参与并相互配合，进行平稳、准确、良好控制的运动能力。协调运动的产生需以健全的小脑、锥体外系、前庭系统及深感觉功能为基础。协调功能评定是评定肌肉或肌群共同完成一种作业或功能活动的能力，评定方法主要是通过协调试验来判断受试者对各项动作的完成情况，常见的协调试验有指鼻试验、对指试验、前臂旋转试验、跟膝胫试验等。

6.步态分析　步态分析是通过生物力学、运动学、电生理学等相关知识，揭示步行和步态异常的关键环节和影响因素，从而协助康复评估和治疗的方法。步态分析包括定量分析和定性分析两部分，步态分析仪、表面肌电图等都是常用的定量方法，但临床中最常用的仍是医师或治疗师通过肉眼观察行走过程而逐项评估的定性方法。

四、康复

运动障碍是康复医学中最常见的问题，对于运动能力的康复方法主要有运动疗法、作业疗法、康复工程等。

1.运动疗法　运动疗法是指利用器械、徒手或患者自身力量，通过主动或被动的运动方式，使其全身或局部运动功能、感觉功能恢复的训练方法。运动疗法侧重于躯干及四肢的运动、感觉、平衡等功能训练，具体内容包括关节功能训练、肌力训练、平衡训练、有氧训练、易化训练、转移训练、行走训练等。

2.作业疗法　作业疗法是通过采用有目的的、经过选择的作业活动，以维持、改善和补偿患者功能的治疗方法。作业疗法侧重于对各种原因导致的生活自理和劳动能力不同程度丧失进行评估、治疗及训练，具体内容包括日常生活活动能力训练、认知与知觉训练、感觉统合训练、手功能训练等。

3.康复工程　康复工程是指系统应用科学与工程手段，研究残疾人能力障碍和社会的不利条件，通过各种辅助器具及环境改造等方法，以最大限度恢复、代偿或重建残疾者躯体功能的治疗措施。

五、护理

在进行运动功能障碍护理前，需要了解患者病史情况，并进行相应的身体状况评估。

根据病史及评估结果，予以综合康复护理。

1.生活护理 根据日常生活活动能力评定的结果，在进食、穿衣、洗漱、如厕、转移等方面予以相应协助，满足基本的生活需求。

2.安全护理 对运动障碍的患者，应重点防止跌倒和坠床，加强相应看护。

3.心理护理 应多与患者沟通，予以心理干预和支持，避免不良的情绪体验。

4.早期康复护理 早期康复护理对预防并发症、促进功能恢复、减轻残疾程度、提高生活质量等有一定的价值。病情稳定后，应及早予以康复护理，包括良肢位摆放、重视患侧刺激等内容。

第二节 感觉障碍

一、定义

感觉是指个体对直接作用于自身的客观事物个别属性的反映，是最初级的认识活动。感觉障碍是指在反映刺激物个别属性的过程中出现困难和异常的现象，可根据病变性质分为刺激性症状和抑制性症状两类。

二、表现

1.刺激性症状 主要包括感觉过敏、感觉倒错、感觉过度、感觉异常、疼痛等。感觉过敏是指神经兴奋阈值下降，个体对外界一般刺激感受能力异常增高的现象，例如，一个轻微的痛刺激会引起强烈的痛感。感觉倒错是指个体出现与外界刺激性质相反或不一致的异常感觉现象，例如，将冷刺激误认为热刺激。感觉过度是指感觉刺激阈增高，不立即产生疼痛，达到阈值时才产生一种定位不明确的强烈不适，持续一段时间后消失，可见于丘脑和周围神经损害。感觉异常是指在无外界刺激情况下，自发感觉到身体某部位出现的异样感受状态，例如麻木感、肿胀感、蚁走感、束带感等。疼痛是一种不愉快的感觉和对实际或潜在的组织损伤刺激产生的情绪反应，也属于刺激性感觉障碍。

2.抑制性症状 主要包括感觉减退、感觉缺失。感觉减退是指神经兴奋阈值增高，个体对外界一般刺激感受能力下降的现象。感觉缺失是指在意识清楚的情况下对刺激不能感知的现象，包括痛觉缺失、触觉缺失、温度觉缺失、深感觉缺失等。

三、评估

感觉功能评定的目的在于了解感觉障碍的程度，评估感觉恢复情况，以辅助临床诊断，并为康复治疗方案的制订提供依据和方向。无论检查哪种感觉，都应重点关注受影响的感觉类型、发生感觉障碍的部位、感觉受损范围及程度等方面的情况。

1. 浅感觉检查

（1）触觉检查：嘱患者闭目，评定者用棉签或软毛笔轻触患者皮肤，让其回答有无一种轻痒的感觉或回答所触次数。

（2）痛觉检查：嘱患者闭目，评定者先用大头针针尖刺激患者正常皮肤区域，让其感受正常刺激感觉，再进行正式检查，以均匀力量刺激患者检查部位，询问其"痛"或"不痛"，同时与健侧比较，让患者指出受刺激部位。

（3）温度觉检查：嘱患者闭目，用分别盛有冷水和热水的两支试管，交替随意地接触皮肤，接触时间2~3秒，嘱患者回答"冷"或"热"的感觉。

（4）压觉检查：嘱患者闭目，评定者用大拇指用力挤压肌肉或肌腱，请患者说出感觉。

2. 深感觉检查

（1）运动觉：嘱患者闭目，评定者轻轻握住患者手指或足趾两侧，分别上下移动5°左右，让患者辨别移动的方向。

（2）位置觉：嘱患者闭目，评估者将其肢体放到一定的位置，让患者说出所放的位置；或者嘱患者将健侧肢体放在与患侧肢体相同的位置上。评估共济运动的指鼻试验、跟膝胫试验等在闭眼后进行，也是测定位置觉的方法。

（3）振动觉：嘱患者闭目，评估者将振动的音叉放在患者身体各个突出的部位，询问患者有无振动感和持续时间。也可以利用音叉的开和关，来测试患者感到振动与否。

3. 复合感觉检查

（1）皮肤定位觉：嘱患者闭目，评定者用棉签、手指等轻触患者皮肤后，由患者用手指指出刺激部位。

（2）两点辨别觉：嘱患者闭目，评定者用两脚规、叩诊锤的两尖端或针尖同时轻触皮肤，距离由大到小，测定能区别两点的最小距离。

（3）实体觉：嘱患者闭目，评定者将一个熟悉的物体放于患者手中，嘱其抚摸后，说出该物体的属性与名称。

（4）图形觉：嘱患者闭目，评定者用手指或其他物品在患者皮肤上画一个几何图形或写一个数字，由患者说出所写的图形或数字。

四、康复

感觉和运动是密不可分的，二者耦合是人与外界交互的基础。本体感觉出现障碍，会影响人们对肢体的控制能力，进而影响运动功能；而当温度觉、触压觉等保护性感觉发生障碍（感觉缺失或迟钝）时，人们就无法及时避开高温、尖锐的物品等危险因素，从而引起烫伤、创伤等意外的发生。

感觉训练需依据感觉障碍的类型和程度选择适当的方法和工具。针对感觉过敏问题，可采取循序渐进的脱敏疗法，在感觉改善后逐渐减少保护设备；对于感觉减弱或感觉缺失问题，则需要结合实际寻找相应的代偿方法。

浅感觉障碍康复主要应用 Rood 技术，即利用感觉神经传导通路，在皮肤部位施加多种感觉输入，产生兴奋并传递至大脑，经中枢整合后传导至肌肉细胞产生肌肉收缩的方法。具体内容包括快速刷擦、冷热交替刺激、揉捏不同硬度的橡皮泥、沙盘绘画等。

深感觉障碍康复主要应用 PNF 技术，即在运动训练过程中，利用视觉刺激和口令诱导来强化受损的本体感觉。例如，在训练中对关节施加挤压、负重，利用健侧肢体引导患侧参与训练并体会感受等。这种重视视觉刺激和代偿的方法，也有助于在日常生活和训练中及时规避各种意外伤害。

五、护理

感觉障碍的护理，首先需要评估患者的意识及心理状态，了解感觉障碍的类型、部位、程度等情况，从而予以对应的看护措施。

1. 心理干预。加强与患者的沟通交流，稳定情绪，消除患者紧张焦虑。

2. 对于浅感觉障碍，应选用柔软、舒适的衣物和床褥，减少皮肤刺激和重压；远离尖锐器具防止身体被刺伤；洗浴、冰敷时严格控制温度，以防烫伤或冻伤。

3. 对于深感觉障碍，则需提供安全的活动环境，活动时加强保护防止跌倒；经常观察受压部位的皮肤状态，定时变换体位，预防压疮。

4. 开展康复护理宣教，并教会被照护者一些简单的感觉训练方法。

第三节 认知障碍

一、定义

认知是指人在对客观事物的认识过程中对感觉输入信息的获取、编码、操作、提取和使用的过程，包括知觉、记忆、注意、语言、视空间、执行功能、计算和理解判断等方面。认知障碍指高级脑功能出现异常，从而引起上述几项认知功能中的一项或多项受损。任何引起大脑皮层功能和结构异常的因素均可导致认知障碍，包括但不限于脑卒中、创伤性脑损伤、帕金森病、阿尔茨海默病、路易体痴呆等。

二、表现

1. 知觉障碍 知觉是客观事物直接作用于人的感觉器官，人脑对客观事物整体的反映。知觉障碍是指在感觉传导系统完整的情况下，大脑对感觉刺激的解释和整合障碍，包括躯体构图障碍、空间关系障碍、失认和失用等，临床常见于各种原因所致的局灶性或弥漫性脑损伤。

（1）躯体构图障碍：躯体构图指人对人体各部分之间相互关系以及人体与环境关系的认识。躯体构图障碍包括单侧忽略、疾病失认、躯体失认、手指失认、左右分辨困难，临床常见于顶叶损伤。

（2）空间关系障碍：空间知觉是物体的空间特性如形状、大小、远近、方位在人脑中的反映，包括形状知觉、大小知觉、深度知觉、方位知觉。空间关系障碍包括图形背景分辨困难、空间定位障碍、地形定向障碍、形态恒常性识别障碍、距离与深度知觉障碍等，临床常见于右侧脑损伤合并左侧偏瘫。

（3）失认：指在特定感觉正常的情况下，不能通过该感觉方式认识以往熟悉的事物，包括视觉失认（物体失认、面容失认、同时失认、颜色失认）、听觉失认、触觉失认，临床常见于枕叶或顶叶特定区域损伤。

（4）失用：指由于不能正确运用后天习得的技能运动，不能执行有目的的运动的运用障碍，包括意念性失用、意念运动性失用，临床常见于左侧脑损伤。

2. 记忆障碍 记忆是外界获得的信息在脑内编码、存储、提取的过程，包括识记、保持、回忆三个基本环节。

（1）记忆减退：在临床上较为常见，指识记、保持、再认和再现的能力普遍减退。早期往往是对过去已认知过的事物不能进行再认，特别是对于日期、专有名词、术语及概念等的回忆产生困难，此后表现为近期和远期记忆均受损。临床常见于阿尔茨海默病、血管性痴呆、代谢性脑病等，也可见于自然衰老的健康老年人。

（2）遗忘：指记忆的三个基本环节之一或全部受损。根据遗忘的具体表现可分为顺行性遗忘、逆行性遗忘等。

①顺行性遗忘：指遗忘患病后发生的事情，大多失去陈述性记忆（对有关事实和事件的记忆），近期情节记忆差，而程序性记忆（如何做事情的记忆）得到保留，例如能够完成打电话、骑自行车等事，但无法想起昨天中午吃了什么。临床常见于阿尔茨海默病早期、癫痫、创伤性脑损伤、间脑综合征等。

②逆行性遗忘：指遗忘患病之前所发生的事情，而患病之后发生的事情不受影响。临床常见于创伤性脑损伤、缺氧、中毒、阿尔茨海默病中晚期等。

3.注意障碍　注意指知觉选择性集中的能力，是一切意识活动的基础，具有多个子过程，包含持续性注意、分散性注意、选择性注意、注意的转移等。注意障碍指心理活动无法集中于一个符合当前需要的特定刺激，同时难以忽略或抑制无关刺激。临床常见于脑卒中、弥漫性脑损伤、阿尔茨海默病等。注意障碍可分为若干类型。

（1）觉醒状态低下：表现为对刺激的反应能力和兴奋性下降，注意迟钝、缓慢。

（2）注意范围缩小：表现为集中于某一刺激时，其他易于唤起注意的事物并不能引起注意。

（3）注意持久性下降：表现为进行持续和重复性的活动时注意力涣散，易受干扰，如不能阅读书报、按要求完成康复训练任务。

（4）选择注意障碍：表现为不能有目的地注意符合当前需求的特定刺激并忽略无关刺激，如不能在嘈杂的环境中与人交谈。

（5）转移注意障碍：表现为不能根据需要及时从当前的注意对象中脱离并及时转向新的对象，如难以在康复时从一个训练动作转换至另一个动作。

（6）分配注意障碍：表现为不能在同一时间做两件事。

4.执行功能障碍　执行功能指人独立完成有目的、自我控制的行为所必需的一组技能，包括计划、判断、决策、不适当行为的抑制、问题解决等。问题解决能力的丧失或下降是执行功能障碍的重要特征，表现为不能认识存在的问题、不能计划和实施所选择的解决方法、不能检验解决问题的方法是否有效。临床常见于额叶型痴呆、双侧大脑前动脉闭塞、蛛网膜下腔出血、肿瘤等。

5.语言障碍　语言功能受损给认知障碍者及家人带来严重影响，语言表达功能受损后，无法表达需求，导致日常活动受影响。早期语言障碍特点为经皮质感觉性失语，表现为理解和书写受损；语言表达内容简单空洞，表现为赘语、找词困难、命名障碍和语义性胡言乱语。晚期语言输出障碍明显，表现为音高、清晰度下降，重度患者还有阅读障碍。终末期出现重复语言、模仿语言和言语痉挛，最终发展为完全性失语。

三、评估

认知评估一般按照筛查、特异性检查或成套测验的顺序进行。

1. 筛查　快速的综合认知功能测验，从总体上大致判断是否存在认知障碍，但不能为特异性诊断提供依据，如单侧忽略、空间关系障碍等。常用的认知功能筛查量表有简易精神状态量表、蒙特利尔认知评估量表等。

2. 特异性检查　用于评定某种特定的认知障碍，如单侧忽略常使用划消测验、画图测验检查，注意障碍常使用正数数字距检查等。

3. 成套测验　不同于单项特异性检查，成套测验的信效度均经过检验，每个具体项目可视为独立的特异性检查，可以较为全面地评定认知功能。洛文斯顿作业疗法认知成套测验较为广泛地应用于认知评估。

四、康复

1. 认知功能训练　认知功能训练指对知觉、空间、注意、记忆、语言、执行功能等能力进行系统训练，以改善认知功能的一种方法。其训练方式有综合性的训练方式，也有根据不同情况的针对性训练，如记忆训练常采取记日记、怀旧疗法、认各种卡片、古诗词背诵等方法。此外，认知刺激疗法也常使用，即在社会性的环境中，以小组形式开展一系列刺激思维、注意力和记忆的有趣活动，从而改善认知和社会功能的综合性心理、社会干预方法；团体认知行为治疗是矫正认知行为模式的常用方法之一，治疗师通过团体治疗对不同人群展开治疗。

2. 运动干预　运动干预指运用有氧、抗阻运动等一种或几种运动方法辅助疾病治疗，包括主动运动干预和被动运动干预。太极拳、八段锦等是中国传统有氧康复运动，太极拳具有简单易学、轻松柔和、形神兼养、动静结合的特点；八段锦具有身心共调、形神并养的功效，能够疏通经络、调节脏腑功能，定期参加这些运动能够从中获益，减缓认知能力的下降速度。

3. 音乐疗法　音乐疗法是指利用音乐特有的生理心理效应，以及在治疗过程中发展起来的治疗关系，有针对性地制订个性化的治疗方案，达到身心健康目的的一个系统干预的过程。通常可以分为个人治疗或团体治疗，以被动（听）或主动（如唱歌、击鼓、拍手、跳舞）的形式进行。

4. 计算机辅助认知康复　计算机辅助认知康复是一种基于计算机系统的认知康复训练形式，它利用游戏式程序、多媒体及信息资源，可进行记忆、注意、计算、执行功能、反应速度等认知训练。

除上述康复方法，针刺疗法、神经调控技术、远程康复、水疗等干预手段也能改善认知功能。

五、护理

1. 用药的护理　认知障碍者的记忆功能和执行功能常存在不同程度的受损，所以需要监督服药，并密切观察服药后的反应。

2. 认知训练　可以督促认知障碍者多学习、多交流，诱导其进行回忆；与其进行拼图或者看图讲故事等开动思维的游戏；也可根据其兴趣爱好做一些智力性游戏活动，如下棋、拼积木等。

3. 心理护理　认知障碍者易产生精神行为症状，所以在护理过程中，应特别关注其心理动向。应该先取得信任，减少认知障碍者的心理防御，了解其喜好、日常生活习惯以及人生阅历。在交谈中，多谈其感兴趣的话题，尽量避免提到使其内疚、遗憾的人和事。

4. 饮食护理　根据疾病情况和饮食喜好为其制订食谱，在进食过程中防止进食过快出现呛咳，应定时定量进食，防止过度进食引起消化不良。

5. 安全防护　对于认知障碍者来说，学习、记忆功能的减退使他们对危险的识别出现障碍。因此，应该处置好生活环境中的危险物品，保持地面平坦干燥，生活常用的物品应放在易于取用的地方，尽量减少玻璃制品的使用，避免有尖角的家具，还可安装防护栏，做好防跌倒的措施。

第四节　心理障碍

一、定义

心理障碍是指个体因各种生理、心理或社会因素引发的心理功能失调和行为异常现象。

二、表现

1. 抑郁症　抑郁症是心理障碍的主要类型，以频繁、持久的情绪低落，且伴有悲观绝望、兴趣丧失甚至自杀行为为临床特征。抑郁症表现为情绪低落、思维迟缓、意志减退，感到无望、无助、无用，自我评价较低，愉快感缺乏，注意力、记忆力下降，有睡眠障碍，甚至产生自杀想法等。

2. 焦虑症　焦虑症以焦虑情绪体验为主要特征，可分为慢性焦虑（即广泛性焦虑）和急性焦虑（即惊恐发作）两种形式。慢性焦虑通常表现为在没有明显诱因的情况下，经常出现与现实情境不符的过分忧虑、紧张及交感神经症状（头晕、胸闷、心慌、呼吸急促、口干、尿频、尿急、出汗、震颤等）和运动性不安（坐立不安、坐卧不宁、烦躁）。急性焦虑发作时通常表现为突然出现极度恐惧心理，体验到濒死感或失控感及交感神经症状（胸闷、心慌、呼吸困难、出汗、全身发抖等）。

3. 恐惧症　恐惧症指对外界某些处境、物体或与人交往时，产生异乎寻常的恐惧与不安，可致脸红、气促、出汗、心悸、血压变化、恶心、无力甚至昏厥等症状，因而出现回避反应，主要表现为场所恐惧症、社交恐惧症、特定恐惧症三种形式。

康复照护中最常见的是跌倒恐惧症。跌倒恐惧症指因恐惧跌倒而导致不敢进行任何可能会跌倒的活动，若尝试去做这些活动，则可能会出现惊慌失措、焦虑、眩晕、心悸等症状。跌倒恐惧症与对跌倒的恐惧、跌倒效能（对活动而不跌倒的能力的感知和信心）降低及平衡信心（对于保持平衡的能力同时执行日常生活活动的信念）下降有关。

三、评估

心理评估方法主要包括观察法、访谈法、主观标尺法、心理测验法。

1. 观察法　指在自然条件下，对表现出来的心理现象的外部活动进行有系统、有目的和有计划的观察，以了解心理、情绪和行为等方面的状况和问题。

2. 访谈法　指医护人员运用词语或非词语语言进行的一种有目的的沟通和交流，以便深入了解心理状况的评定方法。

3. 主观标尺法　指医护人员将某一心理状态和行为的两个极端情况确定为两个数值，由评定者根据自己的心理状况和行为表现在这两个数值范围内进行评分。

4. 心理测验法　指运用一套预先经过标准化的量表来评价某些心理品质的方法。它包括心理测验和评定量表，是心理评估的主要标准化手段之一。临床常用的评估量表包括汉密尔顿抑郁量表、抑郁自评量表、汉密尔顿焦虑量表、焦虑自评量表等。

四、康复

1. 支持性心理治疗　指用治疗性语言，如劝导、启发、鼓励、支持、解释、积极暗示、提供保证等，帮助患者表述自己的情感和认识问题、消除疑虑、改善心境、矫正不良行为、增加战胜疾病的信心，从而促进身心康复。

2. 行为治疗　指按照一定的期望，在一定的条件下，采用一定的措施，促使改变自身特定行为的行为干预过程。

3. 认知行为疗法　指与认知和/或行为有关的疗法，不是指一个具体的疗法，而是指这类疗法的总称，包括个人和集体治疗。

4. 放松疗法　指通过自我调整训练，由身体放松进而导致整个身心放松，以对抗由于心理应激而引起的紧张反应，从而达到消除心理紧张和调节心理平衡目的的行为训练技术。

五、护理

1. 抑郁护理　抑郁症的心理护理应当以诱导和倾听为主。首先，需要诱导其发泄自己的情绪，给予安抚，注意倾听。了解心理障碍情况之后，实施具有针对性的干预措施，帮助解决问题。

2. 焦虑护理　焦虑症的心理护理应当以语言交流为主，要做到言辞恳切、表情温和、语言温柔，用自己的语言安抚其情绪，并逐步引导其情绪归于平静。

3. 环境干预　对于心理障碍者而言，良好的环境至关重要，应为其营造一个安全、舒适和安静的环境。环境的安全感可以抚慰其情绪，减少暴力、激动等危害性行为的发生。

4. 生活管理　设计丰富的娱乐活动，如下棋、绘画、书法等，丰富的娱乐活动能够转移其注意力，避免长期处于某种不良情绪之下。鼓励心理障碍者进行室外活动，指导其进行深呼吸，放松心情。

第五节　言语、语言障碍

一、定义

语言障碍是指在口语和非口语发生过程中，词语的应用出现障碍，表现为在形成语言的各个环节中，如听、说、读、写，单独或多个环节受损所导致的交流障碍。代表性的语言障碍为脑卒中和脑外伤所致的失语症。言语障碍是指口语形成障碍，包括发音困难或不清、气流中断或言语韵律异常等导致的交流障碍。代表性的言语障碍为构音障碍，临床上常见由脑卒中、脑外伤、脑瘫等疾病所致的运动性构音障碍。

二、表现

1. 大脑半球的器质性损害　脑卒中、脑外伤、颅内肿瘤、脑炎等疾病，可导致大脑的主要语言功能区、补充区及传入和传出通路的损害，造成后天性语言障碍，主要以失语症为主，表现为言语交流过程中对语言符号的感知辨识、理解接受、组织运用或表达等某一或某几方面的障碍。

2.心理和精神因素的异常

（1）智力发育迟滞：智力是认识事物、理解事物及应用知识、经验来解决问题的能力。智力发育迟滞常伴随着语言发育迟缓，带来不同程度的言语、语言问题。

（2）精神病性障碍：指在各种生物学、心理学以及社会环境因素的影响下，大脑机能活动发生紊乱，导致认识、情感、意志和行为等精神活动不同程度地出现障碍。由于精神疾病障碍的思维联想与正常人及各种语言障碍的人均不同，在语言交流时可以表现为各种异常。如，精神分裂症病人可因思维联想速度减慢、思维破裂而使语言交流很难进行；而言语行为增多的被照护者，尽管语言交流可以进行，但在各种幻觉、妄想的支配下可以表现为言语增多、答非所问、自言自语的现象。

（3）神经症：是一组精神障碍的总称，根据突出症状，可分为多种类型。患者有多种躯体或精神上的不适感，自觉痛苦，经详细体格检查没有发现客观病理改变，无持久的精神病症状，现实检验能力未受损害，行为保持在社会规范允许的范围内。患者常表现为主要精神活动能力下降、烦恼、紧张、焦虑、抑郁、失眠、强迫、恐怖、疑病等。神经症人群常因负面情绪表现为不愿与别人进行沟通交流。

3.言语运动器官及相应神经病变　执行听、读、说、写等言语活动的视、听器官和手部肌肉，是进行语言及言语活动的基础，如其损伤则导致言语交流障碍。

三、评估

对言语、语言障碍评估要做到全面、细致、准确，通过评估，明确被评估者听、说、读、写的障碍性质、程度和病变范围，以制订有针对性的治疗计划，并预测其结果。

1.临床评估　包括问诊现病史、既往史、家族史以及康复治疗和训练史，重点是通过临床评估了解被照护者当前的言语和语言状况、沟通交流方式、生活自理能力等方面。

2.与语言功能相关的非语言功能检查　包括听觉功能、视觉功能、智力（非言语）水平、注意力水平等方面，这些功能会影响正常语言的获得，因此需要进行评估。

3.构音器官形态和功能检查　言语活动主要由外周构音器官和相关的构音器官运动来完成，通过构音器官形态和功能检查，可以了解到构音器官形态特点、口腔的感知觉能力。

4.语言行为的评估　可以从三个方面进行展开，包括基础性过程（语言行为的基础包括对事物的辨别、记忆和概念的产生）、言语符号、交流态度。从这三个方面可以对语言行为做出有针对性的评价。

5.失语症和构音障碍评估

（1）失语症评定方法：国际与国内常用的失语症评定方法包括波士顿诊断性失语症检查、西方失语症成套测验、日本标准失语症检查、token测验、汉语标准失语症检查、汉语失语成套测验。目前国际上多采用波士顿诊断性失语症检查法中的失语症严重程度分级。

（2）构音障碍评定方法：包括构音器官功能检查和仪器检查。我国修订的中文版Frenchay评定法能为临床动态观察病情变化、诊断分型和评定疗效提供客观依据，并对治疗有指导作用。常用的仪器检查包括鼻流量计检查、喉空气动力学检查、纤维喉镜和电子喉镜检查、电声门图检查、肌电图检查和电脑嗓音分析系统。

四、康复

1. 言语治疗和训练　这是言语治疗的核心，包括言语理解的训练、口语表达训练、阅读训练、书写训练、构音运动训练、语音清晰度训练、言语交流替代系统的应用训练、与语言相关的基础概念和认知训练等言语治疗。

2. 指导　主要包括对被照护者的家属进行指导，重度言语、语言障碍者首先要对其家属进行训练方法的指导以及如何与被照护者沟通的培训。轻中度者可以直接对本人进行指导，使他们能充分配合治疗师的训练。

3. 手法介入　可以利用传统医学的手法帮助改善言语有关的运动功能受限，此方法适合于运动性构音障碍。

4. 辅助器具　可以补偿功能受限，如重度运动型构音障碍腭咽闭合不全时，可借助腭托减轻过高鼻音。

5. 替代方式　当重度障碍人群经训练很难达到正常交流水平时，则应考虑使用替代交流方式，如手势、交流板和言语交流器等。

6. 失语症和构音障碍康复

（1）失语症康复：失语症康复主要通过训练提高患者残存的言语功能，补充多种其他交流途径，改善实际交流能力。目前常用的失语症治疗方法包括刺激疗法、阻断去除法、程序学习法、脱抑制法和实用交流能力的训练。

（2）构音障碍康复：构音障碍治疗的重点是针对言语表现进行治疗，按照评定结果选择治疗顺序，一般情况下按照呼吸、喉、腭和腭咽区、舌体、舌尖、唇、下颌运动的顺序进行训练，然后选择合适的治疗方法和强度。具体的训练方法包括松弛训练，呼吸训练，下颌、舌、唇的训练，语音训练，减慢言语速度训练，音辨别训练，克服鼻音化训练，韵律训练和音节折指法训练。

五、护理

1. 基础护理　护理内容包括皮肤护理、起居护理、体位摆放、用药护理等方面，主要保证生命体征平稳，保持呼吸道通畅。

2. 安全护理　及时发现被照护者身体异常的情况，并及时护理，做出正确的处理方法，远离危险。

3.心理护理　主要帮助被照护者应对生活和疾病的压力，调动其积极情绪，做好健康教育，可以向其说明相关疾病的发病机制、治疗方法及注意事项，提高其对言语、语言障碍的认知度，促进其有效配合康复训练。

第六节　吞咽障碍

一、定义

吞咽障碍是指由于下颌、双唇、舌、软腭、咽喉、食管功能受损所导致的进食障碍。当神经疾病作为吞咽障碍的病因时，称为神经性吞咽障碍。也有学者把由中枢神经系统或周围神经系统损伤、肌病等引起运动功能异常，但无器官解剖结构改变的吞咽障碍，称为功能性吞咽障碍。相关器官解剖结构发生异常改变的为器质性吞咽障碍。

二、表现

1.口腔准备期与口腔期　本期食物在口中咀嚼、处理食团并使之与唾液混合后，通过舌根部推挤至硬腭将食物推进咽部。该动作要求嘴唇紧闭的功能良好，舌头可自主地往各个方向移动，舌上的食物被主动送至口腔后部，本期的吞咽过程由意识所控制，其持续的时间可长可短。如果该期出现功能缺失或缺损，常表现为口水过多或不足、双唇肌肉无力、食物流出口腔、舌头无力或肌肉紧绷或协调不佳、无法控制食团、口腔感觉功能低下或不足、咀嚼肌无力、舌根无力、软腭无法上提、食物从鼻孔溢出等。

2.咽期　咽期食物经咽进入食管，此期吞咽动作是非自主性的，食物刺激了咽部的吞咽受体，所产生的冲动传到脑干的吞咽中枢，此中枢立即抑制吞咽时的呼吸，并激发一系列协调过程，防止食物反流入鼻腔。如果该期出现功能缺失或缺损，常表现为咽反射迟缓或无咽反射，声门无法紧闭或喉头无法向上前方提起而造成咳嗽，或食物卡在喉咙，残留在豁位或梨状窝。

3.食管期　食管期于喉部降低开始，环咽肌收缩防止食物颗粒反流，并重新恢复呼吸。吞咽反射结束后，食团因重力及食管蠕动而顺食管往下推送到达胃部。如果该期出现功能缺失或缺损，常表现为食物残留、滞留，躺卧后食物逆流至口腔，需分次吞咽，不能有效同步等。

三、评估

1. 临床评估　吞咽障碍临床检查法包括主观吞咽异常的详细描述、相关既往史、有关的临床检查和物理检查。检查目的是确定吞咽困难是否存在、提供吞咽困难的解剖学和生理学依据、确定误吸的危险因素、确认是否需要改变摄取营养的方式、为吞咽困难的进一步检查和治疗提供依据。

2. 吞咽相关的口颜面功能评价　包括直接观察和量表评定。

（1）直接观察：直接观察参与吞咽功能的口腔器官结构及功能情况。口颜面功能评价包括唇、颊部、颌、舌、软腭的运动，鼻漏气情况，呕吐反射和喉的运动及功能。

（2）量表评定：常采用 Frenchay 评定表中吞咽部分项目评定，包括下颌位置、唇运动、软腭运动及喉运动。

3. 吞咽功能评估　包括触摸吞咽动作、反复唾液吞咽试验、饮水实验、摄食 – 吞咽过程评估。

4. 特殊检查　包括吞咽造影检查、内窥镜吞咽功能检查、超声检查、测压检查、咽部放射性核素扫描检查和表面肌电图检查等。特殊检查需要专门的设备和技术人员，在一定程度上限制了其在临床的应用。

四、康复

1. 基础训练　基础训练的目的主要是预防失用性功能低下、改善吞咽相关器官的运动及协调动作，适用于从轻度到重度等不同程度吞咽障碍人群。口部运动训练包括感官刺激训练和吞咽器官肌肉力量训练，感官刺激训练是指用手指、棉签、压舌板、电动牙刷等反复刺激面颊部内外、唇周、整个舌部等，以增加这些器官的敏感度。吞咽器官肌肉力量训练包括鼓腮训练、口唇肌肉训练、声门闭锁功能训练、呼吸训练、舌体运动训练、咀嚼运动训练，以及下颌、面部及颊部的运动训练。

2. 间接吞咽训练　包括以下两个训练内容。

（1）改善咽反射的训练：指通过使用压舌板、冷棉棒等工具刺激咽后壁、腭弓、舌后根、软腭部位，以诱发吞咽反射。

（2）声门闭锁练习：让患者持续发"i"音，或应用发声器练习发音。这项练习可以训练随意闭合声带的能力。

3. 摄食训练　吞咽障碍人群进食应以安全为主，需要注意以下训练要点。

（1）进食体位：取坐位或半卧位，进食时根据病情选择半卧位，可有效防止误吸的发生。严禁在水平仰卧位及侧卧位进食。

（2）进食姿势：吞咽时应注意选择合适的进食姿势，减轻或消除吞咽时的误吸。主要吞咽姿势，包括空吞咽、交互吞咽、侧方吞咽、点头样吞咽、转头吞咽、低头吞咽和头后仰吞咽。

（3）食物选择：根据吞咽障碍的程度及阶段，按先易后难的原则进行选择，选择易吞咽的食物，如菜泥、果冻、浓汤等。

（4）"一口量"和进食速度："一口量"即最适合于吞咽的每次摄食量。正常人"一口量"液体约为20ml，浓稠泥状食物为3~5ml，布丁或糊状食物为5~7ml，固体食物为2ml。一般训练从少量（1ml）尝试，酌情增加。

（5）吞咽辅助手法：包括声门上吞咽法、超声门上吞咽法、用力吞咽法和门德尔松吞咽法。此法需要一定的技巧，应在吞咽治疗师的指导下进行。

4.电刺激　利用低频电刺激咽部肌肉，可以改善脑损伤引起的吞咽障碍。治疗时将电极放在咽喉部表面，当电流刺激咽喉部肌肉时，迫使患者完成吞咽动作。

5.其他疗法　包括球囊扩张术、针灸治疗、辅助器具口内矫治和手术治疗。

五、护理

1.基础护理　护理内容包括皮肤护理、起居护理、体位摆放、用药护理等方面，主要保证生命体征平稳，保持呼吸道通畅。

2.饮食护理　纠正不良饮食习惯，调整进食的体位、食物种类、入口量、进食时间等。

3.心理护理　主要帮助被照护者应对生活和疾病的压力，调动情绪，有效配合康复训练，包括支持性心理治疗、认知行为治疗、松弛疗法等，心理护理应贯穿于康复治疗全程。

第七节　日常生活活动能力障碍

一、定义

日常生活活动是指人们在生活中，为了照顾自己的衣、食、住、行，保持个人卫生整洁和进行独立的社区活动所必需的基本活动。日常生活活动分为基础性日常生活活动和工具性日常生活活动。日常生活活动能力障碍是指更衣、进食、清洁、排泄、活动以及各种用具使用能力障碍。

基础性日常生活活动是指人维持最基本的生存、生活所必需的每日反复进行的活动，包括自理和功能性移动两类活动。自理活动包括进食、梳妆、洗漱、洗澡、如厕、穿衣等，功能性移动包括翻身、从床上坐起、转移、行走、驱动轮椅、上下楼梯等。

工具性日常生活活动是指维持独立生活所必要的一些活动，包括使用电话、购物、做饭、洗衣、服药、理财、使用交通工具、处理突发事件以及在社区内的休闲活动等。

二、表现

1. 基础性日常生活活动能力障碍　基础性日常生活活动能力障碍主要表现在以下几个方面。

（1）步行障碍：步行距离缩短，步行速度减慢，上下楼梯困难，且步行时容易跌倒。

（2）进食活动障碍：咀嚼能力下降，进食固体食物困难，喝水易呛咳，且不能很好地握住汤匙。

（3）排泄动作障碍：进行排泄时，穿脱衣服费力，用手纸困难，由于下肢肌力弱，在外使用公共厕所蹲式便器困难。

（4）穿脱衣裤障碍：系纽扣和拉拉链等精细活动困难，独立穿脱衣裤不便，且对温度变化的敏感度降低，选择合适的衣裤困难。

（5）交流障碍：会话能力下降，表达需求与理解能力下降，不能有效地沟通引起表达意愿下降。

2. 工具性日常生活活动能力障碍　日常生活活动能力障碍者不仅表现在基础性日常生活活动能力障碍，也表现在工具性日常生活活动能力障碍。主要表现在以下几个方面。

（1）烹饪障碍：不能安全使用厨具，手部力量弱，开瓶罐困难，老年人记忆力减退，易发生忘关煤气等危险事件。

（2）家务劳动障碍：无法安全地独立搬运垃圾和废品，无法长时间弯腰进行扫地、拖地等活动。

（3）外出购物障碍：乘坐公共交通工具不便，出行困难，且由于耐力与体力的下降，不能长时间提重物。

（4）安全管理障碍：行动不便，反应迟钝，遇到突发事件不能及时反应，易发生危险。

三、评估

日常生活活动评定主要通过提问法、观察法、量表检查法进行。

1. 提问法　包括口头提问与问卷提问两种，主要通过询问的方式来收集资料和进行评定，该方法简单、快捷，可以在较短的时间内比较全面地了解被检查者日常生活活动完成情况，但缺乏可信性。

2. 观察法　直接观察实际操作能力并进行评定，而不只是通过询问，要求被检查者逐一自己完成每项活动，询问其不能完成活动的情况，询问使用辅助器具对活动的影响。该方法可以客观地反映被检查者的实际操作能力，但耗时耗力。

3. 量表检查法 采用经过标准化设计、具有统一内容和统一评价标准的检查表评价日常生活活动能力。基础性日常生活活动主要选择以下量表进行评定：Barthel 指数、Katz 指数、修订的 Kenny 自理评定、PULSES 等；工具性日常生活活动主要选择以下量表进行评定：功能独立性测量（FIM）、成人使用的 FIMSM 等。

四、康复

老年日常生活活动能力障碍者容易因为长期卧床而导致肌肉、骨、心肺功能降低，预防长期卧床是改善日常生活活动能力障碍的基础，从离床、活动与休息、维持运动机能三个方面开展康复训练以调整其全身状态。通过康复训练使日常生活活动障碍者尽可能地实现生活自理，主要包括维持基础性日常生活活动训练与维持工具性日常生活活动训练。

1. 床上训练 通过翻身训练、坐起训练预防因长时间卧床产生废用性症状。

2. 转移训练 训练床上转移、床与轮椅之间的转移、轮椅与座椅之间的转移、轮椅与坐便器之间的转移、轮椅与浴盆之间的转移。

3. 进食训练 吞食动作训练和摄食动作训练，减轻吞咽困难表现。

4. 如厕训练 训练如厕前后如何穿脱裤子，如何使用辅具进行自我清洁。

5. 穿衣动作训练 提示正确的穿衣顺序，选择宽松简单的衣服，指导利用辅助器具进行穿衣。

6. 家务活动训练 指导其如何省力地进行烹饪、整理、清扫垃圾等家务活动。

7. 防灾与防范训练 提高对欺骗行为的防范意识与紧急避难的能力。

此外，进行环境改造以适应障碍者生活方式。例如，通过家中台阶改坡道、厕所地面铺防滑垫、墙上安装扶手等措施为障碍者提供便利。

五、护理

日常生活活动能力障碍的日常护理包括居室环境、个人卫生、饮食、排泄、体育活动、睡眠、安全管理等方面。

1. 居室环境 居室环境要求温度与湿度适宜、安静、照明合理、安全，并定期开窗通风保持室内空气新鲜。

2. 衣着护理 衣服要求保暖性好、透气性好、吸水性好、便于穿脱，注意穿脱顺序。

3. 活动与安全 开展一些有氧运动，包括散步、慢跑、打球、游泳、跳舞等低强度运动，注意跌倒的风险。

4. 休息与睡眠 安排良好的睡眠环境，采用良好的睡眠姿势，养成睡前刷牙漱口、温水泡脚的习惯，适当地进行活动有助于睡眠。

5. 饮食护理 进食前护理：环境整洁，进食前排便，餐前洗手；进食中护理：进食困难者要协助其进食，并保持正确的进食姿势。

6. 如厕护理　厕所无障碍设施完善，行动不便者如厕时需要陪同，避免憋尿。

第八节　心肺功能障碍

一、定义

心肺功能包括血液循环速度、心脏跳动的强度及次数、肺部容量等，其体现心脏泵血及肺部吸入氧气的能力，是反映人体心脏及肺部负荷能力的指标。心肺功能障碍是指心脏泵血功能和呼吸机能降低，各种心血管系统疾病进一步加剧心肺功能的降低。心肺功能下降给老年人的生活带来严重挑战。因此，增强中老年心肺功能对提升其健康水平具有重要意义。

二、表现

1. 呼吸困难　心肺功能障碍者呼吸时会感觉到很吃力，严重的则会出现呼吸困难，有的甚至会伴有心慌、胸闷、四肢无力、水肿等症状。

2. 活动耐力下降　心肺功能障碍者进行一定的强度运动后，会出现张口呼吸的症状，无法进行长时间的活动，因此会有活动耐力下降的表现。

3. 发绀　心肺功能障碍严重时，会导致呼吸受影响，出现大汗淋漓、头痛、烦躁、抽搐的现象，有的还会出现心率加快、血压升高及口唇紫绀的症状。

4. 神经、精神问题　如头晕、晕厥，严重时可出现精神错乱、躁狂、嗜睡等。

5. 其他表现　心肺功能障碍者上楼梯或爬坡时容易出现气喘现象。

三、评估

1. 心功能评定

（1）心功能分级（NYHA）评价：根据患者自觉的活动能力分级，应用NYHA心功能分级评价心脏疾病患者的心功能。

（2）根据客观检测结果分级：

① 6分钟步行试验：6分钟步行试验是针对中、重度心肺功能障碍者所进行的简单的心肺评估，通过6分钟步行试验，了解其有无心肺功能下降。本试验主要是在6分钟的有限时间内，进行有效徒步，徒步过程中监测外周氧饱和度、心率，以及有无心

电图的异常。记录每分钟心率、血氧及其他变化，待其停下后，通过每分钟血氧、心率的对比，进行评估，从而了解障碍者有无心肺功能的下降。这个试验能够客观和真实地反映慢性心肺疾病患者日常活动水平时心功能和运动耐力状况。

②心电图运动负荷试验：心肺运动试验是世界上使用最普遍的衡量人体呼吸和循环功能水平的心肺功能检查方法之一，是检测心肺储备功能的金指标或金标准。心肺运动试验通过负荷递增测定机体在静息、运动及恢复阶段的耗氧量、二氧化碳排出量和通气量，以及血压、心电、血氧等，全面客观地评价人体心肺系统、肌肉骨骼系统、神经生理以及代谢系统的整体反应。按运动量可以分为极量运动试验、次极量运动试验和症状限制性运动试验。常用运动试验为活动平板试验和蹬车运动试验。

③心脏超声检查：心脏超声检查能够客观测量和评价心脏的收缩、舒张功能，估测心脏的射血分数，从而帮助判断心脏的功能情况。

2.肺功能评定　肺功能检测主要指肺容量、肺通气、肺换气功能的测定，还包括支气管舒张试验、支气管激发试验及运动心肺功能测定等。肺功能的检测在呼吸系统疾病的鉴别诊断、严重程度判断、术前评估及劳动强度耐受力等方面发挥着重要作用。

四、康复

1.有氧运动锻炼　运动锻炼可以分为下肢肌肉锻炼、上肢肌肉锻炼与全身锻炼三种方法。下肢肌肉锻炼包括步行、慢跑、爬楼梯、平板运动、功率自行车；上肢肌肉锻炼包括举重物、扔球等；全身锻炼包括种花、扫地等，以及传统体育锻炼如气功、太极拳等。运动时间为每周3~5次，持续至少8周的时间。运动强度为50%~80%的最大运动量或最大摄氧量。

2.呼吸训练

（1）呼吸肌训练：通过呼吸训练器、吹气球、吹口哨、吹蜡烛等锻炼方法增加吸气肌和呼气肌的肌力。

（2）咳嗽咳痰训练：有效的咳嗽咳痰方法是身体尽量坐直，深吸气之后，用双手按压腹部，身体稍向前倾斜，连续咳嗽，咳嗽时收缩腹肌，用力将肺部深处的痰液排出。通过将咳嗽训练与体位变动、胸部叩拍和雾化吸入联合使用，可保持呼吸道清洁。

（3）呼吸锻炼：主要包括腹式呼吸、缩唇呼吸和全身性体操锻炼。腹式呼吸时，全身肌肉放松，经鼻吸气，从口呼气，呼吸缓慢、细长、匀称。吸气时可见上腹部鼓起，呼气时内收。缩唇呼吸即吸气时用鼻子，呼气时缩唇轻闭，慢慢呼出气体，吸气和呼气比例约为1:2。全身性呼吸体操锻炼即在腹式呼吸的基础上，结合扩胸、弯腰、下蹲等体操运动，可起到进一步改善肺功能和增强体力的作用。

五、护理

1. 健康指导　对心肺功能障碍者进行有关疾病的危险因素、用药、预防及饮食知识的指导，进行健康宣教，积极地预防疾病，选择合适的体育锻炼方法。注意劳逸结合，保证充足的睡眠。

2. 心理治疗　与心肺功能障碍者充分地交流，有针对性地进行心理疏导，稳定情绪，消除焦虑与抑郁情绪，常用方法包括睡眠干预、心理暗示、心理疏导和行为疗法等。

3. 生活护理　在卧床期间加强生活护理，包括饮食护理、皮肤护理、口腔护理，提供自理活动相关协助与指导，鼓励其尽可能实现生活自理。

4. 安全护理　在活动过程中若出现呼吸困难、头晕眼花等症状，应停止活动，立刻休息。

第九节　视觉障碍

一、定义

人眼能看清物体是由于物体所反射的光线经过眼内折光系统（包括角膜、房水、晶状体、玻璃体），成像于视网膜上，经视神经传入大脑视觉中枢而产生视觉。视觉障碍是指由于各种先天性或后天性原因使视觉器官或视觉中枢的结构及功能发生部分或完全障碍，对外界的视觉辨别发生困难。视觉障碍的常见病因有白内障、黄斑变性、视网膜病变、青光眼、脑卒中等。

二、表现

视觉障碍主要表现为视敏度、暗适应、色觉、视野等的异常。

老年人视觉障碍：进入老年阶段以后，眼部器官发生明显的退行性变化，老年人视觉的变化主要包括：晶状体混浊变黄，可传递的光线减弱；视网膜中的光感受器的效能和数量下降；晶状体硬化，屈光调节能力下降，造成远视眼，即"老花眼"。

老年人与年轻人相比识别同一事物需要更高的光亮强度，且区别不同水平的亮度也相对困难。例如，不能区别 60W 和 80W 白炽灯的亮度差别。人超过 60 岁视敏度下降的趋势会骤然增大，对于动态物体的敏感度，如看电视等，随年龄的增加而呈下降的趋势；对于静态物体敏感度的下降常给老年人读书看报以及辨认物品标签等带来困难。从暗环境到亮环境的光适应，老年人也明显比青年人差。老年人对待短波长光的感受性降低，这种减退在需要精细的轮廓辨别时表现得尤为突出。例如，在分辨复杂的花色、条纹领带时。

三、评估

视觉功能评估即对视觉功能的各方面包括形觉、光觉、色觉、立体视觉、视野、神经传导速度等进行评价，通常分为心理物理学检查及视觉电生理检查两大类。

四、康复

视力康复指采取各种有效措施最大可能地改善和利用剩余视功能，从而将视觉障碍所造成的影响降至最低。短期目标为采取各种有效措施以改善剩余视功能，减轻视力残疾所造成的影响。长期目标为充分利用其残余视力，尽可能提高阅读、书写和生活能力，享受生活乐趣，做到生活独立。

低视力的视力康复，首先要提高本人及家属的康复认知，学习使用视力康复设备，充分发挥视力康复设备增视效果，对于仍有部分视力者，应当采用助视器改进视觉活动能力。

五、护理

给予视觉障碍者充分的体谅和关心，注意生活用品放置固定、取用方便，清除居住环境中的障碍物。协助视觉障碍者正确使用助视器，提高生活质量。

第十节　听觉障碍

一、定义

外界声波通过介质传到外耳道，再传到鼓膜，通过听小骨放大之后传到内耳，刺激耳蜗内的纤毛细胞（听觉感受器）而产生神经冲动；神经冲动沿着听神经传到大脑皮层的听觉中枢，形成听觉。听觉功能障碍是指听觉系统中的传音、感音以及对声音的综合分析的各级神经中枢发生器质性或功能性异常而导致听力出现不同程度的减退。正常的听力是言语认知、言语产生和言语表达能力发展的先决条件。完整听力反馈系统的缺乏将会严重影响言语的学习和认知能力的提高。60 岁以上老年人约有 30% 有不同程度的听力减退。老年人听觉功能障碍主要表现为听阈提高和听野缩小。

二、表现

听觉功能障碍除了不能获得对声音的感知，还会影响语言的获得与表达。如在幼儿或胎儿时听觉系统就已发生严重病变，以致听力缺失而丧失学习语言的机会，语言发育迟缓成为聋哑人，成年后的长时间耳聋会影响言语表达的水平，导致沟通能力的退化和语言交流障碍。听觉常随年龄的增长而显著减退。

1. 老年听觉的变化

（1）言语听觉和言语理解：高频听觉的减退导致辨别辅音的能力减退。多数老年人产生了语言理解的问题，他们能听见声音但不能理解说的是什么。

（2）音调和音响：耳廓内的毛细胞和支持细胞发生衰退和凋亡，老年人对高频率声波的反应不灵敏。

（3）耳鸣：有很多人在老化过程中的某一时刻，出现耳朵里嗡嗡响的耳鸣现象。一般认为这是由于自然的退行性老化和长时间暴露于噪声环境中所引起的。

2. 老年人听觉功能障碍

（1）单纯性老年听力障碍：主要是由耳蜗毛细胞萎缩或发生渐进性的退行性病变引起，其临床表现是高频听力下降显著，而低频听力较好。

（2）感音性老年听力障碍：即耳蜗螺旋神经节细胞渐进性退行性病变，以言语识别率降低为特征。这类患者听力损失虽然不重，但分辨语言不清楚。

（3）代谢性听力障碍：耳蜗的中回、顶回的毛细血管纹萎缩，毛细胞血液循环不好，导致听力减退。

（4）机械性听力障碍：由于耳蜗基底膜纤维化，柔韧性和弹性变差，声音从听小骨传至内耳时反应不敏感，导致听力障碍。

（5）中枢性听力障碍：听觉各级中枢特别是大脑皮层听区神经元呈现退行性病变，听到声音，但不理解声音，主要表现为听力障碍与语言障碍并存。

三、评估

听力学检查是对受试者的听力情况做出量化的评定。常见的听觉功能检查方法主要分为主观测听和客观测听。脑干听觉诱发电位可作为一种客观、无创的方法来早期识别听觉功能障碍，目前是临床应用最广、实用价值最高的电生理检测技术。

四、康复

听觉障碍的早期预防以及护耳保健宣传非常重要，耳聋患者应尽可能住院治疗，限制水、盐摄入，针对不同的病因进行对症治疗。对于不能纠正的耳聋要早期补偿听力，把握早期、合适、有效的治疗原则，选用合适的助听器，使用助听器效果不佳的考虑电子耳蜗植入治疗。随着计算机科学技术的快速发展，计算机辅助的听觉康复训练和言语训练为听觉障碍的训练提供了新方向。结合计算机原理和多媒体技术，听觉康复训练可以实现个性化的训练方案。

五、护理

1. 避免滥用有耳毒性的药物，密切监测听力变化。

2. 保持心情舒畅。

3. 避免噪声刺激，避免长时间在嘈杂环境中滞留。

4. 加强体育锻炼，增强机体抵抗力，预防感冒。

5. 尽量减少接听电话的时间及频率，避免长时间使用耳机。

6. 眩晕者卧床休息，少活动，避免病床摇动，以免加重眩晕。

第十一节　二便功能障碍

一、定义

随着年龄增长，膀胱括约肌萎缩，支配膀胱的自主神经系统功能障碍，致排尿反射减弱，缺乏随意控制能力，常出现尿频、尿液延迟或尿失禁等。神经源性膀胱是一类由于神经系统病变导致膀胱和/或尿道功能障碍（即储尿和/或排尿功能障碍），进而产生一系列下尿路症状及并发症的疾病总称。病因包括尿道感染、男性前列腺疾病、严重便秘挤压膀胱、外伤或女性生育导致的膀胱无力、糖尿病、既往卒中病史、某些脊髓病等。便秘是指排便次数减少、粪便干硬、排便困难。功能性便秘是指除肠道或全身器质性病因以及药物因素外，以结直肠及肛门功能性改变为特征的排便障碍，病程至少达到6个月。

二、表现

1. 神经源性膀胱的临床症状主要表现为泌尿生殖系统症状，最常见的为下尿路症状，包括储尿期症状、排尿期症状和排尿后症状，以尿频、尿急、排尿困难、尿失禁等为特征。当患者不能控制膀胱时就会出现小便失禁，失禁程度从少量尿液渗出到完全失禁。

2. 便秘表现为排便困难、排便次数减少、粪质变硬或有排便不尽感。卧床者总血容量减少，结肠水分吸收率通常增加；同时由于进食量减少，胃肠蠕动减弱，食物残渣在肠道内停留的时间过长，都是引起卧床者便秘的常见因素。老年患者因年老体弱，肠平滑肌萎缩、张力减退或膈肌、腹肌、提肛肌萎缩，导致结肠无力或排便动力缺乏。其次，老年人运动减少，对渴、饿的反应下降，饮水及进食明显减少，再加之咀嚼能力差，食物中缺乏纤维素，肠壁缺乏刺激，使肠内容物传输减慢，容易造成功能性便秘。功能性便秘可导致腹胀、腹痛、头痛、头晕及食欲不振等。老年人排便用力，可使腹内压增加，心脏负荷加重，可出现心肌缺血、氧耗增加，从而导致严重心脑血管并发症，严重者可致死。

3. 大便失禁相对少见，失禁程度可以从少量大便到完全污染衣裤。

三、评估

使用排尿日记来评估患者的膀胱刺激症状。排尿日记被广泛应用于各种排尿功能障碍的研究，是评估下尿路功能状况最简单且无创伤的方法，患者和照护师可通过记录排尿频率、急迫性尿失禁和实际尿失禁发作次数来评估。尿流动力学检查可以为排尿功能障碍的诊断、治疗方法的选择及疗效评定提供客观的依据，常用的指标有尿流率、膀胱压力容积、尿道压力分布、括约肌功能等。

四、康复

神经系统功能障碍或损伤导致的排尿问题、非神经源性膀胱功能障碍、膀胱内梗阻致排尿不完全等，均是间歇性导尿的适应证。神经源性膀胱患者在进行间隙导尿的同时，要及早进行排尿训练，有膀胱输尿管反流、肾积水和肾盂肾炎者禁用。排尿训练要结合饮水、导尿时间的控制，常用的方法有耻骨上区叩击法、屏气法、盆底肌肉训练等。

便秘患者应保证足够水分摄入，调整饮食结构。解除便秘的常用方法有开塞露通便法、甘油栓通便法、腹部按摩法、人工取便法、灌肠法。

五、护理

1. 神经源性膀胱的护理，应留置导尿或者间歇性导尿。间歇性导尿严格控制液体每日摄入量，一般在 2000ml 以内，分次逐步摄入，避免短时间内大量饮水导致膀胱过度充盈。每次导尿前，配合各种辅助方法进行膀胱训练，以期出现自发性排尿反射，膀胱容量应控制在 500ml 以内，避免过度膨胀。间歇性导尿次数为每隔 4~6 小时一次，每日不超过 6 次。针对长期依赖导尿管和尿袋进行人工排尿的老年人，应根据尿袋材质，定期更换与留置导尿管连接的储存尿液的一次性无菌专用塑料袋。

2. 卧床者由于缺少自理能力，加之发生皮肤压疮风险较大，需要照护师用便盆、尿壶等协助其在床上排便。

3. 辅助便秘者通便，如使用开塞露辅助老年人排便。

第十二节　睡眠障碍

一、定义

睡眠和觉醒是人类普遍存在的生理节律现象。人类正常睡眠可分为非快速眼动睡眠和快速眼动睡眠。睡眠障碍指睡眠的数量、质量、时间和节律紊乱，是很多躯体疾病、神经精神疾病的表现之一。老年人睡眠节律紊乱是由生理节律紊乱性睡眠障碍和睡眠－觉醒节律障碍等疾病引起的睡眠规律紊乱。生理节律紊乱性睡眠障碍是指持续或反复受扰导致睡眠过多或失眠，是由于 24h 睡眠－觉醒节律模式与其所处的环境要求的节律不符。睡眠－觉醒节律障碍是指睡眠与觉醒周期杂乱无章、毫无规律的睡眠节律障碍。不宁腿综合征是指静息或夜间睡眠时出现双下肢难以名状的感觉异常和不适感，以及强烈的活动双下肢的愿望，睡眠中下肢频繁活动或躯干辗转反侧，症状于活动后缓解，停止后又再次出现，任何年龄均可发病，中老年多见。其他常见的睡眠障碍还有快速眼动睡眠行为障碍、发作性睡病、阻塞性呼吸睡眠暂停综合征等。

二、表现

睡眠障碍分类繁杂广泛，临床表现多样，其中失眠症是最常见的睡眠障碍，表现为入睡或睡眠持续困难，导致睡眠质量和时间下降，不能满足正常生理和体能恢复的需要，影响正常的社会功能。急性失眠指持续时间小于 1 个月，多见于突发应激和中枢性兴奋药的影响，慢性失眠指持续时间大于 6 个月的失眠，慢性神经系统疾病可以引起慢性失眠。步入老年后，睡眠障碍几乎不可避免地出现，这已经严重影响到老年人的生活质量。其睡眠障碍可能是单纯性失眠症，也可能是精神障碍的早期症状或者伴随症状。老年人常见的抑郁和痴呆两类精神障碍是引起睡眠障碍的最主要因素。患抑郁症的老年人睡眠很浅，有效睡眠时间也较短，严重影响其睡眠质量。

三、评估

睡眠障碍的临床评估分为临床大体评估、主观测评工具和客观测评工具。

1. 临床大体评估

（1）核心信息：包括失眠的具体特点、日间症状及其基本表现和持续时间。重点评估失眠第一次发生时的背景、表现和演变过程，并对失眠的具体特点做出判断，是以入睡困难为主，还是以睡眠维持困难为主，这些表现随着时间如何演变。

（2）睡前状况：了解患者从傍晚到卧床入睡前的行为和心理活动，不仅要评估患者的行为模式、心理活动、情绪状态，还要了解睡眠环境，包括卧室的温度、湿度、光照条件、寝具等。这是了解患者关于失眠的认知、行为特点的主要途径，也是制订心理治疗方案的基础。

（3）睡眠–觉醒节律：了解患者日常作息习惯，初步评估睡眠–觉醒规律，排除各种昼夜节律失调性睡眠–觉醒障碍。

（4）日间活动和功能：包括觉醒和（或）警觉状态、情绪状态、精神痛苦程度、注意力和（或）记忆力等认知功能、日常生活和工作状态的变化，以及对躯体指标（如血压、血糖、血脂等）的影响。

（5）其他病史评估：躯体疾病、精神障碍疾患及治疗情况，应激事件以及生活和工作情况。对女性患者，还应评估月经周期、妊娠期和（或）更年期。

2. 主观测评工具

（1）睡眠日记：以每天 24 小时为单元，记录每小时的活动和睡眠情况，连续记录时间是 2 周（至少 1 周）。

（2）量表评估：常用量表包括匹兹堡睡眠质量指数（PSQI）、睡眠障碍评定量表（SDRS）、Epworth 嗜睡量表（ESS）、失眠严重指数量表（ISI）、清晨型–夜晚型量表（MEQ）、福特应激失眠反应测试（FIRST）等。

3. 客观测评工具　多导睡眠监测（PSG）是诊断睡眠障碍疾病的金标准，是在全夜睡眠过程中，连续并同步地描记脑电、呼吸等 10 余项指标，全部记录次日由仪器自动分析后再经人工逐项核实。

监测主要由三部分组成：

（1）分析睡眠结构、进程和监测异常脑电。

（2）监测睡眠呼吸功能，以发现睡眠呼吸障碍，分析其类型和严重程度。

（3）监测睡眠心血管功能。进行多次睡眠潜伏期试验（MSLT）来客观评定失眠患者日间觉醒程度和嗜睡倾向。

四、康复

1. 药物治疗　常用的治疗睡眠障碍的药物有非苯二氮䓬类和苯二氮䓬类药物两类。非苯二氮䓬类药物主要有佐匹克隆和吡唑坦等。苯二氮䓬类药物根据其药物作用的半衰期分为长效、中效和短效。其中，长效的有地西泮和氯硝西泮等，中效的有阿普唑仑等，短效的有三唑仑和咪达唑仑等。此外，有一些中成药也可以改善睡眠障碍。

2.非药物治疗　非药物治疗中，认知行为疗法是目前安全性和有效性都优于药物疗法的一种治疗方法。这种方法主要包括养成良好的睡眠习惯、进行适当的睡眠限制、刺激控制法、松弛疗法及音乐疗法。

五、护理

1.规律作息　确定好每天的休息时间，确保睡眠时间稳定。

2.保证时长　尽量保证夜间睡眠时长，不足时采用午休或其他方式及时补足。

3.适量运动　适量、适时地运动。

4.创造睡眠环境　睡眠环境应温湿度适宜、安静、光线柔和。

5.养成良好习惯　睡前 3 小时不喝含咖啡因、酒精的饮品，避免消极情绪和用脑过度。

6.睡眠用品温馨舒适　床垫软硬适中，选用保暖、松软的被褥，枕头软硬高低要适中，不可过高。

第二部分

常用康复治疗技术

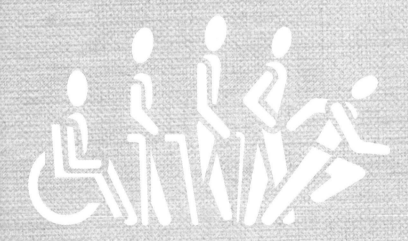

第一章 常用物理治疗技术

第一节 物理治疗技术概论

一、基本概念

（一）康复医学及工作模式

康复医学概念广，强调多学科融合，即指全面地、综合地、协调地应用医学的、教育的、心理的、社会的、职业的等各种方法，对老年人、失能老年人、慢性病被照护者、残疾人（包括先天性残疾）等功能较弱的弱势群体，将其逐渐减弱的功能，尽最大可能地保留、维持住，而对已经丧失的功能尽快地、尽最大可能地使其恢复、提高和重建，使他们在体格上、精神上、社会上和经济上的能力得到尽可能的恢复，并提高其再就业能力，让他们重新走向生活，走向工作，重新回归社会，并减轻社会及家庭的负担。

康复的工作模式是由康复医师和各类康复专业治疗服务人员组成的工作团队，包括康复医师、康复训练师（物理治疗师、作业治疗师、语言治疗师、心理治疗师、中医康复师等）、康复护士、康复照护师、社会工作者及康复工程技术人员等。康复照护师作为主要陪伴失能人群的重要工作者，所做工作更为细致繁重，包括日常护理、关节活动、运动锻炼、日常看护、生活辅助等。而此类工作内容主要归于物理疗法，因此，照护师应熟练掌握最为常用的物理疗法，并正确合理而有效地使用具体操作技术，以提高自身照护能力，并更好地照顾失能人群。

（二）物理疗法

物理疗法是康复医学的一个重要组成部分，包含运动疗法、手法治疗和理疗。其中运动疗法和手法治疗是指物理治疗师用所掌握的运动解剖学、运动生物力学、运动生理学、行为科学、神经学等相关专业科学，徒手操作或利用专业的器械或设备等方式，对运动功能进行预防、改善、恢复和提高的特殊疗法。理疗则是利用人工或自然界物理因素（声、光、电、磁、热等）进行治疗的一种方法。

物理治疗中的大多数治疗方法和相应的操作手法，需要在医疗机构或专业康复中心内由专业的物理治疗师来进行，但是一些相对简单的内容也可以有效地缓解疼痛，提高身体功能。因此，照护师在经过专业的培训后，可利用所掌握的基本照护知识、基本身体保健知识、基本正确运动方法等相关专业学科知识，在被照护者主动参与的前提下，通过关节活动放松、语言指导，让被照护者模仿照护师的肢体动作，或者利用家中、社区或养老机构的康复训练器械或设备等，针对被照护者身体的运动功能障碍、活动能力低下等情况，进行预防、改善、恢复和提高。这种方式已广泛应用于各种社区医院及部分养老机构，并取得了较好的效果与好评。

（三）服务对象

目前，我国照护师服务对象主要为老年人、失能老年人、残疾人和慢性病被照护者等人群，以下将分别进行介绍。

1. 我国老年人现状　按照国际标准，中国已经迈入"老龄社会"。2020 年第七次人口普查数据显示，相较于 2010 年第六次人口普查结果，我国大于 60 岁人口百分比已从 13.26% 增加到 18.70%，上升约 5%，而大于 65 岁老年人亦增长了约 4%，发展极其迅速。有研究显示，预计 2035 年前后我国将进入重度老龄化阶段，而到了 21 世纪中叶，中国的老年人口将达到 4 亿以上，几乎每三个人中就有一位老年人。除老年人人数的增长以外，每年的社会保障财政支出呈现出不断增长的趋势，60 岁以上老年人口比重每提高一个百分点，社会保障支出水平相应提高约 1.07%，65 岁以上老年人口比重每提高一个百分点，社会保障支出水平相应提高约 5.13%。2020 年，我国对老年人的保障支出已增加到 20000 亿元，预计到 2030 年将增加至 40000 亿元。

2. 我国失能老年人现状　为了积极应对我国人口老龄化的发展，推动养老行业稳健发展，健全长期照护服务体系，完善老年人综合能力评估标准，民政部在 2013 年版《老年人能力评估》基础上进一步优化，拟定了《老年人能力评估规范》。该规范含有 4 项一级指标（自理功能、运动功能、认知与心理功能、感知觉与社会参与）和 25 项二级指标，将老年人综合能力水平划分为 0 级能力完好、1 级轻度失能、2 级中度失能、3 级中重度失能、4 级重度失能 5 个层次。

0 级能力完好的老年人，虽然评分较高，但随着年龄的增长，老年人的各项生理功能已经出现不同程度的下降，如肌肉的萎缩、关节不灵活并有关节疼痛、营养吸收减少、平衡能力的降低、反应减慢等。而生理功能的下降会引起老年人体能的下降、体质的减弱、生病的时间延长、跌倒风险增加等，从而可能导致更多其他疾患，如骨质疏松、关节炎、骨折、慢性心力衰竭、高血压等，成为失能老年人，继而增加家庭、医院和社会的负担，需要更多的社会资源的帮助。因此，针对此类老年人应选择合理的运动计划，如肌力增强训练、平衡改善功能训练等，以维持老年人身体健康状态，预防生理功能的下降。

其余 4 个等级的失能老年人在自理功能、运动功能、认知与心理功能、感知觉与社会参与这 4 个一级指标中某一项或多项指标里，会有令人不满意的表现，得到较低的评分。研究证实，通过合理规范的运动训练，是可以正确有效地提高失能老年人运动功能的。照护师可以通过教失能老年人使用辅助器具，提高失能老年人的自理功能，并增加老年人的社会参与能力，继而又再次增加了感知觉的刺激，改善老年人的大脑认知、记忆和心理功能，减少老年人的孤独感，降低抑郁症的发病率，从而形成正向循环，逐渐提高身体功能，减少照护师的辅助，减少社会的负担。

3. 我国残疾人现状　残疾人与失能老年人群体有较多交集，约一半的残疾人是老年残疾人，但轻中度肢体残疾人、听力残疾人等并不完全符合失能评定标准。因心血管疾病、肿瘤及正常衰老等导致失能的人群亦不能判断为残疾人。我国目前有 8500 多万残疾人，根据我国 2011 年 5 月 1 日实施的一项中国国家标准《残疾人残疾分类和分级》中的分类，包含视力残疾、听力残疾、言语残疾、肢体残疾、智力残疾、精神残疾和多重残疾。有研究预计，到 2050 年我国残疾人口将达到 1.68 亿。随着我国残疾人数量的增多，对社会化服务体系带来较大挑战，因此完善的政治体系和服务体系成为必要条件。2015 年 3 月，《全国医疗卫生服务体系规划纲要（2015—2020 年）》中提出完善治疗—康复—长期护理服务链，鼓励社会力量举办康复医院、老年病和慢性病等诊疗机构，重点加强老年护理、康复等薄弱领域服务能力的建设。2019 年 10 月，《关于深入推进医养结合发展的若干意见》中鼓励养老机构与周边的康复医院、安宁疗护中心等接续性医疗机构紧密对接，建立协作机制。2021 年 10 月，《关于开展康复医疗服务试点工作的通知》中建议加快推动居家康复医疗服务发展。多项政策已证明居家照护的被需求性、重要性与必要性。

在残疾分类中，视力、听力残疾人有专门的教育机构进行帮助，可不需照护师的帮助；言语残疾可通过专业医生及康复师分病情进行手术或康复训练，严重者可使用交流板替代用嘴说话的方式，达到日常交流表达。而肢体残疾在身体的照顾、日常生活的自理、生活活动和社会参与等方面受影响较重，尤其是一级肢体残疾和二级肢体残疾的被照护者。有研究显示，一级肢体残疾人约有 95.7% 出现重度生活自理能力障碍，身体移动、生活活动和社会参与重度障碍比例分别为 98%、94.3% 和 88.1%，与人相处重度及极重度障碍比例为 28.8%。二级肢体残疾人生活自理能力重度障碍比例约为 72.3%，身体移动、生活活动和社会参与重度障碍比例分别为 87.6%、91.2% 和 71.3%，与人相处重度障碍比例为 12.2%。此类人群可通过有针对性的运动疗法或辅助器具的使用，使其各关节保证基本活动范围、肌力维持或有所提高、呼吸功能改善、坐位平衡能力或立位平衡能力增强，从而使日常生活能力有明显提高，并增加有效的社会参与。因此，照护师可通过学习本章节内容，深入细化了解各种技术及适应人群，学习具体实施步骤，从而有效辅助被照护者的日常生活，减少压疮等不良事件的发生，并使被照护者以更好的状态回归家庭、回归社会。

4.我国慢性病被照护者现状　慢性病可大致分为骨骼关节和肌肉系统疾病、心脑血管系统疾病、呼吸系统疾病和代谢系统疾病，其病程时间较长且病因复杂。

（1）骨骼关节和肌肉系统慢性病和功能障碍：包括疼痛、骨关节炎、骨质疏松、肌肉萎缩，已经成为我国50岁以上人群的重要健康问题，中老年女性的骨骼、肌肉问题尤为严重，患病率为32.1%，远高于同年龄段男性（6%）及其他欧美国家（15%）。因此，照护师通过让被照护者进行运动疗法训练，可有效缓解被照护者身体疼痛，使其肌力增强，步速和平衡功能提高，延缓骨质疏松，降低跌倒风险，提高生活质量。

（2）心脑血管系统慢性病和功能障碍：主要有慢性心力衰竭、冠心病、高血压、脑卒中，这些疾病已经成为全世界人群死亡的首要原因，在我国，其发病率和患病率亦呈持续上升趋势。有研究表明，对被照护者进行科学的有氧运动，对血压控制产生积极影响，并能减少抑郁症等的发生，大幅度缓解被照护者因病造成的经济负担。

（3）呼吸系统慢性病和功能障碍：包括慢性支气管炎、慢性阻塞性肺病、支气管扩张症、支气管哮喘等疾病，此处介绍以慢性阻塞性肺疾病为主。世界卫生组织数据显示，我国慢阻肺死亡率居各国之首。因此，除建立慢性病防控体系、加强筛查和早期发现外，运动疗法可改善被照护者的运动耐力、运动耐受时间和峰值运动能力，从而提高身体素质，延缓慢性阻塞性肺病等呼吸系统疾病的发展，降低死亡率。

（4）代谢系统慢性病和功能障碍：包括高血压、高血脂、高血糖、肥胖等，此处介绍以2型糖尿病为主。全球20~79岁成年人群中，约有4.63亿糖尿病被照护者，而我国糖尿病被照护者约1.164亿人，居世界首位，2019年我国用于治疗糖尿病及相关并发症的费用约2946亿美元。研究发现，运动疗法对2型糖尿病被照护者的作用，表现在身体平衡性、灵活性的提高，与血压血糖有效控制呈正相关，即合理的运动可有效地控制血糖，从而减少在治疗药物上的支出，减轻社会的经济压力。

以上几类失能人口的不断增长，加之城镇化和家庭结构小型化，仅靠传统的家庭养老模式已经不能完全满足其照护需求，并且各级医院需主要满足急、重症被照护者的治疗与康复，而无法兼顾各类较轻失能人口的需要。因此，失能人口的长期照护服务体系面临巨大的挑战。目前，我国长期照护服务体系仍不健全，存在照护资源短缺、照护师数量不足、专业照护水平低等问题。为了更好地满足各类失能人口的照护需求，对照护师的重点培养已迫在眉睫，需尽快地提高照护师长期照护服务的能力。

二、常用物理治疗技术

常用物理治疗技术实用性强、适用人群广，非常适合照护师学习使用。

（一）关节活动范围训练

1. 训练内容　照护师一手固定被照护者近侧肢体，一手活动远侧肢体，带动远端肢体进行最大关节活动范围的训练，使各个关节维持在正常关节活动范围，若有关节活动不灵活，照护师则应多花时间进行此项活动。

2. 训练目的　为了使被照护者维持关节活动范围，预防关节僵硬、粘连和挛缩，促进血液循环，有利于关节营养的供给，恢复关节功能，维持肌肉正常弹性。

3. 适用范围　可用于被照护者关节疼痛、僵硬、不灵活，肌肉紧张、弹性下降以及长期不活动者，适用部位为颈部、腰部及四肢。

（二）肌力训练

1. 训练内容　照护师可使用双手、沙袋或其他带阻力器械，阻力定为稍微弱于被照护者的最大力量，让被照护者自行主动发力，进行某一块肌肉或全身的整体力量增强训练。

2. 训练目的　为了逐步增强被照护者减退的肌肉力量和肌肉耐力，以改善肢体运动功能。同时，肌力的训练对于预防或缓解被照护者的肌肉萎缩、促进肌肉功能恢复，有着明显的改善作用。

3. 适用范围　因各种原因导致肌肉萎缩的被照护者，以及老年人、残疾人和慢性病被照护者。

4. 注意事项　对于有骨关节和神经系统损伤等疾病的被照护者，建议在专业的康复医师指导下进行力所能及的肌力训练，以避免发生其他意外情况。如果有各种原因导致的关节不稳、骨折未愈合、骨关节肿瘤等全身情况较差的被照护者，不建议进行肌力训练，避免由于训练而发生其他的意外情况。

（三）平衡功能训练

1. 训练内容　照护师可让被照护者通过踩软垫、单脚站立、睁眼闭眼保持姿势等方法，使被照护者不论处于何种位置、何种运动或受到何种外力作用时，都能自动地调整并维持身体原有的姿势。

2. 训练目的　提高肢体的稳定性，防止摔倒，提高日常生活活动能力，提高生活质量。同时，可以增强眼睛和大脑的协调性，增加身体抗重力的能力，通过协调重心，达到稳定步态、增加平衡性的目的。

3. 适用范围　老年人、残疾人和慢性病被照护者。

（四）步态及自助具的使用训练

1. 训练内容　照护师通过观察被照护者走路姿势，可适当提醒被照护者走路抬起头、腰挺直、步子迈大等。若被照护者体能较差或下肢力量较弱，照护师则应建议其使用拐杖等辅助器具，再严重者，则建议使用轮椅。

2.训练目的　为了及时纠正被照护者的不良走路姿势，让被照护者可以安全地出行，选择合适的辅助器具可避免摔倒。

3.适用范围　老年人、残疾人和慢性病被照护者。

（五）日常生活活动能力训练

1.训练内容　照护师辅助被照护者完成维持生存、适应生活环境的日常活动的训练，此类活动是被照护者每日必须反复进行的、最基本的、最具有共同性的活动，如吃饭、穿衣、大小便、翻身、行走、购物、处理家务等。若被照护者能力有所增强，照护师则可以指导其自行完成日常生活。

2.训练目的　通过照护师的帮助或指导，使被照护者维持原有日常生活水平或重新掌握日常生活技能，找出实用性方法以解决实际问题，达到最大限度地生活自理。

3.适用范围　老年人、残疾人和慢性病被照护者。

（六）呼吸功能训练

1.训练内容　照护师通过观察被照护者日常呼吸方式、呼吸频率，判断其肺部功能状态是否下降，适当给予戒烟、开窗通风、噘嘴呼吸等建议。

2.训练目的　为了改善肺部功能，改善呼吸的协调性，使被照护者更有效地进行有氧呼吸，增强其体质。

3.适用范围　呼吸系统疾病被照护者、老年人、长期卧床的残疾人。

三、物理治疗技术的意义

物理治疗技术作为一种重要的康复照护治疗方法，通过提高身体基本功能、调整心理状态、满足日常生活要求和增加社会人际交往等各种照护训练，可有效提高被照护人群的生活水平，并大大降低医疗费用的支出，缓解社会及家庭压力。并且此训练方法适用人群广泛，各种训练技术均适用于老年人、残疾人和慢性病被照护者。

（一）物理治疗技术对老年人的作用及意义

1.老年人可通过关节活动度训练维持较好的关节活动范围，如下蹲时腿能保证维持在所需角度。

2.肌力训练可延缓老年人的肌肉萎缩，防止肌力下降，保证一定的肌肉含量，保持身体健康。

3.平衡训练可提高老年人对自身安全稳定范围的了解，从而避免摔倒，减少骨折的发生率。

4.步态训练可及时纠正老年人不正确的步行姿势，或使用辅助器具，安全地走路。

5.日常生活训练可帮助老年人通过辅助器具的使用完成自理，保证生活水平。

6.呼吸训练可通过进行有效的呼吸方式，保护被照护者肺部健康。

（二）物理治疗技术对残疾人的作用及意义

1. 残疾人的关节活动范围训练可避免关节挛缩，减少关节僵硬。

2. 肌力训练可增进残疾人肌肉力量，进而提高残疾人身体功能。

3. 平衡训练可防止残疾人在站立位、坐位或步行时摔倒，训练以稳定性的提高为主。

4. 步态训练矫正残疾人走路姿势，保证其尽可能用正确的姿势走路。

5. 残疾人必须进行日常生活训练，以尽可能地完成自理，保证生活水平。

6. 呼吸训练可帮助残疾人增加有氧换气，避免坠积性肺炎等并发症的发生。

（三）物理治疗技术对慢性病被照护者的作用及意义

1. 关节活动范围训练可将慢性病被照护者的各个关节进行各方向活动。

2. 肌力训练可减少被照护者的骨质流失，保持肌肉力量，降低心血管被照护者的最大心率，提高慢阻肺被照护者的最大肺活量，促进代谢系统疾病被照护者的肠胃蠕动。

3. 慢性病被照护者，如糖尿病被照护者会有足底感觉减退、高血压被照护者可能出现立位头晕等现象，而平衡训练可提高被照护者核心稳定性和控制力，从而减少跌倒风险，保证被照护者安全。

4. 步态训练可矫正慢性病被照护者因身体虚弱疼痛而引起的习惯性异常姿势，通过训练正确的走路姿态可进一步减轻身体上的疼痛。

5. 督促慢性病被照护者完成日常生活的自理，减少对他人的依赖，亦是对其功能能力的肯定。

6. 呼吸训练可提高慢性病被照护者心肺功能，降低血压，加快血液循环，促进有害物质的排出。除防止呼吸系统疾病的发展外，还可通过减少焦虑情绪，使各种慢性病被照护者心态平和，进而减轻对疼痛的感知。

物理治疗技术对老年人、残疾人及慢性病被照护者均有极大益处，照护师应认真学习并合理使用。

四、禁忌证及注意事项

（一）物理治疗技术使用中的禁忌证

如有下列禁忌证，不宜实施运动疗法。

1. 被照护者病情不稳定，处于疾病的急性期或亚急性期。

2. 有明确的急性炎症等。

3. 脉搏过快，如安静时 > 100 次 / 分钟。

4. 血压不正常：被照护者高血压：舒张压 > 120mmHg（16kpa），低血压：收缩压 < 100mmHg（13.3kpa）。

5. 心脏功能低下。

（1）有心衰表现：呼吸困难、全身浮肿、胸膜积水等。

（2）心肌疾病：急性心肌炎，发作10天内，心肌代偿功能低下。

（3）心律不齐。

（4）心绞痛：安静时有发作。

6. 被照护者有明显不合作状态。

7. 被照护者有严重并发症，如动脉瘤破裂、静脉血栓、大出血倾向等。

8. 被照护者运动器官损伤未妥善处理者。

注意：若被照护者处于发热（体温大于38℃）或危及生命的疾病时，以疾病的治疗为首要目标，但当运动疗法不妨碍治疗疾病时，便可继续让被照护者进行相应训练。

（二）物理治疗中的注意事项

1. 训练运动量不应过量，以训练次日无疲劳感为宜。

2. 训练过程中密切观察被照护者反应，如出现头晕、眼花、心悸、气短应暂停训练。

3. 有心脏功能问题者：被照护者训练前、后的脉搏比平时加速30%以上，脉搏＞120次/分钟，应立刻停止训练。

4. 训练时动作轻柔，防止产生剧烈疼痛。

5. 防止皮肤损伤，预防褥疮发生。

6. 肢体活动中手法应准确、轻柔，防止病理性骨折等并发症的发生。

7. 站立及行走训练时应有物理治疗师保护，防止被照护者在训练过程中跌倒。

8. 训练过程中应结合语言交流，取得被照护者良好的配合。

第二节 常用评价方法

一、关节活动范围检查

（一）定义

关节活动范围，是指关节在完成活动时所能达到的最大弧度，分为主动关节活动度和被动关节活动度两种，主要用于对被照护者基本状况进行整体描述，评价被照护者功能活动状态，明确受限关节部位、程度等，为进一步探究关节位置活动受限的原因、选择适合的训练方法、制订详细的训练计划等提供数据支持，并可以对治疗后的改善情况进行直观比较。

（二）适应范围和禁忌证

1.适应范围

（1）被照护者由于关节水肿、疼痛，肌肉痉挛、短缩，关节囊及周围组织的炎症粘连，皮肤瘢痕等原因导致的肢体关节活动受限。

（2）偏瘫、骨折、痛风、截肢、截瘫等疾病恢复期的被照护者，可评价其功能状态变化情况。

（3）被照护者由于长期运动不足、日常活动受限导致的运动功能障碍的评价。

2.禁忌证

（1）关节脱位、骨折未愈合。

（2）肌腱、韧带等手术后初期。

（3）偏瘫、痛风、截肢、截瘫的急性期。

（三）注意事项

1.根据被照护者测量的不同需求和部位选择合适的测量工具和测量体位。

2.活动范围记录应以表格形式，要求简单、清楚、方便查看和前后对比。

3.在测量过程中应注意观察并记录药物、心理和环境对测量结果的影响。

4.测量过程中，不得对测量关节的运动产生影响，并应注意双侧对比。

5.运动范围测量应注意先主动后被动的顺序，被动测量手法轻柔缓慢，注意测量过程中和被照护者的沟通交流。

6.对于测量时出现关节受限、形变、浮肿、疼痛、痉挛等问题进行详细标注。

7.当被照护者有明显的骨质疏松或骨脆性增加时，应避免被动活动度测量。

（四）测量工具

1.量角器 是最为常用的测量工具，由1个圆形或半圆形的刻度盘和两条臂（分别称为固定臂和移动臂）构成，固定臂与刻度盘相连接，不可移动，移动臂的一端与刻度盘的中心相连接，可以移动。

2.卷尺 常用于测量腰椎屈曲的活动度。

3.直尺 常用于测量被照护者肢体抬离床面的高度，弯腰时指尖到地面的距离，以及攥拳（即屈曲）、指间分开（即外展）时两个指尖之间的距离等。

（五）关节活动范围测量

1.肩关节活动范围测量

（1）屈曲：被照护者仰卧位，手臂置于身体两侧，照护师将量角器圆心对准肩关节外侧，直尺端平行于大臂外侧（图2-1-1）。提示被照护者将大臂向上抬至最大位置，将量角器直尺端一侧固定原位置，另一侧平行大臂置于屈曲最大位置（图2-1-2），读取角度尺所测得的数据，即为肩关节主动前屈最大范围。注意检查时应固定肩胛骨，以防止出现躯干伸展和肩关节外展等代偿动作。参考值为0~180度。

被动活动度是指照护师一手固定被照护者的肩关节，一手握住肘关节进行被动上抬大臂，感觉到肩关节屈曲出现肌肉抵抗或存在被照护者不能忍受的疼痛时，读取所测得的最大数值。

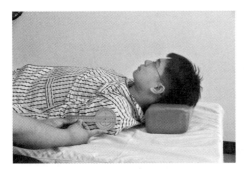 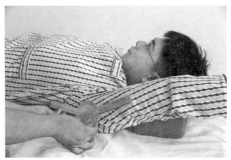

图2-1-1 肩关节屈曲起始位　　　　　　图2-1-2 肩关节屈曲终末位

（2）伸展：被照护者俯卧位，手臂置于身体两侧，照护师将量角器圆心放在肩关节外侧，直尺端平行于大臂外侧（图2-1-3）。提示被照护者将大臂向后方上抬至最大位置，将量角器直尺端一侧固定原位置，另一侧平行大臂置于伸展最大位置（图2-1-4），读取角度尺所测得的数据，即为肩关节主动后伸最大范围。注意检查时应固定肩胛骨，防止出现肩胛骨前倾、上抬、外展等代偿动作。参考值为0~60度。

被动活动度是指照护师一手固定被照护者的肩关节，一手握住肘关节进行被动后上抬大臂，感觉到肩关节伸展出现肌肉抵抗或存在被照护者不能忍受的疼痛时，读取所测得的最大数值。

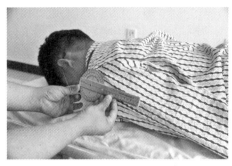

图 2-1-3 肩关节伸展起始位

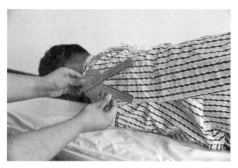

图 2-1-4 肩关节伸展终末位

（3）外展：被照护者坐位，肩膀自然下垂，照护师将量角器圆心放在肩关节前方（或后方），直尺端平行于大臂后侧（图 2-1-5）。提示被照护者将大臂沿外侧向上抬至最大位置，将量角器直尺端一侧固定原位置，另一侧平行大臂置于外展最大位置（图 2-1-6），读取角度尺所测的数据，即为肩关节主动外展最大范围。注意检查时应固定躯干，防止出现耸肩、躯干侧屈等代偿动作。参考值为 0~180 度。

被动活动度是指照护师一手固定被照护者的肩关节，一手握住肘关节沿外侧进行被动上抬大臂，感觉到肩关节外展出现肌肉抵抗、肩胛骨出现外展或存在被照护者不能忍受的疼痛时，读取所测得的最大数值。

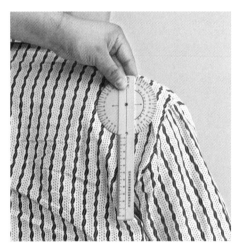

图 2-1-5 肩关节外展起始位

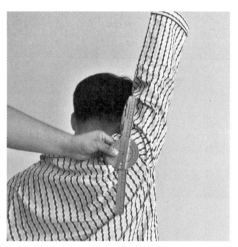

图 2-1-6 肩关节外展终末位

（4）内收：被照护者坐位，大臂略向前屈 20 度，照护师将量角器圆心放在肩关节前方，直尺端平行于大臂前侧（图 2-1-7）。提示被照护者将大臂向内侧移动至最大位置，将量角器直尺端一侧固定原位置，另一侧平行大臂置于内收最大位置（图 2-1-8），读取角度尺所测的数据，即为肩关节主动内收最大范围。注意检查时应固定肩胛骨，以防止出现肩关节外旋、上抬等代偿动作。参考值为 0~45 度。

　　被动活动度是指照护师一手固定被照护者的肩关节，一手握住腕关节被动向内侧移动大臂，感觉到肩关节内收出现肌肉抵抗或存在被照护者不能忍受的疼痛时，读取所测得的最大数值。

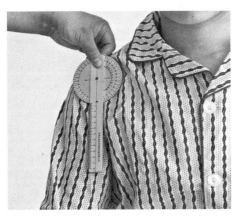

图 2-1-7　肩关节内收起始位

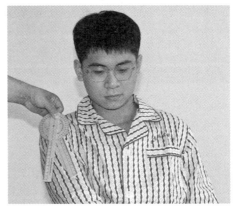

图 2-1-8　肩关节内收终末位

　　（5）内旋：被照护者仰卧位，肩关节外展 90 度，肘关节屈曲 90 度，前臂向前旋转与地面垂直。照护师将量角器圆心放在手肘外侧，直尺端平行于前臂外侧（图 2-1-9）。提示被照护者将前臂向下压至最大位置，将量角器直尺端一侧固定原位置，另一侧平行前臂置于内旋最大位置（图 2-1-10），读取角度尺所测的数据，即为肩关节主动内旋最大范围。注意检查时应固定肱骨，以防止出现躯干屈曲、肘关节伸展、肩胛骨上抬和外展等代偿动作。参考值为 0~70 度。

　　被动活动度是指照护师一手固定被照护者的肘关节，一手握住腕关节被动向下压前臂，当感觉到肩关节内旋出现肌肉抵抗、肱骨头出现内收或存在被照护者不能忍受的疼痛时，读取所测得的最大数值。

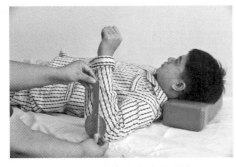

图 2-1-9　肩关节内旋起始位

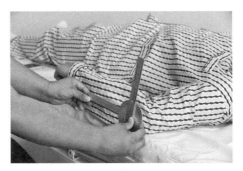

图 2-1-10　肩关节内旋终末位

　　（6）外旋：被照护者体位、量角器位置摆放与内旋相同，但操作方向相反（图 2-1-11，图 2-1-12）。照护师操作时应固定肩胛骨，防止出现肩胛下角下撤、内收、脊柱伸展等代偿动作。参考值为 0~90 度。

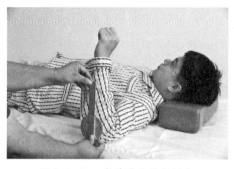

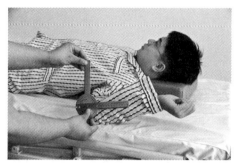

图 2-1-11　肩关节外旋起始位　　　　　　　　图 2-1-12　肩关节外旋终末位

2. 肘关节活动范围测量

肘关节屈曲：被照护者坐位，上肢贴靠躯干，自然下垂。照护师将量角器圆心放置在肘关节外侧，直尺端平行于前臂（图 2-1-13），提示被照护者将前臂向上抬至最大位置。将量角器直尺端一侧固定原位置，另一侧平行前臂置于屈曲最大位置（图 2-1-14），读取角度尺所测的数据，即为肘关节屈曲最大范围。注意检查时应固定肩关节，以防止出现肩关节屈曲等代偿动作。参考值为 0~150 度。

被动活动度是指照护师一手固定被照护者的肘关节，一手握住腕关节被动向上抬前臂，当感觉到肘关节屈曲出现肌肉抵抗或存在被照护者不能忍受的疼痛时，读取所测得的最大数值。

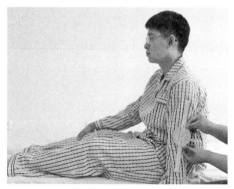

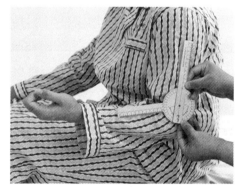

图 2-1-13　肘关节屈曲起始位　　　　　　　　图 2-1-14　肘关节屈曲终末位

3. 腕关节活动范围测量

（1）伸展：被照护者坐位，肩关节外展 90 度，肘关节屈曲 90 度，照护师将量角器圆心放置在腕关节外侧，直尺端平行于手掌（图 2-1-15），提示被照护者将手背向上抬至最大位置，将量角器直尺端一侧固定原位置，另一侧平行手掌置于伸展最大位置（图 2-1-16），读取角度尺所测的数据，即为腕关节伸展最大范围。操作时防止前臂的旋转，避免腕关节尺偏、桡偏代偿。参考值为 0~80 度。

被动活动度是指照护师一只手固定被照护者的腕关节，一手轻握其手掌被动上抬，当感觉到腕关节伸展出现肌肉抵抗或存在被照护者不能忍受的疼痛时，读取所测得的最大数值。

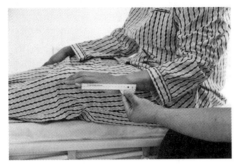
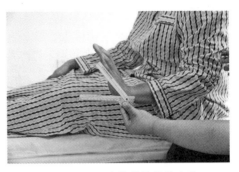

图 2-1-15　腕关节伸展起始位　　　　图 2-1-16　腕关节伸展终末位

（2）屈曲：被照护者体位、角度摆放方法和伸展测量相同，但方向相反（图 2-1-17，图 2-1-18）。操作过程中，照护师固定前臂避免腕关节尺偏、桡偏代偿。参考值为 0~70 度。

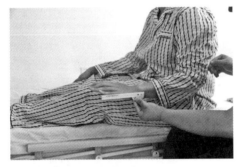
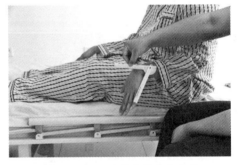

图 2-1-17　腕关节屈曲起始位　　　　图 2-1-18　腕关节屈曲终末位

（3）尺偏：被照护者坐位，肩关节外展 90 度，肘关节屈曲 90 度，手指轻度屈曲。照护师将量角器圆心放置在腕关节背中点，直尺端平行于手掌（图 2-1-19），提示被照护者将手背向外侧移动至最大位置，将量角器直尺端一侧固定原位置，另一侧平行第三掌骨背侧置于尺偏最大位置（图 2-1-20），读取角度尺所测的数据，即为腕关节尺偏最大范围。操作时应固定桡骨、尺骨远端，防止前臂旋前、旋后及肘关节过度屈曲，避免腕关节伸展代偿。参考值为 0~25 度。

被动活动度是指照护师一只手固定被照护者的腕关节，一手轻握其手掌被动向内侧移动，当感觉到腕关节尺偏出现肌肉抵抗或存在不能忍受的疼痛时，读取所测得的最大数值。

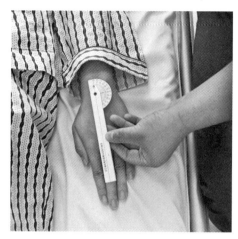
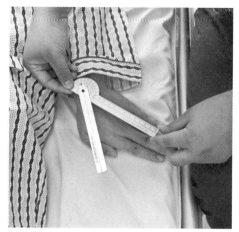

图 2-1-19　腕关节尺偏起始位　　　　　　图 2-1-20　腕关节尺偏终末位

（4）桡偏：被照护者体位、角度摆放方法和尺偏测量相同，但方向相反（图 2-1-21，图 2-1-22）。操作过程中，照护师一手固定被照护者的前臂，另一只手握住其第二、三掌骨，防止腕关节出现掌屈或背屈，避免腕关节屈曲、伸展代偿。参考值为 0~25 度。

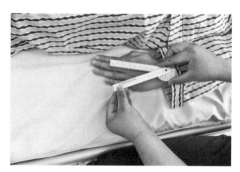
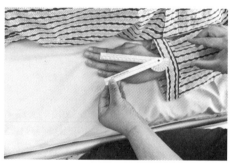

图 2-1-21　腕关节桡偏起始位　　　　　　图 2-1-22　腕关节桡偏终末位

4. 髋关节活动范围测量

（1）屈曲：被照护者仰卧位，躯干无侧弯，髋关节中立位。将量角器圆心对准髋关节外侧，直尺端平行于大腿（图 2-1-23），做膝关节屈曲、抬腿动作至最大位置（图 2-1-24），当出现骨盆后倾，即为终止动作。量角器一侧固定在原位置，另一侧平行大腿置于屈曲最大位置，读取角度尺所测的数据，即为髋关节屈曲最大范围。操作时注意固定骨盆，避免腰椎屈曲代偿。参考值为 0~125 度。

被动活动度是指照护师一手固定被照护者髋关节，一手控制屈曲的膝关节被动屈曲大腿，但不得向下压，当感觉到髋关节屈曲出现肌肉抵抗或存在被照护者不能忍受的疼痛时，读取所测得的最大数值。

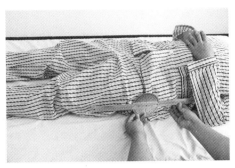

图 2-1-23 髋关节屈曲起始位

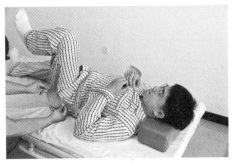

图 2-1-24 髋关节屈曲终末位

（2）伸展：被照护者俯卧位，躯干无侧弯，髋关节中立位。膝关节伸展位，双足放置在床缘外。将量角器圆心对准髋关节外侧，直尺端平行于大腿（图 2-1-25），提示被照护者在膝关节伸展位完成髋关节上抬至最大位置，当出现骨盆前倾，即为终止动作。量角器一侧固定在原位置，另一侧平行大腿置于伸展最大位置（图 2-1-26），读取角度尺所测的数据，即为髋关节伸展最大范围。操作时注意固定骨盆，避免腰椎伸展代偿。参考值为 0~15 度。

被动活动度是指照护师一手固定被照护者髋关节，一手控制伸展的膝关节，被动上抬大腿，但不得产生挤压，当感觉到髋关节伸展出现肌肉抵抗或存在被照护者不能忍受的疼痛时，读取所测得的最大数值。

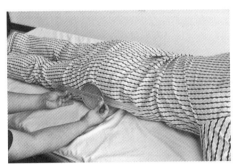

图 2-1-25 髋关节伸展起始位

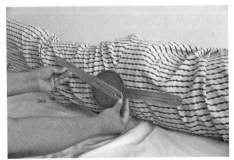

图 2-1-26 髋关节伸展终末位

（3）外展：被照护者仰卧位，躯干无侧弯，髋关节无内收、外展、内旋、外旋。将量角器圆心对准髋关节前方，直尺端平行于大腿（图 2-1-27），提示被照护者在膝关节伸展位完成髋关节向外侧移动至最大位置，当骨盆出现侧方倾斜和脊柱侧屈时，即为终止动作。量角器一侧固定在原位置，另一侧平行大腿置于外展最大位置（图 2-1-28），读取角度尺所测的数据，即为髋关节外展最大范围。操作时注意固定骨盆，避免髋关节、躯干屈曲代偿。参考值为 0~45 度。

被动活动度是指照护师一手固定被照护者髋关节，一手控制膝关节，防止髋关节外旋，将被照护者下肢被动向外侧方移动，当感觉到髋关节外展出现肌肉抵抗或存在被照护者不能忍受的疼痛时，读取所测得的最大数值。

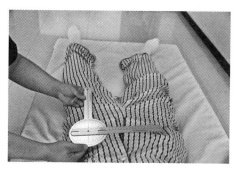

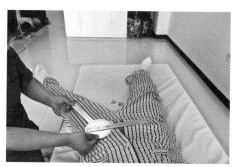

图 2-1-27 髋关节外展起始位　　　　　图 2-1-28 髋关节外展终末位

（4）内收：被照护者仰卧位，躯干无侧弯，髋关节无内收、外展、内旋、外旋。膝关节伸展位，对侧下肢呈外展位。将量角器圆心对准髋关节前方，直尺端平行于大腿（图 2-1-29），提示被照护者在膝关节伸展位完成髋关节向内侧移动至最大位置，骨盆出现侧方倾斜和脊柱侧屈时，即为终止动作。量角器一侧固定在原位置，另一侧平行大腿置于内收最大位置（图 2-1-30），读取角度尺所测的数据，即为髋关节内收最大范围。操作时注意固定骨盆，以防止出现躯干的代偿动作，避免髋关节内旋代偿。参考值为 0~30 度。

被动活动度是指照护师一手固定被照护者髋关节，一手控制踝关节，防止髋关节外旋，将被照护者下肢被动向内侧方移动，当感觉到髋关节内收出现肌肉抵抗或存在被照护者不能忍受的疼痛时，读取所测得的最大数值。

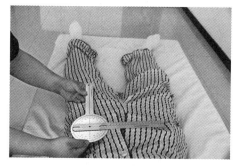

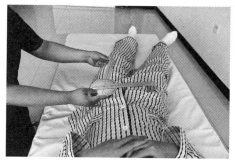

图 2-1-29 髋关节内收起始位　　　　　图 2-1-30 髋关节内收终末位

5. 膝关节活动范围测量

膝关节屈曲：被照护者俯卧位，躯干无侧弯，髋关节无内收、外展、内旋、外旋。膝关节伸展位，将量角器圆心对准膝关节外侧，直尺端平行于小腿（2-1-31），提示被照护者将足跟向臀部移动至最大位置。量角器一侧固定在原位置，另一侧平行小腿置于外展最大位置（图 2-1-32），读取角度尺所测的数据，即为膝关节屈曲最大范围。操作时注意固定大腿，以避免髋关节出现旋转、屈曲、外展等代偿动作。参考值为 0~135 度。

被动活动度是指照护师一手固定被照护者大腿，防止髋关节的旋转、屈曲、伸展。另一只手控制踝关节，完成被动的膝关节屈曲动作。当感觉到膝关节屈曲出现肌肉抵抗或存在被照护者不能忍受的疼痛时，读取所测得的最大数值。

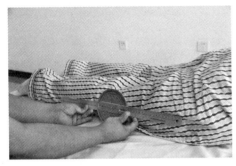 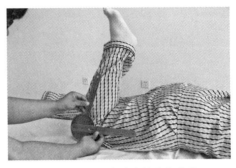

图 2-1-31　膝关节屈曲起始位　　　　　图 2-1-32　膝关节屈曲终末位

6. 踝关节活动范围测量

（1）背屈：被照护者仰卧位或坐位，踝关节无内翻及外翻。将量角器圆心放置在外踝处，直尺端平行于脚背（图 2-1-33），提示被照护者足尖从中立位向靠近小腿方向移动至最大位置，量角器一侧固定在原位置，另一侧平行于第五跖骨置于背屈最大位置（图 2-1-34），读取角度尺所测的数据，即为踝关节背屈最大范围。操作时，避免出现膝关节、踝关节的代偿动作。参考值为 0~20 度。

被动活动度是指照护师一手固定踝关节，一手托住足底被动向上推脚掌，避免推按足趾，当感觉到踝关节背屈出现肌肉抵抗或存在被照护者不能忍受的疼痛时，读取所测得的最大数值。

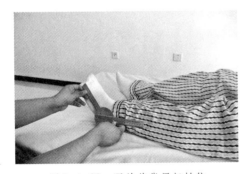 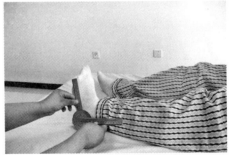

图 2-1-33　踝关节背屈起始位　　　　　图 2-1-34　踝关节背屈终末位

（2）跖屈：被照护者体位、角度摆放方法和背屈测量相同，但方向相反（图 2-1-35，图 2-1-36）。操作过程中，照护师一手固定小腿远端，防止膝关节、髋关节出现代偿，另一只手向下方正直按压足背，使其跖屈，但不得对足趾产生压力和出现内翻、外翻动作。参考值为 0~50 度。

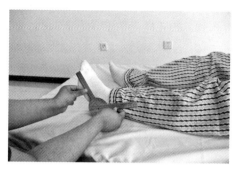
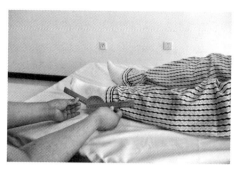

图 2-1-35　踝关节跖屈起始位　　　　　图 2-1-36　踝关节跖屈终末位

二、肌力评价方法

（一）肌力的概念

1. 肌力的定义　肌肉收缩产生的最大力量。

2. 影响肌力的因素　影响肌力的固有因素包括肌肉横截面积、肌纤维类型、肌肉初长度、肌肉收缩形式等，其他因素包括性别、年龄、姿势、激素水平、个体差异等。如，在身高和体重都相同的男性与女性中，男性肌力更强。一般到 80 岁时，肌力下降为巅峰时候的 50% 左右。因此，衡量 20 岁青年人的肌力与 80 岁的老年人肌力的标准不应相同。

肌力下降的原因包括年龄增加、失用（长时间不活动）带来的废用性萎缩、肌肉或肌腱损伤、疼痛、神经系统疾病、肌肉系统本身的疾病等，一些化学因素如缺氧、脱水、酸中毒等也会引起肌力下降，应引起注意。

3. 肌力评价的目的　肌力检查是康复评价的重要内容，用来评价被照护者由于疾病、外伤、废用等导致的肌力低下的程度。一般来说，肌力评价的目的包括以下几项。

（1）确定肌力下降的具体部位与减弱程度。

（2）协助神经、肌肉疾病损伤的定位诊断。

（3）预防肌力下降或不同部位肌力不平衡所引起的损伤或潜在风险。

（4）评价肌力训练的效果。

（5）协助软组织损伤的鉴别诊断。

（二）肌力评价的方法

1. 手持测力计　通过手持测力计或手持压力传感器等设备对肌力进行量化测量。手持测力计属于便携设备，照护师手持测力计放在被照护者测量部位，照护师施加阻力，要求被照护者对抗阻力收缩肌肉，根据读数评价被照护者的肌力。需注意，对同一动作进行肌力评价时，每次应把测量仪放在相同的位置，位置不同会产生不同的测量结果。此外，当没有专业的手持设备时，一些常用生活工具也可用于肌力的评价。如，评价被照护者下肢力量时，可让被照护者踩体重秤，根据体重秤的读数判断被照护者是否具备一定的站立能力。

2.一次重复最大重量测试　测试被照护者对每个重量对抗程度，随后逐渐增加重量，直至被照护者在某个重量上只能重复一次对抗，则记录该重量为一次重复最大重量。该测试可评得最大肌力，进而为训练提供最大负荷的参考值。此测试结果能很好地反映动力性肌力水平。一次重复最大重量测试方法既是肌力测试方法也是肌力训练方法，当被照护者对肌力训练耐受度较低时，使用一次重复最大重量测试也会产生积极的效果（仅做一次最大力量对抗并坚持到力竭），会出现肌肉围度不发生变化但肌力得到增强的情况。

3.应用握力计、背力计和捏力计测试　握力计、背力计和捏力计可用于握力、背部肌力和手指捏力的评价，常用于康复领域，可精确地测量肌力的恢复或变化。研究显示，握力在一定程度上能反映上肢和下肢肌力的大小及多种健康状况。

4.30秒连续坐椅试验　是一种用来评价老年人下肢肌力的简易测试方法。在日常活动中由坐到站是最重要的动作之一，测试时要求测试者双手在胸前交叉，由站姿开始坐下，然后反复站起、坐下，站立时膝关节伸直，坐下时背部挺直不能接触椅背，记录30秒内完成的次数。30秒连续坐椅试验对预测老年人发生跌倒和坠床的风险有一定的参考价值。研究显示，不能完成5次以上坐站动作的老年人更易发生跌倒。

5.400米步行测试　一般用于老年人下肢力量的评价，要求在稳定的情况下尽可能地保持恒定的步速行走400米。研究显示，65岁以上老年人的下肢肌肉力量与稳定行走400米的时间有关。

6.等速肌力测试　是指利用等速肌力测试仪，将肢体固定并预先设定恒定的运动速度，在测试过程中提供与肌力相匹配的并随肌力大小而改变的阻力，测试依赖专业设备，此处不做具体介绍。

7.徒手肌力检查　指通过重力和徒手施加阻力对肌肉力量进行测试并分级的方法，是一种操作简单、临床应用最广泛的肌力评价方法。

（1）徒手肌力检查的评级方法（表2-1-1）：首先依据测试者是否能克服自身肢体的重力完成相应关节全部范围的运动进行分级，能完成者肌力为3级或以上，不能完成者肌力为2级或2级以下。如果测试者能对抗最大阻力完成关节全部范围的运动，则肌力定为5级（正常）；能对抗轻、中等阻力完成动作定为4级；不能对抗阻力但能克服自身肢体重力完成相应关节全部范围运动者肌力定为3级。肌力为3级以下者，若克服自身肢体重力能完成相应关节部分运动范围则肌力定为2级；在解除重力的情况下完成相应关节全部范围运动者肌力也定为2级；如都不能达到，那么触诊有肌肉收缩者为1级，无肌肉收缩者为0级。

表 2-1-1　徒手肌力检查分级评定标准

分级	名称	评级标准
0	零	未触及肌肉收缩
1	微弱	可触及肌肉收缩，但不能引起关节运动
2	差	解除重力的情况下完成关节全范围运动
3	可（一般）	能抗重力完成关节全范围运动，但不能对抗阻力
4	良好	能抗重力及对抗轻、中等阻力，完成关节全范围运动
5	正常	能抗重力及对抗最大阻力，完成关节全范围运动

（2）徒手肌力检查的注意事项：

①评价肌力时施加阻力的位置一般选择关节活动的最末端，因为阻力在不同的位置产生的力大小也不同。因此，每次评价时应注意保持阻力位置相同，这样可以确保测量的标准统一及测量结果的准确性。

②施加阻力时应缓慢、渐进，不要突然施加阻力或给予不均匀的阻力，避免产生不必要的损伤。

③测试时保持非测试部位的固定（身体稳定），避免身体产生过多不必要的动作。

（3）徒手肌力检查的适应证：

①神经损伤，如周围神经损伤、脊髓损伤、多发性神经炎等。

②原发性肌病，如肌萎缩、重症肌无力等。

③骨、关节疾病，如骨折、截肢、关节炎等。

（4）禁忌证：

①关节不稳定、急性扭伤和严重的关节肿胀。

②局部严重的疼痛。

③严重的高血压、心脏病。

（三）测试中出现疼痛

被照护者在进行主动运动或被动运动时可能出现疼痛，这些疼痛可能来自收缩组织，如肌肉、肌腱；也可能来自惰性组织，如关节面、韧带、关节囊。抗阻等长收缩（抵抗阻力静态收缩，不产生关节运动）可以用来区分损伤的类型，如果肌肉收缩时产生疼痛，或在收缩后放松时与拉长的时候产生疼痛，则损伤来自肌肉或肌腱；如果在被动活动时产生疼痛，而肌肉收缩时没有疼痛，那么损伤来自关节或韧带。

通过肌肉收缩力量的大小和是否存在疼痛可以判断病变的可能性（表 2-1-2），照护师可根据测试结果判断是否存在风险并采取相应的措施。

表 2-1-2 肌力、疼痛与可能的病变关系

肌力与疼痛	可能的病变
有力且无痛	肌肉、肌腱正常，无损伤
有力且疼痛	受测肌肉和肌腱有轻度损伤
无力且无痛	存在神经系统疾病、肌肉或肌腱完全断裂、严重的肌萎缩
无力且疼痛	存在严重的痛性级别，如骨折、急性病变等

三、平衡功能检查的评价

2020 年，第七次全国人口普查显示我国 60 岁以上老年人口已达 2.6 亿，占人口总数的 18.7%。随之而来的是老年人的健康问题也更加凸显，如跌倒。跌倒后常导致髋部骨折、手腕骨折或者是肩部骨折等严重后果。尤其是髋部骨折后，由于年事已高，卧床时间延长，又会加大肺部感染的风险。有数据显示，80 岁以上老年人髋部骨折，卧床 3 个月后死亡率达到 20%。

跌倒的原因复杂多样，由于老年人肌肉力量较差，骨质疏松，或存在神经功能障碍，这些因素导致平衡功能下降，从而引起跌倒。除去自身生理和病理因素外，还有一些环境因素，比如道路不平、灯光灰暗、家居环境缺少扶手等。如何评价被照护者的平衡能力，对于照护师来说非常重要，本节内容教大家用一些简单实用的方法，检查被照护者的平衡能力。

（一）静态平衡定性检查

1. 坐位平衡反应测试 对于长期不能离床或者依赖轮椅的被照护者来说，坐位平衡非常重要，因为其通常在坐姿下完成吃饭、洗漱、沐浴、排便等日常生活。如果在坐位没有良好的平衡能力，也会存在跌倒的风险。检查方法如下：

被照护者端坐在床边或椅子上，两腿与肩同宽，双脚自然放在地面上，双上肢自然下垂。检查时照护师轻微拉扯被照护者的手臂，如果被照护者头部和躯干部位稳定，没有出现大幅度调整或者用双手扶握物品进行辅助稳定，视为阴性反应，属正常。如果被照护者身体出现大幅度晃动，另一侧手臂抬起，视为阳性反应，平衡功能较差。

2. 站立位伸臂测试 被照护者闭眼站立在地面上，然后缓慢地抬起双上肢，向前平伸。观察双上肢是否能在一个水平面上，或者是否存在一高一低的情况，如果没有出现这种情况，属正常；如果出现一高一低的情况，提示平衡功能较差。

（二）动态平衡定性检查

1. 原地踏步测试 被照护者睁眼站在地面上，双上肢自然下垂，嘱其进行原地踏步，照护师可喊口令，并且速度逐渐加快。如果被照护者动作协调、流畅，属正常；如果

被照护者动作不协调或缓慢、跟不上口令，并且不稳定，提示平衡功能较差。

2.闭目步行测试　被照护者闭眼站在地面上，嘱其闭眼向前走5步，然后后退5步。如果能顺利流畅地完成任务，可视为阴性反应，属正常；如果被照护者不能走直线，出现偏移，或是走路不稳、缓慢不协调，视为阳性反应，提示平衡功能较差。

3.书写测试　被照护者需要端坐在书桌前，身体不接触书桌，非利手放在大腿上，利手垂腕或悬腕书写一行文字，由上到下，15~20cm长，睁眼、闭眼各书写一次，观察两行文字是否有偏离。如果偏移不超过5度，属正常；超过10度，提示异常。

（三）静态平衡能力定量检查

由于被照护者大部分为老年人，其平衡能力和跌倒风险息息相关。以下平衡检查均需要站立，根据描述做出动作，照护师需时刻注意保护被照护者，以保持姿势的时间作为评分标准。

评分标准：0分：≥10秒；1分：5~9秒；2分：0~4秒。

1.睁眼双足并拢站立测试　被照护者站在地面上，双臂自然下垂。照护师站在被照护者身旁，时刻预防其跌倒，嘱其尽可能保持这种姿势超过10秒钟。如果能超过10秒钟，可得0分；5~9秒得1分；0~4秒得2分。

2.足尖碰足跟测试　被照护者站在地面上，用一侧的足尖碰另一侧的足跟，双足前后呈一条直线，双上肢自然下垂在身体两侧，嘱被照护者保持这个姿势尽量超过10秒钟。照护师站在被照护者身旁，时刻预防其跌倒。如果能超过10秒钟，可得0分；5~9秒得1分；0~4秒得2分。

3.闭眼双脚并拢站立测试　被照护者站在地面上，两脚并拢，双上肢自然地垂在身旁，闭上双眼。照护师站在被照护者身旁，时刻预防其跌倒。如果能超过10秒钟，可得0分；5~9秒得1分；0~4秒得2分。

4.单腿站立测试　被照护者站在地面上，不闭眼，然后缓慢地抬起一条腿，抬起的腿要放在身体的前方。照护师站在被检查者身旁，时刻预防其跌倒。如果能超过10秒钟，可得0分；5~9秒得1分；0~4秒得2分。

（四）动态平衡能力定量检查

常应用Y平衡测试，此测试需要准备Y平衡测试套件和卷尺。被照护者站立在Y平衡板的起始位置上，双手叉腰，一只脚抬起放在指示器上，然后微微屈膝推动指示器，尽全力将指示器推到最远的地方，保持平衡且脚不能离开指示器上方，用卷尺量出距离，每个方向反复测试3次，取平均值。

（五）体位转换控制能力检查

1.由坐到站　被照护者坐在椅子上，双上肢自然下垂在身旁，重心向前移动，略微抬起臀部，抬起双上肢，腿部发力，如果能独自并且顺利站起，可以记录0分。如果站起过程不稳定，并且需要扶把手或者是撑着大腿才能起来，可以记录1分。如果不能独自完成站起动作记录2分。

2. 由站到坐　被照护者站在椅子前面，双上肢自然下垂，然后弯腰屈膝坐在后方椅子上。如果被照护者能独自顺利完成这个任务，可记录0分；如果需要扶住大腿或扶手，尝试很多次才能坐下，可以记录1分；如果不能完成独自坐下的动作记录2分。

四、行走及步行辅助器具的使用情况检查

（一）行走能力检查

行走是移动活动之一，双足步行是人类为适应环境所特有的移动能力。衰老和疾病都可能影响到个体行走的能力，进而影响其参与日常生活和社会活动。因此，很多时候需要对被照护者的行走能力进行检查。行走能力检查的方法众多，主要包括针对行走能力的计时测试，如6分钟步行测试、10米步行测试、起立行走测试（TUG测试），以及行走姿势的检查（步态分析）。

1. 行走能力测试

（1）6分钟步行测试：6分钟步行测试是针对中、重度心肺功能障碍者所进行的简单的心肺评价，了解其有无心肺功能下降。主要内容是在平直走廊尽可能快地行走，测试6分钟内行走的最远距离。测试结果大于550米属于基本正常，450~550米属于轻度心肺功能不全，150~450米属于中度心肺功能不全，小于150米则属于重度心肺功能不全。

（2）10米步行测试：步行10米，测量中间6米的步行时间，测试过程中允许加速和减速。当脚尖跨过2米标记时计时开始，当脚尖跨过8米标记时计时结束，可以使用辅助器具，但应该持续使用并在每次测试时记录。如需他人辅助步行，不适合此项测试。测试时，需分别进行个人习惯步行速度和尽可能快的步行速度的测试，并在记录结果中注明（习惯速度/快速）。

（3）TUG测试：测试开始前受试者坐在一个稳定的带有扶手的椅子上（约45 cm高），允许使用扶手或常规的步行辅助手段。测试内容为从椅子上站起，向前直线行走3米，转身返回并再次坐下，记录受试者从开始到返回座位所用时间（以秒为单位）。正式测试前，允许受试者练习1~2次，以确保其理解整个测试过程。如果完成测试的时间超过10~12秒，则提示活动能力显著下降，需要进一步评价。

2. 行走姿势测试　步态分析是临床中常用的行走姿势的评价方法。步行周期是指在步行中一侧足跟着地到同侧足跟再次着地的过程，在一个步行周期中，每侧下肢都经历一次支撑相和一次摆动相。支撑相指步行周期中从足跟着地到足趾离地，下肢接触地面支撑体重的阶段，约占步行周期的60%。摆动相指步行周期中足趾离地后向前迈步至同侧足跟再次着地前的阶段，约占步行周期的40%。下面介绍几种临床常见的

异常步态。

（1）臀大肌步态：表现为足跟着地时常用力将胸部后仰，使重力线落在骨盆后方以维持髋关节被动伸展，站立时膝关节绷直，形成仰胸挺腰凸腹的步态，常见于臀大肌无力者。

（2）臀中肌步态：患侧单腿支撑时，患侧骨盆上抬且向外侧突出，对侧骨盆下降。为了维持平衡，躯干向患侧侧屈。双侧受损，步行时上身左右交替摇摆，状如鸭子，故又称鸭步，常见于臀中肌无力者。

（3）股四头肌步态：行走中患侧腿单腿站立的稳定性受到影响，表现为足跟着地后，为补偿伸膝肌无力而使髋伸展，膝关节被动伸直，造成膝关节向后过度伸直。部分被照护者需弯腰用手按压大腿，使膝伸直，常见于股四头肌无力。

（4）帕金森步态：表现为刻板的步态，步行启动困难，拖步，躯干僵硬缺乏旋转和上肢的摆动。因躯干前倾，髋、膝关节屈曲，步行中身体重心前移，为了保持平衡容易出现小步幅快速前冲或慌张步态，不能随意停止步行或转换方向。

（5）偏瘫步态：脑卒中发生后，出现走路时下肢整体僵硬、站立不稳、走路画圈、拖着腿行走、提胯、脚内翻、崴脚等。有的患者不能独立行走，需要家属或者拄拐辅助才能勉强行走。

（6）剪刀步态：痉挛型脑性瘫痪的典型步态。由于大腿内侧肌肉痉挛，行走时下肢向前内侧迈出，双膝内侧常相互摩擦碰撞，足尖着地，呈剪刀步或交叉步，交叉严重时步行困难。

（7）跨阈步态：被照护者为使下垂的足尖离地，将患肢抬得很高，犹如跨越门槛的姿势，多见于腓总神经麻痹者。

（8）小脑共济失调步态：指小脑功能障碍所致的异常步态。被照护者行走时两上肢外展以保持身体平衡，两足间距过宽，高抬腿，足落地沉重，不能走直线，而呈曲线或呈"Z"形前进。因重心不易控制，故步行摇晃不稳，状如醉汉，故又称醉汉步态。

（二）步行辅助器具使用情况检查

步行辅助器具是指辅助人体支撑体重、保持平衡和行走的器具，可分为单臂操作辅助器具和双臂操作辅助器具。在选用此类产品时应全面了解被照护者的情况，评价其平衡能力、下肢承重能力、步态、上肢控制能力、认知能力、个人生活方式及爱好、所处环境要求等因素，明确应用步行辅助器具的目的。其作用在于能够在被照护者不能独立控制自己的重心时，扩大支撑面积，提高平衡功能，减轻下肢的负重，增加行走的稳定性，提高步行速度。

常用的步行辅助器具主要有三类：手杖、腋拐、助行器。

1.**手杖** 用单侧手扶持，分为单脚手杖、三脚手杖、多脚手杖，适用于有一定平衡能力、一侧手握力好、上肢支撑力强、步行不稳、轻度肢体功能障碍和体弱的被照护者。

（1）常见手杖类型：

①单脚手杖（图2-1-37）：有一个支脚和一个手柄，用单侧手支撑而不支撑前臂的器具，高度可调节。手杖杆类型包括直杆和弯杆。材料分为木质、金属、高分子材料等，可带光源。

适用范围：下肢功能轻度障碍，但上肢支撑能力较强，平衡能力欠佳，体弱的被照护者。该类型手杖与地面仅有一个接触点，虽使用轻巧，但由于提供的支撑与平衡作用较少，所以多适用于慢步。

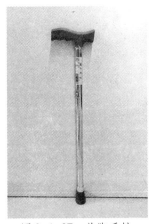

图 2-1-37 单脚手杖

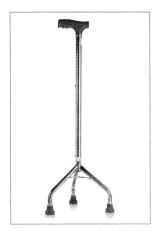

图 2-1-38 三脚手杖

②三脚手杖（图2-1-38）：有三个支脚和一个手柄，支撑面积较单脚手杖大，较单脚手杖稳定。手杖杆类型分为直杆和弯杆。

适用范围：下肢功能轻度障碍，使用单脚手杖不安全、体弱的被照护者。该类型手杖与地面有三个接触点，由于底面积较大，能提供比单脚手杖较好的支持与稳定性。

③多脚手杖（图2-1-39）：有四个及以上支脚和一个手柄，用单侧手支撑。支撑面积较单脚手杖大，较单脚手杖稳定。手杖杆类型分为直杆和弯杆，支撑脚可分为大四脚和小四脚。

适用范围：下肢功能轻度障碍，更适用于平衡能力欠佳而使用单脚手杖不安全、臂力较弱或上肢患有震颤、麻痹的被照护者。该类型手杖与地面有四个接触点，对于半身偏瘫的脑卒中被照护者在刚开始康复的时候，可以提供不错的稳定性。但在路面不平时，反而容易造成摇晃不稳的现象，所以建议四脚拐最好在室内使用。一般来说，四脚手杖的使用多半是暂时性的，当被照护者步伐愈来愈稳且可以走向室外时，可以改用一般手杖。

（2）手杖长度的选择：长度合适的手杖，可以让被照护者行走起来更舒服、更安全。对直立无困难的被

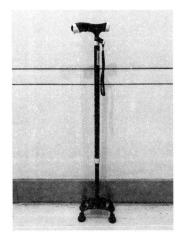

图 2-1-39 多脚手杖

照护者，手杖正确长度的测定方法：穿着平底鞋站直，两手自然下垂，取立正姿势，肘关节应当有 30 度左右的屈曲，测量出手腕部横纹至地面的距离，该尺寸就是手杖的理想长度；或者测量股骨大转子至地面的高度。手杖使用时，肘关节应保持 30 度左右屈曲，以使手臂能自由向前活动而不影响身体重心的改变。实际测量的时候，可以由手掌量到足外侧缘 15cm 处最为适当。对于直立有困难的被照护者则应仰卧测量，也可参考公式：手杖长度 =0.72×身高。

2. 腋拐（图 2-1-40）　腋拐的主要作用是免负荷、扩大支撑面积，使用最为广泛，适用于上肢功能健全，下肢功能存在中度障碍的被照护者。如下肢肌力减退、疼痛、手术后不能完全负重，以及不能用左右脚交替迈步的情况（如截瘫）。

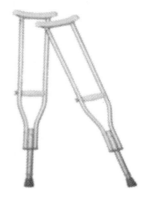

图 2-1-40　腋拐

3. 助行器　助行器比多脚拐的基底面宽，稳定性好，适合平地使用，不适合在楼梯或狭窄的地方使用。适用于开始练习步行时平衡功能较差的被照护者，比拐杖更具有良好的支撑性，有些种类的助行器可以折叠，比较方便，包括框式助行器、轮式助行器等。

（1）框式助行器（图 2-1-41）：由框架、支脚杆、支脚和手柄组成，有手柄和多个支脚，没有前臂支撑和轮子，可折叠，高度可调，支脚使用防滑橡胶塞头。支撑面积大、稳定性能好、价格低廉。

适用范围：下肢功能中重度障碍，平衡能力欠佳的被照护者。单侧下肢无力或截肢，需要比单臂操作助行器更大支持，如老年性骨关节炎或股骨骨折愈合后；全身或双下肢肌力降低或协调性差，需要独立、稳定站立的被照护者，如多发性硬化症或帕金森病；长期卧床或患病的被照护者。扶手高度测量同手杖。

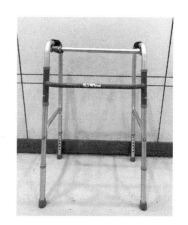

图 2-1-41　框式助行器

（2）轮式助行器：装有轮子和手柄的助行器具，包括两轮、三轮和四轮式，并装有椅座、储物筐等辅助装置。使用时，推动助行器前移。

适用范围：适用于老年人，为双下肢功能轻度障碍或平衡能力稍差的被照护者提供可靠的支撑，双手支撑辅助步行，能保持连续步态。

五、日常生活活动能力检查

日常生活活动是指人们为独立生活而每天必须反复进行的、最基本的、具有共同性的身体动作群，即与衣、食、住、行、个人卫生等相关的基本动作。日常生活活动能力对每个人都是至关重要的，对于正常人来说，这种能力是极为普通的，而对于被照护者而言，往往是十分艰难的。残损的程度愈大，对日常生活活动能力的影响愈严重。康复训练的基本目的就是要改善被照护者的日常生活活动能力，所以必须首先了解被照护者的功能状况，即进行日常生活活动能力的测定。

日常生活活动能力的测定是用科学的方法，尽可能准确地了解并概括被照护者日常生活的各项基本功能状况，即明确被照护者是怎样进行日常生活的，能做多少日常活动，难以完成的是哪些项目，功能障碍的程度如何。因此，日常生活活动能力的测定是功能评价的重要组成部分，是确立康复目标、制订康复计划、评价康复疗效的依据，是照护过程中必不可少的重要步骤。

（一）日常生活活动能力评价的内容

日常生活活动能力评价的内容较多，主要评价以下几个大方面。

1. 翻身

（1）被照护者独立翻身。

（2）被照护者在辅助下翻身。

2. 坐起

（1）被照护者独立坐起。

（2）被照护者在辅助下坐起。

3. 坐位平衡

（1）静态平衡：被照护者身体不动，维持坐位的能力。

（2）动态平衡：被照护者运动过程中保持坐位稳定性的能力。

（3）反应性平衡：被照护者受到外力干扰或是坐位平衡受到破坏时，被照护者保持稳定性的能力。

4. 床上长坐位移动

（1）被照护者前方移动。

（2）被照护者侧方移动。

5. 床椅移乘

（1）前方移乘。

（2）侧方移乘。

（3）斜向移乘。

（4）轮椅和地面之间的移乘。

（二）日常生活活动能力的分级

日常生活活动能力的分级就是对被照护者的独立生活能力及功能残损状况定出的度量标准，它是评价被照护者日常生活基本功能的定量及定性的指标。不同的级别能够可靠地表明不同的功能水平及残损程度，而级别的变化又可以敏感地反映功能的改善或恶化。

日常生活活动能力分级的组织和设计方式有许多种，现介绍 Barthel 指数分级法（表 2-1-3）。Barthel 指数分级是通过对进食、洗澡、修饰、穿衣、控制大便、控制小便、用厕、床椅转移、平地行走及上下楼梯 10 项日常活动的独立程度打分的方法来区分等级的。记分为 0~100 分。100 分表示被照护者基本的日常生活活动功能良好，不需他人帮助，能够控制大、小便，能自己进食、穿衣、转移床椅、洗澡、行走至少一个街区，可以上下楼。0 分表示功能很差，没有独立能力，全部日常生活皆需帮助。

根据 Barthel 指数记分，将日常生活活动能力分成良、中、差三级：

> 60 分为良，有轻度功能障碍，能独立完成部分日常活动，需要部分帮助；

41~60 分为中，有中度功能障碍，需要极大的帮助方能完成日常生活活动；

≤40 分为差，有重度功能障碍，大部分日常生活活动不能完成或需他人照护。

Barthel 指数分级是进行日常生活能力测定的有效方法，其内容比较全面，记分简便、明确，可以敏感地反映出病情的变化或功能的进展，适合作为疗效观察及预后判断的方法。

表 2-1-3　Barthel 指数分级法

日常活动项目	独立	需部分帮助	需极大帮助	完全不能独立
进食	10	5	0	0
洗澡	5	0	0	0
修饰（洗脸、刷牙、刮胡子、梳头）	5	0	0	0
穿衣（包括系鞋带等）	10	5（偶尔失控）	0（失控）	0
控制大便	10	5（偶尔失控）	0（失控）	0
控制小便	10	5	0	0
用厕（包括拭净、整理衣裤、冲水）	10	5	0	0
床椅转移	15	10	5	0
平地行走 45m	15	10	5（需轮椅）	0
上下楼梯	10	5	0	0

（三）日常生活活动能力的评价方法

1. 直接观察法 直接观察法是由照护师亲自观察被照护者进行日常生活活动的具体情况，评价其实际活动能力。测定时，由照护师向被照护者发出动作指令，让被照护者亲自去做。譬如，对被照护者说"请你坐起来""请你洗洗脸""让我看看你是怎样梳头的"等，要逐项观察被照护者进行各项动作的能力，进行评价及记录。对于能直接观察到的动作，不要只是采取询问的方式，要了解能做什么及完成的程度，做到客观，避免主观，以防止被照护者夸大或缩小他们的能力。

2. 间接评估法 间接评估是指对于一些不能直接观察到的动作，通过询问的方式进行了解和评估的方法。例如，通过询问了解被照护者是否能够控制大、小便等。

3. 日常生活活动能力测试室 日常生活活动能力测试室是用来做日常生活活动能力测定的场所，同时又是功能训练的一个单位。它为被照护者提供日常生活活动的基本条件，使康复医疗工作人员能够直接观察被照护者活动的具体情况。

日常生活活动能力测试室的设置，必须尽量接近实际生活的环境条件，具有卧室、盥洗室、厕所、厨房等必要的设备及其相应的日常生活用品，例如，床、椅、水龙头、电灯、辅助器具等，而且要尽量做到使一切设备、用具的安置像家里的一样放在适合的位置上，以便被照护者操作。

在康复中心或综合医院的康复部、康复病房内，应设日常生活活动能力测试室。北京的中国康复研究中心设有一个现代的日常生活活动能力测试室，内有卧室、浴室（淋浴和盆浴）、盥洗室、厕所、厨房等，包括床、椅、各式水龙头、各种门橱把手、各式电灯开关、厨房灶具，以及手杖、拐、轮椅等辅助器具和其他日常生活必需用品。室内的一些设置配有电动开关，可根据需要调整高低及左右位置。这种测试室设备先进，使用方便，有利于日常生活活动能力的测定和功能训练。

六、呼吸评价方法

（一）呼吸排痰功能检查注意事项

呼吸排痰能力评价是为被照护者制订针对呼吸康复运动处方的前提，是每一位照护师应掌握的内容。在评价的过程中应注意：

1. 尽可能在安静整洁的环境中完成整个评价过程。

2. 被照护者在评价时穿着轻便的衣服，以方便配合完成相关评价，照护者应尽可能使被照护者处于舒适放松的体位，合理科学规划评价流程，避免频繁的体位变化。

3. 在每项评价前应充分向被照护者解释说明具体评价内容，阐述评价的目的及必要性。

4. 评价过程应注意手法轻柔，禁止暴力检查，杜绝可能造成如肋骨骨折等事故的发生。

5.对于高龄老年人或身体基础条件较差的被照护者，评价项目可适当缩减，以不诱发或加重被照护者病情为前提。

（二）呼吸系统评价

1.**病史收集** 包括被照护者一般信息采集及病例信息采集两部分。

（1）一般信息采集：主要包括姓名、性别、体重、出生年月日等基本情况。

（2）病例信息采集：主要包括现病史、既往史、家族史、个人史及既往实验室检查结果等。

（3）目的：通过查阅被照护者一般信息，可以迅速掌握其基本情况；通过对现病史、既往史、实验室检查等结果的收集，可了解其原发疾病，从而推断需要照护师帮助解决的问题；通过家族史、个人史等社会史，可了解其生活方式、希望恢复的程度以及在家里需要哪些帮助（无障碍设施等）。

2.**主诉** 指被照护者的症状、体征、持续时间等内容，常见咳嗽、呼吸困难、咳血、胸痛、痰液过多或排痰困难等症状，应充分了解被照护者的主诉，并在之后的查体评价中以此为重点，全面评价被照护者身体状况及呼吸状态。

3.**体格检查**

（1）呼吸模式：应着重观察被照护者呼吸方式和呼吸节律。

①呼吸方式：可分为胸式呼吸和腹式呼吸。呼吸过程中，吸气时以胸腔隆起为主，呼气时胸腔塌陷的呼吸方式为胸式呼吸；吸气时以腹部隆起为主，呼气时腹腔塌陷的呼吸方式为腹式呼吸。在对被照护者进行呼吸评价时，应首先关注其呼吸方式并记录。

②呼吸节律：记录被照护者呼吸频率与深度。评价时，使用秒表在床边计时，照护者站在被照护者体侧，充分暴露被照护者整个胸腔及腹腔，嘱被照护者在平静状态下自主呼吸。若为胸式呼吸，则观察被照护者30秒内胸腔隆起的次数并记录；若为腹式呼吸，则观察被照护者30秒内腹腔隆起的次数并记录。重复上述测量方法3次，将结果取平均值后乘以2，便可得出被照护者一分钟呼吸次数。

正常成年人在静息状态下每分钟呼吸12~20次，吸气与呼气时长的比值为1：2至1：4；而在活动时该比值可上升为1：1，呼吸频率可高于30次/每分钟。

③异常呼吸模式：包括呼吸困难、呼吸急促、呼吸徐缓、过度换气、端坐呼吸、呼吸暂停、长吸式呼吸等异常模式，应在临床评价中予以区分，并在后续的治疗中采取针对性的药物或康复手法进行干预。

（2）胸廓形状及对称度：正常成年人双侧胸廓左右对称，在吸气时隆起，呼气时下降。测量胸廓扩张的常用部位为第4肋骨（腋部）、第9肋骨（腹上部、剑突下约3横指处）、肋骨下区，应注意记录被照护者是取坐位还是站立位完成测量。如双侧活动不对称，应警惕非对称侧可能存在功能障碍；如出现桶状胸提示肺高度扩张；如在吸气时出现胸骨上窝凹陷、肋间隙及锁骨上窝凹陷（三凹征）提示吸气性呼吸困难。

（3）检查痰液：应关注被照护者痰液颜色、黏稠度及痰量。

①颜色：正常痰液呈透明或灰白色液体，表面无杂质，当被照护者发生感染时痰液可呈黄色、铁锈色、深绿色等不同颜色。

②黏稠度：正常痰液为稀稠液体状，气道感染后可呈黏液痰、脓痰。

③痰量：正常人痰很少，是为保持呼吸道湿润而分泌的少量黏液。一般将 24h 痰量超过 100ml 定为大量痰。

4.影像学检查 包括胸部 X 线、CT、MRI、超声及核素检查。

（三）呼吸功能评价

1.呼吸困难分级 目前临床上评价呼吸困难的量表较多，应用最为广泛的为改良呼吸困难指数（mMRC），该量表根据出现气短时的活动程度分为 0~4 个等级，具体如下：

0 级，仅在费力运动时出现呼吸困难；

1 级，平地快步行走或步行爬小坡时出现气短；

2 级，由于气短，平地行走时比同龄人慢或者需要停下来休息；

3 级，在行走 100m 左右或数分钟后需要停下来休息；

4 级，因严重呼吸困难以致不能离开家，或在穿衣服、脱衣时出现呼吸困难。

2.呼吸功能检查 通过肺功能检测仪客观评价被照护者肺功能情况。

（1）潮气量：平静呼吸时，每次吸入或呼出的气量。

（2）补呼气量：平静呼气后能继续呼出的最大气量。

（3）补吸气量：平静吸气后能继续吸入的最大气量。

（4）残气量：补呼气后，肺内不能呼出的残留气体。

（5）深吸气量：平静呼气后能吸入的最大气量。

（6）肺活量：最大吸气后所能呼出的最大气量。

（7）功能残气量：平静呼气后肺内残留的气量。

（8）肺总量：深吸气后肺内所含有的总气量。

（9）用力肺活量：用力最大吸气至肺总量位后，以最大力量、最快速度呼气完成至残气容积位时所呼出的气量。

（10）1 秒量：最大吸气到肺总量位后，开始用力呼气第 1 秒内的呼出气量。

（11）峰值呼气流速：表示用力呼气最快的速度。

（12）最大自主通气量：表示每分钟吸入或呼出的气体总量，通常是测试 15 秒然后换算成 1 分钟得来的。

第三节 常用治疗技术

一、关节活动范围的维持与改善

关节活动范围的维持与改善是在康复过程中需要解决的常见问题。维持关节活动范围，就是不让关节的活动范围减小；而改善关节活动范围，是让受限的关节活动范围增大。总的来说，关节活动范围的维持与改善是互相分不开的，关节活动范围的维持训练是关节活动的基础，让关节避免僵硬，而关节活动范围的改善是以维持训练为基础的更高级训练。

（一）关节的概念

1.什么是关节 关节是由两块或多块骨连结而成，是骨与骨之间的间接连接。

2.关节的两端 关节的两端是指近端与远端的概念，靠近躯干的肢体为近端，远离躯干的肢体为远端。近端既可以对着相对固定的远端活动，远端也可以对着相对固定的近端活动。以膝关节屈曲举例说明，大腿相对于小腿较躯干更近，所以大腿相对于小腿就是近端，小腿相对于大腿就是远端；如膝屈曲，只能描述大腿与小腿之间的相对运动，而不能描述这两个节段的哪一个是相对运动的一方。通常为了更清楚描述动作，有必要指明小腿向大腿靠近，或大腿向小腿靠近。

（二）关节的运动形式

关节的运动形式包括屈曲、伸展、内收、外展和旋转。首先，以肩关节的屈曲为例，当人站立的时候，整个上肢向前抬起的时候，就发生了肩关节的屈曲运动。肩关节的伸展就是上肢向后的运动。屈曲和伸展是绕着冠状轴，发生在矢状面上的运动。上肢远离体侧为外展，反之回到体侧为内收。外展和内收则是绕着矢状轴，发生在冠状面上的运动。旋转的运动一般是指以垂直于水平面的轴为轴心所做的运动，最常见的运动就是头部向左侧和右侧的旋转（身体是保持不动的）。人体日常的运动形式基本上都属于多平面多角度的运动，简单理解就是，屈曲与伸展是前后方向的运动，外展与内收就是左右方向的运动。例如，向下拉安全带的动作，肩部所做的运动，在起始位是屈曲内收的位置，将安全带拉下来之后，肩部就由肩关节的屈曲内收变为肩关节的伸展外展的位置。这也是动作形式变化的复杂之处，因此需要了解单一运动形式，学会对运动的综合考虑。

（三）日常关节的相对运动

关节的活动是相对而言的，例如，自我完成吃饭的动作就是上肢的远端相对近端的运动。多数由上肢做出的习惯动作是远端相对近端肢段的运动，上肢关节的近端通常由肌肉、重力或其习惯性来稳定，而远端则因相对地不受限制而产生旋转动作。

自我完成吃饭的动作以及丢球都是常见上肢远端相对近端肢体的运动。上肢还可以做引体向上（即拉单杠时屈曲与伸直肘关节）等近端相对远端肢体的运动。

下肢在习惯上会执行近端相对远端和远端相对近端肢体的运动。一般来说，这些动作反映行走的两个时期，即站立期和摆动期。站立期是指肢体负荷体重直立于地面上，摆动期是指肢体向前摆动。而行走以外的许多活动都是以这两种运动策略作为基础。例如，准备踢球时，屈曲膝关节就是一种远端相对近端肢体的运动。相反，身体向下呈蹲姿则是一个近端相对远端的运动。

（四）关节动作模式

关节的运动模式有两种，即开链运动和闭链运动。

1. 开链运动是指远端肢体（如下肢的足部）没有被固定在地面或其他无法移动的物体上，远端肢体可以自由移动。

2. 闭链运动是指远端肢体被固定在地面上或其他无法移动的物体上，远端肢体无法自由移动。

这两组词常出现在关节运动的应用当中，主要用于指出一个肢体远端是否固定在一些无法移动的物体上描述肌肉阻力运动，特别是针对下肢的运动。了解这些基本的关节运动学概念才能更好地理解关节活动范围的相关训练。

（五）关节活动训练的意义

1. 关节活动度维持训练的意义　维持训练是防止关节发生活动受限的措施。有时关节活动受限并不是关节本身有损伤，而是继发于关节周围组织的改变，如长期卧床、肢体长期固定在一种体位等。因此，关节活动度的维持训练，可以防止关节挛缩，是保证关节运动功能的重要方法。

2. 关节活动度改善训练的意义　改善训练对患者生活质量的提升有着不可或缺的作用。正常关节的活动度不需要进行关节活动的改善训练，只有当关节活动受到限制的时候，关节才需要通过改善训练促进患者活动范围的增大，改善患者生活质量。

（六）维持与改善关节活动最常用的方法

关节活动范围的维持与改善训练包括上肢的肩关节、肘关节、腕关节和手指等，下肢的髋关节、膝关节、踝关节和足趾等，躯干的颈椎、胸椎、腰椎等。关节活动度的维持是被动的，一般不需要被照护者的主动参与。但是，关节活动的改善训练需要被照护者的主动参与，照护师可以通过口令告诉被照护者，还可以用手部按压提示需要发力的部位，以促进被照护者的主动发力，完成关节活动范围的改善训练。

1. 被动运动　无任何主动肌肉收缩，完全由外力进行的运动。外力可由重力、器械、他人或自己的另一肢体作用所产生，常用于无法自己运动的肢体。被动活动可以每天进行 1~3 次，每次 10~15 分钟。

2. 主动辅助运动　自己可以完成一定活动但是仍需要外界帮助才能完成全部的活动。当被照护者的肢体可以进行一些活动，但是并不能达到动作要求的时候，就可以使用主动辅助活动来进行训练。通过这种训练来提高运动的协调性和功能活动的技能。照护师通过主动刺激被照护者的肌肉或关节，可通过口令或手部按压刺激达到运动的目的，一周进行 3~5 次，5~10 个重复动作为一组，每个动作做三组。

3. 抗阻运动　当被照护者可以自如地独立完成肢体的抗重力动作后，在肢体远端施加适当的阻力让被照护者完成。该训练可提高肌力和运动控制能力，一周可进行 3~5 次，5~10 个重复动作为一组，每个动作做三组。

4. 牵引运动　通过对关节持续牵引来改善关节活动范围，主要用于挛缩或强直性挛缩的关节。一般每天进行 1~2 次，每次需要持续 10~20 分钟。

（七）注意事项

照护师须熟练掌握关节解剖学结构、关节的运动学基础知识，以及各个关节活动范围的参考值。

1. 关节活动范围训练之前，须向被照护者做好充分的解释工作，以得到被照护者的合作。

2. 选择舒适体位（包括照护师和被照护者的体位），活动中注意固定关节的近端，扶持远端，动作要缓慢、匀速。

3. 活动范围必须控制在合理范围之内，不能引起被照护者关节疼痛或病情加重。

4. 活动范围应尽可能接近活动范围参考值。

5. 每次活动只针对一个关节，固定的位置应尽量接近关节运动的轴心。

6. 活动时应包括身体的各个关节，每个关节应进行全方位范围的活动（如，肘关节屈曲、伸展、旋前和旋后，髋关节屈曲、伸展、内收、外展、外旋和内旋等）。

7. 对于跨越两个关节的肌群，应在完成逐个关节的活动后，再对该肌群进行牵引运动。对于那些活动受限的关节或长期处于特殊体位的关节可进行多次的被动牵拉运动，如牵拉跟腱维持踝关节的背屈运动，对屈曲的肘关节做伸展运动等。

（八）关节活动训练的禁忌

有以下情形者，禁止实施关节活动训练的操作。

1. 关节脱位或骨折未愈合。

2. 刚刚经历肌肉、肌腱、韧带手术。

3. 进行关节活动时，被照护者出现剧烈疼痛或极其痛苦的表情。

二、徒手肌力增强方法

（一）肌力训练

肌肉的能力表现包括肌力、耐力和爆发力三方面。肌力是肌肉收缩产生张力的能力，代表肌肉能产生的最大力量；耐力是长时间内持续进行低强度、重复性活动的能力；爆发力是肌肉做功的速率，即单位时间内肌肉的做功量，与动作完成的速度相关。如爆发力越强，相同时间内做功越多。肌肉力量训练包含肌力训练、耐力训练和爆发力训练，三种训练的运动方案侧重点不同，本文后续内容重点论述肌力训练相关方法。

多种因素均会阻碍肌肉功能表现，导致肌无力或者肌肉萎缩，影响个人运动功能，使受伤风险增加，甚至产生日常生活活动受限。常见的肌力下降原因包括年龄增加、神经系统疾病、肌源性疾病，以及受伤、生病后限制运动而导致的废用性肌肉萎缩等。因此，正确而适宜的肌力训练可改善个体运动表现，降低受伤风险，提高生活和社会活动的参与度。

肌力训练潜在益处：提高肌力能力表现，改善结缔组织的强度，维持骨量或减缓骨量流失，降低受伤风险，提高日常生活活动能力和社会参与能力。

（二）适应证与禁忌证

适应证：因老龄、制动和活动减少引起的废用性肌萎缩，神经、肌肉、关节等相关疾病导致的肌力减退。

禁忌证：关节失稳，骨折及骨折未完全愈合，严重疼痛，急性炎症，血肿，骨关节肿瘤，严重心脑血管疾患不稳定期。

（三）肌力训练基本原则

为达到增强肌力的目的，应遵循下列肌力训练的基本原则。

1. 超负荷原则　为增强肌肉力量表现，施加的负荷量必须超过个体现有的肌肉代谢能力，运动的强度或频次要高于个体现有水平。只有超负荷才能引发超常恢复机制，从而增强肌力。没有超负荷的训练只能维持肌力，而不能达到增强肌力的目标。例如，可根据徒手肌力检查的评价结果，选择肌力训练负荷量略高于当下评级水平，让被照护者训练时感到有一定难度，但仍能够耐受并尽力完成设定的运动负荷。

为确保安全，选择超负荷的强度和进阶需要根据被照护者的年龄、肌肉能力、疲劳和目标逐步进行调整。逐步增加运动负荷，让被照护者有足够的时间来适应超负荷量；当经过一段时间训练后，被照护者对目前的训练量能够轻松完成后，再适当进一步增加运动负荷；如果被照护者对设定的运动负荷难以完成或训练后异常疲劳，说明该负荷过重，需要调整降低负荷量。

虽然需要选择超负荷才能增强肌力，但需要注意避免被照护者训练过度疲劳，过度疲劳对较弱的肌肉无利且有害，甚至训练后肌力不升反降。过度疲劳可表现为肌肉疼痛抽筋，运动幅度、速度无意识变小，动作质量差而不协调，出现明显代偿动作，主诉休息后无法缓解的身体疲乏疼痛等。一旦出现过度疲劳，应立即减少运动负荷或停止运动，给予疲劳的肌肉休息和恢复的时间。

2. 强加需求产生的特定适应性原则 该原则是当身体处于特定压力之下会产生适应性，使之能在未来更好地应对特定压力。简单理解，就是身体会朝向你努力的方向而改变。根据此原则在设定运动计划时选择恰当的训练方式、强度、频率等，以期产生达到特定功能需求和目标的最佳训练结果。

训练特异性是指肌力训练、耐力训练和爆发力训练会因训练方式的不同而产生特定各异的适应性结果，因而在设定训练计划时需要考虑预期的适应性结果。例如，若设定的功能需求和目标为改善肌力，则设定的运动强度和运动量应该集中在增强肌力方向，而非改善耐力或爆发力方向。

肌力训练应遵循被照护者需求为向导，强调特定任务练习，优选运动方式、速度、角度及动作模式等。

3. 可逆原则 运动后产生的适应性改变都是短暂的，如果不能将训练的效果应用于功能性活动中，在停止训练后，训练效果就会逐步丧失，因此应尽早将增强的肌力应用到日常生活中。

（四）肌力训练形式和方法选择

1. 按肌力选择 根据徒手肌力检查的现有肌力水平选择相应训练方式。

（1）传递神经冲动训练：被照护者意念想象完成某一肌肉收缩，大脑皮层产生神经冲动，沿神经传导束、脊髓前角运动细胞再到达目标肌肉，以期活化神经轴突传导，促进神经再生恢复。可结合被动活动同时进行，主要适用于 0~1 级的肌力水平。

（2）辅助 - 主动训练：指在外力辅助下被照护者主动收缩共同完成某一动作。随着被照护者肌力改善，逐步调整辅助量和方式，主要适用于 1~3 级的肌力水平。

外力辅助可借助于他人或者被照护者健侧肢体配合患侧主动运动，无需器械，不受场地环境等限制，并可精细调整提供的辅助量，训练效果较好；外力辅助亦可借助于悬吊装置、滑轮等器械以及水中浮力等方式。一定强调，被照护者要主动收缩肌肉，避免完全借助外力而变成了被动活动。

（3）主动训练：被照护者主动收缩完成运动，无需辅助，亦不加阻力，主要适用于 2 级及以上的肌力水平。选择适当的体位、有一定难度但能够完成的动作进行主动运动，避免出现代偿动作。

（4）抗阻训练：抵抗外加阻力，主动肌肉收缩完成的运动，主要适用于 3 级及以上的肌力水平。根据施加阻力的方式不同，可分为徒手抗阻训练和器械抗阻训练。

徒手抗阻训练：由他人施加阻力或被照护者自我施加阻力，目标肌肉主动收缩克服阻力。徒手施加阻力无法具体量化阻力大小，更适合于需低、中等强度的阻力的肌肉训练，该方式还会受限于他人或自我的肌力。

器械抗阻训练：克服哑铃、弹力带、股四头肌训练器、等速训练仪等工具或机械的阻力完成主动运动，可以具体量化阻力大小，并逐步调整阻力，更适合于需求较大强度的阻力训练。

2. 按肌肉收缩形式选择　可分为等张训练、等长训练、等速训练。

（1）等张训练：是一种动态的训练方式，肌肉长度发生变化，产生可见的关节运动，可分为向心训练（肌肉长度缩短，肌肉起点和止点靠近）和离心训练（肌肉长度拉长，肌肉起点和止点远离）。向心收缩产生关节加速运动，离心收缩产生关节减速运动，多数日常生活活动均需肌肉向心收缩和离心收缩协调配合完成。因此，在运动计划中向心和离心训练可增加肌力，改善肌肉协调控制，特别是离心训练，它是肌肉骨骼系统伤后或术后训练的重要方式。离心训练比向心训练更容易出现心率加快和血压升高的情况，因此，在训练中要注意呼吸，避免过度用力或憋气等情况。

（2）等长训练：是一种静态的训练方式，肌肉收缩时肌纤维长度不改变，不产生可见的关节运动，但肌肉张力增加。当因外部固定（石膏、外固定架，牵引架等）而限制关节运动时，软组织损伤或术后不建议关节运动时，可选择无阻力的定点等长训练；当需要提高关节稳定性时可选择抗阻等长训练，以达到减少肌肉萎缩、促进血液循环和神经肌肉控制、改善静态肌力的目的。

等长收缩应缓慢增加阻力和放松阻力，并维持 6~10 秒，可在关节允许活动范围内多个角度进行抗阻等长收缩。进行等长收缩时训练者常伴随憋气，特别是抵抗较大阻力时，易引起升压反应，导致血压快速升高。应指导被照护者进行节律性呼吸，建议呼气时进行肌肉抗阻力等长运动。严重的心血管疾病是高强度的等长训练的禁忌证。

（3）等速训练：在专业的等速训练仪上进行恒定角速度的抗阻运动，可用于测试，获得在不同运动速度和不同范围内肌肉收缩峰值力矩、达到峰值力矩的时间和角度、屈伸比值等肌力相关参数；等速训练亦可用于训练，针对肢体运动速度，全程仪器施加的阻力等同于肌肉收缩产生的力量大小，使肌肉收缩产生有变化但最大的力量输出，主要用于肌肉力量测试和训练、运动损伤辅助诊断和预防、训练疗效评价等。

3. 按肌肉动作方式选择　可分为开链训练、闭链训练。

（1）开链训练：近端相对固定，远端可自由运动的动作，多为在非负重位下的单关节运动。例如，单腿站立时，非负重下肢向后屈曲膝关节。

（2）闭链训练：远端固定于稳定支撑面上，近端相对于远端运动，多为在负重位或模拟负重位下多关节运动。例如，站立、下蹲等动作。

（五）徒手抗阻肌力训练

徒手抗阻肌力训练是由照护师或被照护者自我施加阻力进行动态主动肌肉收缩，可按照徒手肌力检查方法作为特定动作的肌力增强方法。

1. 在进行徒手抗阻肌力训练前，先进行检查和评价肌力水平，核对有无肌力训练禁忌证，判断肌力减退肌肉和设定预期目标、制订治疗计划。向被照护者解释训练目的、示范训练动作，以取得被照护者理解和配合。

2. 徒手抗阻肌力训练热身期　在开始抗阻训练之前，先进行四肢躯干特定关节的缓慢轻柔的活动以提高机体适应性，为后续的抗阻训练做准备。

3. 徒手抗阻肌力训练　在肌肉附着骨骼的远端施加阻力，阻力方向与运动方向相反，固定近端防止代偿动作。初始阻力宜小以练习正确动作模式，逐步增加阻力超过现有肌力水平，但仍能顺利平滑完成动作。适当的手部接触给予触觉和本体感觉意识可以引导动作完成，照护师应该借助身体及体重施加阻力而非单纯依赖于上肢发力。

4. 重复次数　每次训练给予被照护者充足的休息时间，若目标在于改善肌力，建议可进行 2~3 组的 8~12 次重复运动，适宜产生中等疲劳；若目标在于改善耐力，建议进行 4~5 组 40~50 次低强度重复运动；待完成目标重复次数但不再产生疲劳后可提高负荷量。

5. 口令提示　使用简单易懂的话语提示被照护者完成正确方向和收缩形式的运动，口令提示时间点与阻力施加的时间相配合。

6. 徒手抗阻训练冷却期　在抗阻训练之后进行低强度无阻力的活动或肌肉牵拉以缓解肌肉疲劳，使身体机能逐步放松。

（六）肌力训练注意事项

1. 一定要严格筛查有无肌力增强训练的禁忌证。

2. 训练前向被照护者解释训练内容及意义，训练中给予被照护者鼓励，提高被照护者主观能动性和训练积极性。

3. 当被照护者有严重骨质疏松时，必须注意训练计划的制订，避免高强度运动，逐步增加训练强度和重复次数，施加安全适宜的阻力负荷。

4. 进行徒手抗阻肌力训练时，避免用力憋气导致血压升高，特别是抗阻等长收缩和离心收缩训练时的憋气效应，运动中监测提示被照护者进行节律性呼吸并可配合数数、交谈以纠正声门紧闭憋气，对有高风险的人群避免高强度抗阻训练。

5. 执行训练计划时，逐步增加负荷量，以第二天不感疲劳和疼痛为宜，避免过度负荷、过度疲劳引起肌肉酸痛。

6.抗阻训练中应施加恰当的阻力大小和正确的方向，避免代偿动作，根据训练后肌力的变化，逐步调整阻力大小。

三、平衡改善方法

平衡是指人们在进行日常活动时身体能够维持某一种体位，例如，在坐位下拿起身前水杯、站立下够取柜子上的物品等。当身体的平衡功能出现问题时，人们基本的日常生活活动会受到影响，包括吃饭、如厕、走路、上下楼梯等。下面将介绍改善平衡能力的训练方法及相关内容。

（一）平衡训练的原则

1.身体重心由低到高　坐位比立位更容易保持平衡，身体重心低比身体重心高更容易保持平衡，比如坐在无靠背的低椅子上比坐在无靠背的高椅子上更容易坐稳。所以，在选择训练的体位时，要考虑身体重心的位置，从重心较低的体位开始训练，通常从坐位到站立位。

2.从静态平衡到动态平衡　平衡分为两种：静态平衡和动态平衡。只有具备维持静态平衡的能力，才能完成动态平衡，所以静态平衡是动态平衡的基础。训练过程中，先锻炼静态平衡能力，在具备良好的静态平衡能力后，再进行动态平衡的训练。例如，在被照护者能够独立保持坐位的情况下，让其身体前后左右移动并且在移动过程中要保持稳定，在站立位下同理。

3.从睁眼到闭眼　视觉对平衡能力有补偿作用，如步行时闭眼会比睁眼更难保持平衡。训练先从睁眼保持姿势或做动作，再到闭眼保持姿势或做动作。例如，睁眼到闭眼站立的保持、从睁眼到闭眼站立动态平衡的训练、从睁眼步行到闭眼步行等，根据被照护者的平衡能力选择适当的训练。

4.动作从易到难，循序渐进　平衡训练过程是由稳定状态过渡到不稳定状态，逐渐增加保持平衡的难度，根据被照护者平衡能力的检查结果，结合被照护者的身体情况选择不同训练难度，训练内容因人而异，训练难度循序渐进。

5.以安全性为主　所有平衡训练以被照护者安全性为主，在进行训练时考虑被照护者的能力和状态，避免尝试高难度动作，以防意外事故发生。

（二）平衡训练的方法

1.侧卧位平衡训练

（1）侧卧位静态平衡训练：被照护者侧躺在床上，用上方的手支撑床面来保持侧卧位，照护师跪或坐在被照护者的背后保护并给予辅助，用手扶住被照护者的肩膀和臀部帮助其保持侧卧位。照护师慢慢松手让被照护者独立支撑保持侧卧位，当被照护者可以稳定的保持侧卧位后，将撑床的手慢慢抬离床面，放在身体的上方并保持侧卧位。

（2）侧卧位动态平衡训练：被照护者能够独立保持侧卧位后，开始进行侧卧位动态平衡训练。照护师在被照护者背后保护安全，让被照护者在侧卧位下身体进行前后晃动，晃动过程中要保持稳定，尽量不要出现趴下或躺平的情况。被照护者能够熟练地晃动后，照护师可以让被照护者抬起上方的胳膊，或是施加前后的推力并告诉被照护者要尽量保持稳定。

2. 坐位平衡训练

（1）直腿坐位静态平衡训练：先进行直腿坐位静态平衡训练，让被照护者取坐位双下肢伸直，照护师双膝跪在被照护者的后方给予保护，嘱咐被照护者保持稳定，开始训练时可以给被照护者少量辅助，之后随着辅助量的减少，达到被照护者能够独立保持直腿坐位。

（2）直腿坐位动态平衡训练：在被照护者能够独立保持直腿坐位后，可以过渡到直腿坐位动态平衡的训练。照护师位于被照护者的后方给予保护，让被照护者在直腿坐位下主动进行前后左右的移动，并且在移动过程中尽量保持直腿坐位的姿势，不要向运动方向倾倒。经过一段时间的训练后，如果被照护者可以灵活轻松地完成移动并保持平衡，可以施加前后左右的阻力并嘱咐被照护者保持直腿坐位平衡。

除此之外，可以让被照护者在直腿坐位下，双手慢慢离开大腿或床面，在减小双手的支撑力量后维持直腿坐位平衡，随着双手抬起的时间增加，嘱咐被照护者双上肢向前方上举至水平位、侧方上举至水平位、上举到头顶，并且双上肢可以举起保持一段时间，如果想要增加训练难度，照护师可以在上举过程中在被照护者大臂上施加向下的阻力，让其主动保持直腿坐位平衡。

为了提高被照护者的参与性，增加训练的趣味性，照护师可以借助一些器具进行平衡训练。在被照护者臀部下方放一平衡垫，在平衡垫上保持直腿坐位平衡，上述的训练动作都可以在平衡垫上完成。随着被照护者直腿坐位平衡能力增强，可以进行抛接球的训练，抛接球可以在被照护者前方的多个方向上进行练习。

（3）端坐位静态平衡训练：被照护者在床边取端坐位，双足稳定放于地面，照护师注意在被照护者侧方或前方进行保护，也可以在被照护者身后放置一靠垫防止向后倾倒。如果照护师在后方保护时一定要在前方放置一个有靠背的椅子或轮椅，当被照护者向前方摔倒时可以及时借助椅子或轮椅保持平衡。被照护者先保持端坐位，开始训练时照护师可以小量辅助帮助其保持平衡，训练过程中逐渐减少辅助量，以达到被照护者能够独立保持端坐位。

（4）端坐位动态平衡训练：当被照护者能够完全独立保持端坐位后，主动进行前后左右的移动，随平衡能力的提高，还可以施加向前后左右方向的阻力让被照护者保持稳定。端坐位下也可以借助平衡垫和篮球进行训练，在抛接球过程中逐渐增加力度和距离，增加平衡训练的难度。

3. 跪位平衡训练

（1）肘膝位平衡训练：开始训练时被照护者上肢力量较弱，采用肘和膝支撑体重，被照护者练习能够独立支撑保持静态平衡，随着支撑时间增加，让被照护者主动向前后左右移动身体并保持平衡，还可以施加前后左右方向阻力让被照护者能够维持稳定。

（2）手膝位平衡训练：经过一段时间训练后，被照护者上肢力量增强，平衡能力提高，逐渐由肘膝支撑转变为手膝支撑，当被照护者能够独立保持手膝支撑一定时间后，进行身体前后左右的移动，照护师给予前后左右方向的阻力并嘱咐被照护者保持平衡。在被照护者能够轻松完成静态训练和简单动态训练后，让被照护者在手膝支撑下，抬起一侧上肢或下肢并保持平衡，随着训练进展，被照护者能够在保持身体稳定的情况下，比较流畅灵活地完成整个动作过程。

当被照护者能够顺利稳定地完成肘膝和手膝位平衡训练后，可以考虑尝试双膝跪位。双膝跪位时，膝关节承受的力量较大，对于无法进行跪位的被照护者可不进行膝跪位的训练，下面介绍的双膝及单膝跪位训练要根据被照护者身体情况选择性地进行。

被照护者扶稳定物品或由照护师在前方辅助跪起，跪起后注意头颈躯干直立，不要向一侧倾斜，保持双膝跪位稳定。当被照护者能够独立保持平衡，身体可以向各个方向活动，在活动过程中保持稳定。照护师也可以施加向前后左右的推力使其保持平衡，当被照护者的平衡能力有提高后，进行抛接球训练或是拿球取物训练。被照护者掌握双膝跪位平衡后，抬起一条腿用脚踩床，另一侧单膝跪位，双侧交替练习。在单膝跪位下，上举上肢并维持平衡，可由照护者施加各方向推力让被照护者保持稳定。

被照护者进行上述跪位平衡训练时需注意，对于存在肘、腕、膝关节疼痛，膝关节曾经受过外伤或患有骨关节炎的被照护者，无法完成跪位动作，此时被照护者可不进行跪位平衡训练，照护师安排其他的平衡训练即可。

4. 站立位平衡训练

（1）站立位静态平衡训练：被照护者取立位，在双杠内或照护师在旁保护下进行训练，开始站立时被照护者可以借助双杠扶手保持站立，利用镜子通过视觉反馈调整身体姿势，头颈躯干直立，身体重心位于双脚之间，如果没有镜子照护师可以通过言语反馈给被照护者，让其及时纠正姿势。

（2）站立位动态平衡训练：待被照护者能够独立保持一段时间站立平衡后，可让被照护者身体向各个方向活动，包括前后左右、两侧旋转，训练被照护者能够稳定完成整个活动过程并能回到原位，后面也可以进行双上肢向前方及两侧上举并保持平衡。此时训练都是双腿，在周围有保护的情况下，进行一侧单腿负重，左右两侧交替进行，在单腿负重过程中注意身体姿势，尽量保持身体直立，照护师一定要注意保护被照护者，避免发生摔倒。被照护者在睁眼下能够单腿负重 10 秒并保持身体平衡后，可以在闭眼下进行单腿负重训练。

被照护者保持立位，照护师施加前后左右的推力，让被照护者保持稳定，给予阻力时注意保护被照护者安全，如果被照护者能够稳定地控制身体平衡，可以增大阻力或在突然间施加阻力让被照护者保持平衡。通过借助一些器具增加平衡训练的难度，让被照护者从不同的方向进行抛接球训练，从抛球力度和距离来调整训练的难易度，距离越远、力度越大被照护者越难保持平衡。还可以在平衡板上进行站立训练，被照护者先达到能够独立保持静态平衡，再进行身体前后左右及旋转的活动或在受到外界阻力下保持动态平衡。为增加训练难度，可以在平衡板、平衡垫等不稳定平面上进行抛接球训练。

站立平衡训练可为后续步行做准备，所以当被照护者具备一定站立平衡能力后，可以考虑平衡综合训练，以及让被照护者做取物训练，例如，原地踏步、闭眼步行五步、取前方物品、取地上脚边的物品或地上离脚边一定距离的物品等。

5. 体位转换训练 除了固定的体位训练，还可以练习体位转换，此时被照护者应有一定的平衡能力。被照护者坐在床边，照护师在一侧保护，让被照护者尝试站起，手可以扶大腿上借力，站起后照护师可以扶着被照护者帮助其保持平衡，再慢慢坐下，对于年纪大的被照护者可以使用拐杖完成站起和坐下。

（三）平衡训练的注意事项

1. 注意保护被照护者安全 平衡训练过程中很容易出现摔倒的情况，在被照护者训练中应注意监护，尤其是在训练初期，此时被照护者平衡功能较差，跌倒或出现意外事故的风险较高。

2. 训练前对动作做充分的解释说明 照护师要与被照护者进行沟通，训练前对训练动作进行详细解释，也可以亲自做示范，让被照护者了解要做哪些动作，当被照护者对某些动作有疑惑时要耐心地说明，消除被照护者的疑虑，减少恐惧心理。

3. 根据平衡训练的原则进行训练 训练要由易到难，依据被照护者的平衡能力增加训练难度，循序渐进。身体重心由低到高，由静态平衡到动态平衡，从睁眼训练到闭眼训练，当被照护者掌握这一阶段的平衡后，再进行下一阶段的训练。

4. 高血压、冠心病被照护者一定要在监护下进行训练 如果在训练过程中被照护者出现头晕、心悸等异常不适反应，请及时告知医师并立即停止训练，避免意外的发生。

5. 避免出现疼痛的体位 许多中老年被照护者存在膝关节疼痛、骨刺等情况，不能进行膝跪位，此时照护师应选择平衡训练的其他体位，如坐位、站立位，避免在疼痛不适下进行训练。

6. 注意训练量和时间 对于中老年被照护者来说，较多的训练量、较长的训练时间和有一定难度的训练，易使身体出现疲劳和不适。因此，要严格控制训练的强度，量力而行，避免过度疲劳。

四、行走能力改善方法

在日常生活中经常看到有些被照护者长时间卧床，或者需要一到两名家属搀扶才能走路，还有些被照护者虽然能够自己独立行走，但是走路姿势不正确，发生跌倒的风险高。这种情况下，需要有专业的照护师在康复治疗师的指导下，帮助被照护者改善行走能力，提高生活质量。

被照护者在进行行走能力训练之前，首先要确认各种动作的安全性，及早发现安全隐患并进行防范，及时改进动作及技巧。照护师要听从康复治疗师的健康指导和安全教育，帮助被照护者改善行走能力。

行走能力训练最关键和最根本的方法在于加强下肢力量和协调的训练，只有自身功能改善，能够灵活有力地控制自己的身体，才能完成任何想要完成的事。

（一）行走训练前准备

能够站立是行走的前提，只有身体有足够的力量，保证双腿能够支撑起自己的身体，身体重量均匀分布于双脚，这个时候才能进行行走训练。因此，在进行行走训练之前，首先要进行站立训练。

1. 起立床训练

（1）作用：对于刚刚恢复站立训练的重症被照护者，可以利用起立床进行渐进性站立训练；对于长期卧床不能站立的被照护者进行起立床训练，可以预防因不能站立行走而发生的并发症，如骨质疏松、心肺功能低下等。

（2）操作：照护师将被照护者转移到起立床上，双脚顶到起立床的脚踏板上，确保被照护者双腿伸直，将起立床的束缚带固定牢固，防止被照护者从床上掉下；操作起立床遥控器，站起过程中注意监测被照护者血压、脉搏、呼吸和面色，防止体位性低血压。根据被照护者身体情况，调整站立角度，首次站立不宜角度过大，每次站立20~30分钟。在照护师的指导下，每次站立可将倾斜角度适当增加5°~10°，直到被照护者能够完成直角站立。

2. 平行杠训练

（1）平行杠内的站立训练：被照护者坐轮椅移动到平行杠的一端，面向平行杠，向前移动身体，直至双足接触地面。照护师面向被照护者站在平行杠内，用双膝固定被照护者膝外侧，同时双手置于被照护者臀部两侧。被照护者身体前倾双手扶握平行杠向下用力支撑；照护师双手同时向上托起，使被照护者完成站立。随之被照护者保持站立姿势，照护师可在必要时给予帮助。开始站立训练时，每次10分钟，随后可根据被照护者体能状况逐渐延长训练时间。

（2）平行杠内的站立平衡训练：被照护者如果能够扶持平行杠站立，照护师可在被照护者前方保护，让被照护者试着松开一只手，训练单手扶持平行杠的站立平衡；

若被照护者能够很好地完成，可再松开另外一只手，训练独立站立平衡；若被照护者能够很好地完成，照护师可以给被照护者一个很小的外力，破坏被照护者的平衡，训练其在他人干扰下的站立位平衡；也可让被照护者向各个方向够取物品，或者碰触照护师的手，训练被照护者站立位下自己运动时的站立位平衡。

（3）单侧下肢的承重训练：被照护者在平行杠内达到自动态站立平衡以后，可以进行单侧下肢的承重训练，当单侧下肢承重达体重的75%以上，并可向前迈步时即可开始步行能力训练。首先，被照护者在照护师的保护下，先进行双手扶持平行杠的单侧下肢承重训练；被照护者若能很好地完成这个训练项目，可进行单手扶持平行杠的单侧下肢承重训练，原则为同侧上肢扶持，同侧下肢承重；被照护者若能很好地完成这个训练项目，可进行平行杠内的单腿下肢承重训练，为行走训练做好准备。

（二）行走能力训练

1. 平行杠内的行走能力训练　当被照护者能够在平行杠内单腿站立以后，可进行迈步训练。迈步训练首先在平行杠内完成，训练过程中被照护者可以扶持平行杠，以防摔倒；若训练场所有天轨悬吊系统，可在天轨系统辅助下完成迈步练习。平行杠内的迈步训练分为向前迈步训练、向后迈步训练、侧方迈步训练。

（1）平行杠内向前迈步训练：被照护者扶持平行杠，双下肢并排站立，两脚间距10cm左右。照护师站在被照护者身后，双手放在被照护者身体两侧但不接触，预防被照护者跌倒。被照护者在保护下向前迈出一侧下肢，身体随之向前移动，待足部与地面接触充分之后，另一侧下肢再向前迈出另一步。训练过程中，被照护者可尝试单手扶持平行杠或松开双手，或者在天轨系统保护下完成训练。

（2）平行杠内向后迈步训练：被照护者扶持平行杠，双下肢并排站立，两脚间距10cm左右。照护师站在被照护者身前，双手放在被照护者身体两侧但不接触，预防被照护者跌倒。被照护者在保护下向后迈出一侧下肢，身体随之向后移动，待足部与地面接触充分之后，另一侧下肢再向后迈出另一步。训练过程中，被照护者可尝试单手扶持平行杠或松开双手，或者在天轨系统保护下完成训练。

（3）平行杠内侧方迈步训练：被照护者扶持平行杠，双下肢并排站立，两脚间距10cm左右。照护师站在被照护者身前，双手放在被照护者身体两侧但不接触，预防被照护者跌倒。被照护者在保护下向侧方迈出一侧下肢，身体随之向侧方移动，待足部与地面接触充分之后，另一侧下肢跟进。训练过程中，被照护者可尝试单手扶持平行杠或松开双手，或者在天轨系统保护下完成训练。

注意：在训练时，被照护者上身要保持正直，防止身体前后左右摆动；训练过程中要注意被照护者由于腿部力量弱而导致的突然打软，训练时还要避免下肢拖地。

2. 使用手杖的行走训练　在被照护者能够脱离平行杠进行行走训练之后，为确保被照护者的安全，防止跌倒的发生，可先进行手杖辅助下的步行训练。

（1）手杖高度选择：手杖的选择除重量轻、手握部位宽阔外，适当的高度也十分重要。自然站立，大腿根最外侧到地面的高度为手杖的高度；或自然站立，屈肘30°～40°，腕向上抬起约25°，小足趾前外侧15 cm处到手掌面的距离即为手杖的高度。

（2）手杖的使用方法：

①手杖三点步行：使用手杖时先伸出手杖，再迈一侧下肢，最后迈另一侧下肢。此种方法适用于下肢运动障碍的被照护者，大部分偏瘫被照护者常采用这种步态。

②手杖两点步行：手杖和一侧下肢同时伸出并支撑体重，再迈出另一侧下肢，交替支撑体重。此种步行速度快，因此，当被照护者具有一定的平衡功能或是较好地掌握三点步行后，可进行两点步行训练。

3. 无辅助下的步行训练　当被照护者行走能力提高，在康复治疗师的指导和建议下可以脱离手杖辅助以后，被照护者可以进行无手杖辅助的行走能力训练。与在平行杠内的训练方法相同，被照护者在照护师的监督和保护下，进行向前迈步训练、向后迈步训练、侧方迈步训练。待被照护者能够很好地完成迈步训练之后，可由康复治疗师进行6分钟步行试验评价，根据评价结果，由康复医生判断是否可以进行长距离行走训练。

4. 上下台阶训练　进行上下台阶训练时，照护师在被照护者侧方给予保护，防止被照护者向前或向后跌倒。

（1）上台阶时，力量较强的一侧下肢先上一层，力量较弱的一侧下肢再迈上同一级台阶；当力量弱的一侧下肢能力改善之后，可进行交替上台阶训练。

（2）下台阶时，力量弱的一侧下肢先下一级台阶，身体稍前倾，然后力量强的一侧下到同一级台阶；当力量弱的一侧下肢能力改善之后，可进行交替下台阶训练，可让被照护者借助扶手独立完成上下台阶的动作。

5. 上下斜坡训练　上斜坡时，力量较强的一侧下肢先向前迈出一大步，然后身体稍前倾，力量较弱的一侧下肢向前跟一步。注意，力量较弱的一侧下肢的步幅要比力量较强的一侧下肢小。下斜坡时，力量较弱的一侧下肢先迈一小步，然后力量较强的一侧下肢向前迈一大步。

6. 跨越障碍物步行训练　被照护者走近障碍物，力量较弱的一侧下肢负重，力量较强的一侧下肢跨过障碍物，然后力量较强的一侧下肢负重，力量较弱的一侧下肢向前抬高并横跨过障碍物。

五、日常生活活动改善方法

日常生活活动，是指人们在每日生活中为了照料自己的衣、食、住、行，保持个人卫生整洁和进行独立的社区活动所必需的一系列基本活动，是人们为了维持生存及适应生存环境而每天必须反复进行的、最基本的、最具有共性的活动。

（一）引起日常生活活动障碍的具体原因

1. 疾病

（1）传染病：如脊髓灰质炎、乙型脑炎、脊柱结核等。

（2）慢性病和老年病：如心脑血管疾病、慢性阻塞性肺疾病、类风湿性关节炎、多发性硬化病、帕金森病、颈椎病、肩周炎、糖尿病、肿瘤等。

2. 遗传　如遗传性疾病可致畸形或器官功能障碍、精神发育迟滞、精神病等。

3. 营养不良　如蛋白质严重缺乏可引起智力发育迟缓，维生素 A 严重缺乏可引起角膜软化而致盲，维生素 D 严重缺乏可引起骨骼畸形等。

4. 意外事故　如交通事故、工伤事故、运动损伤等，可致颅脑损伤、脊髓损伤、骨骼肌肉系统损伤、脑瘫等。

5. 物理、化学因素　如噪音、烧伤、链霉素或庆大霉素中毒、酒精中毒等。

6. 社会、心理因素　可致精神疾病、心理障碍等。

（二）日常生活活动障碍的表现

日常生活活动障碍的表现与疾病种类、受伤或患病的部位及严重程度有关。

1. 起居　不能翻身、坐起，移动困难，常见于脑损伤、脊髓损伤、脑瘫。

2. 进食　不能握匙，吞咽困难，常见于颈椎损伤、脑损伤。

3. 排泄　大小便失禁，常见于脊髓损伤。

4. 整容　不能拿毛巾、牙刷、梳子，常见于颈椎损伤。

5. 入浴　不能拿毛巾搓后背，常见于脑瘫、脊髓损伤。

6. 更衣　不能完成穿脱衣服动作，常见于脑损伤、脊髓损伤、脑瘫。

7. 交流　不能听、说、写，常见于脑损伤、盲、聋、哑。

8. 家务　不能拖地、烹饪，常见于脑损伤、脊髓损伤、脑瘫。

9. 健康管理　不能按时吃药，常见于精神疾病。

10. 外出　不能上台阶、上下公共汽车，常见于脊髓损伤、脑瘫。

11. 作息时间安排　作息时间反常，常见于精神疾病。

12. 公共设施的利用　不能去邮局、银行等公共场所，常见于脊髓损伤、盲、聋、哑。

（三）日常生活活动能力的评价

由于日常生活活动能力反映了被照护者在家庭内（或医疗机构内）和在社区中活动的最基本能力，因此是康复或照护的最基本、最重要的部分。

1. 日常生活活动能力评价的主要内容

（1）床上活动能力：包括翻身和坐起的能力。

（2）坐起后的平衡保持能力：包括直腿床上坐位和床边端坐位的平衡能力。

（3）坐位移动能力：包括向前移动、侧方移动和向后移动。

（4）坐位站起的能力。

（5）移乘能力：包括轮椅和床之间的移乘、轮椅和地面之间的移乘。

2. 日常生活活动能力评价的目的

（1）确立日常生活活动的独立程度。

（2）确定哪些日常生活活动需要帮助，需要何种帮助以及帮助的量。

（3）为康复和治疗训练方案及照护提供依据。

（4）为被照护者的日常生活环境改造提供依据。

3. 日常生活活动能力评价量表　如改良 Barthel 指数评价量表、功能独立性评价量表等。

4. 日常生活活动能力评价的实施方法

（1）直接观察法：①在被照护者实际生活环境中进行，评价者观察被照护者实际日常生活中所做出的动作，也可由评价者发出指令，让被照护者完成规定的动作，以评价其能力水平。例如，照护师对卧床被照护者说："请你坐起来。"在其完成指令的过程中进行观察，以评价其能力；②在日常生活活动能力评价中进行，日常生活活动能力评价训练室模拟真实家庭生活环境，备有日常所需的餐饮用具（如杯、盘、碗、筷等）、家具（如床、桌、椅、柜、橱等）、卫生设备（如浴室、厕所等）、家用电器及通信设备（如电话、电视、电灯等）。在此环境中令被照护者完成指定动作，以取得被照护者实际的动作完成结果，并且评价后可以根据被照护者的功能障碍在该环境中进行训练。

（2）间接评估法：对于一些不便完成或不易按指令完成的动作，如控制大小便等，可通过询问被照护者或家属的方式进行了解和评估。为取得较准确结果，必须分析被照护者的心理状态，争取被照护者的充分合作，以免有意夸大或缩小事实。

5. 日常生活活动能力评价的注意事项

（1）评价时注重观察被照护者的实际操作能力，而不能仅依赖于其口述。

（2）被照护者在他人帮助下才能完成某种活动时，要对帮助方法和帮助量予以详细记录。

（3）应在适当的时间和地点进行评价。如在早上起床时观察被照护者床上坐起、穿衣等各种自理活动，以求表现真实。如有日常生活活动能力评价的设施，应尽量接近实际生活环境。

（4）为避免疲劳而导致失实，评价可以分几次完成。

（5）再次评价的时间应安排在一个疗程结束时和出院前，以便及时调整方案，判断预后，但是出现新的障碍时应随时进行评价。

（6）对于不能完成的项目，需要进一步检查，是什么因素影响了这些活动的完成，如关节活动角度不够、肌力弱、平衡能力差等。

（四）日常生活活动能力的训练

1.定义　日常生活活动能力的训练是专门用于提高日常生活活动能力的治疗方法。

2.分类

（1）床上活动：包括正确的床上体位摆放、翻身训练和坐起训练。

（2）坐起后的平衡训练：包括直腿床上坐位和床边端坐位的平衡训练，以及不同体位下静态平衡和动态平衡的训练。

（3）坐位移动训练：包括向前移动、侧方移动和向后移动的训练。

（4）坐位站起的能力：包括独立站起和照护者帮助下站起训练。

（5）移乘训练：包括轮椅和床之间的移乘训练、轮椅和地面之间的移乘训练。

3.目的　改善被照护者自主翻身、移动、站起、移乘的能力，促进被照护者自主能力的增强，改善其日常生活活动能力。

4.应用范围

（1）适应证：因发育障碍、疾病或创伤而导致躯体残疾者。

（2）禁忌证：严重痴呆被照护者，疾病处于急性期被照护者。

5.准备

（1）训练环境与日常生活活动环境相似。

（2）训练时使用的设备，应包括各类日常生活活动所需的设备。

（3）每次训练前，应根据被照护者上次训练的反应和结果，制订下一步训练计划。

6.训练时的注意事项

（1）如果被照护者存在认知、心理等方面的问题，则待症状改善后再进行训练。

（2）训练时应注意被照护者的训练反应，并根据实际情况及时进行训练强度的调整。

（3）训练的内容应与被照护者的需求相结合，同时增加被照护者参与的积极性，提高训练效果。

（4）为了提高被照护者的独立性，还需要对环境的改造提出合理的建议。

六、呼吸功能训练

被照护者常存在呼吸功能障碍问题，会导致被照护者心肺适应性、活动耐力下降，严重情况下会延长被照护者住院时间，增加被照护者急性期的死亡率。呼吸功能训练的主要目的是增加吸气肌的肌肉力量和耐力，提高被照护者咳嗽能力，改善睡眠呼吸暂停的低通气现象，进而增强心肺的适应能力，改善被照护者生活质量。

（一）呼吸训练的目的

通过呼吸功能训练减轻呼吸困难的症状，增加呼吸肌的肌力、耐力及协调能力，提高咳嗽的效率、运动能力及生活质量。在增加呼吸系统相关知识的同时，减轻疾病致残的程度，减少对专业人员和昂贵医疗资源的依赖。

（二）原则及相关事项

1. 呼吸训练应遵循五个原则

（1）安全第一，密切观察被照护者的生命体征，防止出现过度疲劳、气短、乏力等情况，并及时调整训练量。

（2）因人而异，改善被照护者的功能障碍要分主次、先后，要结合被照护者自身状态制订计划。

（3）循序渐进，所有锻炼需逐步增加训练量。

（4）持之以恒，运动锻炼效果在停止后会很快消失，要坚持锻炼防止功能衰退。

（5）环境适宜，尽量在让被照护者感到轻松的环境下进行锻炼。

2. 注意事项　呼吸训练前应充分活动肢体，防止由于关节受限、肌肉僵硬导致胸廓活动度降低。训练过程中，照护师应及时与被照护者沟通，并不断安慰、鼓励被照护者，获得信任，避免训练时情绪紧张。取放松体位，避免憋气及过分减慢呼吸速率，也要避免过度换气，以 12~20 次 / 分钟为宜。

3. 禁忌证　生命体征不稳定、疾病急性期内、肋骨及胸骨严重骨质疏松或骨折、脊柱不稳、胸部肿瘤、活动性出血、严重内脏疾患、感染未控制、胸部疼痛不能忍受、高烧等。

（三）呼吸物理训练

通过物理疗法训练，改善被照护者呼吸功能，预防呼吸系统并发症，改善呼吸系统疾病症状，利用被照护者残存呼吸功能，使其早日回归家庭、回归社会。

1. 呼吸肌的放松　通过呼吸肌的放松手法，缓解被照护者呼吸时呼吸肌不必要的紧张状态，帮助被照护者学会正确的呼吸模式，减少呼吸功。

（1）斜方肌：被照护者仰卧位，照护师站在被照护者侧方，双手放在被照护者双肩部，通过手掌对斜方肌进行按摩，并沿垂直轴向外下方向牵拉斜方肌进行放松。

（2）胸锁乳突肌：被照护者仰卧位，照护师站在被照护者侧方，双手放在胸锁乳突肌肌腹，通过手掌进行按摩放松。

（3）肩胛带周围肌：被照护者侧卧位，照护师站在被照护者背侧方，一手放在肩胛骨上，另一手放在肩关节处，通过对肩胛骨的转动放松周围肌肉。

（4）腹肌：被照护者仰卧位，照护师站在被照护者侧方，双手放在对侧腹肌上，沿腹内斜肌方向进行双手交替按摩放松。

2. 体位选择及训练　研究表明，仰卧位、侧卧位会显著减少肺容积和气体流速，增加呼吸做功。所以，体位摆放应利用重力对心肺和心血管产生的效应来优化氧的转运。为了模拟正常的"生理性"体位，照护师应尽可能地让被照护者保持坐位、直立位甚至运动，使被照护者达到最有效的氧运输和有氧代谢。在持续监测被照护者反应的情况下，先短时、频繁地让被照护者处于坐位或直立位。随着被照护者情况的好转，活动强度和持续时间逐渐增加，频率则减少。另外，在临床上可通过动态床和椅子来帮助被照护者体位摆放和活动。

（1）渐进坐位训练：床上长坐位、床边端坐位、椅子或者轮椅坐位可使膈肌下降，进而增加通气量、功能残气量和促进气体有效交换。同时坐位可提高被照护者觉醒状态，预防体位性低血压。对于生命体征平稳的被照护者，可从床头摇起30°开始，确定无体位性低血压的状态下逐渐提高角度直至坐直，然后在照护师的指导辅助下尝试端坐位或轮椅坐位。

（2）站立床训练：当被照护者下肢肌力不足3级，不能站立或意识不清时，可选择站立床训练，能促进血液循环，预防体位性低血压、下肢静脉血栓、骨质疏松等。起立床站立从30°开始，第一次为15~20分钟试站立，同时检测血压、血氧、心率等防止体位性低血压。若被照护者试站立情况稳定，每天可酌情增大站立床角度5°，直至达到90°直立，时间可延长至30分钟。

（3）站立和行走：当被照护者功能逐渐稳定（血流动力学、气道情况稳定，抗重力肌力3级以上），可以在监护下尝试完成站立或行走。开始时可能需要助行器、移动吸氧装置和检测装置。研究表明，直立位可以最大限度扩张肺容积、增加气体流速，而且直立位也是维持循环血量和容量调节机制的唯一方法。站立可使有插管、机械通气的被照护者的潮气量、吸气流量、每分钟通气量在短期内得到改善，并能改善体位性低血压，延缓下肢肌肉萎缩及促进血流动力学改善。站立行走时，在照护师的指导辅助下，先在床边练习助行器辅助站立，各项体征稳定且被照护者自觉状态较好可通过助行器辅助行走。

3. 呼吸训练的方法

（1）腹式呼吸：呼吸功能障碍的被照护者多采用呼吸辅助肌的胸式呼吸法，而相对膈肌而言，这些呼吸辅助肌有占更大比重的快速纤维、更快的等长收缩时期和较低的疲劳抵抗，导致被照护者呼吸功加大和更易疲劳。通过腹式呼吸训练，使被照护者利用腹式呼吸从而减少呼吸做功，降低额外的体力消耗。被照护者取仰卧位或舒适坐位，嘱被照护者右手放在腹部，左手放在胸部，做缓慢深呼吸，吸气或者呼气都尽量达到"极限"量。用鼻吸气时，最大限度地扩张腹部，胸部保持不动；缩唇呼气时，最大限度地收缩腹部，胸部保持不动。循环练习，仔细体会呼吸与腹部的扩张和收缩，适应后可以将手拿开。吸气与呼气比例大致为2:4或3:6，每次练习次数3~5次，视被照护者情况可适当增加训练量，不宜过度。

（2）排痰技术：该技术适用于痰液在30ml/天以上或5ml/次以上，以及气道内分泌物咳出困难的被照护者。

①叩背：照护师五指并拢，将手掌微屈成杯状，手腕放松，以手腕为支点，借助腕关节的摆动有节律地叩拍被照护者背部，沿着支气管的走行由下往上、由外周向中央叩拍，重点叩拍需要引流的部位。可单手叩拍或双手交替叩拍，直接或者隔着薄衣物叩拍。手离后背5~15cm，频率2~5次/秒，每个部位3~5分钟。对于可耐受的被照护者可增大叩拍力度以诱发被照护者咳嗽，在叩拍后鼓励并指导被照护者咳嗽排痰，无法自主咳嗽或咳嗽无力的被照护者可行负压吸引或借助排痰机以排出痰液。另外，在临床上也可使用振动排痰机来辅助手工振动与叩拍，研究证明它对深部和浅部痰液的排出均有效果。

②体位引流：根据气管、支气管的解剖特点，将被照护者摆放于一定的体位，借助重力作用使各级支气管内痰液向中央大气道移动，病变部位在上，引流支气管开口向下。

肺上叶引流可取坐位或半卧位，中、下叶各肺段的引流取头低脚高位，并根据引流部位的不同转动身体角度。从小角度开始，在被照护者能耐受的情况下逐步增大，身体倾斜度超过25º效果较好。每天3~4次，每次体位不超过20分钟，可根据被照护者耐受程度和痰液量适当调整引流时间或增减引流次数。引流时可结合胸部振动与叩背，引流后指导咳嗽能更有效地排出痰液。

③指导咳嗽：被照护者取坐位（可视被照护者病情取仰卧位），上身略前倾，双肩放松，嘱被照护者缓慢深吸气，再深吸气，若深吸气诱发咳嗽，可分次深吸气；屏气1秒，张口连续咳嗽3次，咳嗽时收缩腹肌；停止咳嗽，缩唇缓慢呼出剩余气体；缓慢深吸气，重复以上动作，视被照护者情况每组训练重复2~5次。

另外，由于被照护者夜间咳嗽次数减少，痰液容易潴留，所以清晨做体位引流效果较好。

（3）呼吸体操：

①胸廓牵拉训练：被照护者仰卧位，两臂自然下垂，照护师站在被照护者一侧。被照护者吸气时，照护师一手置于上胸廓肋间向上外侧施力引导，另一手置于同侧或者对侧下胸廓肋间向下外侧施力，充分诱导牵拉胸廓，呼气时照护师双手跟随胸廓恢复原位。

②胸廓侧方牵拉训练：被照护者侧卧位，上方上肢置于体侧，照护师站在被照护者一侧。被照护者吸气时，照护师一手置于腋中线的上胸廓肋间向上施力引导，另一手置于同侧腋中线下胸廓向下外施力引导，充分诱导牵拉侧胸廓，同时嘱被照护者逐渐屈曲肩关节至终末端，呼气时照护师双手跟随胸廓恢复原位，被照护者肩关节逐渐恢复原位。这个动作使用的主要肌肉是肋间肌、胸大肌、胸小肌。

③双侧肩关节屈曲拉伸训练：被照护者仰卧位或坐位，两臂自然下垂，照护师站

在被照护者侧面。被照护者吸气时，双肩关节主动屈曲牵拉胸廓活动并活动呼吸肌，照护师可适当辅助被照护者增大关节活动度，呼气时肩关节逐渐恢复至初始体位。这个动作使用的主要肌肉是胸大肌、胸小肌、斜方肌、斜角肌、胸锁乳突肌。

④双侧肩关节外展拉伸训练：被照护者仰卧位或坐位，两臂自然下垂，照护师站在被照护者侧面。被照护者吸气时，双肩关节主动外展牵拉胸廓活动并活动呼吸肌，照护师可适当辅助被照护者增大关节活动度，呼气时肩关节逐渐恢复至初始体位。这个动作使用的主要肌肉是胸大肌、胸小肌。

⑤收肩挺胸运动：被照护者坐位或者站立位，两臂自然下垂，照护师站在被照护者一侧。被照护者吸气时，双肩胛骨尽力向内收拢，被照护者头尽力后仰，同时挺胸牵拉胸廓，充分牵拉肋间外肌，照护师可适当辅助被照护者增大关节活动度，呼气时双肩和头逐渐恢复至初始体位。这个动作使用的主要肌肉是胸大肌、胸小肌、斜方肌、斜角肌、胸锁乳突肌。

常用作业治疗技术

作业治疗技术包含的内容十分广泛，能够应用于作业治疗的活动种类丰富，如果将作业治疗技术进行分类，可以按照作业的功能分类，通常包括日常生活活动性作业、工作和生产性作业、娱乐休闲性作业等。也可以按照作业所需的技能分类，包括感觉、运动、认知、吞咽和心理技能等方面的作业。

第一节 按照功能分类的治疗技术

一、日常生活活动技能训练

日常生活活动是指一个人为了满足日常生活的需要，每天所进行的必要活动，分为基础性日常生活活动和工具性日常生活活动。日常生活活动能力对每个人至关重要，对正常人来说这种能力是极为普通的，而对于残疾人来说，由于功能障碍，会造成部分的或全部的日常生活活动能力的丧失。残疾的程度愈严重，对日常生活活动能力的影响就愈大。

日常生活活动训练的目的是让被照护者无论是在家庭还是社会生活中，都能够不依赖他人而独立生活。当被照护者经过努力能完成这些动作时，在心理上就可以建立起独立生活的信念，从而对康复训练充满信心，最后取得治疗的成功。日常生活活动技能训练成功与否，取决于被照护者的主观愿望与客观条件，取决于家庭成员的理解与配合，取决于医护人员的指导与支持。作业治疗师应细致、全面评价被照护者的功能、能力、愿望，明确他们是怎样进行日常生活的，能做多少日常活动，难以完成的是哪些项目，功能障碍的程度如何，在确定其问题点和治疗目标后，有针对性地进行治疗。

日常生活活动技能主要包括基本日常活动、家务活动和文娱活动。

1. 基本日常活动训练　包括穿衣物、准备食品和使用餐具进食、个人卫生（洗漱、沐浴、化妆整容、修甲）、用厕、移动（体位转换、床椅转移、坐站转换、步行、上下楼梯）等。如脑卒中后偏瘫被照护者训练单手化妆、剃胡须和穿衣裤等；颅脑损伤被照护者训练洗脸、刷牙等；髋关节置换被照护者训练洗澡、坐厕等；截瘫被照护者训练自我清洁导尿、大小便控制和床椅转移等；双上肢瘫痪的被照护者练习用辅助器具帮助进食等。总之，作业治疗师用新的活动方式、方法，或应用辅助器具和使用合适的家用设施，指导被照护者用患肢或健肢代偿完成日常生活活动；并指导被照护者在日常活动中如何省力，如何减少能量消耗，如何改装家用设备，如何使用自助具以达到生活能力的完全自理。作业治疗部门应备有相应的日常训练设施，如洗漱具、进餐用具、坐便器、转移用具、厨房用具等，帮助被照护者进行日常生活活动训练。

2. 家务活动训练　教会被照护者如何安排并进行家务活动，如烹饪、洗衣、熨烫衣服、购物、居室清洁、家用电器的使用等，并指导被照护者如何省力以减少家务活动的能量消耗，如何进行房屋或家用设施的改造以适应被照护者的功能水平，如何利用代偿的方法或借助辅助器具进行家务活动，使被照护者尽量达到家务活动的自理。

3. 文娱活动　健康生活来源于身体、心理和社会三方面的和谐统一。作业治疗中文娱活动的价值正是这三方面有机结合的体现。通过文娱活动，不仅可以提高被照护者的全身耐力、改善肢体的协调性，还可以调节情绪、放松精神、消除抑郁、陶冶情操、发展被照护者的兴趣，并且通过有选择的集体游戏和活动，提高被照护者的参与和交往能力。常用的文娱项目有唱歌、棋牌、绘画、球类活动等。

二、工作和职业技能训练

1. 教育　如果被照护者是学生，就要积极创造机会让被照护者重返校园。除了在课堂上所需的如坐位平衡、移动、手指精细动作、注意力、理解力等能力外，还要考虑学生参加郊游、学生劳动、课外活动等活动的需求。

2. 工作和职业技能　工作和职业技能训练是作业治疗中的一项重要治疗内容。作业治疗师在确定治疗方案之前，除应了解被照护者的功能、能力以外，还应结合职业咨询和职业前评定以及被照护者的意愿，在此基础上选择和确定合适的治疗方法，组织被照护者在专人指导下参加适当的工作和生产劳动，以转移被照护者注意力，调整精神和心理状态。

选择适合自身情况的基本劳动和工作技巧，如木工、纺织、金工、皮工、黏土、制陶、机电装配与维修、办公室作业（打字、资料分类归档）等，作为恢复工作前或就业前的训练，应根据被照护者的年龄、性别、技能、专长、兴趣、目前身体的功能状况及预后、就业的可能性、是否需要改变工种或恢复伤病前的工作等，向被照护者提供有关就业的意见和建议，并选择有关作业活动对被照护者进行训练，以帮助其恢复基本的劳动和工作技巧，从而达到改善和提高其功能、促进回归社会的功效。在正式从事职业工作前，先进行体能、技能、心理等方面的训练，为被照护者顺利就业创造条件。

3. 工作和职业技能训练的方法

（1）动手操作：指导被照护者进行实际操作，边讲解边示范，被照护者通过听、看和模仿操作获得技能。

（2）模拟训练：在模拟的生产环境中训练。

（3）生产实习：被照护者在实际生产场地，按照生产部门规定的产品质量、数量和实际操作规程进行训练。

（4）模块式技能训练：这种方法是国际劳工组织开发出来的一种较为先进的培训模式，简称 MES（models of employable skills）。这种训练方法旨在以最短的时间、最快的速度培养出优秀的技术人才。它的培训课程、教学大纲和教材基于对每一个工种、任务和技能的深刻分析，严格按照工作规范，开发成不同培训模块，形成一个积木组合式的教学形式，具有教学灵活、应用性和针对性强的特点。

三、利用手工艺制作活动的治疗技术

作业治疗师经常通过指导被照护者进行手工艺制作（如陶艺、马赛克工艺、皮革工艺等）开展治疗活动，这些活动在改善被照护者躯体功能障碍的同时，还能起到宣泄情绪、提高注意力和缓解精神紧张等心理方面的治疗作用。由于指导的主要目的不在于掌握一门制作技术，而是通过活动达到治疗的目的，也就是改善被照护者的某项功能或能力的障碍，因此要根据被照护者的年龄、性别、兴趣、心理和精神状态、社会背景等条件，结合被照护者的躯体功能障碍选择活动项目，以获得预期的效果。以下重点介绍几种经常应用于作业治疗的工艺活动。

1. 皮革工艺 皮革制品在人们的日常生活中随处可见，用皮革制成的文具盒、眼镜盒、钱包、钥匙包等日常生活用品图案新颖，美观大方又有实用价值，极易引起被照护者的兴趣。这项作业活动比较容易学习，而且可以根据制作物品的大小与制作的难易度进行分级，是一项不论男女老幼均可从事的作业活动。

（1）治疗作用：皮革作业可以对被照护者的身心两方面起到治疗作用。通过皮革作业不仅可以增强上肢肌力和坐位耐久力、改善手－眼协调性和手指精细动作能力、维持和扩大关节活动范围，还可以提高被照护者的注意力，培养创造力，缓解精神紧张。

（2）工具和材料：皮革工艺所需的工具包括橡胶面的操作垫板、木锤、裁皮革用刀、刻刀、染料盘、打孔器、皮革工艺的图案书、海绵、纱布、笔（着色和刷黏合剂用）、带各种花纹和图案的模具、穿皮条用针、剪刀，所需材料为牛皮、皮条、染料、搭扣、铆钉等。

（3）制作方法：下面以制作钱包为例介绍皮革工艺的制作过程。

①选择图案：可以选择皮革工艺参考书上的图案，也可以根据自己的喜好设计简单的图案。

②复制样纸：确定好图案后，将透明纸置于图纸之上，将图案拓画下来即可。需注意的是只需将图案的大体轮廓拓下来，现成的花纹和图案部分不需要拓，之后使用专用的图案模具打制便可。

③裁剪皮革：按照所选图案的尺寸在皮革材料上设定标记，然后用裁剪皮革的专用刀具将原材料进行裁剪。

④将样纸临摹到皮革上：用海绵蘸水后轻轻地涂抹在皮革上，使皮革的表面湿润。待皮革略微变色之后，再用压痕器沿着图案线条一边描图一边用力向下压，使图案清楚地显现在皮革上。

⑤刻印：将皮革置于橡胶面的操作垫板上，首先用刻刀沿着已经临摹好的图案线条将皮革割开，再使用模具和专用木槌按照图案敲出立体感。模具使用过程中应尽量与皮革平行放置，防止由于模具的倾斜而造成图案的印痕深浅不均。另外，对每一个模具的敲击力度也应该尽量保持一致才能使图案美观。

⑥染色：完成刻印工序后就要进行着色处理的步骤了，一定按照先浅色后深色的顺序进行。

⑦上光：待染色工序完成并已风干后方可上防脱色涂料以及防水涂料。

⑧缝边：用打孔器在距离皮革边缘约 4mm 的地方均匀地进行打孔，最后用事先准备好的皮条来完成边缝的"缝合"操作。

（4）注意事项：运动失调和随意运动严重障碍的被照护者不适宜进行此项作业活动，在作业过程中应格外注意裁剪皮革用刀等工具使用的危险因素和管理。

2. 铜板作业　铜板工艺品是用于装饰墙壁的艺术品，这一工艺活动在欧洲拥有比较悠久的历史。通过铜板工艺可以制作出的作品种类较为丰富，也便于作业进行者发挥创意，制作自己喜爱的制品。该作业活动更适合男性被照护者，由于制作简单，对于上肢功能恢复具有良好的效果，同时还能有效地改善心理状态，是作业疗法中常用的作业活动。

（1）治疗作用：可以增强上肢的肌力，维持和扩大关节活动范围，改善手-眼协调性，还可以提高被照护者的注意力，培养创造力，通过敲打作业有助于宣泄攻击性。

（2）工具和材料：铜板作业所需的工具包括金工用剪刀、锥子、木锤、厚绒布垫、纸、笔、复写纸、图案参考书，所需材料为铜板（约 0.3mm）、木板、氧化剂、砂纸等。

（3）制作方法：①选择或者自己创作图案，并将图描到纸样上。②根据图案的大小用金属专用剪刀裁剪适当规格的铜板材料。③将选择或创作的图案复制到铜板上。④铜板放在绒布垫上，然后沿图案线条将平底的金属棒垂直置于铜板上，用木锤或铁锤沿描线敲打，使图案部分突出。⑤在图案的部分完成以后，由于铜板的各个部位所受到的力量并不是非常均衡，所以铜板的边角部分有时会翘起来，这时可以用平面木锤轻轻敲打翘起的部分，使铜板变得平整。⑥根据喜好，可以将凹陷的部分用蜡遮盖，保留铜板的本色，将突出的图案部分着色；也可以用氧化剂将铜板氧化变为黑色，再用铁砂纸将突出的图案部分的黑色打磨掉变为金黄色。⑦将作品装入特制的镜框或直接固定于木板上。

（4）注意事项：铜板裁剪后边缘锐利应防止被割伤，锤子和剪刀等工具要注意保管和使用安全，作业过程中会产生噪音，要选择合适的作业场所并在桌面上垫绒布垫子以免影响他人。

3.绘画活动　绘画活动是人类最早的艺术形式之一，是人类在生产劳动过程中，利用笔、墨、颜料、纸、布等绘画工具和材料，通过线条、明暗、色调、透视及构图等方法，进行创作表现社会生活的过程。绘画活动需要掌握观察事物的正确方法，结合大脑进行分析，再通过手表现出来。

（1）治疗作用：力求通过绘画创作过程，提高被照护者精神集中力，改善手-眼协调性，稳定情绪以及丰富生活体验和提升适应社会的能力。绘画的形式也是多种多样，因人、因目的不同而选择不同的方式进行训练。

（2）绘画方式：①涂色：在原有的图案上着色，可以采用彩色铅笔、蜡笔、水笔、水彩颜料等任何画笔，依照图书上的颜色涂色，也可以根据个人的爱好选择颜色。图案的繁简程度，需要根据被照护者的功能水平来选择。②拓画：同样可以选择线条的粗细和图案的繁简程度。另外，使用毛笔进行拓画的难度大大高于使用铅笔进行操作，毛笔的运用对腕关节的稳定性有极高的要求。③临摹：较适合单人治疗训练。④速写：采用小组活动的方式，比较便于被照护者之间的交流。⑤素描：对作品完成度的要求伸缩性比较大，需要极大的耐心和韧性。⑥创作：最能够表现创作者内心活动的方法，除单人创作之外，也可以应用于小组活动。

（3）工具和材料：绘画用纸（各种规格）、笔类（铅笔、彩色铅笔、水彩笔、毛笔等）、橡皮、圆规、直尺、小刀、颜料、容器、画板、定画液、美术参考书等。

（4）活动过程及注意事项（以涂色为例）：①准备轮廓线条图以及彩色水笔或铅笔。②指导被照护者按照自己的爱好，将图涂上适当的颜色。根据需要，也可以指示被照护者按照要求涂色。③可以选择一种图案复制后多次进行涂色训练，并记录每次创作的日期，以便于今后进行比较；也可以选择多种图案，按照先易后难的顺序进行涂色。注意在初期不宜选择过于复杂的图案。④以小组的形式进行活动时，必须事先做好充分的准备工作，绘画用具必须人手一份。

4.刺绣工艺　刺绣是利用针和丝线在绸、布上作画的一种民间工艺。传统的产品有著名的苏绣、湘绣、蜀绣等。现在，利用传统刺绣的手法，采用单纯的图案，利用毛线进行刺绣，制作出粗犷、质朴的作品也不少见。

（1）治疗作用：在进行传统刺绣过程中，要求精神高度的集中，并且需要在作业过程中始终保持这种状态。另外，对姿势的保持能力、肩关节的稳定性、手指的精细动作等身体功能也有较高的要求。作业疗法就是利用刺绣工艺活动的这些特点，将其应用于偏瘫被照护者的作业治疗中，力求提高和改善被照护者的各种功能。

（2）材料和用具：绣花针、绣花绷子、纸、铅笔、皮尺、剪刀、粉饼、复写纸、参考书籍和图案、布（各色棉布、绸布或者各色粗布）、各色绣花线等。

（3）制作过程和注意事项：①确定制作作品的用途以及规格。②确定图案和绣线的颜色。③在准备绣花的部位用绣花绷子绷紧绣布，从背面开始进针，按顺序刺绣，直至全部绣完。④根据训练的目的，使用健侧手或者患侧手进行刺绣。如果是以改善患手的精细动作为主要目的，使用健侧手把持绣花绷子；以训练患侧手作为辅助手为目的的时候，应注意用患侧手平稳地把持绣花绷子；而以休闲娱乐为主要治疗目的的时候，治疗者应设法制作固定绣花绷子的辅助器械。⑤绣制完毕以后，需清洗台布，注意将被污染的部分和图案的痕迹洗涤干净并熨烫平整。⑥刺绣的部分应始终位于绣花绷子的中央部分，刺绣过程中，应按照作业进度随时调节。⑦注意绣线不要拉得过紧，避免绣布出现皱褶。⑧一次取线的长度不宜超过80cm，过长容易打结，过短会遗留过多的疙瘩。

5.剪纸工艺　剪纸是用剪刀或刻刀，将纸镂空一部分之后而形成一幅图画或文字的过程，又称为刻纸、窗花和剪画。剪纸工艺活动既可以单纯制作剪纸，也可以将剪纸作品应用于其他作品上，或者进行套色处理。如，贺年卡上加上自己创作的剪纸作品，会令人耳目一新。

（1）治疗作用：通过剪纸活动，既可对患侧手进行辅助训练，也可以通过患侧手对剪刀的操作进行手灵巧性训练，同时也可使被照护者注意力和耐久力等功能得以改善。

（2）工具和材料：纸、剪刀、参考图书等。

（3）注意事项：剪纸工艺活动应遵循从易到难、从简单到复杂的原则；应结合被照护者的实际情况，挑选有治疗价值的图案进行；因为必须使用锋利的刀具，故应注意安全，避免皮肉损伤，使用结束后妥善保管。

6.纸工艺　人们利用纸张经过巧妙的构思和无限的想象，能够制作出丰富多彩的纸制工艺品。

（1）治疗作用：可提高脊髓损伤被照护者上肢尤其是手部的各种功能及精细操作的能力。

（2）工具和材料：纸张（稍厚的纸）、铅笔、橡皮、直尺、圆规、剪刀、胶棒、镊子、水彩、图案参考书籍等工具。

（3）制作过程：作业治疗经常利用纸卷制成各种工艺品。具体方法就是先将整张的纸卷成细卷筒状，再利用这些纸卷经过拼、搭、砌，黏合成各种形状的作品，用这种方法制作的楼阁亭台惟妙惟肖，极具装饰效果。纸卷制作过程中，不需要特殊的场地和设备，不会产生噪音和污染，使用的材料简单，适用于各种被照护者。具体过程：①首先设计图形，尽可能画出设计图，标出每个部位以及每个色调需要的纸卷数目，并确定作品规格，根据作品大小决定纸卷的直径和长度。②制作纸卷。将纸斜向放置，从一角开始向对角线方向卷，直至将对角完全卷起，然后用胶棒涂抹固定。③将所需要数目的纸卷制作完毕后，统一涂色，需将纸卷的一周均匀涂抹。根据情况也可以完成结构拼接后，再对外观进行整体涂色。④纸卷完全干燥以后，用剪刀或者裁纸刀，按照所需要的长度将纸卷剪断，并将边缘修剪整齐。⑤按照图案将纸卷黏合成型。

（4）注意事项：①制作完成的纸卷需要一定的硬度，避免纸卷表面出现凹陷。因此，卷的时候，需要将纸拉紧，或将纸卷放在手中反复向卷的方向搓。②制作同一作品纸卷的时候，使用的纸张最好类型相同、规格相等，并且应掌握相同的力度，这样才能确保纸卷的直径相当，制作出的作品美观、整齐。③可以利用牙签、雪糕内芯等材料，按照纸卷工艺的技法进行制作，木制材料能够使作品更加逼真、精致。

7.园艺　有条件的康复设施可以开展园艺作业。园艺是指种植蔬菜、花卉、果树等的技术。人们将一粒种子通过播种、施肥、浇水等一系列作业后，能够获得鲜花和丰硕果实的奖赏。从治疗角度分析，从事园艺活动具有改善精神状态和身体功能两方面的功效。一方面，园艺活动以户外活动为主，有利于放松心情，通过种植花果树木、观赏植物及蔬菜类，在收获季节会给人们带来极大的满足感和成就感。每日必须从事的栽培工作，有助于帮助被照护者养成有规律的生活和工作习惯，培养责任心。另一方面，从事园艺活动时，需要充分的身体耐力、协调的身体功能和全身各个关节良好的运动能力，对于各种工具的使用也是极好的实践机会。在医院可以充分利用花坛等空地，为被照护者开辟一块园地，或者在病房的阳台、平台上，开设被照护者专用的场所。

四、压力治疗

压力治疗是指采用一定的压力作用于人体体表，以预防或抑制皮肤疤痕增生，防止肢体肿胀的治疗方法，常用工具为压力衣、压力垫和支托架。压力衣类型包括压力面罩、压力背心、压力手套、压力袜等，根据疤痕的位置和治疗目的进行选择。压力垫通常与压力衣配合使用，使用压力垫的目的：一是填充凹陷部位，一些凹面如腋窝在穿压力衣后仍很难获得压力，用相应的压力垫将凹面填充使其变成平面或凸面以得到适当的压力；二是减小疤痕表面的曲度，有些部位如前臂在穿上压力袖后，两侧所受的压力远远大于掌侧和背侧，通过在掌侧和背侧增加压力垫以将其曲率半径变小，从而增加压力；三是建立曲度以集中压力在所需要的部位，如果在肢体上只有一处小范围的疤痕，可以在这处疤痕上加上压力垫，让其变成一个高出周围的凸面，从而获得更多的压力。支托架常配合压力衣的使用，保留身体某部位的外形或轮廓，对抗可导致畸形的力量。

五、开具轮椅处方

轮椅是康复过程中的重要工具。被照护者由于步行能力降低或丧失，而必须依赖轮椅作为代步工具。作业治疗师从轮椅的安全性、被照护者的操控能力、舒适性、使用地点等方面综合考虑为被照护者提供轮椅处方。轮椅处方的内容包括座高、座宽、座深、轮椅扶手的高度、靠背的高度、脚托的高度等。

六、环境改造技术

当被照护者因为残疾而影响独立活动时，必要的环境改造可以减轻被照护者的残疾影响程度，提高其生活自理能力。根据瘫痪或其他功能障碍的情况，为被照护者提供有关出院后住宅条件的咨询（包括进出通路、房屋建筑布局、设备等），提出必要的装修意见。如，对残疾者的房屋进行改建，将入门台阶改为斜坡，增加入口宽度以利于轮椅出入，去掉房内的门槛，厕所不用浴缸，墙壁上装好扶手，降低厨房工作台面高度等。四肢瘫痪被照护者可以利用环境控制系统控制室内电灯、电话、电视、洗衣机、床、椅、收音机等用具。住在高层的被照护者想办法调到底层以方便外出活动。

第二节 按照技能分类的治疗技术

一、感觉技能训练

感觉训练是指对周围及中枢神经系统损害被照护者进行浅感觉、实体觉、运动觉的训练。感觉训练的主要方法包括感觉再教育、脱敏疗法和代偿疗法。

1.感觉再教育 对于周围神经损伤被照护者的感觉再教育，早期被照护者的训练重点是将刺激的视觉反应与感觉反应相对应。当能够感觉到固定的触觉并能将之很好地定位后，就可以开始通过触觉分辨物品的训练。对于脑卒中后被照护者的感觉再教育，强调将感觉功能与运动功能的再教育结合在一起进行，鼓励在早期就进行有目的的大量的感觉和运动训练，如双手上举运动。

2. 脱敏疗法　最初可以用夹板或衬垫对敏感部位进行保护，随着治疗取得进展逐步去除保护性用具。对敏感皮肤的刺激分为 5 个级别：级别 1，音叉、石蜡、按摩；级别 2，电振动器、加大力度的按摩、铅笔顶端的橡皮按压产生的触觉；级别 3，电振动器、质地辨别；级别 4，电振动器、物品辨别；级别 5，工作和日常生活动作。当被照护者对当前级别的刺激没有疼痛反应后可进入下一个级别。

3. 代偿疗法　代偿疗法主要是体位变换，可以避免持续的低强度压力对肢体尤其是对骨突出部位造成的损害，远离过冷和过热的危险因素，避免皮肤和物品间的反复运动和摩擦，教会保护性感觉缺失的被照护者注意对水疱、割伤、挫伤部位的保护以避免感染。感觉障碍的代偿技术还包括用其他感官来替代，如用视觉代偿以避免接触锋利的物品而受伤。

二、运动技能训练

1. 改善肌力和肌张力的训练　利用作业活动或对作业活动进行改造，如利用木工、铜板、砂磨板等作业活动，为被照护者提供抗阻、抗重的主动运动。如，使用锤子改善上肢肌力，使用面团、泥团训练手握力，使用硬币训练捏力。采用神经肌肉促进技术中的本体促进技术、皮肤感觉促进技术、Bobath 技术、Brunnstrom 技术调整肌张力，如选择接近日常活动的洗脸、梳头、穿袜等对角螺旋性运动，改善和调整肢体肌张力；采用不同的反射性抑制体位调整肌张力，如仰卧位下伸肌张力增高，俯卧位下屈肌张力增高；利用不同的反射性模式抑制肌肉痉挛，诱发软弱无力的肌肉收缩，以保证各项作业治疗的顺利进行。例如，偏瘫被照护者在进行手工作业前，先对患侧上肢进行挤压、牵伸及感觉刺激，使痉挛的肌肉充分放松，无力肌肉兴奋性明显提高后，再完成布置的手工作业。骨折和偏瘫造成一侧上肢功能障碍者可以训练单手操作完成系扣、系鞋带、穿脱衣裤，用非优势侧手书写、开锁、拍球、捏泥、开门等，可以预防肌肉萎缩。

2. 维持关节活动度的训练　利用桌面推拉滚筒运动或擦拭运动以及不同高度的木钉盘的摆放、抛气球等作业活动，充分改善上肢的活动范围，尽可能鼓励被照护者通过完成日常活动来维持和改善关节活动度。

3. 运动协调性和灵巧度的训练　包括粗大运动协调功能训练，如利用翻身、抬头、坐卧转换、坐站转换、上下楼梯、步行活动，提高被照护者躯体和肢体的综合协调控制能力；精细协调活动训练，可以利用洗碗、捡米粒、编织、木刻、嵌镶等作业活动，充分改善眼-手协调和灵巧度；利用拼图、插板、搭积木等游戏提高视觉运动整合能力。让被照护者在两条平行线之间画一条直线，逐渐减小平行线的间隔，如由 3cm 逐渐减至 1cm，以训练上肢精细协调控制能力，或练习用筷子或钳子持物等。

4. 平衡训练　平衡能力关系到被照护者坐位或站位的静态、自动态和动态身体的平衡和稳定，是保证被照护者进行各种手工作业、日常步行、穿衣等活动的基本条件。

作业治疗师可以配合物理治疗师进行平衡功能训练，利用巴氏球保持被照护者坐位平衡，鼓励被照护者坐在桌前双手静置于桌面上保持静态平衡，或完成简单的手工作业活动；早期进行双上肢的日常活动，如穿衣、洗漱等活动；让被照护者坐或站在床边利用单手或双手伸向不同方向取物，或进行木钉盘摆放作业；利用套圈作业和抛气球游戏训练被照护者的坐位或站位平衡；可选择一些娱乐或体育活动，如跳集体舞、拍球、蹦床、骑马、水中步行等活动，以提高平衡能力。

5. 身体移动能力训练　如何恢复乃至提高被照护者的移动能力是康复训练的主要目标之一，要提高被照护者的生活自理和社会参与能力就需要被照护者能在所处的环境中进行身体的移动。例如，床上的移动，从床移动到卫生间以便于使用洗手池或马桶，或是移动到便利店和工作场所等。

进行移动训练时治疗师必须清楚，不同的被照护者在进行日常生活活动时都有自己的方式或自己的习惯，每个被照护者都会面临不同的问题；因此要认真听取被照护者的想法和意见，有针对性地进行改造，并应用一些辅助设备帮助他们提高移动能力。

身体的移动需要被照护者具备一定的躯体功能，例如，肌力、身体的协调性和关节活动范围等。被照护者可能存在不止一个方面的障碍，例如，风湿性关节炎的被照护者可能存在关节活动范围的问题，同时还有肌力较弱和疲劳的问题；脊髓损伤的被照护者可能存在感觉功能减退，同时还有肌肉无力或瘫痪的问题。被照护者的功能在一方面或几方面存在障碍时，辅助设备和代偿技术的应用可以提高被照护者生活自理能力。

障碍可能会在不同的环境中对不同的移动能力产生影响，如，脑卒中偏瘫的被照护者可能需要轮椅来进行户外的移动，但在居室中只需要拐杖来辅助行走。

训练的第一个阶段是能够在医院或其他康复设施内的独立移动，第二个阶段是能够在家和社区内的独立移动。治疗师要把被照护者实际的家庭环境（也就是被照护者将要回归的环境）因素考虑在内，包括居室、院子、小区和社会等被照护者工作学习的环境，作业治疗师应对被照护者实际的生活环境进行评价，并给出出院后的建议，这样才能把康复的效果延续下去。

身体移动训练包括卧位下在床上的翻身、左右移动，床上的坐起、躺下，坐位下的前后左右移动，轮椅与床、便器、椅子、汽车等之间的转移等。被照护者在作业治疗师的指导下，训练完成以上各种转移，最终实现独立转移的目标。独立转移包含两个意义：一是靠被照护者自身能力的恢复实现独立转移；二是自身能力有损害，但借助某种辅助装置和操作技能使其独立完成转移。独立转移的基本原则：首先，治疗师帮助被照护者转移时其指令必须清楚；整个转移过程中必须保持平衡；学习独立转移的时机要适当，太早则被照护者因失败而失去信心，太晚则因依赖而失去兴趣；应当教会被照护者利用体重转移，如利用倾斜力和翻滚力以增加起身的动量。其次，需转移的两个平面之间高度尽可能相等而且稳定，两个平面应尽可能靠近，其间以转移板连接，轮椅转移时必须先制动，有几种方法可供选择时，以最安全容易的为最好。

如果被照护者不能达到独立转移，则训练其实现辅助下转移。辅助下转移的原则：辅助者与被照护者之间互相信任，辅助者知道被照护者有什么缺陷，体力和认知如何，需要何种方式和多少力度的辅助。被照护者预先告知辅助者自己习惯的转移方式，转移时辅助者与被照护者应当互相支持，协同用力。辅助者需要相当的技巧而不能单独依靠体力，辅助时主要依靠下肢力量。通常辅助者两腿分开与肩同宽并一前一后，髋膝可以微屈，但腰背及头颈必须伸直，旋转时用足的力量避免用腰的力量。转移前必须准备好必要的设施与空间，使转移过程中无障碍。辅助者必先注意衣着，尤其应避免穿着鞋底易滑的鞋，衣着要方便活动，注意防止头发和戒指掠过或牵扯被照护者。辅助者必须了解自己的体力和技能，没有把握时不要单独行事。应先使被照护者了解转移的目的和方法，处于最好的起始位置，并已排空大小便，转移中不会发生大小便失控。辅助者应当使自己的指令明确地被接受，与被照护者有语言文化差异时尤应注意。这里介绍几个常用的移动技术。

（1）仰卧位至（床）端坐位：第7颈椎损伤的被照护者不利用任何辅助器具完成从仰卧位至（床）端坐位的体位变换。①用肩胛和肩部肌肉的力量移动到肘支撑位。②用一侧肘关节支撑保持平衡，用另一侧的肱三头肌的力量将躯干的上部撑起，再用保持平衡侧的肱三头肌的力量支撑，将躯干完全撑起于长坐位。③将一只手支撑于身后保持平衡，用另一只手将腿移向床边。④当移动至床边时，将身体倾斜用一只手支撑在轮椅座上保持平衡，用另一只手将靠近床沿的腿移至床下。⑤再将另一条腿移至床下。⑥现在已处于（床）端坐位，准备好转移至轮椅。

（2）轮椅至床的转移：下肢瘫痪的被照护者独立进行从轮椅至床的转移。①被照护者将轮椅尽量靠近床边与床平行并刹车固定，将左侧的扶手移开。②将转移板置于轮椅和床之间的缝隙上，防止身体与轮子的磕碰损伤皮肤。③被照护者将身体重心倾斜向左侧保持平衡，用右侧上肢支撑将臀部从轮椅移至床上。④在床边稳住平衡。⑤右手支撑在轮椅座上，用左手将左腿抬起。⑥将左腿放置于床上。⑦将腿摆直。⑧重复以上步骤，将另一条腿放到床上，记住保持平衡是独立完成转移动作的关键。

（3）辅助下轮椅至床的转移：辅助下从轮椅至床的转移动作。①将被照护者的臀部向前移动至全部轮椅座位面积的前2/3处，这主要是为避免在转移的过程中与后轮发生碰撞损伤皮肤。②将被照护者身体向前倾斜使被照护者的头部倚靠在辅助者的右侧大腿上。如果条件允许，被照护者可将左手放在轮胎上给予适当辅助。辅助者用自己的腿保持被照护者的腿于相对稳定的姿势。③辅助者用上肢和腿的力量将被照护者轻拉向前，抬起被照护者的臀部并转向床的方向。④被照护者的重量被充分向前转移了，因此全部过程几乎不用向上提的力量。

6. 实用步行训练　作业治疗中的步行训练与物理训练中的步行训练侧重点不同：物理治疗中的步行训练，主要强调下肢具备行走能力的各组肌群和关节活动范围的训练以及步态训练；作业治疗中的步行训练，强调实用步行能力训练，训练被照护者能在有效时间、距离内安全行走，指导被照护者适应不同的地面、不同的环境、障碍物等，保证被照护者最终能步行穿过街道、商场、车站、公园、工作场所等。这种步行能力的训练，实际上要求被照护者具有综合活动技能。

7. 增强全身耐力的训练　原则为少负荷，多重复。根据被照护者的状况、兴趣安排较容易、简单或较难、复杂的作业活动。

8. 神经生理学疗法　神经生理学疗法包括 Brunnstrom 疗法、Bobath 疗法、本体感觉神经肌肉促进技术、Rood 疗法等。

三、认知技能训练

认知技能训练包括注意力、定向力、记忆力、问题解决能力等方面的训练。

1. 注意力训练　注意是对事物的一种选择性反应，根据参与的器官不同可以分为听觉注意和视觉注意等。注意力的训练要求被照护者保持一段时间的注意力并逐渐延长注意的时间和范围。例如，治疗师以每秒一个的速度给被照护者念随机排列的数字，从两个开始，每念完一系列让被照护者重复一次，一直进行到被照护者不能重复为止。或者要求被照护者用铅笔从汉语拼音字母"DTEWCVBYUNDFTVC"中删去治疗师指定的字母"T"，成功后增加难度，纸上同时出现大写和小写字母，让被照护者从更多的字母中删去指定的字母。

2. 记忆力训练　记忆是过去感知过、体验过和做过的事情在大脑中留下的痕迹，是过去的经验在人脑中的反应，包括短期记忆和长期记忆、简单记忆和复杂记忆等。复述是记忆训练中常用的方法，它要求被照护者无声或大声重复要记住的信息，复述的内容可选择数字、名字、词汇等，随着记忆的进步逐步增加难度。记忆训练中还可以通过启发、诱导帮助被照护者回忆一天做过的事情或制造令人难忘的联想来加强记忆。当语言性记忆较差时鼓励被照护者用形象记忆。

3. 问题解决能力的训练　训练被照护者对不同物品或事物进行分类，如食品（鸡蛋、面包、牛肉、苹果、白菜等）、衣物（衬衫、裤子、袜子、鞋、手套等）、学习用具（铅笔、橡皮、尺子等），再从粗分类到细分类，如将食品进一步细分为肉类、蔬菜、水果等。向被照护者出示有共同点的物品或词组，如猫—狗、杨树—柳树、床—衣柜等，让被照护者回答每一对物品的共同之处，学会找出不同事物之间的关联。经常向被照护者提出一些如"迷路了怎么办""出门回来发现忘记带钥匙怎么办"等问题，观察被照护者表现并提供不同的帮助，包括需解决问题的步骤分解、提示等，帮助被照护者提高分析、解决问题的能力。

4.定向力训练 让被照护者反复练习从一个地点走到另一个地点,如从病房到治疗室,从治疗室到食堂,路线的设计要从简单的直行到复杂的转弯,从近距离到远距离。如果定向障碍与空间关系障碍有关,应先重点治疗更为基础的空间关系障碍。

更多认知技能的训练内容参考认知障碍的作业疗法。

四、吞咽技能训练

国外的吞咽技能训练常是由语言治疗师和作业治疗师来完成。治疗前常规进行动态食管钡餐造影,将被照护者整个吞咽过程动态拍摄下来,分析吞咽困难发生的时期和部位,指导治疗师制订训练方案。除影像诊断外还应进行正常反射(呕反射和咳嗽),异常反射(咬合反射、吸吮、吞咽),饮水试验和头、颌、舌的控制等评定。吞咽障碍的训练目的主要是控制吞咽过程中食物团的流动和防止误吸,包括吞咽器官运动训练、感觉促进综合训练和摄食直接训练,进食时尽量要求被照护者取坐位。

五、心理技能训练

残疾人的心理变化一般经历震惊、否认、抑郁、承认和适应等阶段,作业治疗中非常注重对被照护者心理技能的训练,治疗师不仅通过在治疗过程中与被照护者的交谈,帮助被照护者树立战胜残疾、重返社会的信心,还通过安排不同的作业活动调整被照护者的心态和情绪,使被照护者从伤后的震惊、否认阶段过渡到适应阶段。训练中被照护者可以通过摔打胶泥发泄内心的愤怒和不满,可以通过绘画表达心中的思念和愿望;可以通过完成一项简单作业重拾信心和勇气,可以通过帮助他人完成作业而重新发现自身价值。

第二章 常用言语治疗技术

第一节 失语症治疗技术

一、基本概念

（一）言语

言语是音声语言（口语）形成的机械过程。为使口语表达声音响亮、发音清晰，需要有正常的构音器官结构和与言语产生有关的神经、肌肉的活动。当这些结构以及相关的神经或者肌肉发生病变时，就会出现说话费力或发音不清，甚至完全不能发音。代表性的言语障碍为构音障碍，临床上最多见的构音障碍是脑卒中、脑外伤、脑瘫、帕金森病等所致的运动性构音障碍。由于构音器官形态结构异常所致的构音障碍称为器质性构音障碍，代表性疾病为腭裂。从临床的角度看，虽然单纯的言语障碍只涉及口语，语言其他模式是正常的，但中度至重度的言语障碍同样给人们的交流带来严重的困难，被照护者在一些疾病的晚期，如肌萎缩侧索硬化、多发性硬化等，甚至丧失了发音和说话的能力，难以进行沟通和交流。

（二）语言

语言是指在人类社会中形成的约定俗成的符号系统。人们通过应用这些符号达到交流的目的。语言包括对音声符号的运用（表达）和接受（理解）的能力，也包括对文字语言符号的运用（书写）、接受（阅读）以及姿势语言和手语。语言是一套代码系统，是音义相结合的词汇和语法组成的体系。语言障碍是指在口语和非口语的过程中词语应用出现障碍。代表性的语言障碍是脑卒中和脑外伤所致的失语症和大脑功能发育不全所致的语言发育迟缓。从临床的角度看，语言障碍往往涉及多种语言模式，影响语言在大脑的加工和产生，所以语言障碍对人们生活和工作的影响非常大。

"言语"和"语言"的区分主要是为了语言训练人员能够对各种言语和语言障碍正确理解并准确地制订康复训练计划。为简化用词,本书中用语言一词代表"语言"和"言语"。

(三)失语症定义

失语症是指在已经习得语言的情况下,由于大脑损伤所导致的语言障碍。脑损伤部位与语言功能相关,通常位于左脑。被照护者可以存在多个方面的语言功能障碍,涉及听、说(言语)、读、写等方面,但失语症既不是听力受损,也不是智力受损,更不是精神障碍。除了语言障碍以外,失语症还可能伴有其他障碍,例如构音障碍、失用症或吞咽障碍。

二、失语症的评估

1. 失语症的筛查　通过筛查大致了解被照护者的语言障碍和程度,采用的方法需要简短明确,应做到在尽量短的时间内掌握被照护者的语言能力情况。这种检查适用于初诊被照护者,尤其是急性期的被照护者,重点观察被照护者的言语表达、听觉理解、阅读和书写、高级皮层机能和其他相关内容。

2. 失语症的标准检查　中国康复研究中心汉语标准失语症检查(China Rehabilitation Research Center aphasia examination, CRRCAE)是中国康复研究中心听力语言科以日本的失语症检查(standard language test of aphasia, SLTA)标准为基础,同时借鉴国外有影响的失语评价量表的优点,按照汉语的语言特点和中国人的文化习惯所编制,于1990年由李胜利等编制完成,经40例正常人测试后,制成试案开始应用于临床,是目前临床上常用的失语症检查量表。李胜利等于1999~2000年对151名正常人和非失语症被照护者进行检测并计算出均数和标准差,同时用方差分析年龄、性别、利手、职业和文化水平对此检查法的影响,除了不同文化组间在执行口语指令和描述图有差异外,其他项目未发现显著差异。因此,本检查方法适用于我国不同地区使用汉语的成人失语症被照护者。

检查中的语言形式遵循由易到难的顺序,被照护者的成绩与失语症严重程度密切相关。最后,将各项测验的成绩绘制成失语症曲线,评价被照护者失语症的情况一目了然,并为制订失语症训练计划和研究提供了重要依据。另外,将训练后的评价曲线与初次评价曲线进行比较,可以评定训练的效果及指导下一步计划的制订。

3. 西部失语症检查　西部失语症检查(Western aphasia battery, WAB)是加拿大人 Andrew Kertesz 在1982年依据波士顿诊断性失语症检查(BDAE)修改后的短缩版,它克服了 BDAE 冗长的缺点,很少受民族文化背景的影响。此检查法评分标准、复查的信度、检查不同被照护者的信度、不同检查者之间的信度均较好。此检查法的内容除了检查失语症之外,还包含视空间功能、非言语性智能、结构能力、计算能力等非语言功能内容的检查，目前常用于临床研究。

4.言语失用检查　应用广泛的言语失用评价方法是中国康复研究中心研制的言语失用评价方法，该评价法设定元音顺序模仿、词序模仿及短语模仿等检查项，用以引出言语失用的言语样本。检查中，被照护者的异常表现包括元音／词错误、顺序错误、摸索现象和发音错误等。

三、训练条件及要求

为了达到最佳训练效果，要设法创造可能的条件，但并不要求所有语言训练都要机械地去苛求条件。

（一）训练条件

1.根据被照护者病情选择场所　对于脑血管病急性期或脑外伤被照护者及个别重症被照护者也可以在床边进行训练。

训练时应避免过多的视觉刺激和听觉刺激，大部分语言障碍被照护者患有脑损伤，其注意力极易分散，也极易疲劳，要尽量避开视觉上的干扰。另外，语言障碍被照护者说话音量一般都不大，语言欠清晰，在有噪声的环境下表达比较吃力。噪声情况下被照护者的注意力容易分散，心理承受会出现问题，所以最理想的是在比较安静的房间内进行。

2.实行有针对性的训练计划　根据被照护者的具体情况，如病症的程度、障碍的侧重面、残余语言功能等，制订个人训练计划和具体的语言训练内容，除了语言功能训练之外，还要根据被照护者实际日常生活交流能力的特点，使训练更有针对性。

（二）训练次数和时间

失语症的训练次数可以根据被照护者的情况而定，每天的训练时间至少应保证0.5~1.0小时，重症可以是15~20分钟；语言训练时间最好安排在上午，被照护者下午的耐受力较上午差。此外，被照护者在训练期间精神较为集中，时间稍长会感到疲劳，所以在训练时要随时观察被照护者的身体情况，以防出现意外或原发疾病再次复发等情况。

（三）卫生管理

训练时训练者会经常接触被照护者的身体和唾液，所以一定要预防各种传染病，手指有伤时要特别注意，训练前后要洗手，训练物品要定期消毒，直接接触被照护者口腔或皮肤的训练物品，要用一次性的。

四、失语症的训练原则（不同时期和不同类型）

（一）总的训练原则

1. 根据失语症的评估，掌握被照护者是否存在失语症以及失语症的类型和程度，以便明确训练方向。

2. 综合训练，注重口语及交流，如果被照护者有听、说、读、写等多方面的受损，要进行综合训练，但训练重点和目标应放在口语康复训练及实际交流能力的建立上。训练应从提高被照护者的听理解开始，随着被照护者听理解的改善，可将重点转移到表达方面的训练上来，对一些重度被照护者要重视读和写的训练，因其语言模式的改善对口语恢复会有促进作用。

3. 因人施治，循序渐进，可从被照护者的残存功能入手，逐步提高其语言能力。训练内容要适合被照护者文化水平及兴趣，先易后难，由浅入深，由少到多，逐步增加刺激量。

4. 注重被照护者心理反应，当训练取得进展时，要及时鼓励被照护者，使之坚定信心。被照护者精神饱满时，可适当增加难度，情绪低落时，应缩短训练时间或做些被照护者感兴趣的训练或暂停训练。

5. 对有多种语言障碍的被照护者，要区别轻重缓急，分别训练。一些被照护者在有失语症的同时可能伴有构音障碍，需要注意构音器官和发音清晰度的训练。

（二）不同时期的训练原则

1. 急性期的训练原则　训练开始时机越早越好，急性期病情许可时，被照护者可以耐受训练15~20分钟，可在床边开始训练。训练在有隔音设施的房间内进行，避开视、听上的干扰，以一对一训练为主，有时可进行集体训练，以增加被照护者的自信心和兴趣，每周3~5次。

2. 亚急性期的训练原则　失语症发病后3~6个月是恢复的高峰期，应按照急性期训练方法继续加强训练。

3. 慢性期的训练原则　失语症发病后2~3年的被照护者，经过训练也可以有不同程度的改善，应坚持训练，以达到较好的康复效果。

（三）不同类型失语症的训练方法

1. 命名性失语的训练原则　训练材料可先选择生活中常用的物品，然后再到用生活中较少见的物品，同时还要注意反复强化被照护者已掌握的词汇，要注意是强化并非强制记忆。

（1）词汇方面的训练：在训练单词水平的理解时，要不断扩大词汇量，对训练用词进行选择，不仅要遵循由易到难、由高频度词到低频度词的原则，还要考虑到被照护者日常生活的需要，特别是重度失读被照护者，这一点更应注意。

（2）阅读理解训练：失读的训练，应集中在训练阅读理解的技能上，在大脑损伤后，当存在口语障碍和理解障碍时，朗读应视为次等重要的训练课题。

（3）连续训练并不断增加训练材料的难度：随着被照护者阅读水平的提高，应经常变化训练的课题、材料的复杂性和困难的程度。

（4）重视功能训练：在维持语言功能方面，应改变对言语技巧的过分关注，而重视言语的实际应用。在训练时，要考虑训练刺激的选择，也要考虑训练的环境。

（5）根据障碍程度选择训练方法：例如重度失读予以图片与文字的匹配（日常物品，简单动作）训练；中度失读予以较复杂的动作图与文字匹配、情景画与句子的匹配、执行简单的书写命令、读短文回答问题训练；轻度失读予以较长和较复杂书写命令的执行，读长篇文章或故事，然后回答问题。

2. Broca 失语（运动性失语）的训练原则

（1）理解的训练：这种被照护者听理解虽非主要障碍，但并非正常状态。改善的训练方法是让被照护者根据简单的说明指出画中相应的内容，执行简单的指示，特别是含有时间和空间关系的指示，修改描述图画时表达有错误的句子等。

（2）表达的训练：Broca 失语表达障碍更加明显，因存在言语声音的计划功能低下，应再建言语表达能力。

3. Wernicke 失语（感觉性失语）的训练原则　Wernicke 失语被照护者听理解障碍突出，表现为语量多，发音清晰，语调正确，短语长短正确，但缺乏实质词。此类被照护者主要采用听理解训练法为主。

（1）重度 Wernicke 失语被照护者的训练：重度 Wernicke 失语被照护者的特点是可能有阅读理解的残留功能，如绝大多数被照护者对单个写出的大字比说出的字理解得好；部分被照护者可用非语言提示，对问题和命令做出合适的反应；在严重的病例中，也有一些服从命令的能力，这些都可予以利用。训练时，在以下几个方面给予注意。

①与被照护者交流时，要停止其流利而无用的语言。

②利用实际情况中的上下文关系，帮助被照护者理解。

③手势语与口语并用：最严重的听理解障碍被照护者也能利用视觉信息，因此可口语和手势并用，并可加上面部表情、身体姿势等非言语提示，以帮助其理解。

④利用书写能力：利用被照护者有认出单个写出的大字的残留功能，使用书写方式，亦可将要训练内容的关键词写在卡片上，一边说一边翻出以助其理解。

⑤说话速度要慢，要重复讲。

⑥采用增加被照护者理解的方法，包括增加多余信息，如单纯问被照护者"把蓝色的杯子指给我看"，就不如问"把用来喝水的蓝色的杯子指给我看"更容易引起对方反应；降低句法复杂性，用简单的陈述句，降低语句的长度，选择使用频度高的、短的、有意义的话。

⑦留意被照护者的习惯和偏好：通过家人了解被照护者习惯用的手势、面部表情、身体姿势、目光等非言语信息，以帮助他对语言的理解。留意其偏好词，有时可从这些词引出合适的回答。

⑧利用文字、绘画、描述的方式：鼓励被照护者用写字、绘画等方法帮助表达清楚，这种方法常比手势语有效。

⑨利用核实的方式：当康复照护师没抓住被照护者说话的要点时，可用话语核实他要说而没说出的部分。

⑩对杂乱语的处理：当被照护者出现杂乱语时，可采用停止策略，即举起手示意被照护者停止说下去，然后找出已说出的有实质意义的词让他复述。

（2）中度 Wernicke 失语被照护者的训练：中度被照护者的特点是有强烈的重新获得交流能力的欲望。其典型的表现是反应慢、说话费力，但几乎全部都是由有意义的词组成，有明显的、努力要发出正确言语的表现，有理解短语的能力。以上适用于重度被照护者的训练方法，也适用于中度被照护者。除此以外，因为被照护者的能力相对于重度被照护者较好，还应增加以下各项。

①复述训练：让被照护者复述康复照护师的话，可以了解被照护者的听理解和听记忆广度。

②完成句子训练：完成句子的训练，可以跨越很大的难度。容易训练内容的特点是句子短、很熟悉、结构简单；中度困难训练内容的特点是句子较复杂、答案可能不止一个，而且有过去语态；困难训练内容的特点是句子中有计算、有对比、有状语。

③回答问题训练：康复照护师要花一定的时间去选择被照护者只需用最简短的词语来回答的问题。最常用的是只需用"是"或"不是"来回答的问题，另外还有被照护者可口头回答"何时，何地，何人"的问题。

④情景图画描述训练：可采用来自实际生活的、康复照护师和被照护者都可在其中扮演一定角色的图画（如餐馆、商店等）。康复照护师描述图画、提出问题，让被照护者给予简短的回答，或指出画中特定的部分。

（3）轻度 Wernicke 失语被照护者的训练：轻度 Wernicke 失语被照护者的特点是他们虽经训练取得一定的效果，但仍不能工作，因他们对短句理解好，而对长句理解差；有多个人同时说话时，不能理解信息；在一对一说话时，理解较好，在社交场合差。康复照护师要设法让被照护者了解和利用他们自己残留的理解能力，训练活动要包括被照护者职业和社交中的一些活动，具体分析他在职业和社会中所遇到的问题很有用。有一种训练内容称为反应切换，在这种训练中，被照护者必须注意经常变换的命令。比如让被照护者"将杯子放在箱子旁"，过一会儿让他"翻卡片"，再一会儿又让他"将球拿在右手中"等，这样可训练被照护者应付多变情况的能力。

4.传导性失语的训练

（1）听理解训练：开始时选用高频词，如"西瓜、桌子、汽车、铅笔"等，从四张图片开始，之后逐步增加图片的数量，训练者说出其中一张至两张或三张。选词从名词到动词，从高频词到低频词。按训练者的要求进行分类训练，分类指出相关的图片。听名词指出相关的图，如"西瓜、汽车"。听动词指出相关的图，如"切、走"。听形容词指出相关的图，如"胖、瘦"。听介词指出相关的图，如"在……上、在……左边"。回答关于图片的问题，如照相机是用来照相的吗？听词指出相关的反义词，如"大、小"。遵照指令完成相关的动作，如"指一下，拿起来，递给我"等相关动作，可以用实物或图片来完成。

（2）复述训练：被照护者进行复述训练时，会出现大量的语音性错语，如表（biao）复述成（piao）。应从单音节词开始，逐步增加到双音节词、多音节词，然后到句子。如，马、鱼、衣 → 猫、门、草 → 表 → 橘子、香蕉 → 电冰箱 → 公共汽车 → 我吃饭，孩子洗脸等，以减少被照护者的语音性错语，提高复述时的准确性。

（3）朗读训练：被照护者进行朗读训练时，先从常用字开始，逐步到常用词，再到简单的句子。如"蛇，手，钟 → 西瓜，围巾，电脑 → 水开了，妈妈扫地"等，减少语音性错误，建立被照护者的自信心。

（4）命名训练：出示单张图片，要被照护者说出名称，如被照护者不能回答时，给予提示，可采取词头音提示，物品或动作描述提示，或共同复述。用名词完成句子，如"写字要用……"。用动词完成句子，如"铅笔是用来……"。用形容词完成句子，如"香蕉是……色"。用反义词完成句子，如"我的苹果多，你的苹果……"。用成语或歇后语完成句子，如"好好学习……"。列名训练，在规定的时间内，尽量多说出同一类物品的名称。

（5）抄写训练：开始时选用简单的独体字，后可选用有结构的汉字，如，"马、手、牛 → 鸡、草、裤"等。看图片时做到看一眼后自己完成书写。

（6）听写训练：可先听写日常生活用品的名称，再听写简单的动作词及家庭成员的姓名、年龄、工作单位等。在此过程中若被照护者不能完成听写时，可给予笔画提示，或再现文字等提示。

（7）交流训练：是/否反应训练，如，"你是从辽宁来的吗？""你是叫×××吗？"一问一答地交流，如，"你叫什么名字？""今天的天气好不好？""鱼生活在什么地方？"发言式的交流，如，"你说说进行语言训练后的改变？"

5.经皮质感觉性失语的训练　经皮质感觉性失语的被照护者常以流畅性口语，听理解障碍，命名障碍，但复述相对好或非常好为主要特征。所以我们常把复述训练作为突破口，可以让被照护者随着康复照护师复述，一起大声说，如数字、星期一到星期日、月份等；随着康复照护师或者自己单独唱熟悉又简单的歌曲，如东方红、生日歌等；还可以随着康复照护师或自己独立吟诵诗词等。在训练材料的选择上也是应从单词逐渐过渡到词组，最后是句子。除了复述训练外，还需要做以下几种训练。

（1）听理解训练：康复照护师提供听觉刺激，要求被照护者做出不同的反应，应先从被照护者熟悉的实词开始。例如，康复照护师在被照护者面前放置一个钥匙实物或是一张钥匙的图片，康复照护师用手指着图片或实物重复说几遍其名称，然后康复照护师可以对被照护者说"钥匙""指钥匙""把钥匙给我"等，并示意被照护者做出相应的反应。当被照护者不能正确做出反应时，康复照护师应考虑使用其他语言刺激通路促进听觉理解，如，用"钥匙"的文字卡片提示，或做用钥匙开锁的动作提示等。

（2）命名训练：经皮质感觉性失语的被照护者常表现为说不出物品的名称，此时语音提示和选词提示均不能帮助被照护者完成命名，甚至告诉正确名称亦否认，但被照护者可准确说出物品的用途，常以错语和新语来命名。在障碍程度为中度以上的经皮质性失语被照护者训练中，早期命名训练时，被照护者并不能完全理解图片的意思，需要被照护者进行图片或物品意义的训练。

（3）阅读理解训练：图卡与字卡匹配，字卡与图卡或实物匹配，读简单句子补充完整句子，可以用诗句或歌词等。

（4）书写训练：临摹或抄写词、数字、图形等，在有或无图片刺激时填空，看图写身体部位、物体名称等。

6. 经皮质运动性失语的训练　此型失语具有类似运动性失语的临床表现，训练内容的设置可以参照运动性失语的训练方案。

（1）听理解训练：中等程度损伤的训练重点为语义理解，如词图匹配等；对于轻度被照护者可以将执行指令、短文理解等训练作为主要训练内容。

（2）命名训练：训练内容可为不同范畴物品、人物、植物、动作的命名等。被照护者在命名时如出现错语，可利用语音或语义提示的方式，引导被照护者进行正确的命名练习。

（3）词扩展训练：词汇使用的减少是失语症被照护者普遍存在的问题。被照护者在描述想法或事件时，无法详尽讲述，常表示找不到合适的词。词汇减少的机制是由于大脑中语义表征过程出现了问题，是词义网络联系的缺失或中断，出现词联想下降。因此，训练可以通过范畴性命名、词语接龙、词义网络联系训练等训练方式来改善被照护者的词广度。

（4）阅读训练：对于有阅读能力的被照护者可以让其进行此项训练，可以利用字图匹配、选词填空、补充句子成分等改善被照护者对文字语义的理解。对于轻度的被照护者也可以让其朗读一段文字后，回答问题或讲述个人观点。

（5）复述训练：对于较重的被照护者，因其表达困难，可以早期利用保留的复述能力训练，来增加被照护者口语表达的流畅度。但从认知心理学角度认为，复述的保留是语音经由非语义系统进行处理，被照护者对复述内容并不完全理解，因此在被照护者口语表达流畅性有所改善后，应加强语义训练，从而避免被照护者的无意义地复述。

（6）交流策略训练：此型的失语症被照护者大多有一定的交流能力，可进行简单的日常对话，训练可设立一些互动性的话题讨论、图画的讲解、正反辩论、时事观点讨论等课题，也可以利用集体训练的模式促进被照护者的自发表达，增加交流能力。其实语言本身就是一种信息传递的工具，康复训练应注重语言功能性的改善，使被照护者在训练中掌握如何重新使用这种交流工具，这也是语言康复的最终目标。

（四）失语症的辅助沟通系统

1.Yes/No的建立　对于完全性失语的被照护者来说，理解能力比表达能力要好，但是他们不能用点头或摇头表示"是"或"不是"，这是很明显的交流障碍。那么，对于能够活动头部的被照护者，言语疗法（ST）要通过训练，教会他们用点头表示"是"，摇头表示"不是"；对于能眨眼的被照护者，ST要教会他们眨一下眼睛表示"是"，眨两下眼睛表示"不是"；对于能活动手指的被照护者，ST要教会他们伸大拇指表示"是"，伸小拇指表示"不是"；对于能发声的被照护者，ST可以教会他们发"嗯"表示"是"，发"唉"表示"不是"等。首先通过检查，确定被照护者的能力，再选择采用什么方式来表达"是"与"不是"。

2.手势语的建立　被照护者在最初很少能够注意到手势语的重要性，ST可以通过问被照护者问题，来让被照护者自发地做出示意的动作，然后再告知被照护者手势语的有效性和恰当性，选用生活中常用的手势语与被照护者进行练习，使得被照护者理解通过手势语可以达到与人交流的目的。

3.书写与绘画　书写是交流的方式之一，书写刺激应简单、有实用性，使被照护者在生活中能够应用。绘画也是交流的一种方式，当重度失语症被照护者丧失了书写和使用手势语的能力时，可以考虑被照护者是否存在绘画的潜在能力。ST通过与被照护者的问话，让被照护者把相应的答案画出来，这样就利用图画传达出被照护者的意图。

4.交流板　当重度失语症被照护者存在严重的言语表达、书写、使用手势语的障碍时，可以采用交流板进行交流。简单的交流板可以是包括日常生活用品与动作的图画，也可以用照片或剪裁的图形组成，让被照护者通过指图来表示他要做什么。另外，也应根据被照护者的要求或处在不同的环境来设计交流板。如果被照护者的阅读能力较好时，可以在交流板上补充一些文字，使被照护者能更加广泛地使用交流板。

5.多种交流方式并用　根据被照护者的需要，在与其交流时，不要拘泥于一种交流方式，可以按照被照护者的喜好和交流对象的不同，采用书写、手势语、交流板、Yes/No等多种方式并用，尽快地达到交流目的，提高被照护者的交流欲望和交流乐趣。另外，也可以通过设计好的系列符号，表达想要传达的意思，或用点头、摇头表示意见。

还可以利用手语或手指语来进行交流，当然这需要交流的对象也能使用同样的交流方法才能达到交流的目的。

第二节 构音障碍治疗技术

一、运动性构音障碍的定义、分类和言语表现

（一）定义

运动性构音障碍，简称构音障碍，是指由于构音器官的神经肌肉病变引起的构音器官的肌肉麻痹、收缩力减弱或运动不协调所致的言语障碍。言语症状为发声障碍、言语清晰度下降、鼻音过重，以及音调、音量、速度、节律等异常。构音障碍是口语的语音障碍，但是词义和语法正常。正常情况下的构音运动是指自胸腔呼出的气流经声带的振动后，经由咽喉、上腭、舌、齿、唇等构音器官的摩擦或阻断发出语音的过程。但在构音运动过程中，由于构音的部位、方式、强度或动作出现不协调，就会出现构音障碍。

（二）分类和言语表现

根据解剖部位和神经损伤的特点，构音障碍可分为弛缓型、痉挛型、单侧上运动神经元型、失调型、运动过少型、运动过多型、混合型七种类型。这七种类型中，运动过少型常见于帕金森病，运动过多型常见于舞蹈症或手足徐动型脑性瘫痪，脑卒中后主要有弛缓型、痉挛型、单侧上运动神经元型、失调型、混合型等五种类型。下面分别介绍卒中后所致各种类型构音障碍的病因、发生率及其言语特征，其中言语特征都是从呼吸、共鸣、发声、构音和韵律等五个方面的症状一一讨论的，且顺序是按照症状的明显程度来排列。当然，并不是所有的构音障碍被照护者都会出现所有方面的障碍，而且每一种类型被照护者在某一方面的障碍程度也有可能是不一样的。在诊断某一种类型构音障碍之前，一定要确定有没有这种类型构音障碍显著的言语特征，一旦区分出这些言语特征，基本可以确定该被照护者的诊断。临床工作中，也主要是依据被照护者的言语表现进行构音障碍分类的，但仍有某些被照护者的症状较为复杂，通过其表现难以确定，特别是对于经验较少的康复照护师更是如此。

1.弛缓型 弛缓型构音障碍常由单个或多个颅神经或脊神经的损伤、病变引起，导致构成最后神经通路中运动单位的神经核、轴突或神经肌肉接头受损，即下运动神

经元受损，可以表现为呼吸、发声、共鸣、构音等任一或多个言语相关系统的改变。弛缓性构音障碍的言语症状主要与肌肉无力、肌张力的降低及其对肌肉运动速度、运动范围、准确性的影响有关。弛缓型构音障碍约占各种沟通功能障碍的 8.4%，约占各种运动性言语障碍的 7.8%。病因可为损伤运动单位的各种疾病，如先天性、脱髓鞘性、感染性/炎性、退行性、代谢性、肿瘤性、创伤性和脑血管疾病。其中脑血管疾病主要是脑卒中、缺氧性脑病和主动脉瘤等，约占总病因的 9%。言语表现包括：①共鸣，主要是鼻音过重；鼻漏气、口腔内压减少造成的双唇塞音变弱等。②构音，主要是辅音发音不准。③发声，主要是发声无力，被照护者的发声中带有气息音。④呼吸，主要是呼吸减弱，可能会出现音量减弱及词组长度变短。⑤韵律，可能会出现单一音量和单一音调。

2. 痉挛型　痉挛型构音障碍是一种由中枢神经系统的双侧损伤，即双侧上运动神经元损伤而产生的运动性言语障碍，可以表现为呼吸、发声、共鸣、构音器官等任一或多个言语相关系统的改变，且通常不限于单个系统。症状主要与肌张力增高、运动速度减慢和运动范围减小、力量减弱有关。约占各种构音障碍的 7.3%，约占各种运动性言语障碍的 6.8%。常见于退行性疾病、脑血管疾病、先天性疾病（如脑瘫）、脑外伤、脱髓鞘疾病。脑卒中被照护者中 49%~89% 会有构音障碍，常为痉挛型、失调型及弛缓型，其中痉挛型最常见。言语症状主要是因为声道中的肌肉痉挛、速度减慢和无力所致。在构音、发声、共鸣和韵律等言语产生的主要方面受到的影响比呼吸受到的影响更加明显，是双侧上运动神经元受损的表现。主要言语症状包括：①构音，辅音发音不准是最常见的构音问题。此外，还有元音歪曲的现象。②发声，主要是粗糙音、费力音。③共鸣，大多数被照护者会出现鼻音过重，但通常不会有鼻漏气的特征。④韵律，在连续性或谈话性的言语中会出现单一音调、单一音量、词组简短、说话速度减慢。⑤呼吸，不如其他类型明显。

痉挛型构音障碍还有一些非言语特征可以帮助诊断。首先是假球征，表现为假性球麻痹所致的强哭强笑，此症状较常出现在痉挛型构音障碍当中。流涎也会发生在其他类型构音障碍当中，但出现在痉挛型更为常见。

3. 失调型　失调型构音障碍与小脑控制回路损伤相关，特征是发音和韵律障碍，主要是由于肌肉运动的不协调或肌张力降低所致，是运动控制的问题，表现为言语运动的力量减弱、范围减小、时机和方向不准确。其约占所有构音障碍类型的 10.1%，约占各种运动性言语障碍的 9.4%。各种损伤小脑及其控制回路的疾病均有可能导致失调型构音障碍，常见的病因为退行性（约 40%）、血管性（约 10%）和脱髓鞘疾病（约 10%）。失调型构音障碍被照护者给人的印象是在言语机制中的动作控制和协调能力不良，和其他小脑相关的动作障碍一样，失调型构音障碍被照护者在肌肉收缩时，对于力度和时间配置的掌控上有困难，而此肌肉收缩能力正是一般人表达清晰言语所不可或缺的。失调型构音障碍被照护者的言语通常被形容为"醉酒言语"，而且也有说话含糊或韵律单调的现象。主要言语症状包括：①构音，不准确的辅音发音，以及元音的歪曲。②韵律，韵律的错误在失调型构音障碍被照护者中也是比较常见的，如持平或过度的重音、延长的语音发音、延长的语音间距、音调单一、音量单一、说话速度缓慢等。③发声，粗糙音、震颤。④共鸣，鼻音过重，但在此种类型中并不常见。⑤呼吸，调节呼吸的肌肉协调性发生问题，产生言语时的呼吸会出现夸大或互相矛盾的动作。

4. 单侧上运动神经元型 单侧上运动神经元型构音障碍与神经损伤中单侧上运动神经元的损伤有关，特别是构音、发声和韵律受损。其主要是由于肌力弱的影响，但有时也与痉挛和不协调有关。此种构音障碍约占所有构音障碍类型的 8.5%，约占各种运动性言语障碍的 7.9%。到目前为止，单侧卒中是单侧上运动神经元损伤的最常见原因（92%），其次是创伤性脑损伤（3%）。大多数的单侧上运动神经元型构音障碍被照护者在其运动性言语产生方面，仅受到轻微或中度的影响。对许多损伤轻微的被照护者来说，此类型构音障碍通常只是暂时性的，经过数日或数周，便能自然恢复。在这些较轻微的案例中，构音障碍可能是某些神经病变的最明显或唯一存在的表现。而较严重的被照护者，构音障碍可能与其他疾病同时发生，如失语症、言语失用症、肢体轻瘫、视觉障碍、认知障碍等。如果同时有言语或语言障碍，可能会难以诊断该类型是否存在，即可能被其他障碍的症状掩盖，因此可能到训练后期才被注意到。尽管如此，单侧上运动神经元型的言语特征，与其他类型仍有明确的区别，因此，在诊断评估时必须要做出精确的鉴别。言语表现为：①构音，辅音发音不准确。②发声，轻度至中度的粗糙音。③共鸣，少数被照护者有鼻音过重的现象。④韵律与呼吸，该型被照护者的韵律和呼吸功能很少受到影响。

5. 运动过少型 运动过少型构音障碍与锥体外系损伤有关，98% 的被照护者是由帕金森病导致。这一类被照护者通常有比较特殊的言语表现。韵律和构音上的错误是最主要的，给人的印象是构音动作的次序和位置都相当准确，但动作范围受限明显，就好像他们的言语动作是经过挤压和缩减了似的。这一类型构音障碍，多数的言语特征都是因为动作徐缓（包括动作速度和范围的缩减）、起始动作困难、肌肉僵直所导致的。在最严重的病例当中，帕金森病被照护者最常出现的静止性震颤的症状，也会影响到言语肌肉的功能，而导致震颤声。言语表现为：①韵律，单一音调、单一音量、重音减弱。②构音，辅音发音不准确。③发声，粗糙声、气息声。④呼吸，有些被照护者会有呼吸上的困难，呼吸的速率可能较正常人快。⑤共鸣，该型被照护者的共鸣功能很少受到影响。

6. 运动过多型 运动过多型构音障碍主要病因为舞蹈症及张力障碍，言语可能会出现多项的言语错误，这些言语错误主要是因为被照护者的不随意运动所造成的。言语表现为：①韵律，字词之间的间距延长以及说话速度多变；②构音，辅音发音不准确，元音歪曲；③发声，粗糙音、过度的音量变化；④呼吸，突发的吸气动作；⑤共鸣，少数有鼻音过重。

7. 混合型　虽然许多被照护者确实只有一种类型的构音障碍，但导致构音障碍的损害通常不仅限于运动系统的单个部分，因此，构音障碍类型通常是混合的。混合型构音障碍比较常见，发病率远高于任何单一类型的构音障碍。混合性构音障碍约占所有构音障碍的29.9%，约占所有运动性言语障碍的27.9%。混合型构音障碍可由神经系统的许多疾病引起。比起任何单一类型，它可由多次发作的神经疾病(如多发性卒中)、两种或更多种神经学疾病（如卒中合并帕金森病）同时发生引起，也常见于许多影响神经系统的退行性疾病，如肌萎缩性侧索硬化症、Friedreich's失调、进行性核上性麻痹、多系统萎缩、皮质基底节变性等。言语表现通常是上述各种构音障碍言语表现的混合。根据病因不同，组合的类型有所不同。如肌萎缩性脊髓侧索硬化症，病程进展到上下运动神经元均受累时，就会表现出迟缓痉挛混合型构音障碍。而威尔逊氏病的被照护者会表现出运动失调、痉挛、运动过少混合的构音障碍特征。

运动性构音障碍的预后取决于神经病学状态和进展情况，双侧皮质下和脑干损伤、退行性疾病等预后最差，脑瘫患儿如伴有频繁的吞咽困难和发音很差预后亦较差。儿童被照护者比成人有更多的康复机会，随着他们的成长症状常有所减轻。单纯构音障碍的被照护者预后比构音障碍合并失语症、听力障碍或智力障碍的被照护者要好。

二、构音障碍评定

下面介绍汉语构音障碍评定法，此评定法是李胜利等依据日本构音障碍检查法和其他发达国家构音障碍评定方法的理论，按照汉语普通话语音的发音特点和我国的文化特点在1991年研制。评定法包括两大项目：构音器官检查和构音检查。通过此方法的评定不仅可以检查出被照护者是否患有运动性构音障碍及程度，也可用于器质性构音障碍和机能性构音障碍的评定。对训练计划的制订具有明显的指导作用。

（一）评定的目的和内容

1. 构音障碍的有无、种类和程度判定。

2. 原发疾病及损伤部位的推定，可作为制订训练计划的依据。

（二）构音器官评定

1. 目的　通过构音器官的形态和粗大运动检查来确定构音器官是否存在器官异常和运动障碍。常常需要结合医学、实验室检查、言语评价才能做出诊断。另外，病史、交流状态史、听觉能力和整个运动机能的检查可促进诊断的成立。

2. 范围　包括肺（呼吸情况）、喉、口面部、硬腭、下颌等。

3.用具　压舌板、笔式手电筒、长棉棒、指套、秒表、叩诊槌、鼻息镜等。

4.方法　在观察安静状态下构音器官的同时，通过指示和模仿，使其做粗大运动并对以下方面做出评价。

（1）部位：构音器官哪个部位存在运动障碍。

（2）形态：确认各器官的形态是否异常。

（3）程度：判定异常程度。

（4）性质：确认的异常，判定其是中枢性、周围性或失调性的哪一种。

（5）运动速度：确认单纯运动、反复运动是否速度低下或节律变化。

（6）运动范围：确认运动范围是否受限，协调运动控制是否低下。

（7）运动的力：确认肌力是否低下。

（8）运动的精确性、圆滑性：可通过协调运动和连续运动判断。

5.检查说明　做每项检查前应向被照护者解释检查目的，按检查表和构音器官检查方法的要求记录。下面主要介绍最为必要且易于操作的相关检查。

（1）构音器官检查

①呼吸、最长呼吸时间检查：用放在胸腹的手，感觉被照护者是否可慢呼气，并记录最长呼气时间，呼气时可吹轻薄的纸条，用于观察呼气时间。指导语为"请你深吸气后，以最慢的速度呼气"，同时可以进行示范。

②喉功能：主要是最长发声时间的检查，要求被照护者深吸一口气然后发"啊"，尽量平稳发出，尽量长。不要暗示用专门的音调音量，同时记录时间。男性少于 15 秒，女性少于 10 秒为异常。同时观察声音是否正常，有无嘶哑、气息声、急促、费力声、粗糙声及震颤等情况。

③口面部：给被照护者进行示范，让其做出噘嘴、咧嘴、吧嗒嘴等动作，观察动作幅度及是否对称。

④软腭：要求被照护者张口，用手电筒的光照在软腭上，在没有动作的情况下评价软腭的外观及对称性。观察要点：正常软腭高度，或异常的软腭下垂。然后要求被照护者张嘴，尽量平稳和尽量长地发"啊"，示范至少 10 秒，用手电筒的光照在软腭上，观察软腭肌肉的活动，同时把镜子或鼻息镜放在鼻孔下。观察要点为软腭是否位于正常中线无偏移，有无运动受限，小镜子上有无起雾，如有，则说明有鼻漏气。

⑤舌：要求被照护者伸舌、舌尽快从一侧摆向另一侧、舔嘴唇外侧及上下唇，观察动作有无受限、速度有无减慢。

⑥下颌：要求被照护者慢慢地尽量大的张开嘴，然后慢慢地闭上（示范三次），主要观察活动有无受限、有无弹响、有无关节脱位等。

（三）构音检查

构音检查是以普通话语音为标准音结合构音类似运动对被照护者的各个言语水平

极其异常的运动障碍进行系统评价。检查时房间内应安静，没有玩具和可能分散被照护者注意力的物品。光线充足、通风良好、两把无扶手椅和一张训练台。椅子的高度以检查者与被照护者处于同一水平为准。检查时，检查者与被照护者可以隔着训练台相对而坐，也可让被照护者坐在训练台的正面，检查者坐在侧面，为避免被照护者注意力分散，除非是年幼儿童，被照护者的亲属或护理人员不要在室内陪伴。检查用具为单词检查用图卡 50 张、记录表、录音机。检查范围及方法如下：

1. 会话　可以通过询问被照护者的姓名、年龄、职业等，观察是否可以说、音量和音调变化是否清晰、气息音、粗糙声、鼻音化、震颤等。一般 5 分钟即可，需录音。

2. 单词检查　此项由 50 个单词组成，根据单词的意思制成 50 张图片，将图片按记录表中词的顺序排好或在背面注上单词的号码，检查时可以节省时间。检查时首先向被照护者出示图片，被照护者根据图片的意思命名，不能自己说时，可示范并要求复述。50 个词检查结束后，将查出的各种异常记录在表上。

3. 文章水平检查　通过在限定连续的言语活动中，观察被照护者的音调、音量、韵律、呼吸运用，选用的是一首儿歌，被照护者有阅读能力自己朗读，不能读，由复述引出，记录方法同前。

4. 结果分析　将前面单词、文章检查发现的异常分别记录并加以分析。

三、运动性构音障碍的训练

对于运动性构音障碍，传统训练方法是运用康复生理途径训练方法对被照护者进行康复训练，一般是每次 30 分钟，每周 5 次。此途径强调按部位（如喉、腭、舌体、双唇、下颌等）分析周围言语形成的机制，训练程序的次序选择直接遵循每一个部位的生理性质和轻重程度，根据不同类型构音障碍的言语症状进行训练。由于每种类型的构音障碍尚有自身的特点，需要按照构音障碍的类型进行针对性训练，主要包括构音器官运动训练及发音训练，构音器官运动训练主要有下颌肌肉强化运动、唇部运动、共鸣缺陷的训练、推撑训练、屏气运动、硬起声、语调韵律的训练、舌强化训练等；构音训练主要有言语清晰度的训练、构音位置训练、夸张化的构音念法、音调语调训练、语音最小对比训练。

第三节 吞咽障碍治疗技术

一、吞咽障碍的定义及临床表现

（一）定义

1. 吞咽 吞咽是指从外部摄取的食物和水，经过口腔、咽和食管进入胃的过程，吞咽是人的基本生命活动之一。正常人的吞咽运动可分为五个阶段：口腔前期、口腔准备期、口腔期、咽期和食管期。

（1）口腔前期：在口腔前期，被照护者通过视觉和嗅觉感知食物，用餐具、杯子或手指将食物送至口中。

（2）口腔准备期：在口腔准备期，被照护者要充分张口，接受食团并将其保持在口腔内，口腔感知食物，品评食团的味道与质地。如果是固体食物，需要咀嚼肌、下颌及面颊运动操作、准备食团使其适于吞咽。在这个阶段，软腭位于舌后部以阻止食物或流质流入咽部。

（3）口腔期：在吞咽的口腔期，预备好的食团经口腔向咽推动。唇及颊肌收缩向后传递食团，同时舌与硬腭接触向后推动食团，驱动食团通过口腔到舌根部。

（4）咽期：在吞咽的这个阶段，后续的运动快速、顺序发生，产生吞咽反应，软腭上抬，关闭鼻腔，声门关闭，气道关闭防止误吸、喉穿透。杓会厌襞在咽部开口之上（喉前庭），也防止食团穿透入喉，直接进入梨状窝。喉向上、向前倾斜运动，咽蠕动挤压食团通过咽下移向环咽肌。环咽肌位于食管上部，放松时食团可通过，进入食管。

（5）食管期：食管期开始于食团通过环咽肌。食管产生顺序蠕动波推动食团通过食管，位于食管下端的下食管括约肌随之放松，使食团进入胃。

2. 吞咽障碍 是指食物和水不能安全、顺利地经过口腔进入胃，正常吞咽过程中一个或多个步骤出现异常，或食物受到阻碍而产生的咽部、胸部、胸骨后或剑突部位的黏着、停滞、梗塞或疼痛的症状，均称为吞咽障碍。广义的吞咽障碍，还应包括摄食障碍及由于精神、心理、认知等方面的问题引起的行为和动作异常所导致的进食问题。

（二）临床表现

1. 咽下困难 可表现为咽下无力、需多次小口进食，甚至吞咽唾液亦有困难，或吞咽启动不顺利而出现吞咽动作延迟。有时被照护者长时间咀嚼，仍不能将食物在口中形成有利于吞咽的食团，上述原因均可导致进食时间延长，甚至不能经口进食。

2. 呛咳 可发生于各个阶段，有的发生于吞咽时，有的发生于吞咽后，也有时食物或水进入口腔来不及吞咽就呛咳了（即在吞咽启动之前，食物或水提前进入咽部，直接流入气道内产生误吸）。呛咳通常意味着可能存在误吸（或称为误咽），即本应进入食道的食物（对于气道来说即为"异物"）错误地进入到食道后方的喉前庭或气道，机体为将异物排出而引发剧烈呛咳。有时不能及时排出，食物经气道进入肺，则可能诱发肺部感染，即吸入性肺炎。误吸的原因可能是吞咽控制失灵、吞咽反射延迟或消失、喉关闭不全、咽部蠕动减弱、一侧咽肌麻痹、喉头抬高不够、食管上括约肌功能障碍、胃内容物反流等。其中，胃内容物反流（特别是在夜间）极易导致吸入性肺炎。部分被照护者呛咳可同时伴有食物、水经鼻孔反流，原因是软腭上抬不充分未关闭鼻腔，或咽收缩无力。

3. 呕吐 部分被照护者呕吐是由于食管狭窄或食管蠕动功能异常，部分被照护者呕吐是由于呛咳过于严重引发。

4. 咽部异物感、吞咽时烧灼感、堵塞梗阻感 多发生于有进食通路炎症、肿物、狭窄、黏膜损伤的被照护者，部分神经伤病被照护者因食道上括约肌不能松弛，也可出现食物在咽部的梗阻。

5. 流涎（流口水） 咽下无力严重的被照护者吞咽唾液也有困难，口唇放松时即有唾液流出，部分被照护者同时存在唾液分泌过多的现象。

6. 口臭 存在口鼻至食管区域肿瘤、感染或食管咽憩室的被照护者口臭明显。此外，咀嚼障碍、食管口腔食物滞留等也可引起口臭。

7. 消瘦 长时间存在摄食吞咽障碍而未进行有效干预的被照护者，会因进食量少而出现消瘦（6个月内体重可下降超过10%）、无力、营养不良。

吞咽障碍导致的一些严重问题，如吸入性肺炎、窒息、营养不良、水电解质平衡失调等，都可威胁被照护者的健康和生命安全。

二、吞咽障碍的评定

（一）吞咽障碍的临床检查

吞咽障碍的临床检查包括被照护者主观上吞咽异常的详细描述、相关的疾病、有关的临床观察和物理检查。被照护者对吞咽异常的描述，包括吞咽困难的持续时间、是一直持续存在还是有时有缓解（如有缓解，则什么情况下缓解）、能否经口进食及可进食何种食物、食物热冷是否有影响、是否存在梗阻感、口与咽喉疼痛、有无鼻腔反流、口臭加重、吞咽时有无呛咳、近1周有无发烧或肺炎、有无烧心或胸痛、体重有无明显减轻、有无食欲改变、有无味觉变化、有无口腔干燥或唾液黏稠、说话和嗓音异常、睡眠不好、营养状态、服药情况（有些药物会造成口干或使腺体分泌减少，也会导致吞咽障碍）、是否做过吞咽相关检查及结果、是否进行过吞咽训练及训练内容，以及有无相关疾病如卒中、脑外伤、帕金森病、老年痴呆症、头颈部癌症等。

（二）与吞咽有关的口颜面功能评价

1. 直视观察　观察唇结构及黏膜有无破损，两颊黏膜有无破损，唇沟和颊沟是否正常，硬腭（高度和宽度）的结构，软腭和悬雍垂的体积，腭、舌咽弓的完整性，舌的外形及表面是否干燥、结痂，牙齿及口腔分泌物状况等。

2. 唇、颊部的运动　静止状态唇的位置，有无流涎，露齿时口角收缩的运动，闭唇鼓腮，交替重复发"u"和"i"音，观察会话时唇的动作，咬肌是否有萎缩、是否有力。

3. 颌的运动　静止状态下下颌的位置，言语和咀嚼时下颌的位置，张口时颞颌关节活动度是否正常，是否能抗阻力运动。

4. 舌的运动　静止状态下舌的位置，伸舌运动、舌抬高运动、舌向双侧的运动、舌的交替运动、言语时舌的运动及抗阻运动，舌的敏感程度（是否过度敏感或感觉消失），舌肌是否有萎缩、是否有震颤。

5. 软腭运动　发"啊"音观察软腭的抬升，言语时是否有鼻腔漏气，刺激腭弓是否有呕吐反射出现。

6. 喉的运动及功能　观察发音的音高、音量、言语的协调性、空吞咽时喉上抬的运动。空吞咽时喉上抬运动的检查方法：康复照护师将手放于被照护者下颏下方，手指张开，食指轻放于下颌骨下方的前部，中指放在舌骨，无名指放于甲状软骨的上缘，小指放于甲状软骨下缘，被照护者吞咽时，以无名指处的甲状软骨上缘能否接触到中指来判断喉上抬的能力。正常吞咽时，甲状软骨能碰及中指（2cm）。

通过从以下两方面检查喉功能。①屏气功能检查：令被照护者吸气后闭气，以检查声门是否能关闭；②闭气后发声：令被照护者随意咳嗽，若能够随意咳嗽，说明可以自己清理声门及喉前庭的食物残渣。

（三）吞咽功能评估

1. 反复唾液吞咽测试　本评估法是一种评定吞咽反射能否诱导吞咽功能的方法，其内容是：①被检查者原则上应采用坐姿，卧床时采取放松体位。②检查者将手指放在被照护者的喉结及舌骨处，让其尽量快速反复吞咽，喉结和舌骨随着吞咽运动，越过手指，向前上方移动再复位，确认这种上下运动，下降时刻即为吞咽完成时刻。③观察在 30 秒内被照护者吞咽的次数。

当被检查者口腔干燥无法吞咽时，可在舌面上注入约 1ml 水后再让其吞咽。高龄被照护者 30 秒内完成 3 次即可。对于被照护者因意识障碍或认知障碍不能听从指令的，反复唾液吞咽试验执行起来有一定的困难，这时可在口腔和咽部做冷按摩，观察吞咽的情况和吞咽启动所需要的时间。

2. 饮水试验 本评估方法观察过程为：先让被照护者像平常一样喝下 30ml 水，然后观察和记录饮水时间、有无呛咳、饮水状况等，并记录被照护者是否会出现下列情况，如啜饮、含饮、水从嘴唇流出、小心翼翼地喝等，并对其进行分类及判断（表 2-3-1）。

表 2-3-1 饮水试验分类及判断标准

状况	判断
Ⅰ. 可一次喝完，无噎呛	正常：状况Ⅰ，5 秒内完成
Ⅱ. 分两次以上喝完，无噎呛	可疑：状况Ⅱ，5 秒以上完成
Ⅲ. 能一次喝完，但有噎呛	异常：状况Ⅲ、Ⅳ、Ⅴ
Ⅳ. 分两次以上喝完，且有噎呛	
Ⅴ. 常常呛住，难以全部喝完	

如饮用一茶匙水就呛咳时，可休息后再进行，两次均呛咳为异常。饮水试验不但可以观察被照护者饮水的情况，而且可以作为能否进行吞咽造影检查的筛选标准。

（四）摄食–吞咽过程的评估

观察时使用的食物有：①流质食物，如水、清汤、茶等。②半流质食物，如稀粥、麦片饮料、加入增稠剂的水等。③糊状食物，如米糊、浓粥等，平滑而柔软，最容易吃。④半固体食物，如烂饭，需要中等咀嚼能力。⑤固体食物，如正常的米饭、面包等，需要较好的咀嚼力。开始时使用糊状食物，逐步使用流质、半流质食物，然后过渡到半固体、固体食物。数量开始为 1/4 茶匙，约 2.5ml，再逐步增至半茶匙（约 5ml）、一茶匙（约 10ml），最后至一匙半（约 15ml），进食液体顺序为从使用匙、杯到使用吸管。整个评估时间 20~30 分钟。从下列几个方面进行评估。

1. 是否存在对食物认知障碍 给被照护者看食物，观察其有无反应。将食物触及其口唇，观察是否张口或有张口的意图。意识障碍的被照护者常有这方面的困难。

2. 是否存在入口障碍 三叉神经受损被照护者的舌骨肌、二腹肌失支配，张口困难，食物不能送入口中。面神经受损时口轮匝肌失支配，不能闭唇，食物往口腔外流；鼻腔反流是腭咽功能不全或无力的伴随症状。

3. 进食所需时间及吞咽时间 正常的吞咽包括了一些要求肌肉精确控制的、复杂的运动程序，这些运动快速产生，仅需要 2~3 秒就可把食物或液体从口腔送到胃中，吞咽困难时吞咽时间延长。

4. 送入咽部障碍 主要表现为流涎、食物在患侧面颊堆积或嵌塞于硬腭、舌搅拌运动减弱或失调致使食物运送至咽部困难或不能运送至咽部。

5. 经咽部至食道障碍 主要表现为哽噎和呛咳，尤其是试图吞咽时尤为明显，主要由环咽肌不能及时松弛所致。其他症状包括鼻腔反流、误吸、气喘、每口食物需吞咽数次、吞咽反射启动延迟、咽喉感觉减退或丧失、食物残留在梨状窝、声音嘶哑或"湿音"、构音障碍、呕吐反射减退或消失、痰增多等。

6. 与吞咽有关的其他功能

（1）进食的姿势：当被照护者不能对称地坐直时，常躯干前屈，不得不向后伸颈，颈前部肌肉被牵拉，舌头与咽喉的运动就更为困难。偏瘫被照护者躯干和头屈向偏瘫侧，难以将食物置于口腔中，在口腔内控制食物更几乎不可能。因此，应评价用哪种姿势进食较容易，使误吸症状减轻或消失。体力较佳者，应尽量采取自然的坐位姿势；体力较弱者，可采取卧位，头部确保维持在30度以上。在以上体位下，可以选择低头、头旋转、侧头、仰头等姿势进食。选用姿势的原则是可使误吸症状减轻或消失。

（2）呼吸状况：呼吸和吞咽是维持生命的主要功能，但呼吸和吞咽两者之间的协调有着重要的联系。正常吞咽需要暂停呼吸一瞬间（会厌关闭呼吸道0.3~0.5秒），让食物通过咽部；咀嚼时，用鼻呼吸。如果被照护者在进食过程中呼吸急速，咀嚼时用口呼吸或吞咽瞬间呼吸，均容易引起误吸。评估时主要观察呼吸节律、用口呼吸还是用鼻呼吸、咀嚼和吞咽时呼吸的情况等。

三、吞咽障碍的训练

（一）对吞咽障碍被照护者及其家属的健康教育及指导

当被照护者有吞咽障碍时，照护师应对吞咽障碍被照护者及其家属进行健康教育及指导，接受有关预防吞咽障碍并发症的教育，并指导家属如何协助医护人员帮助被照护者。家属能做的事情包括以下几方面：

1. 熟悉被照护者的吞咽训练项目和吞咽指导；

2. 和工作人员沟通；

3. 在被照护者进行吞咽训练过程中给予被照护者支持和鼓励；

4. 为被照护者提供符合康复照护师要求的食物和液体；

5. 注意一般情况下被照护者进食时需要坐起，除非康复照护师有特别的要求；

6. 鼓励被照护者小口进食；

7. 允许被照护者有足够的进食时间；

8. 在进食更多食物时要确信被照护者前一口食物已经吞咽完全；

9. 如果被照护者出现窒息立即停止喂食；

10. 一般进餐后让被照护者坐位休息20~30分钟。

（二）吞咽器官运动训练

吞咽器官运动训练的目的是加强唇、下颌、舌运动、软腭及声带闭合运动控制，强化肌群的力量及协调，从而改善吞咽的生理功能。该训练包括下颌、面部及颊部练习，唇、舌部练习，腭咽闭合训练，咽和喉部功能的训练，呼吸训练，其他增强吞咽运动的训练等。

（三）温度刺激训练

温度刺激训练可以促进口腔内的感觉恢复，增强对口水或食物的温度、软硬、位置等的浅、深感觉，从而改善吞咽功能。该训练包括感觉促进综合训练和冷刺激训练，嗅觉、黑胡椒、薄荷脑刺激等。

（四）摄食直接训练

摄食直接训练措施即进食时采取的措施，包括进食体位和姿势、食物的形态、食团入口位置、食物性状、一口量、进食速度、吞咽辅助手法及进食时提醒、进食环境等，并注意进食前后清洁口腔、排痰。

1. 体位及姿势　由于口腔阶段及咽腔阶段同时存在功能障碍的被照护者较多，因此进食的体位应因人因病情而异。开始训练时应选择既有代偿作用且又安全的体位。对于不能坐位的被照护者，一般取躯干 30 度卧位，头部前屈，偏瘫侧肩部以枕垫起，喂食者位于被照护者健侧。此时进行训练，食物不易从口中漏出，有利于食团向舌根运送，还可以减少鼻腔逆流及误咽的危险。颈部前屈也是预防误咽的一种方法，因为卧时颈部易呈后伸位，使与吞咽活动有关的颈椎前部肌肉紧张、喉上抬困难，从而容易发生误咽。对于不同类型吞咽障碍被照护者，使用改变进食的姿势可改善或消除吞咽误吸症状。

（1）头颈部旋转：头颈部向患侧旋转可以关闭该侧梨状窝，使食团移向健侧，并且有利于关闭该侧气道。头部前倾并向患侧旋转，是关闭气道最有效的方法，适用于单侧咽部麻痹（单侧咽部有残留）的被照护者。

（2）侧方吞咽：头部向健侧倾，使食团由于重力的作用移向健侧，同时，该侧梨状窝变窄，挤出残留食物，对侧梨状窝变浅，咽部产生高效的蠕动式运动，可去除残留物。头部向患侧侧倾，可使患侧梨状窝变窄，挤出残留物。该方法适用于一侧舌肌和咽肌麻痹的被照护者。

（3）低头吞咽：采取颈部尽量前屈姿势吞咽，可将前咽壁向后推挤，对延迟启动咽部期吞咽、舌根部后缩不足、呼吸道入口闭合不足被照护者是一个较好的选择。在这种姿势下吞咽的作用是：①使会厌谷的空间扩大，并让会厌向后移位，这样避免食物溢漏入喉前庭，有利于保护气道；②收窄气管入口；③咽后壁后移，使食物尽量离开气管入口处。该方法适用于咽部期吞咽启动迟缓（食团已过下颌，咽部吞咽尚未启动）被照护者。

（4）从仰头到点头吞咽：颈部后伸时会厌谷变得狭小，残留食物可被挤出，接着，颈部尽量前屈，形状似点头，同时做空吞咽动作，可改善舌运动能力不足以及会厌谷残留情况，适用于舌根部后推动力不足（会厌谷残留）的被照护者。

（5）头部后仰：头部后仰时，由于重力作用，食物易通过口腔至舌根部，适用于食团口内运送慢（舌的后推力差）者。训练时，指导被照护者将食物咀嚼并混合成食团后，头部即可后仰并吞咽。头颈部的前倾和后仰虽能改善食团在口腔内的保留及运转，但食团转运至咽部仍不能触发吞咽时容易引起呛咳，应教会被照护者随意关闭气道。

（6）空吞咽与交互吞咽：当咽部已有食物残留，如继续进食，则残留积累增多，容易引起误咽。因此，每次进食吞咽后，应反复做几次空吞咽，使食团全部咽下，然后再进食。亦可每次进食吞咽后饮极少量的水（1~2ml），这样既有利于诱发吞咽反射，又能达到除去咽部残留食物的目的，称为交互吞咽。

2. 食物的形态和黏稠度　根据食物的性状，一般将食物分为五类：流质，如水、果汁等；半流质，如米汤、羹等；糊状，如米糊、芝麻糊等；半固体，如软饭；固体，如饼干、坚果等。食物的性状应根据吞咽障碍的程度及阶段，本着先易后难的原则来选择。容易吞咽的食物特点是密度均匀、黏性适当、不易松散、通过咽和食道时易变形且很少在黏膜上残留。临床实践中，应首选糊状食物，因为它能较满意地刺激触、压觉和唾液分泌，使吞咽变得容易。此外，还要兼顾食物的色、香、味及温度等。

根据吞咽障碍影响吞咽器官的部位，因地制宜地选择适合的食物并进行合理配制，可使用食物增稠剂调节食物的性状。食物增稠剂主要成分为麦芽糊精、增黏多糖类、氯化钠，在国外广泛用于吞咽障碍被照护者。其特点是常温下能快速完全溶解，稳定性佳，不会因放置时间长而改变浓度，无色无味，用于调制食品不会改变食品口味等。

3. 吞咽辅助手法　吞咽辅助手法的目的是增加被照护者口、舌、咽等结构本身运动范围，增强运动力度，增强被照护者对感觉和运动协调性的自主控制。此法需要一定的技巧，应在吞咽康复照护师指导和密切观察下进行。此手法不适用于有认知或严重的语言障碍者。吞咽辅助手法主要有以下几种：

（1）声门上吞咽法：适用于吞咽反射触发迟缓及声门关闭功能下降的被照护者。目的是在吞咽前及吞咽时关闭声带，避免误吸发生。

操作方法：深吸一口气后闭住气→保持闭气状态，同时进食一口食物→吞咽→呼出一口气后，立即咳嗽→再空吞咽一次→正常呼吸。

这些步骤需先让被照护者吞口水做练习，如果被照护者可以在没有食物的情形下，能正确遵从上述步骤练习数次，再给予食物练习。若以上方法不能立即关闭声门，则应反复训练喉肌内收（即闭气）。

（2）超声门上吞咽法：在正常吞咽中，是利用喉部上抬来完成杓状软骨向前倾至会厌软骨底部的过程，主动使喉部上抬可使杓状软骨接近会厌软骨的后侧表面，因此，杓状软骨在吞咽时向前移动的幅度可以减少一些。这是关闭呼吸道入口的正常机制。超声门上吞咽法的目的是让被照护者在吞咽前或吞咽时，主动将杓状软骨向前倾至会厌软骨底部，并让假声带紧密的闭合，以使呼吸道入口主动关闭。

操作方法：吸气并且紧紧地闭气，身体用力向下压。当吞咽时持续保持闭气，并且同时保持身体向下压力量，当吞咽结束时立即咳嗽。

超声门上吞咽法可在吞咽法开始时，增加喉部上抬的速度，对于颈部做过全程放射治疗的被照护者特别有帮助。超声门上吞咽法也可当作一种运动，对于有正常解剖构造的被照护者，可以改善舌根后缩的能力。

（3）用力吞咽法：用力吞咽法是为了在咽部期吞咽时，增加舌根向后的运动而制订的。用力使舌根后缩，增加舌根力量，从而使食团内压增加，促进会厌清除食团的能力，此法可帮助被照护者最大限度地吞咽。

操作方法：当吞咽时，用口腔内所有的肌肉用力挤压。这样可以让舌头在口中沿着硬腭向后的每一点以及舌根部都产生压力。

（4）门德尔森吞咽技术：门德尔森吞咽技术是为了增加喉部上抬的幅度与时长而设计的，并借此可以提升舌肌和喉肌，增加环咽肌开放的时长与宽度，使食管上端开放。此手法可以改善整体吞咽的协调性。具体操作方法如下：

①对于喉部可以上抬的被照护者，当吞咽唾液时，让被照护者感觉喉向上提时，设法保持喉上抬位置数秒；或吞咽时让被照护者以舌部顶住硬腭、屏住呼吸，以此位置保持数秒，同时让被照护者食指置于甲状软骨上方，中指置于环状软骨上，感受喉结上抬。

②对于喉部上抬无力的被照护者，康复照护师用手上推其喉部来促进吞咽。即只要喉部开始抬高，康复照护师用拇指和食指置于环状软骨下方，轻捏喉部并上推喉部，然后固定。注意要先让被照护者感到喉部上抬，上抬逐渐诱发出来后，再让被照护者有意识地保持上抬位置。此法可增加吞咽时喉提升的幅度并延长提升后保持不降的时间，因而也能增加环咽段开放的宽度和时间，起到训练的作用。

以上四种吞咽手法总结：声门上吞咽法，在吞咽前或吞咽时，用来关闭声带处的呼吸道；超声门上吞咽法，在吞咽前或吞咽时，用来关闭呼吸道入口；用力吞咽法，在咽部吞咽时用来增加舌根部后送力量，可以把会厌谷处的食团清除干净；门德尔森吞咽手法，用来增强喉部上抬的幅度与时长，借此增加环咽肌开放的程度与时长，门德尔森吞咽手法也能改善整体吞咽的协调性。

4.进食时提醒　进食时提醒可促进被照护者的吞咽，帮助被照护者减少吸入的危险。主要有以下五种方法：

（1）语言示意：例如，照护师在被照护者进食时说"咽"提醒被照护者。

（2）手势示意：例如，照护师指着自己的嘴唇以提醒被照护者在吞咽期保持嘴唇闭紧。

（3）身体姿势示意：例如，使用下巴和头的支撑器以提醒被照护者保持正确的身体姿势。

（4）文字示意：利用文字给被照护者和照护师提供不断的提醒。

（5）食物的味道和温度示意：冷觉可刺激触发吞咽反射，热的液体可提醒被照护者慢慢吸吮液体。

5.进食前后清洁口腔、排痰　正常人每两分钟左右会自然吞咽一次，把口腔及咽部分泌物吞入食道。进食后，口腔及咽部如有残留物会有异物感，能反射性咳出及清除，而吞咽障碍被照护者口腔及咽部感觉、反射差，环咽肌功能障碍被照护者唾液无法进入食道，通常容易流进呼吸道；进食后残留在口腔及咽部的食物容易随呼吸进入呼吸道，导致进食后潜在性的肺部感染。因此，进食前后口腔与咽部的清洁对于吞咽障碍被照护者预防肺部感染是一项重要措施。

口、咽部癌症被照护者因放射线破坏了唾液腺，导致唾液分泌不足而出现口干、口腔溃疡、蛀牙等。因此，被照护者用清水或漱口水漱口，保持口腔湿润和清洁，以改善上述症状。在进食过程中，应用交互吞咽，可清理残留物。

对于分泌物异常增多被照护者，在进食前需清理分泌物，进食过程中如分泌物影响吞咽，也需清理，以保持进食过程顺畅。

（五）其他训练技术

随着电子技术的发展，颈部肌电刺激技术已作为吞咽障碍训练的重要手段被广泛应用，主要有神经肌肉低频电刺激和肌电生物反馈技术。

球囊导管扩张术是 20 世纪 80 年代中期发展起来的介入技术，其操作简单、损伤小，对如先天性狭窄、术后吻合口狭窄、化学灼伤性狭窄、肿瘤放疗后单纯瘢痕性狭窄、消化性狭窄、贲门失弛缓症等的训练效果较好。球囊导管扩张术包括一次性球囊导管扩张术和分级多次球囊导管扩张术，临床上多采用后者。

需要注意的是，以上吞咽的训练技术需要在医院进行，便于保证训练的安全。目前吞咽障碍尚无特效药可以治疗，手术治疗主要应用于保守治疗无效的被照护者。

第四章 常用心理治疗技术

第一节 心理治疗概述

一、心理治疗的概念

心理治疗是指受过专业训练的治疗师，在良好的治疗关系的基础上，运用心理治疗的理论与技术，帮助来访者消除或缓解心理、情绪、认知及行为等方面的问题与障碍，促使来访者的人格朝着更成熟、协调的方向发展。

心理治疗与其他临床科室的治疗有所不同，心理治疗的对象之间，可能有非常大的个体差异性。总体来说，心理治疗的对象，有一些不仅仅有心理问题，还可能有躯体疾病。如，患有急性期疾病的病人，由于他们起病突然和紧急，往往带给病人较为严重的焦虑、抑郁等情绪；患有慢性疾病的病人，由于该类病人的病程较长，需要进行长期康复，因疾病带来的对生活、工作等方面的长期影响，可能存在多方面的心理困扰；患有心身疾病的病人，虽然是以躯体症状表现为主，但是在疾病的发生发展过程中，心理与社会因素都起着非常重要的作用。因此，对于这些病人，心理治疗往往都是不可或缺的。

心理治疗需要有一定的目标，根据目标的内容不同，大概可以分为三类：第一类是改善来访者的精神症状，比如减轻焦虑、抑郁、恐惧等；第二类是改善病人的非适应性的认知和行为，比如对人对事的看法，与人交往的方式等；第三类是帮助来访者的人格发展更为整合和成熟，处理问题的方式可以更有适应性。

从上述描述中我们不难发现，心理治疗关注的不仅仅是来访者内心的情绪、感受，同时还有认知和行为等。良好的治疗关系是心理治疗起作用的前提，在此基础上运用心理学的知识，帮助来访者产生某些改变，比如情绪、认知或者行为的改变。这样的改变并不是一蹴而就的，而是需要一个过程，需要治疗师和来访者双方的努力。

二、心理治疗的原则

（一）帮助来访者自助的原则

心理治疗师需要明确自己的角色和定位，心理治疗不是给来访者提建议、出主意，而是在与来访者的共同努力下，促进来访者的心理成长。因此，治疗师不是充当来访者的指导老师的角色，而是"授人以渔""助人自助"的角色。

（二）保密原则

心理治疗涉及来访者的隐私，因此保密原则显得非常重要，这也是治疗师应该遵守的一项基本的伦理准则。保密意味着治疗师在未经来访者同意的情况下，不得将心理治疗内容透露给其他单位或个人。治疗师应该妥善保管来访者的个人资料，未经允许不得在讲课、文章和研究中使用来访者的有关信息。

保密原则也有例外的情况，主要包括以下几种：有伤害他人或自己的紧急危害；存在虐待他人情况，尤其是虐待老人和儿童；在涉及法律案件时，治疗师应遵循法律要求行事。

（三）尊重信任原则

治疗师应尊重每一位来访者，尊重来访者的权利和尊严，相信来访者才是最了解自己的人，可以做出最适合自己的选择。

（四）保持中立和客观的原则

心理治疗不是说教，不是给建议和指导，治疗的全过程都要求治疗师保持客观中立的态度。治疗师要避免将个人的价值观、世界观带入到心理治疗中。只有这样，治疗师才能对来访者的情况有尽量客观的理解。

（五）限制性原则

限制性原则是指时间限制和关系限制两种。时间限制是指每一节心理治疗的会谈时间是有限的，一般为45~50分钟，无特殊情况是不会延长时间或更改会谈时间的。这种限制也为心理治疗提供了一个框架，在这个框架下，治疗师与来访者可以感到更安全，可以有效地利用时间并进行更深入的探索。

关系限制是指治疗师应该遵守行业的伦理规则和职业道德，与来访者建立正确的治疗关系。治疗师不得利用来访者的信任为己谋利，不得与来访者发展治疗关系之外的其他关系。

（六）无条件积极关注原则

治疗师要认真聆听来访者的叙述，充分理解来访者的言语、情绪及行为，对来访者抱有积极关注的态度，而不是去评判是非对错。

三、心理治疗师应具备的条件

（一）必要的专业知识与技能

心理治疗师要运用心理学的知识去理解不同的来访者的经历，帮助来访者更好地实现自我，这需要治疗师具备一定的专业知识。

1. 心理学的基础科目，如普通心理学、变态心理学、发展心理学、人格心理学、社会心理学等。

2. 心理治疗相关的专业基础知识，如心理测量、精神病学、心理治疗的伦理等。

3. 心理治疗相关的技能，包括心理治疗的各个流派的理论与方法，如心理动力学流派、认知行为主义流派、人本主义流派、家庭治疗及创伤干预等。

4. 其他学科的知识，比如人类学、哲学、社会学、宗教等。

（二）实践与督导

要成为合格的心理治疗师，实践与督导是一个必备条件。督导是指由更有经验的治疗师对个案进行指导，以促进治疗师更有效地帮助来访者，同时也对治疗师的工作进行监督。督导可以分为一对一个体督导或者团体督导，也有治疗师同行组成的同辈督导。在督导的指导下，去接待来访者，进行心理治疗的实践。进行实践的地点可以在医疗机构、学校或者咨询机构。

（三）人格素养与个人成长

治疗师个人的特质，个人的心理健康状态对心理治疗的成效有着重要的影响，甚至有研究认为，相对于治疗技术和方法，治疗师自身的特质和人格因素对疗效有着更大的影响。一个好的治疗师不仅要有专业的技术知识，也要有一定的心理特质。如，对人感兴趣，想了解另一个人的故事，有一定的同理心，对人际关系有一定的敏感度，稳定的心理，有良好的适应能力等。

除了必要的心理特质，作为一名心理治疗师，个人成长也是需要长期去坚持的。治疗师要了解自己的过去，理解自己的一些为人处事的模式，清楚自己的弱点，自己的情结等。这些也不仅仅是靠自我反思，也要通过个人体验来慢慢弄清晰。个人体验指的是作为治疗师的从业人员，为了提升对自己的理解和认识，作为来访者去接受别的治疗师的心理治疗的过程。通过个人体验，我们有机会去探索自己的内心冲突、心理创伤，同时也能体会来访者做心理治疗时的内心感受。个人体验也分为一对一的个体体验以及小组的团体体验。

四、适应证和禁忌证

（一）适应证

心理治疗的适用范围较为广泛，主要包括以下几个方面。

1.人际关系、行为问题及其他心理社会压力 每个人都可能在工作生活中遭遇难以应对的压力，在这个压力下出现失眠、抑郁、焦虑、酗酒、逃学等问题。心理治疗可以帮助一个人提高应对压力的能力，更好地改善情绪，增强社会功能。

2.常见的神经症性障碍 精神科中常见的焦虑症、强迫症、躯体形式障碍、恐怖症、癔症等，由于发病起因常常与心理因素有关，所以它们也是心理治疗的主要适应证。

3.精神分裂症恢复期 处于精神分裂症恢复期的病人，他们在急性期的幻觉、兴奋躁动等症状已经得到了有效控制，病情相对稳定，但可能仍有一些症状的困扰，无法正常学习工作。因此，他们也需要心理治疗，心理治疗可以帮助他们进一步恢复社会功能，改善自我管理能力，提高对疾病的认识，更好地找到与疾病相处的方式。

4.心身疾病 心身疾病表现为躯体症状，确实有器质性病理改变或病理生理过程，但疾病原因与心理因素密切相关，因此心理治疗也是适用的。

5.某些躯体疾病被照护者 很多病人虽然就诊于精神科以外的其他临床科室，但是由于他们的躯体疾病可能需要接受一些紧急的处理，导致病人的应激水平增加，因此可能出现一些严重的情绪反应。如，病人查出了问题需要接受手术，或者病人病情复杂治疗难度大等。这些时候都需要通过一定的心理治疗来帮助病人减轻焦虑，帮助病人及时调整心态，提高应对能力。

另外，有一些躯体疾病的病人，面对的不是急性期的诊断治疗，而是长期的康复、治疗和调整，比如一些慢性病病人、老年人、残疾人等，由于疾病的长期存在，对生活产生长期慢性的影响。对于这些病人，单纯依赖药物效果并不理想，结合心理治疗可以帮助他们改善心态，更好地面对生活的挑战。

（二）禁忌证

心理治疗除了上述适应证，也存在一些禁忌证。如，在精神病急性发作期、存在器质性精神障碍、有严重自杀意向、有严重躯体疾病且无法配合心理治疗等，有这些情况者不建议进行心理治疗。

第二节 支持性心理治疗

一、支持性心理治疗的概念、作用和适用人群

支持性心理治疗，也叫支持疗法或一般性心理治疗。广义上来说，这是最为常用的一种个体心理治疗方法，也是较为基础的一种方法，它基于一般的医学和心理学的知识，以给来访者提供精神支持为主要特点，治疗的目的是提高来访者对生活应激的适应能力，缓解心理压力，维持心理平衡，协助来访者渡过难关，避免精神崩溃。而狭义上来说，支持性心理治疗来自心理动力学理论，是指采用一些支持性技术，比如建议、指导、鼓励、肯定等，来帮助来访者尽可能地减少症状的反复，处理暂时的困难，提升来访者的自尊和应对能力等。

相比于认知治疗、行为治疗、家庭治疗等其他的方法，支持性心理治疗没有太多特殊的理论，治疗师只是根据一般的心理学的知识，结合生活的经验，运用特定的技术就可以达到心理治疗的目的。因此，它是较容易掌握的疗法。但是支持性心理治疗又是非常重要的，它是所有心理治疗流派的基础，它所涉及和涵盖的技术都是非常通用的技术，也就是说它们不仅仅在支持性心理治疗中使用，也被广泛地用于其他的心理治疗流派。

与其他流派的心理治疗相比，支持性心理治疗不需要深入地了解来访者的童年经历、家庭背景、亲密关系等，也不需要去分析背后的潜意识、内在动机和冲突等，不涉及对来访者人格进行的调整，而是以来访者当下的困扰为主，涉及较浅的心理层面，针对当前的情绪、情感和认知等，因此，支持性心理治疗不容易引起来访者的反感和防御，更容易被来访者所接受。使用该方法进行咨询，所需的时间也较短。

因此，支持性心理治疗方法的适用范围非常广泛。无论是生活、工作、学习中的变化，比如失恋、落榜等，还是躯体疾病或精神疾病给被照护者带来的困难和压力，都可以应用支持性心理治疗。无论是临床医师还是心理治疗师、社会工作者或者其他志愿者，都可以学习这样的治疗方法，以减轻来访者遭遇困难后的负面情绪反应。

二、支持性心理治疗的基本技术

在应用支持性心理治疗技术的时候，我们首先需要明确，要跟来访者建立良好的关系，共情和理解来访者的困难和处境，使用一些常用的基本技术去帮助来访者，比

如表扬、鼓励、保证、建议等。下面具体介绍每一种技术的含义及使用方法。

（一）鼓励

鼓励，有一层含义是给予希望。鼓励这种技术就是为了提供给来访者更大的勇气，更好地激励来访者前进。鼓励不是简单地说"你肯定行""没问题的"，而是结合事实情况，帮助来访者发现他的优点长处，带给来访者乐观与希望，增强信心与自尊。鼓励要基于现实，因此不能鼓励来访者去做他实际上无法做到的事情。鼓励多用于消极、自卑的来访者，通过鼓励可以增加他的自信；或者在来访者犹豫不决时督促他去做出有效行动。

例如，可以对来访者说："万事开头难，走出第一步总是非常不易，一旦开始，后面总会容易许多。"

"再试一次，再试一次总不会更差。"

"你之前有过做成的经验，所以我相信，你可以再做到。"

鼓励就像是给来访者打气，帮助他们从悲观、消极中走出来，重拾勇气。在使用这样的技术的时候，治疗师的非言语表达也会起到很重要的作用，比如治疗师的语音语调、肢体动作、面部表情等。因此鼓励不仅仅是通过说什么来传达的，治疗师还需要注意自己的非言语部分的表达。

（二）表扬和肯定

表扬和肯定是对来访者的一些适应性行为的正向强化，它的前提是来访者本人也认可这种方式。该技术会带给来访者正向的情绪体验，从而增强行动力和信心。

例如，可以这样说："你能在感到不舒服后主动预约复诊，这是一个非常明智的决定。"

"虽然感觉很艰难，但你还是每天都在坚持做康复，这真的很不容易。"

"你已经坚持了很多天了，尽管现在还无法回去上班，但是你看你已经可以慢慢走路了。"

（三）保证

保证是指治疗师在理解来访者处境的情况下，做出有依据的、让人信服的说明。保证可以帮助消除来访者的不切实际的期待、错误的观念，也可以帮助来访者去耐受自己的抑郁、焦虑、恐惧等情绪。尤其是一些有慢性疾病，或者需要长期康复训练的来访者，恰当的保证可以起到定心丸的作用。

例如，可以这样说："现在刚做完手术，疼痛感会特别明显，一般一周后就会得到明显的缓解。"

"父亲的离开太突然了，你感觉哭都哭不出来，人面对丧失的时候这种反应也是正常的。"

（四）指导与建议

指导是教导来访者怎么去做，帮助来访者学会一些具体的方法和技巧。一些常用的放松技巧、正念训练、深呼吸等方法都是可以教会来访者去使用的。建议，类似于指导，也是给来访者一些具体的策略，提供更多的思路。

例如，可以这样说："有一些可以帮助你缓解焦虑的方法，我想我们可以一起练习一下。"

"运动对于调控情绪会有很好的作用，你刚才提到散步，可以试试每天坚持散步半小时吗？"

（五）共情

共情，也可以理解为同感、同理心等。它是指治疗师可以设身处地地感受来访者的内心世界，同时也能跳出来用语言来表达对来访者内心世界的理解。共情技术在心理治疗中非常重要，它可以让来访者感受到被理解、被接纳，从而建立起良好的治疗关系，同时也可以促进来访者更了解自己的情绪体验，进行自我反思和探索。

共情是分层次的，初层次的共情一般是指回应来访者所说的内容、感受与想法等。而高层次的共情可以是反馈来访者未直接表达出的深层的想法与情感，以此协助来访者觉察到自己的感受。

例如，可以开导来访者说："你尝试着很多方法想做好这件事，但似乎都没有什么用，这让你感觉很挫败。我觉得我从你的讲述中感觉到了悲伤，那种悲伤是你无法跟你的母亲建立亲密的关系的悲伤。"

"听起来这些让人感觉非常崩溃，尽管你没直接说，但我想到了这个词。"

（六）结构化

结构化，可以理解为当来访者不太能组织好他们的生活，有些混乱的时候，治疗师帮助他们去规划、组织好生活。这个技术的前提是治疗师提供的方案要匹配来访者的现状，否则来访者也会觉得太难做到而直接放弃。在一些有慢性躯体疾病或者功能残疾的来访者身上，很可能需要这种技术，需要治疗师帮助他们一步步地改善生活，达成某种目标。

例如，治疗师可以说："在经历了事故，母亲手术后，你感觉很困扰，似乎现在面对母亲出院不知道该做些什么。不过听起来，似乎你需要先整理一下家里母亲的房间，以方便她出院后顺利入住，以后在家里也可以做一些康复活动。"

"出院后到底要怎么做，似乎很让人心烦，一下子也理不清楚。但是今天，似乎你要做的事情是拿药、做检查和收拾衣服。"

三、注意事项

1.支持性心理治疗也需要有一定的计划，整个治疗如何去做、治疗的频率和间隔、治疗的目标和方向，都需要跟来访者商议确立。治疗过程中，必要的时候要联合来访者其他的资源，如社区医师、精神科医师、社工等。

2.支持性心理治疗的支持性是有针对性的，而不是模糊的、笼统的支持。因此，每次的治疗应是具体的、有针对性问题的。

第三节 认知治疗

一、认知治疗的概念、作用和适用人群

认知治疗是根据认知过程影响情感和行为的理论假设，通过认知和行为技术来改变康复对象的不良认知的一类心理治疗方法的总称。它以改变不良认知为主要目标，继而产生情感及行为的变化，其中主要包括合理情绪疗法和贝克认知疗法。

认知治疗对于被照护者的焦虑、抑郁、强迫、躯体化及失眠、疲劳、慢性疼痛等症状都有一定的疗效。

二、认知治疗的基本技术

（一）合理情绪疗法

合理情绪疗法的整体治疗模型是"ABCDE"理论，其中A指发生的事件，B指人们对事件所持的观念或信念，C指信念所引起的情绪及行为后果，D指与不合理的信念辩论，E指治疗或咨询的效果。事件本身（A）并非引起情绪反应的直接原因，而个体对发生事件所持的观念和信念（B）才是引起情绪反应和行为后果（C）的原因，在治疗中通过D来影响B，偏差的认知得到纠正后，情绪和行为的后果就会在很大程度上得到缓解，最后达到治疗效果（E）。具体的治疗技术有以下几种。

1.与不合理信念辩论 主要是指从科学、理性的角度对被照护者持有的不合理信念和假设进行挑战和质疑，从而动摇他们的这些信念。例如，一位被照护者车祸后遗留有肢体不等长及慢性疼痛（A），被照护者认为自己以后不能走路了，会越来越严重，进而认为自己以后无法学习或工作，什么也干不了（B），由此产生的情绪后果是其感到心情不好、沮丧（C），行为后果是被照护者不愿进行康复训练，也不愿回学校继续

学业（C），通过辩论（D）使康复者的不合理信念动摇，进而达到治疗效果（E）。最终，被照护者积极配合康复训练，重返校园继续完成学业。

2. 合理情绪想象技术　使被照护者在想象中进入产生过不良情绪反应的情境中，体验这种情绪反应，然后帮助被照护者改变这种不适当的情绪反应并体验适当的情绪反应，最后停止想象，让被照护者体验和总结在这个过程中的变化和成长。

3. 认知的家庭作业　家庭作业实际上是治疗结束后的延伸，主要包括 RET 自助表和合理自我分析报告。RET 自助表是被照护者采用表格的形式报告 A、B、C、D、E 各项。合理自我分析报告和 RET 自助表类似，但不像 RET 自助表那样有严格规范的步骤，报告的重点要以与不合理信念的辩论为主。

（二）贝克认知疗法

贝克认知疗法的出发点在于认知和信念是情绪状态和行为表现的重要影响因素。在此理论中有一个重要的概念，即自动思维。自动思维是由特定刺激自然触发的、导致不良反应的个人信念或想法。具体的治疗方法如下。

1. 确认情绪　在认知治疗中，识别和确认情绪很重要。我们要承认和理解被照护者的感受，帮助他们区分情绪和自动思维，并对情绪的强度进行评估（如一点也不伤心、有点伤心、中等程度伤心、非常伤心、极度伤心），用情绪强度来指导治疗。

2. 识别自动思维及认知错误　大多数被照护者并不能意识到自动思维的存在，采用提问、心理想象或者角色扮演等方法帮助被照护者识别自动思维。比如，此案例中被照护者在车祸后认为"我以后不能走路了，会越来越严重"，在这种自动思维影响下被照护者拒绝接受康复训练。照护师听取并记下被照护者在不同情境下的自动思维，和被照护者归纳出共性，使被照护者识别出认知错误。比较常见的认知错误有：

（1）绝对化：把世界看成非黑即白的单色世界，在面对问题时认为全好或者全坏、完全失败或完全成功、一无所有或完美无缺。

（2）夸大或缩小：把一个事件的结果、一种感觉或者责任夸大或极小化，从而作出歪曲的评价。

（3）快速下结论：未经过仔细的思考和理性判断，仅根据一小部分信息后就得出结论。

（4）以偏概全：就一个事件得出结论，且推广到很多领域。

3. 纠正自动思维及认知错误　在发现自动思维及认知错误后可通过合适的方法予以纠正，例如，列举支持和反对的证据、用另一种解释代替现有解释、确定每一种解释的现实可能性、考虑多种可能的原因等。

三、注意事项

1. 照护师要与被照护者建立良好的关系，稳固而良好的关系是干预有效的前提条件。积极倾听、关注康复对象、努力理解被照护者都是促进良好关系的有效方法。

2. 照护师平日在照顾被照护者的过程中，要善于发现被照护者的负面想法或认知错误，及时指出其常见的自动思维形式并予以纠正。

3. 在改变被照护者的认知过程中，尽量采取提问的方式一步步引导其自己得出新的想法或信念，这样更有利于被照护者接受或保持新的认知。

第四节　行为治疗

一、行为治疗的概念、作用和适用人群

行为治疗又称行为疗法，是基于学习心理学的理论和实验心理学的研究成果，在治疗联盟的前提下，对个体反复训练，以减轻或改善来访者的症状或不良行为，塑造良好的、健康的行为。行为治疗具有针对性强、容易操作、疗程短、见效快等特点。行为治疗适用于有各种情绪行为障碍的被照护者。

二、行为治疗的理论基础

1. 巴甫洛夫经典条件反射学说　强调条件刺激和反应的联系及其后继反应规律，解释行为的建立、改变和消退，但不能解释复杂的行为模式。巴甫洛夫用狗进行实验发现，肉（非条件刺激）可引起狗的唾液分泌（非条件反射），这种反应强烈而恒定。如将铃声（中性刺激）稍稍先于肉配对显现，经过若干次后，当听见成为条件刺激的铃声时，狗也会出现唾液分泌（条件反射）。条件反射是后天习得的，是条件刺激与非条件刺激先后多次结合后才产生的，而且受非条件刺激增强，如较长时间不给予增强，条件反射将会消退，铃声不再引起狗的唾液分泌。

2. 斯金纳的操作条件反射学说　该学说阐明"奖励性"或"惩罚性"操作条件对行为的塑造，可广泛应用于来访者的不良行为。斯金纳将行为分为两大类，一类为应答性行为，由特殊的可观察到的刺激引起，如瞳孔对光反射；另一类为操作性行为，是一种自发的行为，它的出现与环境发生的某些后果有关，如，饥饿的老鼠压一下杠杆就可以获得食物、婴儿啼哭可引来母亲的抚爱等。

3. 班杜拉及华生的社会学习理论　前者强调社会性学习对行为的影响，后者认为任何行为都是可以习得或弃掉的。班杜拉指出观察学习包括注意过程、保持过程和运动再现过程三个具体过程。

4.Jacom 的再教育论   该理论认为病态行为可通过教育改变和改造。

三、行为治疗的基本技术

（一）系统脱敏

系统脱敏是在经典条件反射和操作条件反射的基础上，利用对抗性条件反射原理，循序渐进地消除异常行为的一种方法。通过渐进性暴露于恐惧刺激的方式，使已经建立起的条件反射消失，从而治疗心理障碍或行为障碍。系统脱敏包含四个步骤：询问病史确定被照护者的焦虑和恐惧，制订个体化等级脱敏表，放松训练和脱敏训练。

1.确定被照护者的焦虑和恐惧   询问病史，了解引起被照护者焦虑和恐惧的具体刺激情景的所有诱因，制订被照护者主观量表，以了解分析被照护者的焦虑和恐惧程度。

2.制订个体化等级脱敏表   把引起被照护者焦虑和恐惧的具体刺激情景的所有诱因（刺激源），按照产生焦虑和恐惧由弱到强的顺序列一份 10~20 个有关场景的焦虑等级表。

3.放松训练   放松可以产生与焦虑和恐惧相反的生理效应，如耗氧量降低、心率和呼吸率减慢、收缩压下降、外周血液增加、脑电波多呈 a 波、神经肌肉松弛。在系统脱敏中最常用的是 Jacobson 最先描述的渐进性放松技术，即让被照护者按照特定的顺序进行肌肉逐步紧张放松的训练。通常由头部到脚底的顺序，逐步开始紧张放松，熟练后被照护者可以配合特定的音频自己在家中练习。

4.脱敏训练   系统脱敏过程是由轻到重一步一步进行的。首先，让被照护者在深度放松的状态下，按照焦虑和恐惧等级，在脑中想象引起自己最轻度的焦虑事件，引起轻度的焦虑反应。然后，利用想象在脑海中生动地加以描绘，并且把这种情景在头脑中保持一段时间。接下来进行紧张放松练习，直到情绪很放松、不紧张。之后再想象刚才的焦虑和恐惧情景，引起焦虑和恐惧情绪，再次练习紧张放松。反复进行，直到当事人在想象焦虑和恐惧情景时不出现焦虑和恐惧反应为止。这说明被照护者对焦虑和恐惧的情景已经达到脱敏成功。

系统脱敏主要适用于治疗焦虑症和恐惧症，还可治疗行为障碍，如口吃、强迫症等。

（二）暴露疗法

1.满灌疗法   满灌疗法也称暴露疗法、冲击疗法。暴露疗法分为实景暴露和想象暴露，不给被照护者进行任何放松训练，让被照护者想象或直接进入最恐怖、焦虑的情境中，以迅速校正病人对恐怖、焦虑刺激的错误认识，并消除由这种刺激引发的习惯性恐怖、焦虑反应。每次治疗 1~2 小时，一般治疗 5 次左右，很少超过 20 次。其疗效取决于每次练习时被照护者是否能坚持，不能坚持到底实际上就等于逃避治疗。这种方法优点是时间短，解决问题比较干脆；缺点是实施难度较大，对病人身心冲击较大，对体质虚弱、患有心脏病和高血压、承受力弱的来访者，须谨慎施用。

2. 逐级暴露　逐级暴露是心理治疗常用的一种方法，对于因为担心拒绝接受，或者不能耐受强烈焦虑反应的被照护者可用逐级暴露法，由轻到重逐级进入引起焦虑反应的实际生活情境。它与满灌疗法不同，可避免突然发生强烈的焦虑反应，又不像系统脱敏，没有特别的放松训练，且治疗往往是在实际生活环境中进行，而非想象训练。

3. 参与示范　参与示范是让被照护者通过模仿他人成功的行为，改变自己处理事情的方式，即观察他人的行为和行为后果来学习。儿童害怕小动物或者害怕封闭空间是通过观察他人在这些情况下出现的恐惧表现和回避行为而后天习得的，因此可以用同样的方法来帮助来访者克服恐怖和焦虑，也可用于成人的焦虑和恐惧治疗。

4. 厌恶疗法　根据操作条件反射理论，把一种厌恶刺激或不愉快的、痛苦的刺激与被照护者的某种不良行为结合在一起体验，从而抑制和消除被照护者的不良行为，达到治疗目的。常见的方法包括电击厌恶疗法、药物厌恶疗法、想象厌恶疗法。

厌恶疗法常用于治疗酒依赖、药瘾、性欲倒错（如同性恋、恋物癖、窥阴癖等），以及其他冲动性或强迫性行为障碍。应该注意，给予的厌恶刺激必须足够使病人产生痛苦（不仅是生理上的，尤其是心理上的），且持续时间足够长，否则难以见效。

5. 阳性强化　阳性强化法是根据操作性条件反射的原理，在被照护者做出了治疗者希望的行为时，治疗师给被照护者"代币"以奖励，反复进行下去，以培养和巩固被照护者的适应行为。代币可用漂亮的纸板或塑料片制成。

被照护者可以用这些筹码来换取自己需要的东西或得到一些享受，如看电影和外出游玩等。如果被照护者出现了不良行为，如吵闹、毁物等，将被罚扣除或交出筹码。代币法不但可用于长期住院的精神病人，而且还可用于急性精神病人、精神发育迟滞、儿童孤独症及少年管教犯、罪犯的改造。

四、注意事项

患有幻觉、妄想、严重精神病或抑郁症的被照护者，严重的认知损害的被照护者，不稳定的家庭系统的被照护者不适合进行行为治疗。

第五节 家庭治疗

一、家庭治疗的概念、作用和适用人群

家庭治疗是指将家庭作为对象实施的团体心理治疗模式，治疗者通过与家庭中全体成员定期交流与接触，协助家庭消除异常、病态情况，促使家庭发生变化，并通过家庭成员或影响来访者，使之症状减轻或消除，以执行健康的家庭功能。

不重点分析家庭成员个人的内在心理构造与状态，将焦点放在家庭成员之间的互动与关系上，从家庭系统角度去解释来访者的行为与问题，个人的改变有赖于家庭整体的改变。

大多数有心理障碍的来访者常与家庭问题有关，特别是与父母不能很好地对待有问题行为的子女有密切关系，但在一个不长的治疗期限内很难期望创造一个理想的健康家庭，而且这也超越了医生的职责。此外，家庭有无充分的疗愈动机，能否建立良好的医患关系，这都关系到治疗效果的成败。

二、家庭治疗的基本技术

（一）家庭治疗的基本原理

家庭治疗认为，心理障碍的发生与发展除了与生物或心理、社会因素有关外，还与不良的家庭内情感及观念交流模式有关，这些模式的改善将对病情产生有益的影响。健康的家庭应有健全的"家庭结构"，包括：适当的领导、组织与权力分配；成员的角色清楚且适当；有良好的交流，没有畸形的联盟关系；成员间能相互提供感情上的支持，能团结一致应付困难，对内有共同的"家庭认同感"，对外有适当的"家庭界线"。健康的家庭应有适当的家庭关系模式以及共同的生活重心与方向，并能随着家庭的发展变化及时调整，维持家庭平衡。家庭治疗有助于协助一个家庭消除异常或病态的情况，执行健康的家庭功能。

（二）常用的家庭治疗方法

1. 鲍恩家庭系统治疗　鲍恩家庭系统治疗由鲍恩（Bowen）首先提出，倾向于把家庭当作一个系统理论去理解，提出了六个重要概念，即自我分化、三角关系、核心家庭情感程序、代际传递、情感隔离、社会情感过程。其中"自我分化"是 Bowen 的

核心理论，其功能就是个人处理压力的能力，自主性和独立性差的人往往都与家庭过分纠结，这样很容易造成功能不良。"三角关系"是另一个重要概念，导致情感三角活动的主要因素是焦虑，焦虑的增加会使人们更加需要彼此情感而接近。

2. 结构性家庭治疗模式　结构性家庭治疗模式的重点放在家庭的组织、关系、角色与权力的执行等结构上，使用各式各样的具体方法来纠正家庭结构上的问题，促进家庭功能的改善。

3. 策略性家庭治疗模式　策略性家庭治疗模式的特点在于对家庭问题的本质有动态性的了解，并建立一套有步骤的治疗策略，着手更改认知上的基本问题以求有层次地改变家庭问题。

4. 经验性家庭治疗　经验性家庭治疗发端于心理学中的人本主义思潮，受表达性治疗的启发，强调了及时的、此时此地经验的作用。经验性家庭治疗从格式塔治疗和会心团体中借用了唤起技术，如角色扮演和情感对质。经验性家庭治疗从内部入手，帮助个人表达他们真诚的情感，缔造更加真实的家庭纽带。

5. 精神分析性家庭治疗模式　精神分析性家庭治疗模式是通过精神心理分析来了解家庭各成员的深层心理、行为动机及亲子关系的发展。精神分析治疗的关键目的是帮助人们理解他们的基本动机，通过以健康的方式表达这些愿望来解决冲突。精神分析家庭治疗师关注团体和他们的交往模式较少，重点关注个体和他们的感受。

6. 行为性家庭治疗模式　行为性家庭治疗模式的重点放在观察家庭成员之间的行为表现，建立具体的行为改善目标与进度，充分运用学习的原则，给予适当的嘉奖与惩罚，促进家庭行为的改善。

（三）家庭治疗的治疗过程

在家庭诊断与治疗之前，家庭治疗师要了解个体的症状与家庭成员的心理问题的相互关系，个体心理所表现的症状，实际是源于家庭的人际关系问题，要依靠家庭治疗，才能解除个体的心理问题。在进行家庭治疗时必须坚持三个基本原则：一是针对整个家庭成员，进行集体治疗，纠正共有的心理病态；二是说明"确诊的被照护者"所存在的问题只不过是症状，其家庭本身才是真正的"被照护者"；三是明确家庭治疗师的任务在于使每个家庭成员了解家庭病态情感结构，改善和整合家庭功能。

不管运用何种治疗模式，家庭治疗都可大致分为三个阶段。

1. 开始阶段发现问题　开始阶段将家庭治疗的性质作简要的解释，说明互相需要遵守的原则，以便使治疗工作顺利进行。家庭治疗师在早期要与家庭建立良好的治疗关系，并共同寻找问题所在及改善方向。家庭治疗师与当事人交谈，其他家庭成员在旁边静听，不插嘴反对，不解释原因。这种的谈话能使家庭成员受到触动，反思自己在家庭谈话中的态度和方式，认识到自己的问题所在。

2. 中间阶段分析问题　家庭治疗师与其他家庭人员交谈，使当事人了解到其他人的做法也不是自己所想象的那样，反思自己所采取的对策有没有道理。运用各种具体方法，协助家人练习改善个人状况及彼此间的关系。在这个阶段，最重要的是要时刻去处理家庭对行为关系改变所产生的巨大阻力，适当地调整整个家庭系统的变化与进展，协助其平衡地发展。

3.终结阶段协商讨论　当每位家庭成员能自行审察、改进家庭行为的能力与习惯，并维持已修正的行为，家庭治疗师开始逐渐把家庭的领导权归还给家庭成员，恢复家庭的自然秩序，以便在治疗结束后，家庭仍能维持良好的功能，并继续发展及成熟。

家庭成员之间对话，不是追究过去责任、弄清对错，要一切向前看，用未来的眼光开启一个新的话题，谈论如何在家中建立正常的对话气氛，父母、子女应该采取什么样的态度才能使家庭变成一个和谐的、亲切的、平等的家。

三、注意事项

家庭治疗的特点在于将着眼点放在整个家庭身上，注重家人的相互往来、人际关系及家庭机能的执行情况，使其成为心理机能健全的家庭，并不在于深入了解个人的心理状况，而是想办法矫正家庭关系，以改善家庭成员的心理与行为问题。家庭治疗应坚持一切以"家庭"整体为重点，采用系统的观点与看法，以"人际关系"分析成员间的相互行为，以群体的观念了解全体家庭成员的行为，淡化"理由与道理"，注重"感情与行为"，抛弃过去，关心现在，忽视缺点，强调优点，只提供协助、辅导，不代替作重大决定。

第六节　音乐治疗

一、音乐治疗的概念、作用和适用人群

（一）音乐治疗的定义

美国著名音乐治疗学家布鲁夏在《定义音乐治疗》中提出："音乐治疗是一个系统的干预过程，在这个过程中，治疗师利用音乐体验的各种形式，以及在治疗过程中发展起来的、作为治疗动力的治疗关系来帮助被治疗者实现健康的目的。"

音乐治疗是一个科学的系统治疗过程，治疗的过程中包含着不同方法、流派理论的应用，其过程包括评估、治疗目标、治疗计划的建立与实施以及疗效的评价。音乐治疗运用一切与音乐有关的活动形式作为手段，而不是简单地听音乐放松。音乐治疗

过程必须包括音乐、被治疗者和音乐治疗师三个要素，缺一不可。

（二）音乐治疗的基本原理

音乐本身是一种强有力的感官刺激形式，能够引起多重感觉体验。音乐包含可听到的声音和可被其他感官感知到的声波振动（如触觉刺激）。人们通过不同形式的音乐表现形式可以获得多重感觉体验，如观看现场演出可以获得听觉、视觉刺激；在音乐中舞动，除了听觉体验外，可以产生肌肉动觉刺激的体验。另外，联觉作为一种重要的心理反应机制，是音乐印象与在人们内心产生的表象之间的中介环节。除了直接刺激可以带来的体验之外，音乐还能够借用联觉让人们产生形象、情感等听觉之外的感觉。例如，有巧克力和薄荷糖两种糖果，还有高音与低音两种声音，相信大部分人会把巧克力醇厚的口感和低音相联系，而把薄荷糖带给人清凉的体验和高音进行联系，这就是联觉的体现。关于联觉的例子数不胜数，方式多种多样。也就是说，音乐可以帮助人们获得非常丰富而又生动的内心体验。

音乐可以让人们产生心理和生理上的反应。比如，音乐激活副交感神经系统，会让人感到放松；音乐的节奏可以影响人的行为和生理节奏；音高能够影响人的肌肉紧张程度，高音会使人肌肉紧张，低音会让肌肉放松；音乐也能够调节内分泌，改善人体免疫功能，降低疼痛感。

此外，音乐作为人自我表达的媒介，其丰富的语言因素和非语言因素可以帮助人们自由表达内在体验。

（三）音乐治疗的作用

音乐治疗的作用主要可分为四个方面：生物 / 物理作用、人际 / 社会作用、心理 / 情绪作用及审美作用。

1. 生物 / 物理作用　心理和生理的紧张和压力会导致不限于以下的心身疾病：心脏病、高血压、胃肠道疾病、神经性皮炎、荨麻疹、偏头痛等。而音乐可以引起人体的各种生理反应，如降低血压、减慢心率、降低肌肉电位、减少皮质醇激素、激活副交感神经系统，以及帮助人体放松从而减轻压力和紧张对健康的不良影响。音乐还能够明显减轻痛感，从而辅助镇痛，如音乐治疗在手术麻醉、无痛分娩、肿瘤被照护者疼痛管理等领域的应用。另外，音乐还可以增加人体内免疫球蛋白含量，从而增强人体免疫系统功能等。

2. 人际 / 社会作用　音乐活动本身就是一种社会交往活动，且形式多种多样，包括歌唱、演奏、创作等。音乐的人际 / 社会作用可以帮助人们创造安全、和谐、健康的表达空间，促进情感的交流和体验，还能促使人们学习与他人合作的能力和技巧，这种学习将会帮助人们逐渐在日常生活中获得适当的人际交往能力。

3. 心理 / 情绪作用　音乐治疗中，治疗师运用能够激发个体复杂情绪体验的音乐帮助个体宣泄情绪，当人们的情绪得到足够的宣泄，积极情绪就会逐渐"破土而出"，这个过程帮助人们得到内在的丰富体验，从而走向成熟。

4.审美作用　音乐作为所有艺术形式中唯一一个没有原型的形式，可以让人不受限于现实世界的束缚，根据内心的需要去体验，音乐也就成了与人的内心体验最为贴近的艺术形式。我们知道，对美的体验是人类所特有的。我们体验到美，实际上就是体验到了自己内在生命的本质力量所在，这种体验必然会让人感到某种深刻的触动。而这种对于内在力量的体验，也会帮助人们对自己的生命有更加深刻的认识和体悟，从而帮助人们在面对困境时发现更大的勇气，在体验到生命苦楚和悲伤的同时，发现其中的美和意义。

（四）音乐治疗的适用人群

目前，音乐治疗适用人群包括监狱服刑人员、HIV 感染者、脑损伤人群、听力语言障碍者、学习障碍者、智力缺陷者、孕妇、早产儿、外科手术病人、老年痴呆被照护者、慢性病人、沟通障碍者、自闭症被照护者、各种精神障碍被照护者等。可见音乐治疗的适用人群非常广泛，但一般都需要治疗师经过相应的训练，采取合适的治疗方式进行治疗。

二、音乐治疗的基本技术

音乐治疗技术种类繁多，大致可分为三类：接受式、再创造式和即兴演奏式。其中接受式音乐治疗的方法一般通过聆听音乐来达到治疗目的；再创造式音乐治疗通过参与演唱、演奏已有的音乐作品，根据治疗需要将其进行改编的音乐活动来达到治疗目的；即兴演奏式音乐治疗是通过在乐器上即兴演奏音乐的活动来达到治疗目的。

（一）接受式音乐治疗

接受式音乐治疗常见的方法包括歌曲讨论、音乐回忆、音乐想象、音乐同步等。

1.歌曲讨论　这种治疗方法是最常用的方法之一，多用于集体音乐治疗，可由治疗师或参与者选择歌曲，聆听后对音乐以及歌词的含义进行讨论。这一方法可以在不同层次的治疗中使用，其目的在于引发参与者之间的交流，帮助参与者识别无效思维和行为，了解参与者的心理需要和困扰。

2.音乐回忆　指治疗师请治疗对象选择歌曲在小组中播放，歌曲需要选择对治疗对象的生活具有特别意义的。这一方法的目的在于引发被治疗者的情感和回忆，让治疗师对其情感和生活事件有更多的了解，这种方法也常用于老年被照护者的音乐治疗，帮助改善老年被照护者的记忆。

3.音乐想象　是指帮助治疗对象在特别编制的音乐背景下产生自发的自由想象。音乐想象可分为引导想象和非引导想象两种：音乐引导想象需要治疗师始终引导想象的全过程，包括对音乐的选择、想象场景的设定等；非引导性想象则不需要治疗师全程对治疗对象进行引导，而是让被治疗者进行自由联想，治疗师则通过对音乐的选择来选择想象的大致方向。

4.音乐同步　指治疗师使用录制好的音乐或即兴演奏的音乐，同被治疗者的生理或心理状态进行同步，当他们相互之间产生共鸣，再逐步调整音乐，把治疗对象的状态向与治疗目标有关的方向引导，以达到治疗目标的过程。

（二）再创造式音乐治疗

再创造式音乐治疗中，需要治疗对象亲身参与到音乐活动中。这一方法通常包括演唱、演奏和技能学习两类。这一方法的活动可以根据不同的治疗目标分为过程取向和结果取向两类：前者的中心在于活动的过程，参与者需要更多体会过程中与他人的合作、扮演适当的角色等；后者的中心在于音乐行为的结果，旨在帮助治疗对象克服自身的障碍，努力学习技能，不断解决问题，获得成功经验，从而帮助被治疗者在生活中发展努力克服困难的内在品质。

（三）即兴演奏式音乐治疗

即兴演奏式音乐治疗方法需要参与者进行即兴音乐创作。如可以提供无需特别学习的乐器作为演奏乐器，由参与者自己选择想要演奏的乐器并对其声音特性进行探索，之后开始即兴演奏，每位参与者可以自由选择何时开始、何时结束、以何种方式进行演奏。通过参与者对乐器的选择、演奏的风格和方式，治疗师可对其人格特点、行为方式有更多的了解和理解。在演奏结束之后进行的讨论也可以帮助参与者表达自己的感受，对他人的演奏和表达进行反馈，从而找到更准确的社会角色定位，调整社会行为，与他人更加和谐地相处。

三、注意事项

音乐治疗的注意事项：要求治疗师经受过足够的训练、足够的实践，掌握足够的技术，同时对所应用的技术的适用范围、相对禁忌等有足够的了解，遵守包括保密原则、治疗关系原则、行为符合职称和身份的原则、参与者知情权和决定权的原则在内的职业道德等。

第五章 假肢及矫形器使用

第一节 假肢治疗技术概述

随着我国经济的不断发展和人民生活水平的日益提高，肢体残疾人群对于较全面的功能康复以及较高的生活质量的追求也在不断提高。假肢作为一种人工假体，其根本功能是为截肢者或肢体不全者弥补残损和代偿功能。患者装配假肢及后期康复训练的质量，很大程度上决定着他们的康复效果和生活质量。

一、假肢康复组

（一）假肢康复组的组成

假肢康复组是由临床医生、护士、假肢工程师、物理治疗师、作业治疗师、心理学工作者、社会工作者、职业顾问和截肢者本人构成。

其中临床医生有可能涉及诸多临床医学领域，如创伤骨科、小儿骨科、手外科、显微外科、矫形外科、烧伤科、血管外科等。

（二）假肢康复组的目的

在假肢康复组的全部成员中，一定要明确截肢者本人的重要性，假肢康复组的所有工作都应该以截肢者为中心，以使其达到好的康复效果为最终目的。

（三）假肢康复组各成员的任务

在整个假肢康复过程中，康复组各成员应以截肢者为中心，充分发挥各自的专业知识和实践经验，最大限度地帮助截肢者达到康复目的并回归生活。

二、假肢装配流程

进行假肢装配的根本目的是通过医学、工学、心理学等手段的相互配合实施，最终帮助患者恢复机体功能，抚慰心理创伤，激发潜在能力，最终回归家庭和社会。根据具体实施情况可将这个流程分为三个部分，分别为装配前、装配中和装配后。

（一）假肢装配前

1.残肢条件的准备　包括截肢手术前假肢康复组的讨论协商、为患者制订适合装配假肢的理想手术方案、伤口拆线后立即进行弹性绷带包扎、预防或减少残肢水肿并加速残肢定型。

2.运动疗法　包括患者整体身体状态以及体能的提升（尤其对于因疾病截肢长期卧床的患者）、肌肉力量的增强（对于下肢截肢患者而言，在关注截肢侧下肢肌肉力量的同时还需要注重对侧下肢力量的锻炼）、关节活动度的改善（截肢者因术后肌肉力量不平衡以及不良体位，容易造成关节的挛缩畸形，需要在适配假肢前给予矫正）。

3.心理治疗　患者的依从性对于装配假肢的效果影响很大，很多截肢者在身体受到创伤之后会出现心理方面的障碍，所以在进行假肢装配前需给予患者心理方面的关注和改善。

（二）假肢装配中

1.训练用假肢　早期为患者装配训练用假肢可帮助其尽早下地进行训练，有助于残肢尽快定型，可使患者尽快学会使用假肢。同时，也可避免因长期卧床导致的体位性疾病、残肢畸形以及功能丧失过多等。

2.制订正式假肢处方　在患者使用训练用假肢训练期间就可以着手制订正式假肢处方。

3.正式假肢的制作　初次穿戴假肢的患者在使用训练用假肢3~6个月，残肢定型后（个别患者时间会更长）便达到了制作正式假肢的条件，可进行正式假肢的装配，包括检查测量、取阴型、修阳型、接受腔制作、组装对线、适配检查、调整、加装外装饰等步骤。

4.假肢终检　假肢制作并调试完成后，在最终交给患者之前，需对假肢的功能、安全性能、患者的使用情况和满意度进行再一次的复审并做必要的调整和修改。

（三）假肢装配后

患者在使用假肢的过程中因残肢以及其他身体状况可能会出现一些变化，假肢也可能会因为老化和使用不当而出现故障，所以患者回归家庭后的跟踪随访也是很必要的。

第二节　下肢假肢治疗技术

一、安装下肢假肢前的康复训练

患者安装假肢前，需要对残肢情况进行检查，如对关节活动度、肌肉力量、残肢皮肤、血运情况、疼痛等方面进行检查，制订科学、系统的针对性训练计划。

（一）残肢痛

残肢发生疼痛的原因有幻肢痛、神经瘤、残肢循环障碍、残端骨刺等。无论是哪种疼痛，都会影响假肢的装配。因此，需要确认疼痛的性质，根据不同的原因，采取恰当的手段进行治疗。

1. 幻肢痛　幻肢是指截肢术后感觉被截除的肢体依然存在。几乎每个截肢患者都会或多或少地出现这种感觉，这种感觉在截肢术后 6 个月 ~2 年逐渐消失，特别是穿戴假肢后。形成幻肢的原因和机制尚不明确，可能和残端的粘连、瘢痕及神经瘤等有关系，也可能和大脑皮质记忆的身体表象有关系。另外，也不能忽略患者的心理状态及社会背景等造成的影响。伴随幻肢出现的疼痛称为幻肢痛。幻肢痛多为闪电样疼痛，少数为烧灼样疼痛，远端肢体多表现为屈曲抽搐样。幻肢痛严重的患者可伴有同侧感觉过敏、出汗异常、自主神经系统功能不稳定等。

2. 神经瘤　末梢神经被截断后，残端的过度增生、膨大形成神经瘤。如果神经瘤与周围组织粘连，且在瘢痕内的话，容易产生剧烈疼痛。如果神经瘤生长在残肢支撑体重的部位，则会影响假肢的穿戴。

3. 残肢循环障碍　截肢手术会使残肢的循环效率一过性显著下降，加上术后活动量减少、肌肉的固定收缩力下降，使静脉回流出现障碍。这也是术后残肢淤血、浮肿的原因之一。因此，要密切关注残肢的循环状态，如观察残肢的肿胀程度、皮肤温度及颜色等。

（二）残肢皮肤状态

残肢的皮肤与软组织之间应该保持一定的活动性和一定的紧张状态，皮肤状态的好坏对假肢的装配、控制、行走有很大影响。如果残肢存在瘢痕、粘连等，对穿戴假肢有不利影响。穿戴假肢后还要注意残肢皮肤的清洁卫生。

（三）残肢管理

1.弹力绷带包扎　截肢术后残端的微小血管或有渗血，加上肌肉活动减少造成的血液循环不良会出现残肢浮肿。为了控制这种现象，通常的做法是将残肢用弹力绷带加压包扎，此方法也可以促进残肢定型，以便早日安装假肢。绷带宽度：大腿截肢使用15~20cm宽的绷带（图2-5-1）；小腿截肢使用12~15cm宽的绷带（图2-5-2）。缠绕时要注意从远端到近端压力逐渐减少，呈8字形缠绕，绷带缠绕要超过近端关节，但不能影响关节活动，为了维持效果，可以每隔4个小时缠绕一次，夜间可持续包扎。

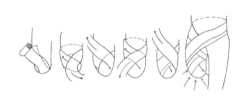
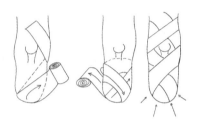

图2-5-1　大腿绷带缠绕方法　　　　　图2-5-2　小腿绷带缠绕方法

2.良肢位保持　截肢术后，由于残肢的肌力不平衡，很容易产生残肢的挛缩。大腿截肢时容易发生髋关节屈曲、外展畸形，小腿截肢时容易出现膝关节屈曲畸形。一旦发生挛缩畸形，矫正起来非常困难，不但对假肢装配造成困扰，也会影响步行效果和安全。为了预防挛缩畸形的发生，要注意保持良肢位。无论在仰卧位还是侧卧位、站立位，髋、膝关节均应保持中立位，应避免髋关节屈曲、外展及膝关节屈曲等不良残肢体位（图2-5-3）。

（四）截肢术后的基础训练

进行基础训练的目的是维持穿戴假肢所必需的良好的身体条件，尽可能地排除妨碍术后训练计划和假肢穿戴的各种因素。

例如，截肢术后，为促进伤口愈合而加长卧床时间，造成明显的肌力下降、关

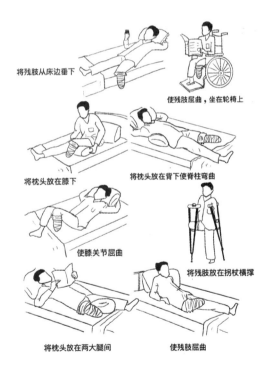

图2-5-3　常见不良残肢体位

节活动受限、姿势异常等。针对患者出现的以上情况，基础训练内容包括肌肉力量训练、关节活动度训练、姿势保持训练、平衡训练、使用拐杖行走训练等。

穿假肢行走会比正常人行走消耗更多的能量。例如，小腿截肢者穿假肢行走多消耗10%~40%的能量，大腿截肢者穿假肢行走多消耗65%~100%的能量，而髋部截肢和双侧截肢耗能更多。因此，早期的康复训练可以很大程度地提高截肢患者身体机能、恢复关节活动度、增强心肺功能等。假肢安装前主要按照两个方面进行，关节活动度训练和肌肉力量强化训练（图2-5-4）。

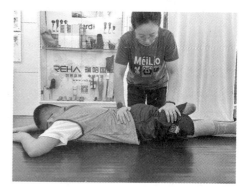

图2-5-4 肌肉力量训练

1.关节活动度训练　由于截肢原因的不同，截肢者身体状态各不同，在截肢手术后，特别是老年人，长时间卧床很容易造成关节挛缩。关节挛缩不仅影响假肢力线，也会影响假肢的形状和残端向假肢的力的传导。因此，术后应尽早开始主动的关节活动度的维持与扩大训练。出现关节挛缩时应进行被动牵张训练。短残肢力矩变短难以进行徒手矫正时，可以穿上假肢后利用自身的重量和假肢形成的力臂进行训练。大腿截肢后，需要加强髋关节内收和后伸的活动范围训练；小腿截肢者注意膝关节的屈伸训练，尤其是伸展的活动范围训练非常重要。

2.肌肉力量强化训练　为了维持残肢的肌肉力量，更好地控制假肢及行走，不但要进行残肢的肌力强化训练，还要积极地进行健侧下肢、上肢和腰腹部、腰背部的肌肉力量强化训练。例如，大腿截肢患者，穿戴假肢前要进行残肢侧髋关节的内收、外展、后伸训练来强化肌肉力量。小腿截肢患者，穿戴假肢前要进行残肢侧膝关节的屈曲、伸展的肌肉力量训练。双大腿截肢患者需要进行双侧上肢肌肉的力量训练。需要特别注重强化的肌肉：大腿截肢患者，截肢侧髋关节伸展、外展肌；小腿截肢患者，截肢侧膝关节伸展肌（图2-5-5）和拄拐行走所需的上肢支撑肌（图2-5-6）。所有的截肢患者都要进行躯干肌肉的强化训练，以利于穿戴假肢后能保持平衡、调整身体势。

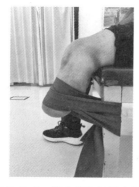

图2-5-5　膝关节伸肌肌力训练

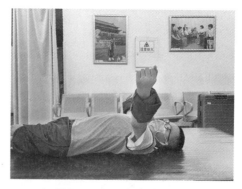

图2-5-6　双侧上肢肌力训练

二、下肢假肢穿戴检查

假肢穿戴不合适将直接影响假肢功能的发挥，严重情况时还会对患者的身体造成二次伤害。因此，正确标准的穿戴十分重要。我们需要从接受腔适配和残肢穿戴假肢后的状态两方面进行检查。

（一）接受腔的适配和检查

接受腔是假肢的重要组成部分，它与人体直接接触，承担着包容残肢、承担体重、传导运动、传递力量的作用，所以接受腔合适与否，对假肢整体功能的发挥起着至关重要的作用。

1. 接受腔穿戴良好的标准

（1）接受腔需包容残肢所有组织，没有出现残肢穿戴不到位，或者软组织包容不充分的情况。

（2）接受腔口型无损伤地、不引起疼痛地在残肢与假肢之间传递患者身体重力以及地面反作用力。接受腔口型部分与残肢贴敷，与骨骼走向和结构适配，对软组织的压力适中。

2. 接受腔穿戴检查

（1）检查穿戴状态：着重检查残肢是否到位（小腿假肢可参考髌韧带位置，大腿假肢应参考坐骨位置），若没有完全穿戴到位或存在水平面的旋转等偏差应重新穿戴。

（2）检查残肢负重状态：让患者穿戴好假肢，双腿均匀负重，询问残肢感受并检查重点承重部位的压力是否合适。

（3）检查残肢是否存在压痛和不适：让患者承重，如可以，尝试单侧假肢负重，询问患者感受并检查重点区域（如大腿假肢内收肌区域、坐骨支的部位，小腿假肢腓骨小头、胫骨末端等）是否存在疼痛和不适的情况。

（二）脱下假肢后的检查

患者穿戴假肢活动一段时间后脱下假肢，需要对残肢皮肤情况进行检查，理想的状态是残肢可负重区域都是深浅一致的微红，所有骨突和肌腱的位置不应有压红的状况出现。此外，还要重点检查残肢末端是否出现红色甚至紫色，如果出现则应考虑可能是接受腔末端有空隙，穿戴不到位造成的，应在下一次穿戴时进行重点检查。如发现接受腔出现不合体的情况应尽快联系假肢技师进行调整。

三、下肢假肢使用训练

刚开始穿戴假肢的患者，会因为不同以往的感觉而对假肢的使用产生错误理解或者消极态度。一部分截肢患者认为假肢穿上就可以行走，不愿配合完成康复照护师的训练计划；还有一部分患者会产生消极、悲观的情绪，认为假肢不能为以后的生活或者步行提供帮助，甚至根本不可能站起来。患者还会对假肢的负重产生恐惧、不安的心理。这种恐惧和不安是造成异常步态的原因之一。为了让患者将假肢作为身体的一部分，接受、适应并灵活应用，其实是需要充分地练习、掌握假肢的控制方法的。作为康复照护师应在情绪上安抚患者，解答疑惑并配合康复师进行早期的假肢训练。

初装假肢患者，在穿戴假肢后，主要从以下四个方面进行训练，即负重（重心转移）、平衡、行走、日常生活活动能力。

（一）重心转移训练

1. 重心左右转移训练　双脚分开与肩同宽，躯干保持直立，重心逐渐移向健侧，再慢慢地移向假肢（图2-5-7）。为了更准确地了解重心转移的情况，可用两个体重秤进行训练，并将体重秤上的数值作为视觉反馈加以应用（图2-5-8）。

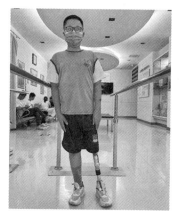

图2-5-7　重心左右移动

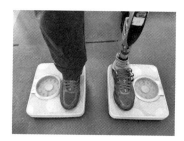

图2-5-8　假肢站立视觉反馈训练

2. 重心前后转移训练　双脚分开与肩同宽，躯干保持直立，双脚均匀负重。健侧下肢向前迈出，足跟着地，身体重心随健侧下肢向前水平移动，假肢侧足尖蹬地，残肢向后绷紧，保持膝关节伸展。然后，重心后移至假肢侧，同时健侧下肢向后，回到原位，再次双脚均匀负重（图2-5-9）。

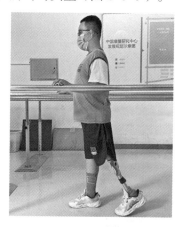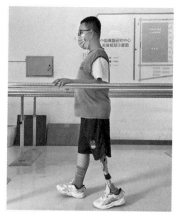

图2-5-9　重心前后转移训练

3.假肢侧在前的重心转移训练　首先假肢向前迈出一步，将重心充分转移到假肢上，同时屈曲健侧膝关节，然后再伸直健侧膝关节，将重心逐渐向健侧转移（图2-5-10）。

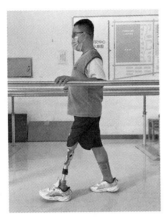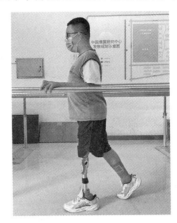

图 2-5-10　假肢在前的重心转移训练

4.假肢侧单腿站立　将身体重心充分转移到假肢侧上，注意在躯干不出现侧屈的情况下，慢慢抬起健肢。开始时可以扶杠进行训练，逐渐增加躯干稳定性及假肢侧支撑、负重能力。

5.假肢侧迈步训练　健侧下肢向前迈出一步，将重心逐渐转移向健侧的同时，假肢侧腿向前迈出并支撑体重。

6.健侧迈步训练　当患者能够将身体重心圆滑地转移到假肢侧后，将假肢侧向前迈出一步，练习健侧向前迈步并支撑体重。

（二）平衡训练

通过训练强化患者对假肢的使用、操控以及使用假肢维持平衡的能力，消除患者的恐惧心理。

1.躯干旋转的平衡训练　双脚分开与肩同宽站立，尽量将身体站直，双侧上肢自然下垂。然后双手交叉向前伸，向左、向右旋转躯干，身体尽量保持平衡，反复多次进行训练，体会假肢侧负重保持身体平衡的感觉（图2-5-11）。

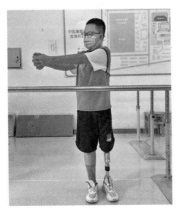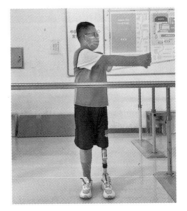

图 2-5-11　躯干旋转平衡训练

2.接球平衡训练 双脚分开与肩同宽站立，身体站直，双侧上肢自然下垂。治疗师站在患者对面，将软排球在不同方向扔向患者，使患者最大角度接住球，并保持身体平衡，增大平衡训练难度（图2-5-12）。

3.平衡板训练 患者穿戴假肢后，站在平衡板上，双脚分开与肩同宽，双侧上肢自然下垂。假肢侧与健侧均匀负重，平稳站立，保持平衡（图2-5-13）。

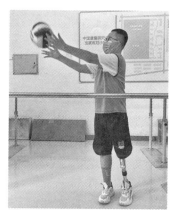
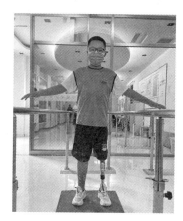

图2-5-12 接球平衡训练　　　　　图2-5-13 平衡板训练

（三）迈步训练

当患者能够圆滑地转移重心，掌握了控制假肢的方法之后，就可以开始步行训练，但仍需注意由于恐惧心理造成的异常步态，或是过度依赖平行杠和拐杖。

1.平行杠内步行训练 在平行杠内完成基本动作的训练后，练习在平行杠内的行走训练。先双手扶杠来克服恐惧心理，开始迈步走路时不需要快节奏地行走，只要熟悉行走过程即可。熟练掌握迈步行走过程之后，慢慢过渡到单手扶杠，然后放开双手在平行杠内平稳、有节奏地行走（图2-5-14）。

2.改变步速、步幅等的训练 练习沿直线行走、使用节拍器按一定的节奏行走、绕障碍物行走等，提高患者的行走能力（图2-5-15）。

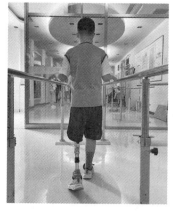
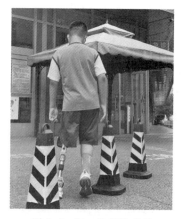

图2-5-14 平行杠内步行　　　　　图2-5-15 绕行障碍物

（四）日常生活动作训练

1. 坐下及站起训练 将身体重心移向健侧，躯干前屈，然后用健侧下肢支撑站起。坐下也一样由健侧负重，并尽可能离椅子近一些。此动作可以应用在如厕动作，既坐在马桶时和站起时（图2-5-16）。

2. 上下台阶训练 先进行双脚上或下同一台阶的练习。原则为健侧先上，假肢侧先下。上台阶：健侧下肢迈上台阶，重心前移，健侧支撑体重，假肢侧迈上同一台阶。下台阶：假肢侧迈下台阶，重心移向假肢侧，由假肢侧支撑体重，健侧腿迈下，两脚平齐。熟练掌握动作要领后，再进行一步一阶的练习（图2-5-17）。

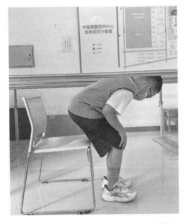

图2-5-16 坐下及站起训练

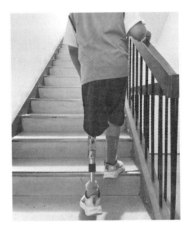

图2-5-17 上下台阶训练

3. 上下斜坡训练 根据斜坡的角度可以选择两种方式：正面上下和侧面上下。

（1）正面上下斜坡：上斜坡时，健侧向前迈出一大步，假肢侧比正常步幅小（图2-5-18）；下斜坡时，假肢侧先向前迈出一大步，再迈出健侧（图2-5-19）。

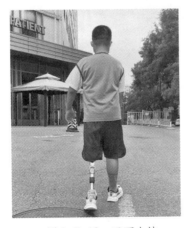

图2-5-18 正面上坡

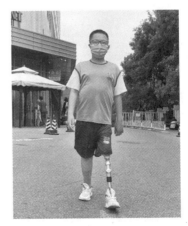

图2-5-19 正面下坡

（2）侧面上下斜坡：上斜坡时，要注意健侧先上，假肢侧跟上（图2-5-20）。下斜坡时，假肢侧先迈出一步，健侧再跟上（图2-5-21）。

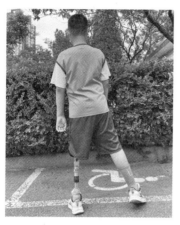

图 2-5-20 侧面上斜坡

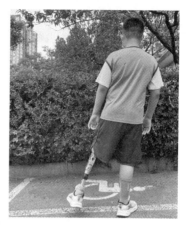

图 2-5-21 侧面下斜坡

4.跨越障碍物　根据障碍物的高度和宽度，同样分成正面和侧面两种方法。

（1）正面：健侧先跨过障碍物之后，躯干充分向前，然后假肢侧髋关节屈曲，向前迈过障碍物（图 2-5-22）。

（2）侧面：健侧先跨过障碍物之后，由健侧支撑体重，假肢侧抬起跨过障碍物（图 2-5-23）。

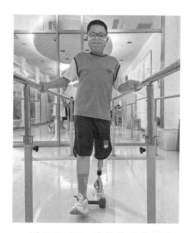

图 2-5-22 跨越障碍物训练

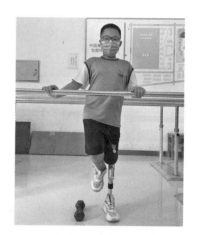

图 2-5-23 侧跨障碍训练

5.拾物动作　健侧在前，假肢侧在后，健侧下肢支撑体重，假肢侧伸展膝关节从地面拾起物品（图 2-5-24），也可对日常生活进行辅助，提高生活质量（图 2-5-25）。

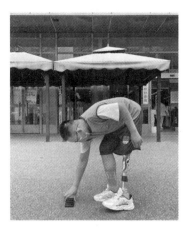
图 2-5-24 拾物训练

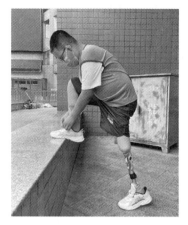
图 2-5-25 日常生活辅助

（五）糖尿病患者的康复训练

1. 糖尿病患者截肢后的康复训练　在假肢安装前要检查残肢侧关节活动度、残肢及健侧肌肉力量，根据检查结果制订康复训练计划。糖尿病患者尤其要注意训练强度，避免引起患者低血糖。

2. 糖尿病患者假肢安装后的康复训练　按照科学、系统的康复计划进行训练。

（1）初穿假肢患者，站立时间不应过长，一次站立 5~10 分钟后脱掉假肢，由假肢技师或者治疗师观察残肢受力情况是否均匀。

（2）避免残肢发生水疱，如果发现伤口周围有水疱，要观察水疱张力的大小，一般不刺破。

（3）训练过程中，要观察残肢皮肤情况，若残肢局部皮肤较红，要及时和假肢技师沟通、调整，避免残肢皮肤破损。

（4）如残肢皮肤发生破损，及时寻求临床医生帮助。

第三节　上肢假肢治疗技术

一、上肢假肢定义

上肢假肢指整体或部分替代人体上肢功能的人工假体。上肢包括手和臂，是人在生活劳动中最为依赖的身体组成部分。任何水平的肢体丧失都会给患者带来生活和工作上的困难以及精神负担，尤其是对于双侧上肢截肢的患者，困难尤为明显，更加迫切地需要有好的假肢来代偿功能。然而，人手有 20 多个自由度，动作灵巧，感觉敏锐，功能复杂，任何精巧的机械结构也不能和人手相比，因此在上肢假肢的发展过程中，人们一直致力于设计功能完善、运动仿生、控制仿生和动作可靠的假肢，但因受到复杂程度和体积的限制，目前只能做到局部仿生，即外观、局部自由度和控制仿生。虽然上肢假肢的功能目前还比较简单，在功能上不能满足上肢截肢患者的全部需求，但是患者在佩戴了合适假肢后，经过一定的康复训练和适应，还是可以满足一部分日常生活和职业劳动的需要的。

二、上肢假肢适配与检查

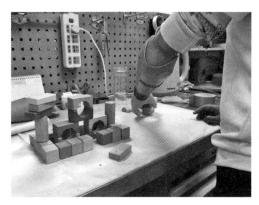

图 2-5-26 使用假肢训练

上肢假肢组装完成之后，要在康复医师、作业治疗师、假肢制作师的共同协作下，检查其是否可以正常操作，检查其在适配、功能、舒适和外观等方面是否满足设计要求。功能和舒适程度受到年龄、全身状况、截肢原因和部位、残肢情况、假肢部件的型号和质量、装配时间和质量、训练情况、患者使用环境、居住环境等因素影响（图2-5-26）。

（一）前臂假肢功能检查

1. 与处方对照进行检查　首先检查假肢是否符合处方要求。若符合，则继续下面的检查。

2. 功能检查

（1）接受腔边缘是否光滑（应无毛刺、粗糙不平等情况）。

（2）接受腔口型边缘是否圆滑（边缘曲线应过渡自然、圆滑，无尖角）。

（3）假肢外观是否干净（应干净无污渍）。

（4）肘关节屈伸是否有障碍（对于中长残肢，肘关节活动应无障碍）。

（5）悬吊是否牢固（应牢固）。

（6）肱骨髁、鹰嘴等处是否受压（应无压迫感）。

（7）自然站立时假肢与健肢是否对称（应对称）。

（8）假肢长度是否合适（假肢与健肢等长或约比健肢短 1cm 以内）。

（9）对线是否合适（自然下垂伸直假肢时，假肢前臂微屈约 5°，腕部微屈约 5°）。

（10）手头连接是否牢固（应牢固，腕关节应无自旋现象）。

（11）双层接受腔的连接是否牢固（内、外接受腔应配合紧密，连接处用螺丝紧固）。

（12）脱掉假肢后残肢皮肤颜色是否有变化（应无明显变化）。

（13）手皮是否合适（应与假手服帖，且不妨碍手指的张开，闭合）。

（14）对于索控式前臂假肢，还需检查截肢者操纵假肢能否满足如下要求：

①肘关节伸直位时的最大开手力量不超过 5kg。

②开手牵引索位移不大于 4cm。

③肘关节屈肘位时的最大开手力量不超过 7kg。

④能提起 5kg 重物，且提重 5kg 时假肢各部位无异常现象。

⑤肘关节屈曲 90° 时或肘关节完全伸直时，机械手头能完全张开或闭合。

⑥截肢者把假手放在嘴边或裤子前面纽扣处，能主动控制假手的开合。假手张开的最大角度与被动张开的最大角度应一致。

（15）对于电动和肌电前臂假肢（图2-5-27），还需检查：

①电极或电动控制开关的位置是否准确（应准确）。

②肌电信号或电动控制开关控制手头开、合是否灵敏（应灵敏，且不受干扰）。

③在肘关节屈或伸的状态下，肌电信号或电动控制开关是否灵敏（应灵敏，且不受干扰）。

④能否控制假手抓握和放开物体（能）。

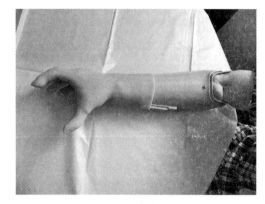

图 2-5-27 前臂肌电假肢

（二）上臂假肢功能检查

1. 与处方对照进行检查 首先检查假肢是否符合处方要求，若符合，则继续下面的检查。

2. 功能检查

（1）接受腔边缘是否光滑（应无毛刺、粗糙不平等情况）。

（2）接受腔口型边缘是否圆滑（边缘曲线应过渡自然、圆滑，无尖角）。

（3）假肢外观是否干净（应干净无污渍）。

（4）肩关节活动是否有妨碍（肩关节屈伸角度在穿戴接受腔前后基本一致，活动范围为屈曲 90°，后伸 30°，外展 90°，旋转 45°）。

（5）悬吊是否牢固（应牢固）。

（6）残肢是否舒适（应无不适或压迫感）。

（7）自然站立时假肢与健肢是否对称（应对称）。

（8）假肢长度是否合适（假肢与健肢等长或约比健肢短 1cm 以内）。

（9）对线是否合适（假肢前臂部和假手不得碰触身体，自然下垂伸直假肢时，假肢上臂微屈 5°~10°，前臂微屈 5°~10°，腕部微屈 5°~10°）。

（10）手头连接是否牢固（应牢固，腕关节应无自旋现象）。

（11）双层接受腔的连接是否牢固（内、外接受腔应配合紧密，连接处用螺丝钉紧固）。

（12）脱掉假肢后残肢皮肤颜色是否有变化（应无明显变化）。

（13）肩背带位置是否正确（8字形肩背带的一端在臂筒口型部位前侧距锁骨外侧 2/3 处下缘 7~8cm 处，后侧在距肩胛冈外侧 2/3 下缘 7~8cm 处）。

（14）手皮是否合适（应与假手服帖，且不妨碍手指的张开、闭合）。

（15）对于索控式上臂假肢（图2-5-28），还需检查截肢者操纵假肢能否满足如下要求：

①伸直位的最大开手力量不超过 7kg。

②屈肘位的最大开手力量不超过 9kg。

③假肢在提起 5kg 重物时，各部无异常现象。

④开手牵引索位移不大于 4cm，屈肘牵引索位移不大于 5cm。

⑤能否控制假手的开合（应能够，肘关节屈 90° 时，末端手部装置应能完全张开、闭合）。

⑥能否控制肘关节锁的打开或闭合（应能够）。

⑦截肢者把假手放在嘴边或裤子前面纽扣处，能主动控制假手的开合。假手张开的最大角度与被动张开的最大角度应一致。

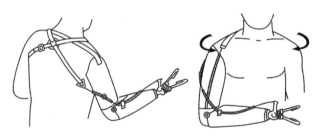

图 2-5-28　上臂索控假肢

（16）对于电动和肌电上臂假肢，还需检查：

①电极或电动控制开关的位置是否准确（应准确）。

②肌电信号或电动控制开关控制手头开合、腕关节旋转、肘关节屈伸是否灵敏（应灵敏，且不受干扰）。

③在肘关节屈或伸的状态下，肌电信号或电动控制开关是否灵敏（应灵敏，且不受干扰）。

④能否控制假手抓握和放开物体（应能）。

⑤控制假肢的动作配合、功能切换是否连贯（应是）。

⑥悬吊背带长度是否合适（不应过松或过紧）。

三、上肢假肢的使用训练

（一）上肢假肢的穿脱训练

上肢假肢的设计制作无论多么灵巧，如果没有截肢者的主观努力，或缺乏必要的功能训练，也将会有很大一部分人不会或不习惯使用。因此，上肢截肢者的功能训练对发挥假肢的代偿功能有着重要意义。训练中必须坚持因人制宜、先易后难、发挥截肢者特长的原则。

1. 索控式前臂假肢的穿脱训练　假肢穿戴时，应先穿上残肢套，将残肢穿入接受腔后再将健肢穿上肩背带。脱下假肢时，先脱下肩背带，然后再将残肢从接受腔中脱出。

（1）单侧前臂截肢者穿脱假肢的训练：　单侧前臂截肢者通常可自行穿脱假肢。穿戴假肢时，先用健手将肩背带按照试穿后的松紧度，把肩背带的一端与肘部吊带连接在一起，另一端连接在牵引索上，然后将残肢穿入接受腔中，健肢伸入肩背带的套环内，耸肩，使肩背带套在健肢侧的腋下，使交叉点重叠于背部正中，最后系好上臂围箍的皮带。脱下假肢时，先将肩背带脱下，然后将残肢从接受腔内抽出。

（2）双侧前臂截肢者穿脱假肢的训练：　如果是双侧前臂截肢者，训练时就应在康复训练指导人员的帮助下穿脱假肢。由训练人员把假肢的固定牵引装置按照试穿假肢后的松紧度连接好，放在一个便于截肢者穿戴的地方，让截肢者背向假肢站立，然后令截肢者双上臂向后伸，将两侧残肢分别伸入左、右两个接受腔内，像穿衣服一样，抬起双上臂最后将两个假肢悬挂在双肩上，系好上臂围箍的皮带。如果遇到残肢的软组织较多或残肢长度较短的情况，在穿脱假肢时也可不用解开上臂围箍的皮带，这样更加方便截肢者穿脱假肢。经过正确的指导训练，也可使双侧截肢者逐步做到自行穿脱假肢。

2. 索控上臂式假肢的穿脱训练　单侧上臂截肢者借助于健侧手可以自行穿脱假肢。穿戴假肢时，要先用健侧手将假肢的固定牵引装置按照试样时已经试好的松紧度连接好，而后将残肢伸入上臂假肢接受腔中，将肩背带置于残肢侧的肩部，胸围带套在对侧腋下。脱下假肢时的程序与穿戴假肢相反。

（二）上肢假肢的使用训练

上肢假肢的训练人员，除指导患者训练工作外，还应该做好患者的心理康复工作，充分调动患者的积极性，提高患者使用假肢的信心。在开始训练之前，应告知患者上肢假肢的功能有哪些，能够做什么，不能做什么，因人制宜，先易后难，注意培养患者坚持训练的毅力，发挥患者的特长，使患者熟练掌握使用上肢假肢的方法。

1. 五种基本控制动作的训练

（1）肩胛骨外移控制动作：这是双侧肩胛骨围绕胸廓外移（离开脊柱）的动作，常与双侧肩关节前屈动作联合用于控制开手。

（2）升肩控制动作：上臂假肢的三重控制系统中常以残肢一侧肩部升高运动作为肘关节锁的开锁动力源。在残肢侧肩部升高时，健侧肩部必须保持静止，作为牵引索一端的稳定的支点，当残肢侧提肩时才能产生相对位移。

（3）肩关节屈曲控制动作：残肢侧肩关节的前屈运动是控制上臂假肢的主要动力源，残肢侧肩关节前屈时，健侧肩部应该保持相对静止，这样才能形成控制假肢所必需的牵引位移。

（4）肩关节后伸控制动作：肩关节后伸运动实际上是一个组合动作，它是由残肢侧肩关节的后伸与同侧肩胛骨围绕胸廓的前移组合的动作。

（5）前臂旋前、旋后控制动作：前臂残肢的旋前、旋后控制动作常用于腕离断假肢或长残肢的前臂假肢的控制。对于前臂长残肢截肢者，可以通过增设一旋转机构，利用残存的旋前、旋后功能来控制前臂假肢的旋转，还可以采用一种增幅的旋转机构，将残余的前臂的旋前、旋后动作当作力源，增加前臂旋前、旋后的范围。

2. 索控式前臂假肢的使用训练

（1）开闭手训练：前臂假肢的手部开闭分为两种，一种不屈肘开手，适合于远离躯干的工作，另外一种是屈肘开手，适合于近体工作。

在训练手部开闭动作时，可先在职业训练台上进行，然后再逐渐增加水平移动练习，变换其他高难度的动作，直到截肢者熟练掌握为止。这种训练一般先从最易抓握的物体开始，再逐步训练抓握形体大、不易抓握的物体，如使用玻璃球、乒乓球、1~5cm大小的积木、大圆盘、小圆盘等物体来训练手部抓握功能的熟练程度。还可以采用插柱板进行训练，训练截肢者插各种不同大小、形状（方杆、圆杆）各异的插桩，以此提高他们的训练兴趣，使他们能够在各种位置熟练做手部动作。

（2）腕关节的屈伸和旋转动作的训练：腕关节的屈伸和旋转均为被动作，需借助另一只手或他人的帮助。首先要向截肢者讲明腕关节机构的操作方法、注意事项，这样截肢者就会很快掌握腕关节的屈伸和旋转的要领，进行熟练操作。

（3）旋前、旋后动作的训练：对于前臂残肢长度较长并具备一定旋转功能的截肢者可通过增设旋转机构，利用残存的旋前、旋后功能来控制前臂的旋转，还可利用前臂的旋前、旋后动作作为开手的力源。

3. 索控式上臂假肢的使用训练　与索控式前臂假肢相比，索控式上臂假肢的结构较为复杂，在操纵、使用上臂假肢时也具有一定的难度。因此，操纵假肢的屈肘、开手、闭手训练就显得尤为重要。截肢者只有在熟练掌握索控式上臂假肢的操纵方法后，才能准确、无干扰地完成各种独立的动作或某一联合动作。索控式上臂假肢操纵训练内容，除索控式前臂假肢所进行的训练项目外，还需增加屈肘和松锁的训练内容。

训练使用三重控制索系统的假肢时，让截肢者处于站立位或坐位。训练截肢者下沉肩胛带，将肩肱关节向后伸，以此来控制肘关节锁。外展双侧肩胛带，控制开手。

前屈肩肱关节，控制屈肘。训练时，要各个动作单独训练，然后再训练各动作的协调性。为了增加截肢者训练的兴趣，可采用前述抓握物体的方法。

4. 肌电上肢假肢的使用训练　肌电假肢由残肢肌肉活动产生的生物电流作为信号以控制假肢的动作。截肢者的残肢情况、关节活动度、肌力条件、肌电信号的状态直接影响肌电假肢功能的发挥，特别是肌电信号的状态更是至关紧要。因此，在装配肌电假肢前，要对截肢者进行充分的残肢训练，主要是增大残肢肌力和活动范围的训练、肌电信号源的训练。

肌电假肢使用训练具有如下特点：

（1）肌电假肢由于去除了控制索，截肢者不再用自身关节运动牵拉牵引索开手，使得手的应用空间增大了很多，需要注意加强截肢者在尽可能大的空间范围应用假肢的训练。

（2）由于肌电假肢控制随意性好，应注意训练快速闭手、取物与开手、放物功能。对于安装某些带有手指感应的肌电假肢的截肢者，应当注意训练其捏取软的物体。

（3）减少使用中错误动作的训练，某些假肢的动作可能引起电极接触不良而不能引出正确的信号，不能开手或由于干扰信号过大而引起错误动作。如果反复出现某种固定的错误动作，则需要从接受腔的装配上检查原因或注意回避某种动作。

第四节　矫形器治疗技术概述

矫形器和假肢一样，作为肢体残疾人专用的康复器具，与医学结合更密切，与患者的症状适配性更强，其制作装配技术要求很高。矫形器是整形外科保守治疗的一种有效手段，要真正使矫形器在患者的治疗中发挥作用，为患者开处方的医师、有关康复人员和矫形器制作师之间的交流是必不可少的。

一、矫形器定义

矫形器是用于改变神经肌肉和骨骼系统机能特性或结构的体外使用装置。过去，矫形器的名称有很多，曾用名有夹板、支具、支持物等，现在称之为矫形器。据文献记载，矫形器的历史最早可追溯到公元前 2700 年左右埃及用于骨折的夹板，以后由Hippocrates、Galenus 等人开发了主要用于矫形外科疾患的矫形器。第二次世界大战以后，随着临床医学、康复医学、生物力学等学科的发展，加上制作矫形器的原材料开发和技术工艺的进步，矫形器学有了显著的发展。目前，矫形器装配已由过去骨科治疗的一种辅助技术转变成为康复治疗中的重要方案，进而演变成为一种治疗方法，即矫形器治疗，它是针对患者先天或后天的神经肌肉骨骼功能紊乱的一种治疗，其治疗内容包括患者评价和矫形器设计、制作、适合、修改等。

二、矫形器生物基本力学功能与作用

矫形器生物力学方面的知识很多，包括人体功能解剖学、人体的步态分析、人体运动学、动力学等方面。矫形器设计中，为保持关节的稳定多采用在某一平面的三点力控制系统。设计中为了增加稳定力矩，在可能的情况下尽量将矫形器边缘向上下延长，增加固定范围，增加稳定力臂的长度。当然还可以增加作用力的总面积，以增加作用力。矫形器对肢体局部皮肤加压部位，在可能的情况下应该尽量扩大加压面积，并使压力尽量均匀分布，以避免压力过分集中，造成皮肤损伤。为此，矫形器的压力部位，特别是在骨的凸起部位应当精密地进行模塑，应用塑料海绵垫、硅凝胶垫，使皮肤表面的压力分布尽量均匀。此处仅对与矫形器基本作用密切相关的生物力学知识做简单的介绍。

1.稳定和支持　通过限制关节的异常活动范围，稳定关节，减轻疼痛或恢复其承重功能，如下肢广泛麻痹者应用的膝踝足矫形器。

2.固定和保护　通过对病变肢体或关节的固定和保护以促进病变的愈合，如用于治疗骨折的各种矫形器。

3.预防、矫正畸形　多用于儿童预防畸形。儿童生长阶段，由于肌力不平衡，骨发育异常，或外力作用引起肢体的畸形，应以预防为主。生长发育期间由于骨、关节生长，存在生物可塑性，应用矫形器能收到一定的矫正效果。

4.减轻轴向承重、免荷　指减轻肢体或躯干的长轴承重，如坐骨承重矫形器用于治疗股骨头无菌性坏死，过伸矫形器用于腰椎压缩性骨折。

5.抑制站立、步行中的肌肉反射性痉挛　指控制关节运动，减少肌肉反射性痉挛。如硬踝足塑料矫形器用于脑瘫可以防止步行中出现痉挛性马蹄内翻足，改善步行功能。

6.改进功能　指改进病人步行、饮食等日常生活、工作能力，改善整个身体的状态。如各种帮助手部畸形残疾人改进握持功能的腕手矫形器。

以上几个基本作用，在某个具体的矫形器上可以有其中一个或几个。从上述的矫形器的基本作用可以看出，矫形器的基本作用不外乎是固定、稳定、预防－矫正畸形、减免轴向承重和抑制肌肉痉挛，这些都与人体的生物力学有关，都是依靠矫形器对人体一些部位形成的外力作用达到的。矫形器的生物力学知识是理解肢体畸形、写好矫形器处方、做好矫形器设计的基础。

三、矫形器适配流程

矫形器适配工作是矫形器治疗工作中的重要一环，通常包含以下几个方面的内容。

1. 矫形器装配前的治疗　主要是为患者进行肌肉力量、关节运动范围、肌肉协调能力的训练。

2. 矫形器装配　由矫形器技师按照矫形器处方进行测量、绘图、制作石膏阴模和阳模，制成半成品后试样，交付初检。

3. 矫形器初检　开出处方后，康复小组第二个重要任务是初检。初检是对穿戴矫形器患者进行的系统生物力学检查，也是交付患者进行训练前的检查。初检的矫形器是没完成的半成品，这样做修改容易、费用少。初检的重要性有以下两方面。

（1）康复小组可以对处方进行及时的修订。

（2）按产品作用、设计要求和质量标准进行恰当的生物力学检查，这项检查很重要。矫形器只有通过了初检，才能允许交付患者训练、使用。初检时应注意根据患者身体和心理上的反应进行改进。总之，初检对保证训练、使用时能尽可能地取得满意结果起着十分重要的作用。

4. 矫形器的使用训练　矫形器初检满意后移交物理治疗师进行适合性使用训练。训练的时间长短、训练的种类和强度主要取决于患者本人情况。在物理治疗师的指导下可以准许患者把矫形器带回家中使用训练。物理治疗师通过各种临床的客观检查、评估，认为矫形器的装配和适合性使用都比较满意了再安排完成产品，交付终检。

5. 终检　终检是临床康复工作中第三项主要任务，应当在可能给予的外科治疗、一般医学治疗、矫形器装配、康复训练工作完成以后进行。终检工作由医生、治疗师、矫形器技师等康复专业人员共同协作完成，其主要内容包括矫形器生物力学性能的复查，矫形器实际使用效果的评价，患者身体、心理残疾康复状况的评估。

6. 随访和评价效果　终检后，随着时间的推移，患者与矫形器的情况都可能会发生变化，必须定期随访、评价效果。随访的间隔时间视具体情况而定，如3个月、6个月或1年一次。患者常常对矫形器变形并不了解，需要在临床上做些专门的测量，记录在案，这样可以在随访中发现问题，及时纠正。

第五节 下肢矫形器治疗技术

一、下肢矫形器基本生物力学原理

（一）下肢矫形器的生物力学原理

矫形器的生物力学知识是理解肢体畸形、写好矫形器处方、做好矫形器设计的基础，包括人体功能解剖学、人体的步态、人体运动学、动力学等方面。

力具有大小和方向性。力能引起物体围绕旋转轴转动的效果被称为"力矩"。力矩的大小取决于力与力臂（从力的作用点至转动轴心的距离）的乘积。力矩的单位用牛顿·米（N·m）表示。顺时针方向的力矩为正力矩，逆时针方向的力矩为负力矩。矫形器对身体某个部位形成了矫形力矩，这些力矩对人体的主要作用是抑制或减轻某部位肢体围绕关节轴的旋转运动。

1. 基本概念

（1）外力：指人体与外界物体之间的作用力，其中包括了重力、地面反作用力、矫形器和肢体之间的作用力。

（2）静态力线：静态站立平衡时，地面反作用力的作用线便是人体静态力线。舒适的姿势站立时，地面反作用力的作用线通过人体髋关节后、膝关节前、踝关节前、足的中间偏后，这样地面反作用力就可以使人体髋关节、膝关节、踝关节保持稳定。

（3）内力：人体的组织所受到的力，包括骨骼、韧带、关节、肌肉等受到的力。其中骨骼、韧带、关节受到的力是被动的，肌肉受到的力是主动的。

2. 人体关节的旋转运动与稳定　人的肢体受到力的作用，形成力矩可在某一平面内引起某段肢体围绕关节轴心的旋转运动，即关节运动。所受到的作用力可能来自肌肉收缩，即内力，也可能来自人体以外的力量，即外力。当人体关节轴一侧的旋转力矩与另一侧的旋转力矩相等时则关节处于力的平衡状态，即关节的稳定状态。正常人体关节的稳定是依靠关节囊、周围韧带、肌肉协调收缩保证的，一旦这种正常的稳定被破坏了则必须依靠外力产生的力矩才能对抗关节的异常运动。显然这种引起异常运动的力矩越大则需要的稳定的力矩就越大。为了取得较大的力矩，可以增加外力，也可以增加从关节旋转轴心到用力点的距离，即加长力臂。

在矫形器设计中，为保持关节的稳定多采用在某一平面的三点力控制系统。设计中为了增加稳定力矩，在可能的情况下尽量将矫形器边缘向上下延长，增加固定范围，增加稳定力臂的长度。当然还可以增加作用力的总面积，以增加作用力。如图2-5-29所示，A为膝关节外翻畸形，虚线表示通过下肢的承重线；B为膝外翻的下肢在体重和地面反作用力的作用下加重膝外翻的趋向；C为预防膝外翻加重需要矫形器的外力。

3. 人体关节的平移动　人体关节在剪切力的作用下可以产生平的移动。这种平的移动见于膝关节前交叉韧带损伤后。当膝关节承重时，膝关节的屈曲角度越大则膝关节的平移动越大。为了在屈膝位能控制膝关节的平移动，需要应用四点力系统矫形器（图2-5-30）。这种矫形器要求严格地进行模塑，最好应用双轴的膝关节铰链。双轴膝关节铰链的运动特性比单轴系铰链的运动特性更接近正常的解剖特性。

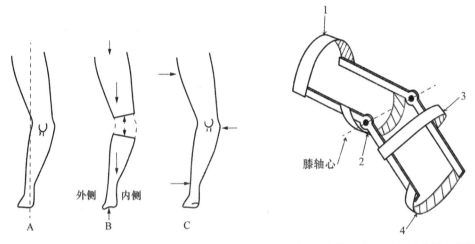

图2-5-29　膝外翻矫正三点力　　　　图2-5-30　治疗膝关节前交叉韧带损伤膝矫形器

4. 骨与关节的轴向力　正常躯干、下肢承重来源于体重和地面的反作用力，是顺着躯干、下肢的长轴传递的。当脊柱、下肢骨折与关节损伤时可能引起病变部位的疼痛、畸形和支撑功能的丧失。为了促进病变的痊愈，减少疼痛，改进支撑功能，可以应用矫形器减轻其纵向承重，如戴坐骨承重的膝踝足矫形器（KAFO）可以免除下肢的承重。

5. 地面反作用力　地面反作用力只涉及下肢假肢与矫形器的设计装配问题。正常人步行中从足跟触地到足尖离地，髋、膝、踝关节的运动都会受到地面反作用力的影响。地面反作用力对髋、膝、踝的作用随着地面反作用力线与髋、膝、踝关节运动轴心的位置变化而变化。这种影响的力量是很大的，在单足支撑期地面反作用力至少等于或大于体重。因此，在矫形器的设计中应该了解步行周期中不同时期地面反作用力对髋、膝、踝关节运动的影响。例如穿戴硬性的踝足矫形器（AFO）的病人足跟触地和足平时能向前推动小腿，促使膝关节屈曲，而穿戴跖屈位硬性的AFO的病人足平时能向后推动小腿，促使膝关节伸直。在足矫形器设计中应用地面反作用力的例子也很多，例如，在后跟的内侧垫偏，利用地面反作用力矫正足跟外翻；在后跟的后部切除部分后跟，可以减少足跟触地时由于地面反作用力而引起的膝关节屈曲力矩。

切跟与不切跟，后跟触地时地面反作用力对膝关节屈曲的不同作用力臂，如图 2-5-31 所示，A 为一般鞋跟，地面反作用力对膝关节屈曲的力臂大于 B，B 为鞋跟后部切除一部分时的膝关节屈曲力臂。

6. 皮肤表面压力的均匀分布 矫形器因对肢体进行了矫正作用、固定作用和免荷作用，矫形器在许多情况下对肢体局部会施加很大的作用力，这种时候要求我们尽可能地减少皮肤表面的压强。通过力学原理

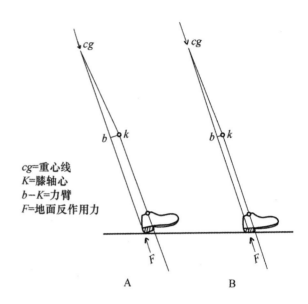

cg=重心线
K=膝轴心
b-K=力臂
F=地面反作用力

图 2-5-31 膝关节屈曲力矩

我们知道，压强的减少可以通过增大受力面积和减少压力来达到。矫形器对于皮肤局部的压力，应尽可能增加接触皮肤的受力面积，避开骨凸起等压力容易集中的部位，并通过对矫形器力学的合理设计，增大矫正力的杠杆力臂，来尽可能用较小的力，达到需要的矫正力矩。为此，矫形器的压力部位，特别是在骨的凸起部位应当精确地进行模塑，并应用塑料海绵垫、硅凝胶垫等缓冲材料来使皮肤表面的压力分布尽量均匀。

7. 矫形器的力学原理（图 2-5-32） 包括三点固定原理和液压支持原理，下肢矫形器主要利用这两个原理。

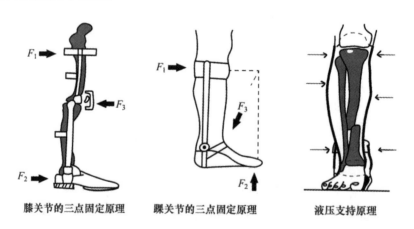

膝关节的三点固定原理　　踝关节的三点固定原理　　液压支持原理

图 2-5-32　矫形器的力学原理

（1）三点固定原理：三点固定原理是指一点力和远离这一点相反方向的二点力，形成三点固定力。在实际应用中，为避免局部皮肤压迫，应尽可能地增加受力面积。针对三点固定原理，下面举两个例子。

①膝关节的三点固定原理：KAFO 的三点固定，由大腿上位半月箍产生向前的力（F_1）、鞋和足底板产生向前的力（F_2）、膝部压垫产生向后的力（F_3）构成，利用这三点力可以防止膝关节屈曲。

②踝关节的三点固定原理：AFO 的三点固定，由小腿半月箍产生向前的力（F_1）、鞋和足底板产生向上的力（F_2）、踝关节足背拉带产生斜向后方的力（F_3）构成，利用这三点力可以保持踝关节背屈。

（2）液压支持原理：液压支持原理是把软组织视作液体，整体地包裹软组织并适当加压后形成液压支持从而获得支撑力的一种方法。例如，功能性骨折矫形器或 PTB 矫形器。

8.下肢矫形器的功能与作用（图 2-5-33）　下肢矫形器的适应证相当广泛。下肢矫形器的主要作用包括固定、矫正、免荷和补偿，通过应用下肢矫形器可以实现稳定关节或控制关节运动，改善下肢的运动功能；保护下肢的骨与关节，减少疼痛，促进病变痊愈；畸形矫正或关节置换术后功能位的保持；下肢长度不一致的补偿。

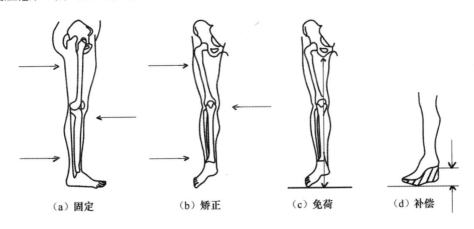

（a）固定　　　（b）矫正　　　（c）免荷　　　（d）补偿

图 2-5-33　下肢矫形器的作用

（1）稳定和支持：通过限制关节的异常活动范围，稳定关节，减轻疼痛或恢复其承重功能，如下肢广泛麻痹者应用的膝踝足矫形器。

（2）固定和保护：通过对病变肢体或关节的固定和保护以促进病变的愈合，如用于治疗骨折的各种矫形器。

（3）预防、矫正畸形：多用于儿童预防畸形。儿童生长阶段，由于肌力不平衡，骨发育异常，或外力作用引起肢体的畸形，应以预防为主。生长发育期间由于骨、关节生长，存在生物可塑性，应用矫形器能得到一定的矫正效果。矫形器的预防作用主要体现在防止出现畸形或防止畸形严重发展，目标是将肢体非生理的对线关系矫正为生理的对线关系。上述目标是通过三点力矫正实现的，三点力矫正通过杠杆原理发挥作用，力的大小、位置、方向都对矫正效果有影响。以下几种情况应注意预防畸形：

①由于上、下运动神经元损伤及疾病或肌肉病变引起的关节周围肌力不平衡。

②由于上、下运动神经元损伤及疾病或肌肉病变使肌肉无力对抗重力。

③损伤引起的反应性瘢痕。

④关节炎症。

（4）免荷、减轻轴向承重：系指减轻肢体或躯干的长轴承重，如坐骨承重矫形器用于治疗股骨头无菌性坏死，过伸矫形器用于治疗胸腰椎压缩性骨折。

免荷可分为两类：部分免荷，一般为足跟悬空，前足着地；完全免荷，一般为全足悬空。其原理是在需免荷部位的上部对肢体进行支撑达到免荷的目的。支撑部位的承重应准确有效，在克服外力对骨、关节产生负荷作用的同时，一定要避免内力（肌肉收缩）对骨关节的负荷作用，多应用于骨折、假关节、骨结核、股骨头无菌性坏死等。

（5）抑制站立、步行中的肌肉反射性痉挛：指控制关节运动，减少肌肉反射性痉挛。如，硬踝足塑料矫形器用于脑瘫可以防止步行中出现痉挛性马蹄内翻足，改善步行功能。

（6）高度补偿：对双下肢长度不一致进行长度补偿，达到双下肢等长，保证骨盆水平。原则是鞋内补高与鞋外补高相结合，补高后的肢体负重应符合生物力学规律（生理对线），补高后的脚后跟适当往前、往外移（图2-5-34）。多用于先天性腿长不一、麻痹性腿长不一、关节屈曲挛缩造成的腿长不一等情况。

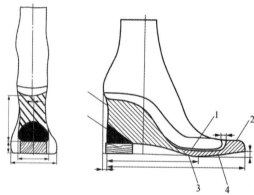

图 2-5-34　高度补偿

二、常用下肢矫形器

下肢矫形器的品种很多，这里只能就经常用的、典型的下肢矫形器品种、结构特点、三点力系统、适应证、适配检查要点等做一些简要介绍。

（一）足矫形器

足矫形器（FO）是各种矫形鞋垫、足托的总称，是下肢矫形器的基础部分。这里重点介绍模塑型带距骨支持垫的 UCBL 足垫（图 2-5-35）。

1.UCBL 足垫（University of California Berkeley Laboratory foot orthosis）　用热塑板材，按患者足部石膏模型模塑制成。它的功能是托起足的纵弓，矫正足前部的外展畸形、足跟部的外翻畸形，控制足部正常的位置。

适配检查：UCBL 足垫的上缘应在鞋帮高度以下，足舟骨隆起位置应用载距突软垫，跟部的内侧应根据跟骨内外翻情况给予垫偏。UCBL 足垫原始型的前缘应在距趾关节后 1cm 左右，穿用后能控制前足、足跟在较正常的位置，步行中不妨碍足向前滚动。

2. 鞋内托 / 鞋垫（图 2-5-36） 用塑料、橡胶、EVA 泡沫、硅胶、海绵、皮革等材料制作的鞋垫都可称为鞋内托或鞋垫（之后统称垫），这类材料软硬可进行选择，富有弹性，对于来自地面的反作用力具有很好的缓冲和控制作用。

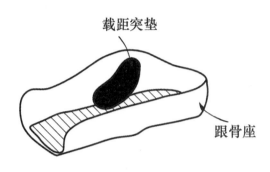
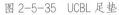

图 2-5-35　UCBL 足垫

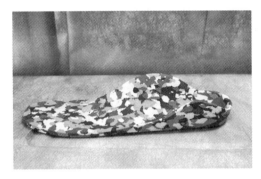

图 2-5-36　EVA 泡沫鞋垫

鞋垫传统制作方法：首先要用石膏取型制作阴模，然后灌浆石膏阳模，按照病情对阳模进行修整，最后选用材料在阳模上进行成型。特点是形状符合足部，材料根据需要有柔软和坚硬两种选择。现代技术发展迅速，已经可以对人体轮廓进行 3D 扫描后，用计算机辅助设计进行修整，最后由自动化加工系统制成鞋垫及其他矫形器产品，形状轮廓非常精确，放置在足内的鞋垫由于常常有托起足弓的作用，临床上许多治疗师也称之为足弓托。

3. 矫形鞋　临床上应用矫形鞋以应对轻度内外翻、足弓塌陷、行走时下肢内外旋明显等问题，又称病理鞋（图 2-5-37）。

（1）普通鞋种类繁多：按功能可分运动鞋、工作鞋、雨鞋、凉鞋等；按鞋勒的高矮可分为矮勒鞋、半高勒鞋、高勒鞋、靴子；按鞋的开口可分为前开口、侧开口、后开口、前方大开口；按系紧方式可分为系带的、扣

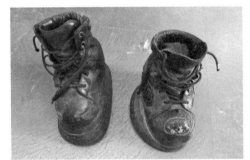

图 2-5-37　矫形鞋

带的、松紧口的；按鞋帮材料可分为皮鞋、布鞋、塑料鞋、橡胶鞋等；按鞋底材料可分为皮底、胶底、塑料底、布底；按鞋帮、鞋底的结合方法可分为外绱底、内绱底、胶粘底、注塑底等；按鞋的大小和肥瘦分为不同的长度的号码和肥瘦型号的成品鞋，以及按照足的尺寸或形状制作的定制鞋。各式各样的鞋，各有不同的性能、特点。

（2）改制鞋与定制矫形鞋的基本作用：

①改善足底承重功能、减轻疼痛，鞋内使用材质柔软、形状特殊的内垫，改善足

底受力，缓解局部疼痛，如横弓塌陷、外翻等。

②预防和矫正畸形，矫正足部发生的各种畸形，建立合理的承重力线，或者根据生物力学原理设计利用重力的反作用力来矫正畸形。

③对无法矫正的畸形进行稳定和保护，改善产生的问题和代偿丧失的功能。

④避免某些关节的活动，从而保护关节或避免疼痛。

⑤改制鞋有许多不同的方法，改制鞋帮可以利于鞋和足踝矫形器的穿和脱，改制鞋底可以适应足的畸形，提供一些支持或控制力量和改进功能。

（二）踝足矫形器

踝足矫形器（AFO）是用于踝关节及全部或部分足的矫形器。塑料踝足矫形器（图2-5-38）多用聚乙烯板或改性的聚丙烯板为材料，以患者小腿、足部石膏阳模为模具，应用真空模塑工艺制成，具有与肢体面接触性好、重量轻、易清洁、外观好、容易换鞋等特点。

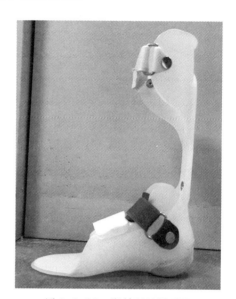

图 2-5-38 塑料踝足矫形器

AFO 的常规适配检查：

1. 符合处方要求。

2. 家属或者患者是否能够正确穿戴使用AFO。

3. 矫形器踝铰链轴与生理轴是否一致，矫形器的内外侧踝轴的锁定和弹性阻尼装置是否一致。

4. 矫正力施加的位置、力量是否合适。

5.AFO 的上缘应在腓骨头下 2cm 处（成人数据，儿童请根据身高比例和骨性标记位置参考调整），以免压迫腓总神经。

6. 踝部与踝铰链是否有足够合适的间隙，5~10mm 左右，负重和非负重状态都需检查。

7. 步态检查中是否有异常步态，包括：躯干侧摆，提髋步行，下肢内、外旋，下肢划弧，步行中呈剪刀步态，足内缘或足外缘着地，躯干前屈过大，膝关节过伸，膝关节屈曲，膝关节内、外翻，前足滚动困难，滚动过快，健侧、患侧下肢长度不同，骨盆侧倾。

8. 对患者的坐位和蹲位姿势进行检查，是否受影响。

9. 使用矫形器后，脱下矫形器皮肤有无明显压迫痕迹，主要检查骨性凸起处，如内外踝、跖骨头、腓骨小头、跟骨、舟骨等位置。

10. 检查矫形器的设计跟高和患者穿戴鞋的有效跟高是否一致。

（三）膝踝足矫形器

膝踝足矫形器（KAFO）是一类用于膝关节、踝关节和足部的，具有自大腿部到足底构造的可控制膝关节和踝关节运动的矫形器，也称为长下肢支具（图 2-5-39）。

KAFO 的常规检查：

1. 符合处方要求。

2. 患者和家属能够正确穿戴使用 KAFO。

3. 矫形器的膝铰链轴是否和生理轴一致，矫形器的内外侧膝轴的锁定装置是否可同时锁定。

4. 若设置踝铰链，矫形器的踝铰链轴是否和生理轴一致，矫形器的内外侧踝轴的锁定和弹性阻尼装置是否一致。

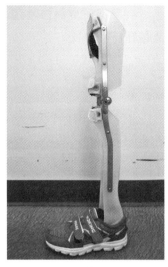

图 2-5-39　膝踝足矫形器

5. 矫正力施加的位置、力量是否适合，如 T 字带、膝关节压垫。

6.KAFO 的膝上部分和膝下部分在患者坐位时，是否压迫膝关节后方的软组织。

7. 腓骨小头是否受压迫。

8. 患者踝部与踝铰链是否有合适的间隙，5~10mm 左右。

9. 步态检查中是否有异常步态，包括躯干侧摆，提髋步行，下肢内、外旋，下肢划弧，步行中呈剪刀步态，足内缘或足外缘着地，躯干前屈过大，膝关节内、外翻，前足滚动困难、滚动过快，健侧、患侧下肢长度不同，骨盆侧倾。

10. 检查患者的坐位和蹲位是否舒适。

（四）膝矫形器

轻度的膝过伸伴有足部内外翻等时，踝足矫形器即可控制，重度的膝过伸则使用膝矫形器（KO）（图 2-5-40）。除此之外，膝部矫形器对膝关节内外翻以及膝关节不稳定有良好的矫正和控制作用。若患者同时有明显的足部内外翻问题，适配膝踝足矫形器。

KO 的检查可参见 KAFO 的检查，但需要着重注意以下几点：

1. 符合处方的设计要求。

2.膝关节铰链轴心与人体膝关节生理轴心相符。

3. 膝上、下箍的位置合理，屈曲时膝关节后侧软组织不受压迫。

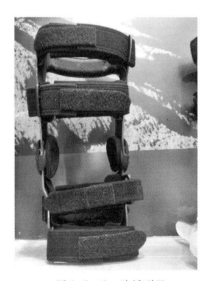

图 2-5-40　膝矫形器

4.膝部矫形器松紧合适，步行中能够很好地悬吊在正确位置。

（五）髋膝踝足矫形器（HKAFO）

1.适应证

（1）自由屈伸髋关节的 HKAFO 用于矫正儿童的下肢旋转畸形。

（2）带骨盆带、环锁单轴髋铰链的 HKAFO 主要适用于需要控制髋膝踝关节的异常活动和预防髋关节脱位、半脱位。对于相应部位痉挛型的患者，也可用于预防、控制髋关节的内收、内旋畸形。

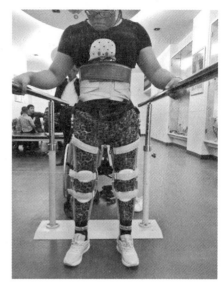

图 2-5-41　髋膝踝足矫形器

需要注意的是，使用了骨盆装置的 HKAFO，由于限制了髋部的活动，腰椎活动将会代偿性地加大，步幅减小，步行中骨盆上下移动幅度增大，重心上下移动加大，使得步行能耗增加。HKAFO 的使用，需要康复治疗师进行临床评估，权衡利弊。

2.HKAFO 的适配检查

（1）髋铰链屈伸转动中心应位于大转子最凸起处前方 10mm、上方 20mm（成年人数据，儿童可利用身高比例进行等比例变化）。

（2）髋关节锁工作良好，开闭容易。

（3）骨盆装置适配良好，坐下时，患者腹股沟等位置无不适。

（4）HKAFO 其余检查要点和 KAFO 相同。

（六）交替迈步式矫形器（RGO）

这类矫形器设计较为复杂，由双腿的 HKAFO 和骨盆硬性连接装置构成。双侧髋铰链可以解锁同时屈曲从而患者能够坐下。在行走时，两侧髋关节用钢索或者摇摆杠杆连接，当患者重心偏向一侧，同侧髋关节后伸，而由于钢索和杠杆机构的作用，对侧髋关节将同时屈曲，形成往复式行走模式（图 2-5-42）。这种矫形器对于腰部已经有了控制能力，若按照 ISO 命名原则，应命名为 LSHKAFO。适用于临床表现较为重度的情况，帮助进行步行训练。

Walkabout Walking System（图 2-5-43）基本机构为双侧的 KAFO，在大腿的内侧装有一个铰链，将

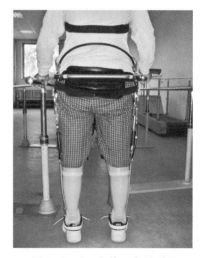

图 2-5-42　交替迈步矫形器

双侧的KAFO组合起来，形成交替式的机构，可以有效控制髋关节的内收、外展和内旋、外旋运动。借助于躯干的前倾和下肢的惯性，像钟摆原理一样完成交替行走。可用作截瘫患者的行走训练，也可用于脑瘫患儿下肢肌张力高，KAFO控制膝关节和踝关节的同时，患儿内收肌痉挛严重，若只应用普通双侧KAFO，双腿会交叉，形成剪刀步态，应用此款矫形器，可有效控制髋关节内收的同时进行行走训练。

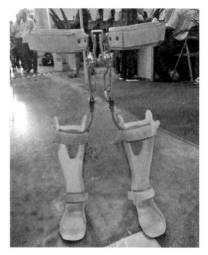

图2-5-43　Walkabout Walking System

第六节　上肢矫形器治疗技术

上肢矫形器的设计思路中，首先考虑上肢的功能。这里介绍一个功能位的概念，上肢的功能位是指各关节正常的可动范围受制约时，最容易发挥肢体的功能的位置。上肢矫形器主要用于保持或固定上肢肢体于功能位，提供牵引力以防止挛缩，预防或矫正上肢肢体畸形以及补偿失去的肌力，支持麻痹的上肢肢体等。

上肢矫形器要求轻便易穿戴、结构简单，所以多用塑料海绵或者低温热塑板材制成。上肢矫形器如同下肢矫形器一样，要以动态引导为主，允许尽可能多的活动范围，尽可能减少对正常关节功能的阻碍。

一、平衡式前臂矫形器

平衡式前臂矫形器（BFO），又称为可动臂支具（MAS）（图2-5-44）。

1.功能　BFO主要用于改善上肢部分肌肉力量和功能缺失的情况，利用肢体残余的肌力来改善功能，如当手指和前臂功能丧失时，利用肩、肘关节的残存功能通过特殊机构设计来代偿重要的手部功能，提高日常生活的活动能力从而完成写字、敲击键盘、进食等较为复杂的上肢功能。

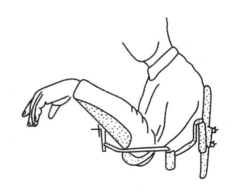

图2-5-44　平衡式前臂矫形器

2. 适应证 BFO 适用于肩、肘关节运动无力的患者（如颈髓损伤、臂丛神经损伤、格－巴二氏综合征、肌肉萎缩、上运动神经元损伤等）。

3. 禁忌证 不能稳定地保持坐位，颈部、躯干、上肢丧失运动功能，严重的肌肉痉挛，有关关节挛缩畸形。

二、肩矫形器（SO）

肩脱位用矫形器（图 2-5-45）：习惯性肩脱位的患者几乎都是向前脱位，容易发生在肩外展、外旋运动时。因此，为了防止这种运动，出现了各种限制肩外展、外旋运动的矫形器。

三、肘矫形器（EO）

固定式肘矫形器（图 2-5-46）应用热塑板模塑成型或低温热塑板制成。患者有腕关节或者手功能障碍的，可同时制成肘腕矫形器或肘腕手矫形器。

1. 功能 固定或限制肘关节的运动。

2. 适应证 肱骨内上髁炎，肱骨外上髁炎，肘管综合征，尺神经松解、前移术后，肌腱、血管、神经修复术后，肘关节成形术后，肘部烧伤。

四、腕手矫形器（WHO）

腕手固定矫形器（图 2-5-47）的功能为固定腕关节在功能位，将全部手指固定在一定肢位，通常是掌指关节（MCP）40°、近端指间关节（PIP）20°、远端指间关节（DIP）20°的屈曲位，拇指外展、对掌，其他手指略分开，适用于挛缩引起的手指、掌指关节、腕关节屈曲畸形等。根据情况使用手部矫形器，情况严重者，还需和肘部、腕部矫形器共同使用。

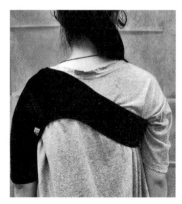
图 2-5-45 肩脱位用矫形器

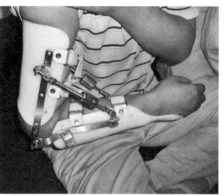
图 2-5-46 固定式肘矫形器

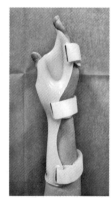
图 2-5-47 腕手固定矫形器

常用中医治疗技术

中医药是中华民族的瑰宝，几千年来，中医药深深地融入中国人的生产生活实践中。在现代医学产生之前，靠着一根银针、一把草药，中医药在望闻问切的诊治中，护佑着中华民族生生不息的生命传承。中医治疗技术是以中医学理论为依据，以中医治疗方法为手段，来改善脏腑功能，提高生活自理能力和生存质量。中医治疗技术包括内治法和外治法。内治法多以口服中药为主，外治法主要为针灸、推拿、刮痧、拔罐、中药熏蒸、中药外治、功法及传统体育等，各种治疗技术都有其适应证，在具体应用中，把多种常用技术有机结合起来，充分发挥各自作用，达到全面、整体的照护效果。

第一节 针灸疗法

针灸疗法是在中医基础理论和经络学说的指导下，利用针刺和艾灸治疗疾病的一种常用治疗技术，包括针刺疗法和艾灸疗法。

一、治疗作用

针灸疗法是一种外治法，既能治疗体表疾患，又能治疗内脏疾患，从古至今一直被广泛用于各种疾病的治疗中。针灸疗法主要是通过调节气血津液和脏腑经络功能，纠正机体失衡的气血阴阳，使之重新恢复平衡，从而达到治疗疾病的目的。

二、操作方法

1.针刺疗法　是指使用不同的针具，通过一定的手法刺激机体的一定部位，或浅或深，激发经络气血，以调节整体功能。针刺疗法操作需要经过规范化培训的专业人员执行，针刺疗法临床又分为体针、头针、耳针、三棱针、水针、皮肤针、电针等。

（1）体针：是以毫针为针刺工具，通过在人体经络上的腧穴施以一定的操作方法，以通调营卫气血、调整经络脏腑功能来治疗疾病的一种方法。体针在临床上应用范围非常广泛，可用于多种疾病的治疗，如脑卒中偏瘫、截瘫、面瘫、高血压、糖尿病、风湿痹证、头痛、腰痛、胃痛、眩晕、失眠等。

（2）头针：又称头皮针、颅针，也是以毫针为针刺工具，是根据大脑皮层的功能定位理论，在头皮部划分出皮层功能相应的刺激区，在有关刺激区进行持续快速捻针以治疗疾病的方法。头针具有醒脑开窍、镇静息风、活血化瘀、通络止痛的作用，广泛应用于临床治疗各类疾病，多用于脑源性疾病的康复，如脑卒中偏瘫、面瘫、小儿脑瘫、失语、眩晕、舞蹈症、痴呆等。人体头部因为长有头发，针刺前要严格消毒。另外，头皮部血管丰富，易出血，起针时要用棉球按压止血。

（3）耳针：是在耳廓的特定部位使用揿针、毫针或其他坚硬的小颗粒（如王不留行等），刺激相应的耳穴来治疗疾病促进康复的一种方法。根据生物全息理论，人体的耳廓犹如一个倒立的胎儿，脏腑、肢体及其他组织器官，在耳廓上都有相应的部位。因此，耳针不仅具有调节全身各部功能的作用，还可用于多种疾病的康复训练，如各种痛证、过敏性疾病、内分泌功能紊乱、心血管疾病、偏瘫、面瘫、失语的康复，以及戒烟、戒酒、戒毒等。在进行耳针操作时也要严格消毒，有炎症或冻伤的部位禁针。

（4）三棱针：是通过三棱针刺破特定部位的浅表血管和深层组织，放出适量的血，达到通经活络、开窍泻热、消肿止痛的目的。三棱针法操作时刺激感较强，常用的方法有点刺法、散刺法、挑刺法等，用于各种痛证及实热证的治疗。

（5）水针：又称穴位注射，是一种针刺和药物相结合治疗疾病的方法。通过针刺的刺激作用和药物的药理作用，调整相应脏腑功能，改善病理状态，促进疾病的康复。用于体表各部位的疼痛，包括神经、肌肉、关节等的疾病所引起的疼痛，某些感染及其他原因引起的功能障碍，如面瘫、头痛、胃痛、急性腰扭伤、颈椎病等。使用水针时应注意掌握药物的功能、剂量和过敏反应等，注射时注意避开神经干和大的血管。

（6）皮肤针：又称为七星针、梅花针，是指用特制的针具，浅刺人体皮肤的一定部位以疏通经络、调节脏腑虚实而达到疾病康复的一种特殊针刺疗法，用于多种疾病的康复，如头痛、偏瘫、面瘫、痿证、失眠、高血压、近视、脱发、皮肤病等。皮肤针在使用时应根据疾病的性质和轻重选择不同的刺激强度。对于虚证、久病和体质虚弱者，应轻轻叩击至局部皮肤出现潮红；对于实证、新病和体质强壮者可重扣至局部皮肤出现大量红点甚至微微出血。使用皮肤针时应认真检查针具，严格执行无菌操作，皮肤局部有溃疡或破损者不宜操作。

（7）电针：是指在针刺得气后，使用电针仪，在针柄上通以微量电流以加强刺激，从而达到治疗目的的一种疗法。电针具有活血化瘀、舒筋通络、镇静、止痛的作用，多用于痹证、痛证、瘫痪、经筋病变等的康复。对急性病可加强刺激以缓急；对慢性病可做轻而持续的、长时间的刺激，以提高疗效。使用电针时应严格把控适应证和禁忌证，注意检查电针仪性能是否良好，避免发生触电事故；电流量调节应由小到大，以被照护者适应为度，切忌突然增大电量，避免电流回路通过心脏。

2.艾灸疗法　艾灸疗法是以艾绒或艾条置于体表一定的部位或穴位上进行灸烫的治疗方法。艾叶气香性温，苦燥辛散，借助灸火的温热之力发散药力，通过经络传给人体，从而起到调和阴阳、温经散寒、温通经脉、举陷固脱的作用，可治疗遗尿、脱肛、久泻、崩漏、痛经、闭经、带下等。此外，艾灸有激发人体正气、增强人体免疫力、祛病强身的作用。艾灸作为一种简单、有效的养生保健方法，越来越受到人们的关注。随着各种艾灸工具的出现，不少人开始在家中自行艾灸。

（1）直接灸：是指直接将艾绒放置于体表一定的部位或穴位上进行灸烫的操作方法。此法又分为有瘢痕灸和无瘢痕灸。直接灸既有艾火燃烧的热作用，又有艾炷燃烧后物质的作用。直接灸在临床上多用于躯体冷痛、肢体麻木、脘腹隐痛、便溏泄泻等虚寒性疾病的康复。在施行直接灸时，须注意灸后的处理，防止局部感染。

（2）间接灸：是指将艾绒放置于间隔物质上，再置于体表一定的部位或穴位上进行灸烫的操作方法。间接灸既有艾火燃烧的热作用，又有所隔物质的药物作用。常用的间隔物质有姜、蒜、附子、盐，以及根据病情制作的药饼。间接灸的应用与直接灸相同。在施间接灸时，要注意观察施灸部位皮肤的变化，防止烫伤。实热证、阴虚发热及孕妇的腹部和腰骶部不宜施灸。

（3）艾条灸：是指将艾绒卷制成条，类似烟卷，将一端点燃施行灸法的操作方法，操作简便、安全无创，可自行操作。此法在操作时可根据病情选择施灸时间，一般灸15~30分钟。艾条灸具有灸法的所有作用。在施艾条灸时，要注意观察施灸部位皮肤的变化，防止烫伤。

在艾灸方式的选择上，一般家庭保健使用温灸器(灸盒、灸筒)灸或艾条灸较为方便。艾条灸是传统的艾灸方法，操作时要避免火星溅落到皮肤上，同时也要注意开窗通风。诸如隔姜灸、隔盐灸、隔蒜灸等隔物灸，虽温经通络之力较强，但操作方法较复杂，建议由专业人士操作。

（4）注意事项：艾灸虽然可以治疗多种疾病，但还是有不少施灸禁忌和注意事项。孕妇一般不宜艾灸腹部和腰部，经期女性忌灸；小儿为纯阳之体，灸量宜轻，时间宜短；颜面部不宜直接艾灸，以免影响美观；大血管经行处、关节处、乳头、阴部不宜艾灸；极度疲劳、过饱、空腹、大醉、大汗、情绪不稳定及恐惧艾灸的人群，应该慎重施灸；施灸环境要确保安静舒适，做好通风和保暖。夏日室内空调温度不宜过低，避免寒热交替致使外邪入侵；施灸多以局部皮肤有热感而无灼痛为宜，以皮肤有红晕为度。艾灸过程中，勿饮冷水、食凉饭。

第二节　推拿疗法

推拿疗法属于中医外治法范畴，是用手或肢体的其他部位，或借助一定的器具，在体表一定部位施以各种手法，用以防治疾病的一种治疗方法。推拿疗法不但能治疗多种疾病，更是康复医疗、养生保健的常用方法。

一、治疗作用

推拿疗法具有调整阴阳、调节脏腑、疏通经络、活血化瘀、理筋整复等作用。系统掌握推拿手法必须符合特定的技术要求，遵循严格的动作规范，应做到持久、有力、均匀、柔和，从而达到深透的目的。如点按脾俞、胃俞可缓解胃肠痉挛、止痛，并可健脾和胃，起到保健之功效；按、摩、推、滚等手法又可使局部皮温升高，加强血液循环，从而达到舒筋活络、活血化瘀的目的；采用揉法和点按三阴交、解溪、太冲等穴位的方法起到活血化瘀、消肿止痛的作用，可治疗踝关节扭伤。

二、操作方法

1. 松动类手法

（1）抖法：用单手或双手握住患肢的远端，做小幅度上下或左右方向连续抖动的手法，通常可分为抖上肢、抖下肢和抖腰三种操作方法。抖法具有活血化瘀、舒筋解痉、滑利关节、消除疲劳的作用，用于四肢麻木瘫痪、四肢肌肉痉挛疼痛、肩周炎等。

（2）摇法：以某一关节为轴，使关节做被动的环转运动，操作时应该幅度由小到大，循序渐进，具有舒筋活血、滑利关节、解痉止痛的作用，能够加速血液循环，促进关节腔内滑液的分泌，松解粘连，促进关节活动。用于肩周炎、颈椎病、落枕、各种关节活动不利的病证。

（3）揉法：以手掌大鱼际、全掌或手指螺纹面着力，吸定于体表施术部位上，做轻柔和缓的上下、左右或环旋动作，操作时不得在皮肤表面进行摩擦和滑动，具有祛风散寒、舒筋解痉、活血化瘀、消肿止痛、宽胸理气、消积导滞等作用，可改善血液循环和组织器官的营养，缓解肌肉痉挛，软化瘢痕，提高痛阈，提高机体的抗病能力。用于脘腹胀痛、便秘、泄泻、头痛、眩晕及外伤引起的红肿疼痛等。

（4）擦法：用手指、手掌或大小鱼际等部位贴附于体表一定部位，做较快速的直线往返运动，使之摩擦生热，操作时用力要适中，稳而持续，连贯自然，具有温经通络、行气活血、消肿止痛、祛风除湿、健运脾胃、补益气血的作用。用于胸闷、胃肠疾患、腰背疼痛、风湿痹痛及软组织损伤等。

（5）拿法：用拇指和其余手指相对用力，提捏或揉捏肌肤，操作时以拇指和其余手指的指面相对用力，捏住施术部位肌肤并逐渐收紧、提起，腕关节放松，以拇指同其他手指的对合力进行轻重交替、连续不断地提、捏并施以揉动，具有祛风散寒、舒筋通络、开窍止痛、强健脾胃等功能。用于颈椎病、肩周炎、肌肉痉挛疼痛、关节疼痛等。

（6）搓法：用双手掌面夹住肢体或以单手、双手掌面着力于施术部位，做交替搓动或往返搓动，能够加速血液和淋巴循环，提高局部皮肤温度，消除疲劳，具有温经散寒、祛风通络、调和营卫、壮阳补虚的作用。用于肩背痛、腰腿痛、肌肤麻木、胸胁胀痛等。

2. 兴奋类手法

（1）拍法：直接用虚掌对体表进行有节律地拍打，操作时五指并拢，掌指关节微屈，使掌心空虚，腕关节放松，前臂主动运动，上下挥臂平稳而有节奏地用指腹或虚掌拍击施术部位。用双掌拍打时，宜双掌交替操作。拍法具有促进血液循环、加强新陈代谢、解除疲劳、消除肌肉酸胀、提高神经兴奋性的作用。用于四肢麻木不仁、偏瘫、腰背疼痛、风湿痹痛及肌肉痉挛等。

（2）捏法：用拇指和其他手指在施术部位对称性地挤压，操作时用拇指和食、中指指面，或用拇指和其余四指指面夹住肢体或肌肤，相对用力挤压，随即放松，再用力挤压、放松，并循序移动，具有舒筋通络、止痛解痉、行气活血、健脾和胃等功能。用于肌肉痉挛疼痛、头痛、眩晕等。

（3）推法：以指、掌、拳或肘部着力于体表一定部位或穴位上，做单方向的直线或弧形推动，具有舒筋通络、理筋活血、消瘀散结等作用，可加强血液循环、缓解肌肉痉挛、增强肌肤弹性及色泽、减少皱纹。用于肩背痛、腰腿痛、肢体麻木、胸胁胀痛、胸闷不舒、头痛、失眠等。

3. 镇静类手法

（1）摩法：用指或掌在体表做环形或直线往返摩动，具有行气活血、消肿止痛、温经散寒、理气和中、消积导滞、通畅气机等作用，可提高局部皮肤温度、加速血液和淋巴循环、增强新陈代谢、调节脏腑机能。用于外伤肿痛等。

（2）按法：以指或掌垂直按压体表，具有通经活络、舒筋解痉、镇静止痛、健脾和胃等作用，可缓解肌肉痉挛、提高痛阈、抑制神经兴奋、改善组织血运和营养等。用于胃脘痛、腰背痛、头痛、眩晕及风湿痹痛、肢体麻木等。

（3）点法：用指端或屈曲的指间关节部着力于施术部位，持续地进行点压，由于刺激点比较集中，力量深透，具有通经活络、舒筋解痉、镇静止痛等作用。用于肢体瘫痪、脘腹疼痛、腰腿痛等。

（4）抹法：用单手或双手拇指螺纹面紧贴皮肤，做上下、左右或弧形曲线的往返移动，具有疏经通络、醒脑开窍、镇静安神、调和阴阳等作用，能够加强局部血液循环、改善新陈代谢、扩张血管、调整人体的体液循环。用于高血压、头痛、眩晕、面瘫、胸胁胀痛等。

三、注意事项

1. 应用推拿疗法时，应全面掌握被照护者的疾病状况，辨证施治，排除推拿禁忌证。如局部皮肤和软组织感染、开放性伤口、各种急性传染病、血液病、恶性肿瘤等疾病的被照护者禁用。

2. 在推拿过程中，要随时观察和询问被照护者的反应，适时调整手法和力度。对老年人和儿童要掌握适当的刺激量，对于女性在月经期和孕期应谨慎操作腹部和腰骶部。

3. 在推拿时要注意避免因手法操作不当而损伤被照护者皮肤，必要时可使用介质。

4. 推拿前应指导被照护者采取适当的体位，再开始进行手法操作。

第三节　中药疗法

中药疗法是以中医整体观、辨证论治为理论指导，针对疾病采用各种剂型的中药进行内服、外用的一种医疗技术，从而促使被照护者的身心康复。中药疗法可分为内服法和外治法两大类。

一、中药内服

中药内服是以中医辨证论治为指导，根据中药性味、归经、升降等药性以及方剂的配伍组成原则，针对被照护者的脏腑、气血、阴阳的病机进行调治，达到协调阴阳，恢复脏腑、气血功能的目的，促进身心康复的一种疗法。临床常用汗、吐、下、和、温、清、消、补等不同治法，用于表里、寒热、虚实等不同的证候。对于多数疾病而言，病情往往是复杂的，不是单一治法能够满足治疗需要的，常需要各种治法配合运用才能治无遗邪、照顾全面。常用的剂型有汤剂、散剂、丸剂、酒剂、膏剂等。

二、中药外治

中药外治是指针对被照护者的具体病情，选择中药，经过一定的炮制加工后，对被照护者的全身或局部施以熏蒸、敷贴、药浴、热熨等，使药物经皮肤毛窍吸收进入体内，达到疏通经络、调和气血的作用。

1. 中药熏蒸　利用中药煎煮后所产生的温热药气熏蒸被照护者全身或局部，借助热力和药力的综合作用，具有促进腠理疏通、气血运畅，改善局部营养和全身机能的功能，达到解毒消肿、活血通络、行气止痛、祛风燥湿、杀虫止痒等目的。施术时将患处靠近加热的药液，通过药液升腾的热气加以熏蒸，常用于熏蒸的中药有苦参、黄柏、白鲜皮、芒硝等。中药熏蒸常用于风湿痹痛、跌打损伤、皮肤疾患等。在施行中药熏蒸法时应注意调节药液温度，防止过热，以免烫伤皮肤，如果药液温度下降，应及时加热。对于患有急性传染病、重症心脏病、高血压病的被照护者慎用此法。

2. 中药敷贴　以脏腑经络、辨证施治为指导，将药物制成膏、丹、丸、散、糊、饼等剂型，外敷于腧穴或患处，通过皮肤、黏膜及腧穴等部位吸收，以达到治疗疾病的目的。此法具有疏通经络、调理气血、活血化瘀、解毒消肿、坚骨续筋、蚀疮去腐、扶正祛邪等作用，可以调整脏腑功能、纠正阴阳偏盛偏衰、消除肢体和关节的运动功能障碍、提高机体抗病能力。药物敷贴在应用时须注意孕妇的脐部、腹部、腰部都不宜贴膏药，以免引起流产。另外，在药物敷贴后局部皮肤出现瘙痒、潮红、出疹等过敏反应者，也不宜使用本法。

3. 中药药浴　在中医理论指导下，选配一定的中草药经煎汤、浸泡、洗浴全身或局部，以达到治疗疾病和保健、养生、美容的目的。水在常温下为液体，可与身体各部位密切接触，是传递刺激的最佳介质，又是良好溶剂，可以溶解绝大部分具有医疗作用的物质，因而可以加入各种药物。水具有很大的热比和热容量，能够持续地对人体释放热量或吸收热量，是空气导热力的 33 倍，故利用"温度"来治病时，多以水为媒介。中药药浴具有抗感染、祛腐生肌、增强循环系统功能、发汗解热等作用，用于便秘、不寐、痹证、脱肛、骨折损伤、肩周炎、接触性皮炎、湿疹、粉刺等。施行此法时应注意掌握好药液温度，避免烫伤被照护者；对于年老体弱的被照护者应加强防护措施，对于患有严重心脑血管疾病和哮喘病的被照护者应谨慎使用。

值得一提的是足浴，足浴养生在我国具有悠久的历史，不仅有助于睡眠，还对多种疾病（如糖尿病足、高血压等）的恢复大有裨益。足浴虽然益处良多，但也有禁忌证及一些注意事项：

（1）足浴以 30~40 分钟为宜，水温以 40~45℃为佳，四季均可，秋冬季节可适当延长足浴时间。

（2）孕妇及婴幼儿不宜足浴。儿童及青少年皮肤娇嫩，应适当缩短足浴时间及降低足浴水温，并且不宜药浴。

（3）饥饿及饱食 30 分钟内不宜足浴。

（4）足部有皮肤破溃者不宜足浴。下肢静脉曲张或静脉回流不畅者不宜足浴。

4.中药热熨　中药热熨是指将中草药熨贴于一定部位或穴位处，在热力和药物的双重作用下，达到温通经脉、畅达气血、协调脏腑的目的。热熨的操作方法：一是直接将加热的中草药敷于患处或穴位处，外加包扎，如果变凉则用热熨斗熨之；二是以两个布袋装盛炒热或蒸热的草药，一袋温熨之，待冷后换另一袋，两袋交替使用。用于风寒湿痹所致的筋骨疼痛、肢体麻木肿痛、肩背腰膝关节肿痛等。另外，中药热熨还用于脘腹胀痛、小便不通、瘫痪、痿证等。施用热熨时应注意掌握好热熨温度，不可烫伤被照护者皮肤。

第四节　拔罐疗法

拔罐疗法是指用加热、抽气等方法使杯、筒、罐等器具内气压低于普通大气压，使其吸附于体表疼痛部位或穴位以治疗疾病的方法。由于拔罐可以改变皮肤温度，形成局部充血或瘀血，故又将拔罐疗法称为瘀血疗法。拔罐疗法具有温经散寒、活血通络、平衡阴阳、扶正祛邪等作用，从而具有促进疾病康复的作用。

一、操作方法

1.火罐法　利用燃烧时火焰的热力，排去空气，使罐内形成负压，将罐吸附于皮肤表面。具体操作方法是将酒精棉球或小纸片点燃后，投入罐内，趁火旺时迅速将罐扣于应拔的穴位或部位上；或用镊子夹着点燃的酒精棉球、小纸片等，或将蘸有少许酒精的纱布缠绕于粗铁丝上点燃，一手握罐，将燃烧物伸入罐内一闪即出，迅速将罐扣于应拔的穴位或部位上。常用于风湿性关节炎、肩周炎、腰背肌肉劳损、感冒、发热等。

2.水罐法　利用水热排出罐内空气，使罐内形成负压，将罐吸附于皮肤表面。具体操作方法是将竹罐放入水中或药液中煮沸 2~3 分钟，然后趁热迅速将竹罐扣于应拔穴位或部位上。

3.抽气罐法　利用注射器或其他抽气装置抽走罐内空气，使罐内形成负压，将罐吸附于皮肤表面。

二、注意事项

1.选择正确的吸拔部位或穴位，一般以肌肉丰满、皮下组织丰富、毛发稀少的部位为宜。

2.适当控制留罐时间，一般对于疼痛性疾病需留罐 10~30 分钟，如坐骨神经痛等；对于麻痹性疾病需留罐 5~10 分钟，如坐骨神经麻痹等。

3.应用火罐法时注意用火安全，不要烧伤被照护者皮肤；使用水罐法时注意甩净罐上的热水再拔罐，避免烫伤被照护者皮肤。

第五节　刮痧疗法

刮痧疗法是指应用光滑的硬物器具或手指、瓷匙、古钱、玉石片等，蘸上食油、凡士林、白酒或清水，在人体表面特定部位反复进行刮、挤、揪、捏、刺等物理刺激，造成皮肤表面瘀血点、瘀血斑或点状出血，通过刺激体表皮肤及经络，改善人体气血流通状态，从而预防疾病及促进机体康复。刮痧的基本原理是通过外力压迫，造成特定部位的血管扩张和毛细血管出血，达到加速血液循环等治疗目的，属于向外排泄的一种中医疗法。

一、治疗原则

1.辨证施治　详细深入地了解和分析疾病外在表现的各种症状，选择适当的操作方法以缓解、治疗疾病。

2.三因治宜　根据季节、地区和被照护者的体质、年龄等因素的不同而制订相应的治疗方法。如婴幼儿及老年人，刮拭手法用力宜轻，青壮年刮拭手法则宜稍重，时间稍长。

二、操作方法

刮痧法分为直接刮法和间接刮法两种。

1.直接刮法　指在施术部位涂上刮痧介质后，用刮痧工具直接接触被照护者皮肤，在体表的特定部位反复进行刮拭，至皮下呈现痧痕为止。操作时手持刮痧板，蘸上润滑剂，然后在被照护者体表的一定部位按一定方向进行刮拭。刮痧时要求用力要均匀，一般采用腕力，同时要根据被照护者的病情及反应调整刮动的力量，用于感冒发热、咳嗽气喘、腰背肌肉劳损等。

2.间接刮法　是指先在被照护者将要刮拭的部位放一层薄布，然后再用刮拭工具在布上刮拭。此法可保护皮肤，用于儿童、年老体弱、高热、中枢神经系统感染、抽搐及某些皮肤病被照护者。

三、注意事项

1.刮痧手法要用力均匀,力度适中,以能忍受为度,达到出痧为止,不为出痧而出痧,不可一味追求出痧而用重手法或延长刮痧时间,出痧多少受多方面因素影响。一般情况下,血瘀者出痧多,实证、热证出痧多,虚证、寒证出痧少;服药过多者,特别是服用激素类药物者不易出痧,肥胖者与肌肉丰满的人不易出痧,阴经较阳经不易出痧,室温低时不易出痧。

2.刮痧不能过于频繁,一般要间隔5~7天。婴幼儿及老年人刮痧手法用力宜轻。

3.大面积刮完痧后,最好24小时禁食,饥饿时喝点红糖水或进食少量清淡饮食。

4.刮痧一般不会与同为由内而外泄的拔罐同时使用,不可进行艾灸操作,因为艾灸的原理是从外到内对人体进行温补。

第六节　传统功法

传统功法是指具有中国传统特色的运动锻炼形式,通过练意、练息、练形,以调养被照护者的精、气、神,进而促使其身心康复的一类方法。通过形体的运动和气息的练习,起到舒畅气机、伸展肢体、祛除病邪、强筋健骨、宁神定志、激发潜能等功效,从人体生命活动的三大要素精、气、神三个方面进行修习,达到人体身心状态的和谐。

传统功法一般分为练形为主和调息为主两种运动方式。练形为主的运动主要有五禽戏、八段锦、太极拳、少林内功等;调息为主的运动主要有松静功、内养功、保健功等。

一、五禽戏

五禽戏是三国时期著名医家华佗模仿五种动物虎、鹿、熊、猿、鸟的动作编制而成,又称五禽气功、五禽操、五禽术。

五禽戏以五行、藏象、气血、经络等理论为指导,取导引、气功、吐纳之所长,把练形、练气、练神揉合在一起,动作简朴而协调。五禽戏随其模仿禽兽的动作不同,意守、调息、动形的部分也有所不同,所起的作用也不同。因此,练习此法,无病之时,可以五戏皆为,全面锻炼以健身;有病之时,可有针对性地选择一禽之戏,重点锻炼以康复疾病。五禽戏的动作,可以弥补人们在日常生活和劳动中活动不到的部位,使之改善机体各部分功能,起到疏通经络、调和气血、排除废物、吐故纳新的作用,可以促进新陈代谢,增强人体自然抗病能力,达到防病治病的目的。因此,五禽戏是中老年人防老抗衰和老年病康复的理想运动项目。

二、八段锦

八段锦是古人创编的由八节不同动作组成的一套医疗、康复体操，据考证到宋元时期才形成完整的术势。锦字形容贵重而艳色鲜美之丝绸，比喻此功法，除其健身康体作用外，尚有健美之意。

八段锦功法动作简单，功效全面，能加强臂力和下肢力量，发达胸部肌肉，防治脊柱后凸和圆背等不良姿势。调形和调息结合，行气活血，调和营卫，通畅气机，调养脏腑，舒展筋骨，是适合中老年人及肌肉不发达或身姿不正的青少年锻炼的保健操。

三、太极拳

太极拳是气功与拳术相结合的术势，源于古代导引术，成于明末清初，现代作为一种健身术广泛流行于民间。

太极拳的特点是动作圆柔、动中有静、静中有动、刚柔相济、内外结合、阴阳相贯、如环无端，具有循经顺气、舒筋活血、强身壮体、平调阴阳之功效。太极拳的练习可以使脊柱周围的软组织和韧带保持旺盛的血液循环，减少、推迟骨质和韧带的硬化、钙化，阻止退行性病变的发生。此外，长期练习太极拳还可以改善机体的新陈代谢，提高消化功能，增强免疫能力，调节血压、血糖、血脂。

练习太极拳时要注意：用意识引导动作，把注意力集中到动作上；注意放松，不用拙力，动作舒缓自然；上下相随，周身协调；分清虚实，重心稳定；保持呼吸顺畅，呼吸与动作自然配合。

四、易筋经

易筋经相传为南北朝时期达摩和尚创造，并从少林寺流传出来的一种动功。"易"是变易、改变之意，"筋"是筋骨、肌肉之意。本法的主要作用就是锻炼筋骨，使之柔韧。易筋经的动作要领是动静相谐、松紧结合、刚柔相济。其特点是全身自然放松，动随意引，意随气行，紧密配合呼吸，全身进行静止性用力，通过意念、气息来调节肌肉、筋骨的紧张力。经常练习易筋经，可以使人精神饱满、食欲增强、性能力旺盛，还可以消除腹部过多脂肪，强腰固肾，解除腰腿酸痛，使步履稳健有力。

五、松静功

松静功又名放松功，是古代用于修身养性的一种静坐功法。此功法是以意念调控，松弛机体，密切结合调息的一种静功锻炼方法。松静功的特点是练气与练意相结合，采用放松的基本方法，通过默念"松静"二字，用意识导引全身放松为主，从而达到安定心神、调和气血、疏通经络、增强体质以康复心身的目的。常人练习此法，可以增强体质、消除疲劳、缓解紧张，特别是对那些情绪急躁、思想不易入静的人有良好的调节情绪、宁静思想的保健效果。对于一些慢性病，如高血压、风湿病、胃肠病、青光眼、失眠、哮喘、肌肉痉挛、眩晕、喘咳等有良好的康复和治疗作用。

六、内养功

内养功是一种以调息为主的静功，它的特点是通过特定的姿势，以及呼吸和意念的调练，实现形体松适、呼吸调和、意念恬静等的状态。在保持精神与机体松弛的状态下，用意念导引进行不同种类的呼吸锻炼，使腹腔内压产生周期性变化，从而活跃腹腔血液循环，促进胃肠蠕动，从而起到静心宁神、培育正气、平衡阴阳、调和气血、疏经活络、协调脏腑等作用。对神经系统、呼吸系统和消化系统有较为显著的保健作用，对精神不安、情绪急躁、宗气不足、胃肠虚弱之人有一定的治疗作用。

第七节 情志疗法

情志疗法主要是指以语言、举止或事物等为手段，通过对被照护者感受、认识、情绪、行为等的影响，改善和消除其病态心理，促使其身心康复的一类方法。中医理论把人的形体与精神看成是一个有机的整体，形是神的物质基础，神是形的主宰，形损可伤及神，神伤也可损及形，形全有利于神复，神复也可促进形全。因此，情志疗法对于情志疾病、身心疾病的康复具有重要意义，而且对于外伤、病后所形成的形残和顽疾沉疴等的康复也有重要的作用。

一、治疗原则

1. 合理用情 情志是人对感受到的事物是否符合自身需求而产生的内心体验与意志过程。因此，在使用情志疗法时要注意根据被照护者的病情选择合理的情志来进行调节，否则可能会适得其反。

2. 医患配合 在中医情志疗法中，最主要的实施形式就是被照护者的自我心理调节，如自我发泄、自我暗示、自我宽慰等。因此，需要被照护者密切与医生配合，按照医生的指导去做，才能够起到康复疗效。

3. 防重于治 中医治疗体系中非常重视"治未病"，即在疾病尚未完全发生之前就开展治疗活动。情志疗法尤其需要未病先防，如增强被照护者的心理素质和抵御心理问题的能力。

二、操作方法

1. 情志相胜法　在正确判断被照护者不同性质的情志病的基础上，根据五行相胜理论，归纳演绎出不同情志之间的相互关系，进而利用各种手段（语言、行为、声响等），使被照护者产生可以克制其病态情绪的另一种情绪变化，以达到促使由病态情绪所导致的疾病康复的目的。情志相胜的规律是悲胜怒，恐胜喜，怒胜思，喜胜忧，思胜恐。

2. 疏导疗法　通过交谈，用浅显易懂的道理，分析病因，解释病情，诱导被照护者发泄心中委屈或怨愤，以此来缓解或解除不良心理状态的疗法。

3. 顺情疗法　顺从被照护者的某些意愿，满足其一定的身心需求，以改善其不良情感状态，纠正其身心异常的疗法。对于那些由于条件所限，或因个人过分压抑、胆怯、内向，愿望无法达成而致心身病症的被照护者来说，尤为适合。

4. 暗示疗法　是通过语言或行为，让被照护者（受暗示者）接受并相信其说理或所做之事，借此影响到被照护者的心理及生理功能，使其主动树立某种信念，或改变其情绪和行为，从而促进被照护者身心康复的一种方法。暗示疗法是一种重要的心理疗法，在康复医疗中，对不少疑难病症，常可收到意想不到的效果。

5. 行为疗法　又称行为矫正疗法或行为心理疗法。它是根据学习的理论和奖惩的原则，对被照护者进行反复训练，进而达到矫正其不良行为或恢复其功能障碍目的的一种方法。病态行为及某些功能障碍是在生活中，特别是在心理创伤的体验中逐渐经条件反射固定下来的，因而，通过再学习，形成新的条件反射，就能够纠正病态行为或恢复功能障碍，促使身心康复。

6. 娱乐疗法　指选择性地利用具有娱乐性质的活动，调节被照护者神情，锻炼被照护者形体的一种康复方法。娱乐疗法可以引起心理愉悦，直接或间接地改善生理功能，达到提高生命质量或生存质量的目的。

第八节　饮食疗法

中国人讲究"药食同源"，提倡通过饮食调节来防治疾病、养生延年。饮食疗法是在中医理论指导下，有目的地选择有关饮食，或将食物与药物配合制成药膳来治疗或辅助治疗疾病，以帮助被照护者康复的治疗方法。饮食的最基本的作用就是对人体的滋养作用。饮食进入人体后，成为水谷精微而滋养人体的脏腑、经脉、筋骨、肌肤等。

一、治疗原则

1. 平衡阴阳、协调整体平衡　对于被照护者而言，需要补偏救弊，恢复整体阴阳的动态平衡。因此，饮食疗法必须围绕调整阴阳、协调整体平衡，合理配置膳食。

2. 协调脏腑、注重脾肾　脏腑功能失调则会产生疾病，因此饮食疗法要注重协调脏腑之间、整体与局部之间的关系，恢复机体的生理平衡。同时，脾主精微物质的吸收，肾之阴阳能滋养五脏六腑之阴阳，因此，饮食疗法要注重脾肾。

3. 三因治宜　在治疗疾病时要根据季节、地区和被照护者的体质、年龄等因素的不同而制订相应的治疗方法，如，老年人饮食宜温热熟软，西北地区的人宜食温阳散寒或生津润燥的食物等。

二、分类及应用

1. 发散解表类　常用食物有生姜、葱、薄荷等，用于外感表证较轻者，方如生姜红糖水、葱姜粥等。

2. 祛痰止咳类　常用食物有雪梨、猪肺、萝卜、蜂蜜等，用于咳嗽气喘、痰饮等，方如止咳雪梨膏、杏仁猪肺粥等。

3. 消食导滞类　常用食物有山楂、萝卜、鸡内金等，用于消化不良、食欲不振，方如山楂萝卜粥、山楂鸡内金粥等。

4. 清热祛火类　常用食物有西瓜、绿豆、金银花等，用于热证或暑热伤津，方如西瓜番茄汁、冰糖绿豆粥等。

5. 温里散寒类　常用食物有干姜、茴香、肉桂、羊肉等，用于虚寒腹痛、慢性腹泻、痹证等，方如当归生姜羊肉汤、干姜粥等。

6. 活血化瘀类　常用食物有桃仁、桂皮、红糖、酒等，用于瘀滞腹痛、胸痛、痛经等，方如益母草煮鸡蛋、红枣木耳汤等。

7. 补益气血类　常用食物有大枣、花生、莲子、桑椹、扁豆、猪肝等，用于气血虚弱、神疲乏力、头晕心悸等，方如猪心枣仁汤、枸杞羊肾粥等。

8. 通经理气类　常用食物有陈皮、小茴香、豆蔻、佛手等，用于脘腹胀痛、胁肋胀痛等，方如豆蔻馒头、茴香粥等。

9. 平肝潜阳类　常用食物有猪脑、鳖肉、菊花等，用于眩晕头胀、烦躁易怒、失眠多梦，方如菊花肉片、天麻猪脑羹等。

10. 养心安神类　常用食物有猪心、大枣、龙眼肉、小麦、百合等，用于心悸怔忡、失眠多梦，方如百合粥、玉竹猪心等。

三、注意事项

1. 饮食有节，不可贪多，且要定时进食，保持规律。

2.合理搭配饮食，荤素各半，果蔬与水谷相间，避免饮食偏嗜。

3.饮食温度适中，不可过热或过凉，尤其夏天饮食不可贪凉，注意保护脾胃功能。

第九节 自然疗法

自然疗法是应用与人类生活有直接关系的物质与方法，如食物、空气、水、阳光、体操、睡眠、休息以及有益于健康的精神因素，如希望、信仰等来保持和恢复健康的一种科学。自然疗法强调充分运用自然资源和自然方式，激发人体自身防御疾病的能力，增强人体的正气，达到养生、保健、康复疾病的目的。

一、沐浴疗法

沐浴疗法是利用水、日光、空气、泥沙等天然物理因子，使其作用于体表，通过这些物理因子的理化作用，达到锻炼身体、防病健身、康复功能等目的的方法。

1.温泉浴　在我国，用温泉浴治病已有两千多年的历史，具有很好的保健和辅助治疗作用。

（1）作用：泡温泉不仅能够减轻身体疲劳，舒缓精神压力，还可以温经通络、祛寒舒筋、畅通气血。

①物理作用：水的机械浮力与静水压力，可以起到按摩、收敛、消肿、止痛的作用；温泉水不是简单的热水，泉水的温热可使毛细血管扩张，促进血液循环。

②化学作用：温泉水中大多含有硫化氢、二氧化碳、氡等，以及铁、锂、硼等微量元素，还含有大量阴、阳离子，这些特殊物质都会对人体的健康起相应的作用。泡温泉后，水中的部分化学物质会被人体皮肤吸附，因而改变皮肤酸碱度，温泉水中的化学物质也会轻度刺激人的神经、内分泌及免疫系统。

（2）适应证

①皮肤病：银屑病、神经性皮炎、湿疹、荨麻疹、皮肤瘙痒症、过敏性皮炎、脂溢性皮炎、鱼鳞病、痤疮、结节性红斑、结节性痒疹。

②肌肉、关节疾病：风湿及类风湿性关节炎、肥大性关节炎、坐骨神经痛、强直性脊柱炎、肩关节周围炎、腰肌劳损、棘突炎、外伤后遗症、骨折后遗症、半月板损伤、软组织损伤、各种肌肉萎缩等。

③神经系统疾病：肋间神经痛、脑外伤后遗症、脊髓前角灰白质炎、脊髓侧索硬化症、末梢神经炎等。

④消化系统疾病：慢性胃炎、慢性胆囊炎、慢性肝炎、慢性结肠炎、溃疡病、胃肠功能紊乱、习惯性便秘、胆结石等。

⑤循环系统疾病：早期高血压、早期冠心病、血栓性静脉炎等。

⑥泌尿系统疾病：慢性肾盂肾炎、泌尿系结石。

⑦呼吸系统疾病：慢性气管炎、轻度肺气肿和支气管哮喘。

⑧其他：神经官能症、肥胖病、糖尿病、妇科病等。

（3）禁忌证：溃疡病出血期、急性传染病、严重糖尿病、晚期高血压、严重的心功能不全、肝硬化、肿瘤、心肌炎、心力衰竭、心肌梗死急性期、脑血管疾病急性期、肝或肾功能不全、精神病、癫痫、癔病、活动性肺结核、恶性贫血、孕妇、皮肤过敏等。

（4）注意事项：①空腹或吃太饱不宜温泉浴，切忌酒后泡温泉，泡温泉与吃饭时间至少应间隔1小时，疲劳时亦不宜进行；②年老体弱者在温泉浴后偶尔会发生虚脱晕倒，若感到头晕、心悸，应立即出浴；③注意个人卫生，以防疾病交叉传染；④青年男子不宜过多进行温泉浴，因为水温提高了阴囊和附睾的温度，可影响精子的产生和成熟；⑤老年人进行温泉浴时要特别注意安全，水温不宜过高，时间不宜过长，池水不宜过深，以半身为宜；⑥温泉不宜长时间浸泡，否则会有胸闷、口渴、头晕等现象；⑦进行温泉浴之前，最好先了解温泉的种类，根据自身体质、条件进行选择，避免给身体带来伤害。⑧泡温泉后要注意补充水分。

2. 泥浴　用各种加热后泥类物质作为媒介，敷在人体一定部位上，将热传递至体内，以达到治疗疾病的目的。

（1）作用

①物理作用：包括温热作用及机械作用。温热作用是泥浴治疗疾病的主要作用，与皮肤接触时向机体缓慢传热，同时具有一定的抗剪强度、黏滞度，与皮肤接触时，能对机体产生一定压力。

②化学作用：治疗泥中的各种盐类、有机物质、胶体物质、气体、维生素等被机体吸收或吸附在体表，刺激皮肤或黏膜，对机体产生一定的化学作用。

③其他作用：在某些治疗泥中，还含有放射性物质，对机体会产生放射性辐射电离作用；有的含有抗菌物质，具有抗菌作用。

（2）适应证：风湿性关节炎（应在急性期过后6个月开始应用泥浴治疗）、慢性脊柱炎、骨折愈合缓慢、骨髓炎、肌炎、腱鞘炎、滑囊炎、神经炎、多发性脊髓神经根炎、神经痛、周围神经系统疾病与周围神经外伤后遗症、营养性溃疡、脊髓和脊髓膜外伤后遗症、脊髓灰质炎恢复期和后遗症、静脉曲张、周围静脉炎、栓塞性静脉炎、外伤后的瘢痕、痉挛、慢性胃炎、慢性肝炎、慢性前列腺炎、慢性附睾炎、盆腔炎、卵巢功能不全、慢性鼻窦炎、慢性中耳炎。

（3）禁忌证：肺结核及其他结核病、心力衰竭、动脉瘤、脑动脉硬化、肾性高血压、重症哮喘、衰弱和全身性消耗性疾病、肿瘤、出血倾向、甲状腺功能亢进症、糖尿病、白血病、恶性贫血、治疗部位急性炎症和湿疹等。

（4）注意事项：①泥浴前要休息充分，切勿在空腹或酒醉后进行；②入浴前应该进行必要的体检，如测体温、脉搏、血压、体重等；③泥浴中可以用冷毛巾敷头部，如果出现头晕、恶心、大汗等身体不适症状，要立即停止泥浴；④在泥浴的当天应该避免剧烈运动和强烈的日光浴；⑤出浴后要注意休息，多喝一些能够补充糖分和盐分的饮料，进食高蛋白、高热量的食物。

3.沙浴　用清洁的干海沙、河沙，加热后作为介质向机体传热以达到治疗疾病的目的。沙浴对于治疗风湿性关节炎、运动系统疾病有非常好的疗效。

（1）作用：沙浴作用于人体，表现为热疗、磁疗和日光浴的综合效应。它可促进血液循环，增强新陈代谢，有明显排汗作用，有利于渗出液的吸收和瘢痕的软化，还可加快胃肠蠕动和骨组织的生长。

（2）适应证：扭伤、撕裂伤、骨折、关节炎、神经痛、神经炎、盆腔炎、佝偻病、肥胖症、慢性肾炎等。

（3）禁忌证：较严重器质性病变、急性炎症、心力衰竭、虚弱、高热、肿瘤、肺结核、出血倾向、月经期、孕期、体质极度虚弱等。

第三部分

生活照料

第一章 被照护者生活照料的需求及服务内容

一、老年人的生活照料需求

老年人的生活照料需求主要包括日常生活照料、健康管理、心理关爱、社交活动、安全的需求、尊重的需求等方面。

1. 日常生活照料　老年人由于身体机能下降，生活自理能力减弱，需要得到家庭和社会的帮助，包括饮食、排泄、洗浴、穿衣、用药等方面。

2. 健康管理　老年人容易患上各种慢性病，需要定期进行体检、服药、康复训练等健康管理。

3. 心理关爱　老年人由于退休、子女离家等原因，容易产生孤独、无助等心理问题，需要家庭和社会的关爱。

4. 社交活动　老年人需要参加各种社交活动，与同龄人交流，增加生活乐趣，提高生活质量。

5. 安全的需求　防止老年人跌倒、噎食、误吸，保证安全。

6. 尊重的需求　运用沟通技巧，维护老年人的自尊，保护老年人的隐私。

二、被照护者的生活照料服务内容

1. 被照护者的营养与膳食　掌握人体所需的膳食营养与能量（一般营养知识）：被照护者的营养要求（高蛋白、高维生素、低嘌呤、低盐等），特殊饮食照料（流质、半流质、鼻饲），以及常见疾病的饮食安排（高血压、高胆固醇、高血脂、糖尿病等）。

2. 被照护者常见疾病症状　常见慢性疾病，如糖尿病、高血脂、痛风等；常见呼吸系统疾病，如肺炎、感冒等；常见心血管系统疾病，如高血压、冠心病、心绞痛等；常见消化系统疾病，如腹泻、便秘等；常见泌尿系统疾病，如失禁、尿潴留等。

3. 被照护者的生活照护　负责被照护者的饮食照料、排泄照料、睡眠照料、清洁卫生照料、环境管理、移动及被照护者的标本获得（血压、血糖等）。

4. 失智老年的特别护理　了解失智老年人的心理和行为病症，失智老年人行为问题的处理（游走、健忘）及情绪问题的处理，并对失智老年人自理能力进行训练。

5.居家老年人的急救与初步处理　负责老年人外伤的应急处理（烫伤、止血、触电等）、跌倒后的初步处理（骨折、脱臼、扭伤等）、中毒后的初步处理、异物卡喉的初步处理（噎食、异物等）、痰液阻塞的初步处理、脑卒中的初步处理、心脏骤停的初步处理（心肺复苏）等。

6.被照护者的身体康复与运动锻炼　负责被照护者的物理治疗、作业治疗、言语治疗、康复游戏、常见康复辅具的使用（助行器、轮椅、助餐工具等）。

7.被照护者的精神慰藉　掌握一定的沟通技巧，学会排解压力的方法。

8.其他生活照护服务　例如，助餐、助浴、助洁、助医、助急五助服务，为被照护者提供剪指甲等服务。

三、被照护者的生活照料服务要求

1.居室做到清洁、整齐，空气清新无异味。

2.根据被照护者的生理、心理特点提供优质的服务。

3.按服务计划提供服务，完成率为100%，压疮发生率为0，被照护者和监护人满意率≥90%。

第一章 环境管理

第一节　环境与健康

人类的健康与环境息息相关，人类的一切活动离不开环境，并与之相互依存、相互作用。良好的环境可以帮助被照护者康复，恶劣的环境条件和人为的环境破坏对人类健康构成很大威胁。

一、环境的含义

环境是人类进行生产和生活活动的场所，是人类生存和发展的基础。环境对支持人类生存及其活动十分重要，机体与环境不断进行着物质、能量和信息的交换和转移，使机体与周围环境之间保持着动态平衡。

二、环境的分类

环境是人类生存或生活的空间，人类的环境分为内环境和外环境。内环境包括生理环境和心理环境。外环境包括自然环境和社会环境。

人的生理环境、心理环境、自然环境和社会环境之间相互影响、相互制约，无论生理、心理、自然或社会环境中任何一个方面有问题，都可能影响一个人的健康。例如，环境污染可能导致疾病，因疾病住院可能导致心理的变化。人是复杂的个体，而且生活在复杂的环境中，有些生理方面的疾病会产生心理问题，反之，心理问题也可能最终导致生理疾病。

第二节 居住环境

一、居住环境的要求

居住环境是影响被照护者身心舒适和康复的重要因素，应尽力为被照护者创造一个安静、整洁、舒适、安全的环境。

（一）病床的设置

1. 被照护者应睡单人床，床头靠墙，但不宜面对窗口，以免冷风直接吹向被照护者。

2. 被照护者宜睡木板床或专用护理床，一般床高 60 cm，宽 90 cm，长 2 m，床垫尽量柔软平整，床单保持整洁，如果被照护者长期卧床不起、大小便失禁，或伤口经常有脓血流出，应在褥面上铺好橡皮单或一次性中单，同时选用轻而柔软的盖被，最好用开口被套，便于换洗。

3. 枕头应稍大些、柔软些，夏季加用枕席，枕套要经常换洗，保持清洁。

（二）安静

被照护者在治疗、休养、康复过程中需要安静的环境，噪音会影响被照护者的情绪，干扰被照护者休息，导致睡眠功能紊乱。因此，在为被照护者服务时，要做到四轻：说话轻、走路轻、操作轻、关门轻，为被照护者营造一个安静的休息环境。

（三）整洁

1. 居家环境 物品摆放以符合要求并方便使用为原则。为被照护者服务后，应及时撤去用物，及时清除排泄物。

2. 被照护者 口腔、皮肤、头发要保持清洁，被服、衣裤要定期更换。

3. 照护师 工作人员应仪表端庄，服装整洁大方。

（四）舒适

1. 温度 注意调节室内的温度。在适宜的室温下，被照护者可感到舒适，能减少能量消耗，利于散热。室温过高、过低都会引起被照护者的不适。室内可备温度计，以便了解室温的变化。室内温度一般以 18~22℃ 为宜。根据温度变化及时为被照护者增减衣服和被褥。

2. 湿度 室内相对湿度一般以 50%~60% 为宜。湿度过高或过低都会给被照护者带来不适感。当湿度过高时，蒸发作用减弱，可抑制出汗，被照护者可能会感到潮湿、气闷，尿液排出量可能增加。湿度过低时，空气干燥，人体蒸发大量水分，可引起口干舌燥、咽痛、烦渴等表现，对呼吸道疾患或气管切开的被照护者尤为不利。冬天室内干燥，可使用加湿器调节。

3. 通风　通风可保持室内空气新鲜，并可调节室内的温湿度，从而促进皮肤的血液循环，刺激汗液蒸发及热量散失，增加被照护者的舒适感。呼吸道疾病的传播，多与空气不洁有关。通风是降低室内空气污染的有效措施，它能在短时间内置换室内空气，从而降低空气中的微生物的密度。一般情况下，每日开窗通风 2 次，每次 30 分钟。开窗通风时注意给被照护者保暖，避免着凉。

4. 光线　病室的采光有自然光线和人工光线两种。日光是维持人类健康的要素之一。白天应拉开窗帘，使被照护者能够得到日光的照射，根据被照护者的情况，可以协助被照护者到户外适当活动，在接受日光照射时，应避免阳光直射被照护者的眼睛，以免引起目眩，午睡时应用窗帘遮挡光线。人工光源常用于满足夜间照明、特殊检查、治疗、护理所需，其光线的强弱根据需求进行调节，如夜间睡眠时，应采用地灯或罩壁灯，使被照护者易于入睡。

（五）安全

采取各种措施，预防和消除一切不安全因素。

1. 避免物理性损伤　包括避免机械性损伤（跌倒、撞伤等）、温度性损伤（烫伤、烧伤、灼伤、冻伤等）、压力性损伤（压疮、气压伤等）及放射性损伤等。

2. 避免化学性损伤　包括避免由于药物剂量过大、浓度过高、用药次数过多、用药配置不当等引起的损伤。

3. 避免生物性损伤　包括避免微生物及昆虫等对被照护者所造成的损害。各种病原微生物侵入人体易致感染，甚至威胁生命。昆虫叮咬不仅严重影响被照护者的睡眠和休息，还可导致过敏性损伤，更严重的是传播疾病，故应采取有效措施，预防生物性损伤。如，严格执行消毒隔离制度，有效地消灭蚊蝇等害虫。

4. 避免"医源性"损伤　包括避免由于照护师语言及行为不慎，给被照护者造成的生理或心理上的伤害。

二、被照护者社会环境的调控

人际关系

人际关系是在社会交往过程中形成的、建立在个人情感基础上的彼此为寻求满足某种需要而建立起来的人与人之间的相互吸引或排斥的关系。人际关系在社会环境中起着重要的作用，它可以直接或间接地影响被照护者的康复。

人们患病时通常会伴随着情绪及行为上的变化，当事人往往会感到害怕、焦虑、孤独、烦躁不安。在日常活动中与他人接触，能带给个人满足感和价值感，但当被照护者因病无法参与日常活动时，常常会有挫折感，缺乏自信心。因此，在为被照护者提供护理照顾时，既要考虑到被照护者的生理需要，同时也要考虑到被照护者的心理、社会方面的需要。

1. 康复照护师与被照护者关系　指在康复照护工作过程中，康复照护师与被照护者之间产生和发展的一种工作性、专业性和帮助性的人际关系。康复照护师与被照护者之间良好的关系有助于被照护者身心的康复。因此，康复照护师在具体的护理照料过程中，要做到不分民族、信仰、性别、年龄、职业、职位高低、远近亲疏，均一视同仁。一切从被照护者的利益出发，满足被照护者的身心需求，尊重被照护者。被照护者则应该尊重照护师的职业和劳动，在照料中尽力与照护师合作，以充分发挥照料措施的效果，早日康复。

（1）语言：在照护师与被照护者之间，语言是特别敏感的刺激物，它能影响人的心理及整个机体状况乃至人的健康，成为生理和心理的治疗因素，是心理护理的重要手段。在照料过程中，照护师应善于应用语言，通过恰当的交谈，发挥语言的积极作用，帮助被照护者正确认识和对待自身的疾病，减轻消极情绪，帮助被照护者肯定自己的价值并维护被照护者的自尊。正确使用语言的目的是建立良好的照护师和被照护者的关系，让被照护者感到照护师的诚恳、友善，赢得对方的信任。

（2）行为举止：行为是人在思想支配下的活动，是思想的外在表现，也是人际间思想交流的另一种方式。

2. 在照护过程中，照护师的行为受到被照护者的关注，因此，照护师的仪表和神态应该庄重、沉着、热情、关切、机敏、果断，操作时要稳、准、轻、快，从行为举止上消除被照护者的疑虑，带给被照护者心理上的安慰。

（1）情绪：照护师在工作中的情绪对被照护者有很大的感染力。照护师的积极情绪可使被照护者乐观开朗，消极的情绪会使被照护者变得悲观焦虑。因此，照护师要学会控制自己的情绪，时刻以乐观的心态去感染被照护者，为被照护者提供一个舒适、安全、优美、愉悦的心理环境。

（2）工作态度：严肃认真、一丝不苟的工作态度可使被照护者获得安全感、信赖感。照护师通过自己的工作态度来取得被照护者的信任非常重要。被照护者是一个完整、独特的个体，在进行照料活动时，不管被照护者的年龄、信仰、文化背景、过去的经历、价值观等如何，其都应被尊重。

第二章

清洁照料

清洁是人的基本需求之一，是维持和获得健康的重要保证。清洁可清除微生物以及其他污垢，防止细菌繁殖，同时可使人感到愉快、舒适。因此，照护师要熟练掌握各项清洁技术，并在清洁过程中，注意观察被照护者的全面状况，以保证被照护者的安全。

被照护者的清洁卫生内容包括口腔清洁、头发清洁、皮肤清洁、会阴清洁、压疮照料。照护师在为被照护者提供卫生护理时，需与被照护者密切接触，有助于建立照护师和被照护者之间的友好关系。同时，照护师在照料过程中应尽可能确保被照护者的独立性，保护被照护者的隐私，尊重被照护者，保证被照护者的身心舒适。

第一节 口腔清洁

口腔是病原微生物侵入人体的主要途径之一，口腔中的温度、湿度、食物残渣，非常适宜微生物的生长繁殖。因此，应帮助被照护者做好口腔清洁，防止口腔感染及并发症的发生。

一、口腔清洁的目的

1.协助被照护者完成自我口腔清洁，预防口腔感染等，常用于高热、昏迷、手术后、口腔疾病、生活不能自理的被照护者。

2.防止口臭、口垢，促进食欲，保持口腔正常功能。

二、口腔清洁的方法

（一）漱口法

1. 准备工作

（1）物品：漱口水、水杯1个、吸管1根、毛巾1条、弯盘或小碗1个，必要时准备润唇膏1支。

（2）照护师：穿着整齐，洗净双手。

2. 沟通　向被照护者解释操作的目的及注意事项，以取得被照护者的配合。

3. 操作步骤

（1）体位摆放：①协助被照护者侧卧位，抬高头胸部，面向照护师；②将毛巾铺在被照护者颌下及胸前部位，弯盘置于被照护者口角旁；③被照护者卧床漱口时，口角边垫好毛巾，避免污染被服。

（2）协助漱口：水杯内倒入2/3满漱口水，递到被照护者口角旁，直接含饮或用吸管吸引漱口水至口腔后，闭紧双唇。用一定力量鼓动颊部，使漱口水在牙缝内外来回流动冲刷。吐漱口水至口角旁的弯盘或小碗中，反复多次直至口腔清洁。用毛巾擦干口角水痕，必要时涂抹润唇膏。

4. 整理用物

（1）将用后的物品，清理并放回原处。

（2）洗手。

（二）刷牙法

1. 准备工作

（1）物品：牙刷、牙膏、水杯1个、毛巾1条、弯盘或小碗1个、吸管1根、必要时准备润唇膏1支。

（2）照护师：穿着整洁，洗净双手。

2. 沟通　向被照护者解释操作的目的及注意事项，以取得被照护者的配合。

3. 操作步骤

（1）体位摆放：协助被照护者坐起或侧卧，面向照护师。取毛巾围在被照护者颌下及胸前部位，置弯盘或小碗于口角旁。

（2）指导刷牙：牙膏挤在牙刷上，水杯中盛2/3满的水。递给被照护者水杯及牙刷，嘱被照护者身体前倾，先漱口，刷牙齿的内、外面时，上牙应从上向下刷，下牙应从下向上刷，咬合面应从里面向外旋转着刷，刷牙时间不少于3分钟。

（3）协助漱口：刷牙完毕后协助被照护者漱口，用毛巾擦净被照护者口角水痕。

4. 整理用物

（1）将用后的物品，清理并放回原处。

（2）洗手。

第二节　头发清洁

头皮分泌大量皮脂、汗液，与灰尘混合黏附于毛发、头皮上形成污秽。头发不洁易产生头发瘙痒，散发难闻气味，还可导致脱发和其他皮肤疾患。因此，头发的清洁非常必要。

一、头发清洁的目的

1. 按摩头皮，促进头皮血液循环。

2. 去除头皮屑和污物，保持头发的整洁，减少感染机会。

3. 使被照护者舒适、美观，保持良好的心态，促进身心健康。

二、床上洗头的方法

（一）准备工作

1. 照护师准备　服装整洁，洗手。

2. 被照护者准备　协助被照护者平卧于床上。

3. 环境准备　关闭门窗，冬季调节室温至 22~26℃。

4. 物品准备　洗头器 1 个、毛巾 1 条、洗发液 1 瓶、暖瓶 1 只、棉球 2 个、纱布 1 块、水壶 1 个（盛装 40~45℃的温水）、污水桶 1 个，必要时备吹风机一个。

（二）评估和解释

1. 评估　被照护者身体状况，疾病情况，是否适宜床上洗头。

2. 解释　向被照护者解释操作的目的，取得被照护者合作。

3. 操作步骤

（1）放置洗头器：撤去枕头，在被照护者颈肩部围上毛巾，头下放置简易洗头器，洗头器排水管置于污水桶中。

（2）床上洗头准备：将棉球塞于被照护者耳朵内，防止洗发过程中水流入耳朵；用纱布盖于被照护者眼睛上，防止水溅于眼睛内。

（3）清洗头发：用水壶缓慢倾倒温水湿润被照护者头发，将洗发液倒入手掌中揉搓至有泡沫后，涂于被照护者头发上，双手十指指腹揉搓头发，按摩头皮（力量适中，由发际向头顶部揉搓）。随时观察并询问被照护者有无不适。一手持水壶缓慢倾倒温水，一手揉搓头发至洗发液全部被冲干净。

（4）擦干头发：取肩部毛巾包裹头部，撤去简易洗头器。擦干面部及头发，将枕头垫于被照护者头下。必要时用吹风机吹干头发，并将头发梳理整齐。

4. 整理用物

（1）协助被照护者取舒适卧位，整理床铺，清理用物。

（2）洗手。

（3）记录执行时间等。

第三节　沐浴

病情较轻，能够自行完成洗浴的被照护者可采用淋浴或盆浴。根据被照护者的需要和病情选择适当的洗浴方式，确定洗浴时间和洗浴频率，并根据被照护者自理能力适当予以协助。

一、目的

1. 去除皮肤污垢，保持皮肤清洁。

2. 促进皮肤血液循环，预防感染和压疮等并发症的发生。

3. 促进被照护者身体放松，增加被照护者活动机会。

二、操作步骤

（一）操作前准备

1. 准备

（1）照护师准备：服装整洁，洗手。

（2）被照护者准备：照护师协助被照护者坐到椅子或凳子上。

（3）环境准备：关闭门窗，冬季调节室温至22~26℃。

（4）物品准备：淋浴设施、毛巾1条、浴巾1条、浴液1瓶、洗发液1瓶、清洁衣裤1套、梳子1把、洗澡椅1把，必要时备吹风机一个。

2. 评估与沟通

（1）评估：评估被照护者身体状况，疾病情况，是否适宜沐浴。

（2）沟通：向被照护者解释操作的目的及注意事项，征得被照护者的同意。搀扶被照护者进浴室（或用轮椅运送）。

（二）操作步骤

1. 调节水温：先开冷水龙头，再开热水龙头（单个水龙头由冷水向热水一侧调节），调节水温至40℃左右为宜（伸手触水，温热不烫手）。

2. 协助洗浴：协助被照护者脱去衣裤（肢体活动障碍的被照护者应先脱健侧后脱患侧），协助被照护者坐于洗澡椅上，双手握住扶手。

3. 清洁洗头：叮嘱被照护者低头闭眼，用花洒淋湿头发，将洗发液揉搓至起泡沫后涂于被照护者头发上。双手十指指腹揉搓头发，按摩头皮（力量适中，由发际向头顶部揉搓），随时观察被照护者有无不适，用花洒将头发冲洗干净。

4. 清洁身体：用花洒淋湿被照护者身体，由上至下涂抹浴液，用花洒将全身冲洗干净。

5. 擦拭水分：用浴巾包裹被照护者的身体，用毛巾擦干头发。

6. 更换衣裤：协助被照护者穿衣裤（肢体活动障碍的被照护者应先穿患侧，后穿健侧），搀扶（或用轮椅转送）被照护者回床休息。

（三）整理用物

1. 清洗浴室，清洗毛巾。

2. 洗手。

3. 记录执行时间等。

三、注意事项

1. 沐浴应在进食1小时后进行，以免影响消化。

2. 嘱被照护者如在沐浴过程中感到虚弱无力、眩晕，应立即呼叫帮助。

3. 若被照护者发生眩晕，应立即将被照护者抬出，使其平卧并保暖，通知医生并配合处理。

四、健康教育

1. 指导被照护者经常检查皮肤卫生情况，确定沐浴的次数和方法。

2. 正确选择洗浴用品和护肤用品。

3. 指导被照护者沐浴时预防意外跌倒和眩晕等情况的方法。

第四节　压疮预防

压疮是由于身体局部组织长期受压，致血液循环障碍，局部组织持续性缺血、缺氧而导致局部组织的破溃和坏死。

一、压疮发生的原因

1. 被照护者长时间卧床不改变体位，使局部组织受压过久，导致血液循环障碍，常见于瘫痪、昏迷等。

2. 局部皮肤经常受潮湿、摩擦等物理性刺激，使皮肤抵抗力降低，常见于大小便失禁、床单皱褶不平、床上有碎屑等。

3. 使用石膏绷带、夹板时，衬垫不当，松紧不适当，使局部组织受压，造成局部血液循环不良。

4. 全身营养缺乏，如年老体弱、营养不良、长期发热及恶病质的被照护者。

二、压疮好发部位

压疮好发于受压和缺乏脂肪组织保护、肌层较薄或无肌肉包裹的骨隆突处，并与卧位密切相关。

1. 仰卧位　压疮好发于枕骨粗隆、肩胛部、肘部、脊椎体隆突处、骶尾部、足跟，尤其好发于骶尾部。

2. 侧卧位　压疮好发于耳廓、肩峰、肘部、髋部、膝关节的内外侧、内外踝。

3. 俯卧位　压疮好发于耳廓、面颊、下颌部、肩峰、乳房、肋缘突出部、男性生殖器、髂前上棘、膝部、脚趾。

4. 坐位　压疮好发于坐骨结节。

三、压疮的预防措施

预防压疮的关键在于消除发生压疮的原因，要求做到"六勤一好"，即勤观察、勤翻身、勤按摩、勤擦洗、勤整理、勤更换、营养好。

（一）避免局部组织长期受压

1. 定时翻身　翻身间隔的时间根据被照护者病情及局部皮肤受压情况而定，一般2小时翻身一次，如有需要时可1小时甚至30分钟翻身一次。翻身时要将被照护者的身体稍抬起再翻转或挪动位置，避免拖、拉、推等动作，防止擦破皮肤。有条件时可使用电动转床，帮助被照护者翻身。

2.保护骨隆突处和支撑身体空隙处　对易发生压疮的被照护者，可在身体空隙处垫软枕、海绵垫等。对易受压的骨隆突处，可用软枕、海绵垫等架空，以减轻对其的压力，但仍需经常为被照护者更换卧位。

3.正确使用石膏、夹板和绷带固定　对使用石膏、夹板和绷带等固定的被照护者，应随时观察局部皮肤和肢端皮肤颜色改变的情况。衬垫应柔软、平整、松紧适度。如发现石膏绷带过紧或凹凸不平，立即就诊及时调整。

（二）避免局部潮湿、摩擦和排泄物的刺激

1.被照护者半卧位时，应注意防止身体下滑。

2.保持床单和被服的清洁、干燥、平整、无皱褶，及时清理床上的渣屑，以免皮肤与碎屑及衣服、被单皱褶产生摩擦。

3.保持被照护者皮肤清洁、干燥。对大小便失禁、出汗及分泌物多的被照护者要及时擦洗、擦干皮肤，及时为被照护者更换清洁、干燥的衣裤和被服。

4.使用便盆时应协助被照护者抬高臀部，不可硬塞、硬拉，不可使用裂损的便器，以免擦伤皮肤。

（三）促进受压部位的血液循环

经常检查受压部位，经常用温水擦澡、擦背，适当按摩局部皮肤，以促进血液循环，预防压疮发生。

（四）改善机体营养状况

对易发生压疮的被照护者，在病情允许的情况下，应给予高蛋白、高维生素饮食，以增强抵抗力和组织修复能力。鼓励被照护者多进食，不能自理者应及时喂食、喂水，加强饮食护理，改善全身营养状况。

（五）操作程序

1.评估与沟通

（1）评估被照护者：评估被照护者的营养状态、躯体活动能力、全身状况（有无水肿，有无大小便失禁）、受压局部皮肤情况。

（2）沟通：对于能够有效沟通的被照护者，照护师应了解翻身情况，并向被照护者解释操作的目的和方法、注意事项等，取得被照护者的配合。

2.准备

（1）照护师准备：着装清洁，清洗并温暖双手。

（2）被照护者准备：被照护者卧床（平卧或侧卧），盖好被子。

（3）环境准备：关好门窗，光线充足，冬季室温调节至24~26℃，适合操作。

（4）物品准备：软枕数个、脸盆（盛温水）、毛巾、翻身记录单、笔，必要时准备床档。

3. 操作步骤

（1）再次沟通：对于能够有效沟通的被照护者，照护师应再次向被照护者解释操作的目的、翻身时需要配合的动作以及注意事项等，取得被照护者的配合。

（2）协助被照护者翻身：根据被照护者身体情况，协助摆放舒适体位。

①掀开被角，将被照护者近侧手臂放于枕边，远侧手臂放于胸前。

②将远侧下肢搭在近侧下肢上。

③照护师双手分别扶助被照护者的肩和髋部向近侧反转，使被照护者呈侧卧位。

④双手抱住被照护者的臀部移至床中线位置，被照护者面部朝向照护师。

（3）放置软枕：在被照护者胸前放置软枕，上侧手臂搭于软枕上。小腿中部垫软枕，保持体位稳定。

（4）检查背部、臀部皮肤：掀开被照护者背部盖被，检查背部、臀部皮肤是否完好。

（5）擦背，整理上衣：用温热毛巾擦净背部、臀部汗渍，拉平上衣。用软枕支撑背部，盖好被子。

4. 整理用物

（1）整理床单位：被褥平整干燥无皱褶，必要时加床档。

（2）洗净双手。

（3）记录翻身时间、体位、皮肤情况（如，潮湿，压红，压红消退时间，水疱破溃、感染等）。

（4）发现异常及时报告。

第四章 进食照料

第一节 选择合适的食物

一、进食的意义

进食可以使整个身体苏醒并活跃起来。在医院或养老院等机构中，医生或护理人员常会告诉被照护者等病好了就能从口进食了，在此之前只能靠点滴或鼻饲进食。但实际上，经口进食后身体才会快速好起来。

原因一是意识水平提高了。我们每天早晨仅睁开眼，还不能说是真正清醒了，要经过刷牙而刺激口腔、进食而活动口腔才逐渐清醒。主宰意识水平的是脑干网状结构上行激活系统，来自眼睛的视觉刺激、来自口腔的咀嚼及吞咽食物而产生的刺激等抵达脑干网状结构上行激活系统，就会使意识水平提高。给予鼻饲或点滴时，即使有足够量的营养抵达胃部，但脑干网状结构上行激活系统却几乎受不到刺激，因此意识水平不会提高。

原因二是内脏活跃起来了。食物的外观、香味、"吃饭啦"的召唤声、做饭的声音，以及由此产生的联想，均会促使唾液分泌。此外，咀嚼放入口中的食物，进而品尝其滋味，就更加促进了唾液分泌，唾液分泌促进了胃的活动，为开始进食准备分泌胃液。胃开始了活动，肝脏及胰脏也随之开始活动，接着肠道也产生了蠕动。总之，经口进食，食物进入胃肠时，会促使内脏整体活跃起来，这些脏器已做好消化吸收的准备。当食物摄入时，内脏就会活跃起来，营养就能有效地被吸收。使用鼻饲管或胃造瘘时，因不经口进食，所以口腔不分泌唾液，也就是在意识水平低下、内脏未做好消化吸收准备的情况下，突然注入营养物质，这样营养物质并不能被机体很好地吸收。

原因三是大脑活跃起来了。饭菜端来时就会飘来香味，来自鼻子的嗅觉刺激传入大脑的嗅觉中枢。准备用餐的声音及"吃饭啦"的召唤声通过耳传入颞叶的听觉中枢。

看到摆在桌子上的食物时，其视觉刺激就会传入枕叶的视觉中枢。琢磨着"要先吃什么呢？"而刺激了额叶。伸手拿食物放入口中后咀嚼、吞咽而刺激了额叶最上方的运动区和感觉区。此外，食物的味道传到味觉中枢，还想再吃的想法也会刺激到额叶。就这样，经口进食起到了使大脑整体活跃的效果。一日三餐，可以说如此每日重复的生活行为通过活跃大脑，改变了失能患者的精神状态。

原因四是大脑中支配运动、感觉的区域活跃起来了。经口进食，因咀嚼和吞咽而产生的感觉刺激，不仅传入脑干网状结构，还会抵达大脑顶叶的感觉区。支配咀嚼和吞咽的大脑相关区域中，支配从喉到舌、唇的相关区域占据了大脑中感觉区域的近30%，经口进食可刺激到这些部分。此外，用自己的手送到口中吃东西，就会活动手及肩部，使支配这些部位的脑区也受到了刺激。咀嚼及吞咽、自己动手进食时，会促使70%的大脑运动区域活跃起来。经鼻腔插入导管直接使营养物流入胃内的方法，即使能摄入必要的营养，但由于意识处在低下状态，也不会使大脑中的感觉区及运动区活跃起来。如每日3次自己进食的话，就会使大脑的感觉区及运动区的大部分活跃起来，脑部血流供应也会增加。

二、易于吞咽的食物

谈到适合失能患者的食物，人们往往会以为弄得越碎的食物越容易吞咽，但实际上过碎的食物容易塞到牙缝中，或残留在舌头上，非常不容易吞咽。摄入食物时需经过如下步骤：先用牙将食物咬碎（咀嚼），再在口中与唾液混合成小块食物，形成食团，送进咽喉，然后咽下去（吞咽反射）。根据出现问题的环节不同，其应对的方式也有所不同。如果是因为牙少、牙松动或牙龈的问题而难于咀嚼，就适合较碎（但是不可过碎）且松软的食物。如果是牙缺失或佩戴假牙，还有舌运动不好的被照护者，因不能将食物嚼碎并在口中形成食团，而吃捣碎的食物又容易造成憋呛，所以适合吃一口大小的糊状或松软的食物。如果是吞咽反射有问题，如吞咽反射低下者比较适合糊状食物、有稠度的茶冻。此外，为顺利吞咽食物，进食姿势也很重要，通过采取头前倾或下巴内收的姿势，提供适合进食者大小及软硬度的食物，一般情况下可解决进食的安全问题。

易于吞咽的食物是松软的，且具有一定的形状，可以做成糊状，但如果无论什么食物都做成糊状的话，失能患者可能会不爱吃。这一点要注意平衡，食物既要松软又要有滋味，让被照护者喜欢吃。

要把饭菜做得松软，需了解不同食物适宜的烹饪温度。例如蒸蛋羹时，鸡蛋和水的比例可为1∶1.5，这样蛋羹会更加嫩滑，还要注意蒸的时候应用保鲜膜把碗口封住，并在保鲜膜上扎几个小孔，且锅盖要留缝隙，这样蒸出的蛋羹就不会是蜂窝状。此外，由于细菌繁殖的适宜温度在16~52℃，而室温一般在20~30℃，也是适合细菌繁殖的温度范围。因此，为预防食物中毒，准备食物时，需注意热的食物要趁热吃，尽量保持在 65℃以上；冷的食物要趁凉吃，也就是保持在 10℃以下。

做糊状食物时需要了解食物调节剂，大体分 4 类：作为胶化剂的凝胶、琼脂，以及作为增稠剂的淀粉、可食用增黏剂（如明胶、麦芽糊精等）。使用食物调节剂并没有想象中那么困难，但应注意不要用得过多而变得黏黏糊糊。如果用生淀粉制作糊状食物，基本浓度是在 1000ml 汤汁等液体中加入水淀粉（3g 生粉 +6ml 水），加热时一边搅拌，一边逐渐加入水淀粉。如果直接加入生粉，则会形成疙瘩而增加误吸的风险。

食物不同的制作方法会影响被照护者吞咽食物的难易程度。水或茶对吞咽困难被照护者来说最难吞咽，而且危险，需要将适量增稠剂加入其中，至蜂蜜样稠度则易于吞咽，其中 1.6% 的凝胶冻最易于吞咽。对于蔬菜来说，切碎的硬质蔬菜反而容易误吸，一口大小煮烂的食物趁热捣碎后易于吞咽，加入汤和凝胶再搅碎则更易于吞咽。对于鸡蛋类，水煮鸡蛋容易粘在咽喉部而噎呛，而蛋羹则易于吞咽。

1.6% 凝胶冻的制作方法：凝胶 5g 加入 300ml 茶或果汁中，放入锅中加热至锅内四周有气泡时关火，稍冷却后，分开装入小容器中，然后放入冰箱冷藏 24 小时，将小容器中的凝胶冻倒进盘子里，以左右晃动盘子时果冻能随之摇动的硬度为宜。

第二节　进食中照料

一、进食姿势

正确进食姿势的四要素：一是桌子不能过高。对身材矮小的被照护者来说，如餐桌过高，有时不能维持头前倾的姿势。坐位时，餐桌平面平脐部为最佳高度。二是足跟着地。为了坐得稳当，足跟必须着地，椅子高度不高于小腿的长度为宜。三是前倾姿势。为易于吞咽食物，需头前倾，因为头前倾可使喉口处于舌根之下的位置，可以防止食物误入气道。四是椅子最好有椅背。为保持姿势安稳，需尽量靠后坐，故最好使用有靠背的椅子。如果因偏瘫等而难以保持左右平衡时，则还需要椅子有扶手。

自然的进食姿势是头前倾位，头前倾姿势是最易于吞咽的姿势。平常我们进食时，从侧面看都是处于头前倾位。如果在仰卧或床头稍抬高的情况下以仰面朝上姿势进食的话，吞咽时，食物有可能在气道关闭前因重力作用而失控，滑落于咽部而误入气道。如果是因偏瘫或帕金森病导致吞咽困难的被照护者，更要注意让其取头前倾位进食。

二、"不吃"的处理

有些被照护者会出现"不吃"的情况。"不吃"的原因一是食欲不振。导致食欲不振的原因有很多，可能是因为肚子不饿，还可能是由于饭菜口味单调。食欲不振也有可能是发病症状之一，如果想尽办法仍不想吃的话，最好找医生咨询，特别是痴呆患者更要注意。此外，也有因情绪压力而无食欲的人，可通过娱乐活动减轻情绪压力，也要向家属或监护人建议相关的心理辅导和评估。

"不吃"的原因二是手活动不便。右利手的人，当右手瘫痪了，经过变换利手训练后，虽然可以用左手写字或进食，但因使用筷子需要手指的精细动作，这会给被照护者带来压力。原本愉快的进食，如今好似成了运动训练。此时，为了轻松进食，可以选用便利餐具，只需手指轻轻握住或伸展，使用简单动作就可夹住食物轻松进食，恰当利用这些用品可以减缓被照护者压力。

"不吃"的原因三是不能很好地吞咽。进食时要经过将食物咀嚼成小块，形成食团并吞咽的过程。根据出现问题的环节不同，应对方法也不同。为了能顺利吞咽食物，除采取易于吞咽的前倾姿势外，给予被照护者大小及软硬度合适的食物，大部分时候可以解决问题。

三、协助进食的方法

协助进食的三要素：照护师坐在被照护者旁边、和被照护者吃同样的食物、从被照护者头的下方将食物送入口中。

协助进食时，照护师不能从高于被照护者的方向送食，因为从高处喂食物时，被照护者不得不面朝上而容易导致憋呛和食物误吸入气管。也不提倡面对面地送食，虽然这样也不能说是错误，但会使被照护者产生被监视的感觉。最好是坐在被照护者旁边送食，因为在同一方向看食物，容易理解被照护者的心情，可能的话自己边吃着同样的食物边协助被照护者进餐，这样被照护者接下来想吃什么也容易了解，送食速度也随之慢了下来，被照护者就可以慢慢地咀嚼吞咽，就不会出现被照护者口中已经塞满食物，照护师还一口接一口喂的情况。另外，筷子及勺子的用法也应和自己吃饭时一样，从被照护者头的下方将食物送入口中协助进食。

一部分偏瘫者因患侧的口腔及舌、咽喉的肌肉不能活动自如，导致吞咽困难，此时应尽量从健侧进食，喝饮料时将健侧稍向侧下倾斜，有时可以顺利吞咽下去。帕金森病人因舌及咽喉的肌肉变得僵硬而难于吞咽，虽然左右两侧均变僵硬，但总有一侧症状轻一些，从症状轻的一侧放入食物为宜。喝饮料时也与偏瘫病人一样将症状较轻的一侧稍向侧下倾斜，有时可以顺利地吞咽下去。

四、关于胃管和胃造瘘

胃管是指经鼻腔插入管子，通过咽喉到达胃部直接注入流质的方法，是为防止无论如何不能经口进食者营养不良而实施的方法。胃造瘘是一种新的补充营养的方法，经手术在腹部开个口，做成一条通向胃的管道，由此注入流质，仅适用于吞咽反射消失者或大手术后不能经口进食的阶段。

真正需要插胃管及胃造瘘者，仅占吞咽反射消失者的少部分。如，球麻痹（脑卒中所致的延髓吞咽中枢障碍）及假性球麻痹（脑卒中所致的两侧神经中枢损伤）所致吞咽障碍者，而且仅限于重度。照护前应首先判断吞咽反射是否存在，如果存在就向医生建议让被照护者经口进食。

确定吞咽反射存在的方法：一是将手掌轻放在咽喉部，让被照护者吞咽唾液，观察喉结活动可判断吞咽反射存在；二是让被照护者咳嗽，若能咳嗽就可判断吞咽反射存在。因失语症或痴呆而不能理解指令时，可让其闻刺激性气味，看是否能咳嗽。

第三节　进食后注意事项

一、口腔的清洁

口腔是呼吸器官和消化器官的入口，如果忽视了口腔护理，可诱发各种疾病。口腔护理不仅局限于清洁口腔、预防龋齿及牙周病，还要考虑维持及促进口腔所有功能，如吃饭、说话、外观等。

口腔结构很复杂，包括牙齿、牙龈、舌、硬腭、软腭等，护理时需根据不同部位选择相应的工具。口腔前庭（唇与牙龈间）易于滋生微生物，此处当口腔张得过大时就会变得窄而难于清洁，需在微张口时用海绵刷从里向外擦拭。此外，随着年龄的增加，牙齿间、牙与牙龈之间就会形成较大缝隙，容易残留食物，此处可用齿缝刷清洁。

脑卒中后遗症及帕金森病等可致卧床不起的疾病，因口腔肌肉也是麻痹的，使得口中不能存储水或不能充分漱口。这些病人在口腔护理时，有可能吸入因口腔护理刺激所分泌的唾液或所使用的清洁剂，而导致吸入性肺炎。

对于口中不能存水者或吞咽困难者，如果头后仰咽喉伸直，会有误吸入的风险。采取照护师稍微弯腰，被照护者下颌内收的姿势可较安全地进行口腔护理。下颌内收不仅容易在口中贮水，且水通过喉头时也能减少误吸的风险。

有胃造瘘或胃管时，因为不能经口进食，就会被认为不需要口腔护理。其实不然，口中唾液、口中黏膜脱落物和痰等，也有可能被吸入肺中引起肺炎。总之，不使用口腔者也需要口腔护理。

有些被照护者需要佩戴义齿（假牙），同样需要仔细清洁。附着在假牙及牙齿上的被称为生物膜的微生物团块，仅用水冲难以被破坏，要想有效破坏生物膜，只能用牙刷等才能刷洗干净。部分义齿附带金属翼环，与全口义齿相比，附有金属翼环的部分，虽说固定性好，但安装摘取及清洁很麻烦，如果不顾口腔情况而强行安装的话就会损伤套用翼环的牙齿或夹住颊黏膜。

牙通过上下咬合而实现咀嚼功能，当假牙脱落或牙齿折断后，咬合时，残缺的牙齿就可能会刺入对侧牙龈而成了"凶器"。特别是失语症及痴呆等不能诉说疼痛的被照护者，如果发现其饭量减少、拒绝吃饭，有时就是因为这个"凶器"。这就要求照护师不仅要在张口状态下观察口腔，还需认真查看被照护者咬合状态。

随着年龄增加，唾液分泌量会减少，主诉口中干燥的人也多了。唾液是口腔中重要的清洁剂，容易口干者，尤其需要口腔护理。

二、预防营养不良

评估被照护者营养状况是防止健康恶化的重要手段。评估营养不良的最好指标是体重和白蛋白。把身高换算成米，计算出理想体重（理想体重＝身高^2×22），根据比理想体重少多少来评估（表 3-4-1）。白蛋白是血液中蛋白质的一种，如果低于 3.5g/dl，就要用蛋、肉、奶等补充蛋白质，还可利用流质增稠剂、复合营养素等补充蛋白质。此外，从皮肤及毛发状态等也可以了解营养状态（表 3-4-2）。

表 3-4-1 营养不良的评估方法

指标	轻度	中度	重度
白蛋白（g/dl）	3.4~2.8	2.7~1.1	低于 2.1
体重	理想体重的 90%~80%	理想体重的 79%~70%	低于理想体重的 70%

表 3-4-2 营养不良的征兆

部位	症状	所缺营养素
皮肤	褶皱、干燥	水分、维生素C
	点状出血	维生素C
	苍白	蛋白质、热量
	无光泽	维生素A（黄绿色蔬菜）、维生素E
毛发	无光泽、干燥	蛋白质
眼	结膜或眼球干燥、睑裂斑（眼的白色部分出现白或浅黄色斑点）	维生素A
牙龈	出血、炎症	维生素C
口唇	口角炎（口角龟裂）	维生素B_2（肝、蛋等）
舌	舌炎	烟酸（金枪鱼、木松鱼等）

第五章 睡眠照料

第一节 创造良好睡眠环境

一、概述

觉醒和睡眠是一种昼夜节律性的生理活动，是人类生存的必要条件。睡眠是一种周期发生的知觉的特殊状态，由不同时相组成，对周围环境可相对地不做出反应。睡眠是休息的一种重要形式，任何人都需要睡眠，通过睡眠可以使人的精力和体力得到恢复，从而保持良好的清醒状态，这样人才能精力充沛地从事劳动或其他活动。睡眠对于维持人类的健康，尤其是促进疾病的康复，具有十分重要的意义。

（一）睡眠的生理

睡眠是由位于脑干尾端的睡眠中枢控制的。研究发现，脑干尾端与睡眠有非常密切的关系，此部位刺激性病变可引起过度睡眠，而破坏性病变可引起睡眠减少。睡眠中枢向上传导冲动作用于大脑皮层（或称上行抑制系统），与控制觉醒状态的脑干网状结构上行激活系统的作用相拮抗，从而调节睡眠与觉醒的相互转化。慢波睡眠可能与脑干内 5- 羟色胺递质系统有关，异相睡眠可能与脑干内 5- 羟色胺和去甲肾上腺素递质系统有关。睡眠并非脑活动的简单抑制，而是一个主动过程。

（二）睡眠的生理特点

睡眠是一种周期现象，是循环发生的，一般每天一个周期。睡眠时视、触、嗅、听等感觉减退，骨骼肌反射和肌肉紧张程度减弱，自主神经功能可出现一系列改变，例如，血压下降、心率减慢、呼吸变慢、瞳孔缩小、尿量减少、代谢率降低、胃液分泌增多、唾液分泌减少、发汗增强等。

（三）睡眠的时相

根据睡眠发展过程中脑电波变化和机体活动功能的表现，将睡眠分为慢波睡眠和快波睡眠两个时相。睡眠过程中两个时相互相交替进行。成人进入睡眠后，首先是慢波睡眠，持续 80~120 分钟后转入快波睡眠，维持 20~30 分钟后，又转入慢波睡眠。在整个睡眠过程中有 4~6 次交替，越近睡眠的后期，快波睡眠持续时间越长。两种睡眠时相状态均可直接转为觉醒状态。但在觉醒状态下，一般只能进入慢波睡眠，而不能进入快波睡眠。

1.慢波睡眠　又称为正相睡眠或非快速眼动睡眠，入睡后所发生的睡眠多属于此种，根据人脑电波的特征，一般分为四个时期：①入睡期（Ⅰ期）：此期为清醒与睡眠之间的过渡时期，只维持 8 分钟，是所有睡眠期中睡得最浅的一期，很容易被唤醒。在这一期，身体的生理活动速度开始降低，生命体征与新陈代谢逐渐减慢。②浅睡期（Ⅱ期）：此期仍然可听到声音，比较容易被唤醒，身体活动继续减慢，肌肉逐渐放松。此期持续 10~20 分钟。③中度睡眠期（Ⅲ期）：此期肌肉完全放松，生命体征数值下降，但仍然规则，身体很少移动，很难被唤醒。此期持续 15~30 分钟。④深度睡眠期（Ⅳ期）：此期身体完全放松且无法移动，极难被唤醒，腺垂体分泌生长激素，人体组织愈合加快。此期持续 15~30 分钟。

2.快波睡眠　又称为异相睡眠或快速眼动睡眠，此阶段睡眠特点是眼球快速转动约 60 次 / 分钟，脑电图活跃，与清醒时极为相似，而肌电图反映肌张力极低，伴有类似瘫痪时肌肉所具有的不活动的状态。在快波睡眠中，肌肉几乎完全松弛，但体温、血流及脑的耗氧量均有增加，心率、血压和心排血量也有增加，经常接近清醒水平。研究认为，快波睡眠有利于精力的恢复，同时对保持精神和情绪上的平衡十分重要。这一时相 80% 以上的人在做梦，梦境都是生动的、充满感情色彩的，梦境可减轻、缓解精神压力，消除意识中令人忧虑的事情。但某些疾病容易在夜间发作，如心绞痛、哮喘、阻塞性肺气肿缺氧发作等，可能与快波睡眠期出现的间断的阵发性表现有关。

（四）睡眠周期

在正常状况下，睡眠周期是慢波睡眠与快波睡眠不断重复的形态。每一个睡眠周期都含有 60~120 分钟不等的、有顺序的睡眠时相，平均是 90 分钟。在成人每次 6~8 小时的睡眠中，平均包含 4~6 个睡眠时相周期。

（五）睡眠的需要

对睡眠的需要因人而异，睡眠量受年龄、个体健康状况、职业等因素的影响。新生儿 24 小时中大多数时间处于睡眠状态，1 周以后为 16~20 小时，婴儿为 14~15 小时，幼儿为 12~14 小时，学龄儿童为 10~12 小时，青少年为 8~9 小时，成人一般为 7~8 小时，50 岁以上平均是 7 小时。疲劳、怀孕、术后或患病状态时，个体的睡眠需要量会明显增加。各睡眠时相所占时间的比例也随年龄的变化而变化。快波睡眠的比例在婴儿期大于儿童期，青年期和老年期逐渐减少。深度睡眠的时间随年龄增长而减少，入睡期和浅睡期的时间随年龄的增长而增加。老年人睡眠的特点是早睡、早醒且中途觉醒较多，与年龄增长睡眠深度逐渐降低有关。总之，随着年龄的增长，总的睡眠时间减少。

二、睡眠的评估

（一）评估内容

1. 被照护者每天需要的睡眠时长及就寝的时间，是否需要午睡及午睡的时长。

2. 睡眠习惯，包括对食物、饮料、个人卫生、放松形式（阅读、听音乐等）、药物、陪伴、卧具、光线、声音及温度等的需要。

3. 入睡持续的时间。

4. 是否打鼾。

5. 夜间醒来的时间、次数和原因。

6. 睡眠中是否有异常情况（失眠、呼吸暂停、梦游等），其原因以及对机体的影响。

7. 睡前是否需要服用睡眠药物及药物的种类和剂量。

（二）评估方法

1. 睡眠日记　睡眠日记是最实用、最经济和应用最广泛的评估方法。睡眠日记是反映睡眠紊乱主观感受的最好指标，内容包括：上床时间、起床时间、睡眠潜伏期（从上床就寝到开始入睡之间的时间）、夜间醒来次数和持续时间、打盹、使用帮助睡眠的物质或药物的情况、各种睡眠质量指数和白天的功能状况。

2. 阿森斯失眠量表　阿森斯失眠量表是临床常用的睡眠障碍相关的评估量表之一。它要求对被测者过去1个月的睡眠情况进行评估，包含被测者入睡时间、夜间苏醒、早醒、总睡眠时间、总睡眠质量、白天情绪、白天身体功能及白天嗜睡8个因子进行评估，各因子以0~3分进行4级评分。如果总分<4分，则无睡眠障碍；如果总分在4~6分，则为可疑失眠；如果总分>6分，则为失眠。得分越高，表示睡眠质量越差。

3. 匹兹堡睡眠质量指数量表　匹兹堡睡眠质量指数量表是一种被广泛应用的评估睡眠质量的工具，具有良好的信度和效度。该量表从主观睡眠质量、入睡障碍、睡眠时长、睡眠效率、睡眠连续性、是否应用安眠药以及日间功能七个维度评估睡眠质量。各个维度的得分相加即为睡眠质量的得分，总分为21分，得分越高，代表睡眠质量越差。

三、适宜睡眠的居室环境

用于睡眠的居室需具备合适的温度、湿度、光线及声音等，并减少外界环境对被照护者感官的不良刺激，创造适宜睡眠的环境。居室的温度一般冬季为18~22℃，夏季为 25℃左右为宜。湿度保持在 50%~60% 为宜。照护师应将影响睡眠的噪声降低到最小限度，包括卫生间的流水声、开关门声等，并降低电话铃声、监护仪器报警声的音量，避免在夜间搬动床或其他物品。照护师需降低说话及走路的声音，保证居室门的紧密性并在被照护者睡眠时将门关闭。夜间应尽量熄灯或使用地灯，避免光线直接照射被照护者的眼部而影响睡眠。保证空气的清新和流动，及时清理屋内的尿、便、呕吐物、排泄物等，避免异味对被照护者睡眠的影响。

被照护者的床铺应当是安全、舒适的，有足够的宽度和长度，被褥及枕头需选择合适的厚度及硬度。老人、儿童及意识障碍的被照护者要加床档，以保证睡眠的安全。睡前整理居室空间环境，保持地面清洁干燥，避免因物品摆放不当或地面湿滑造成起夜时发生危险。合理安排照护工作的时间，尽量减少对被照护者睡眠的影响。夜间执行照护措施时，应尽量间隔 90 分钟以上，以避免被照护者在一个睡眠周期中发生睡眠中断的现象。

第二节 异常睡眠观察

一、异常睡眠

异常的睡眠是指睡眠时长及质量的异常，或在睡眠时出现某些临床症状，也包括影响入睡或保持正常睡眠能力的障碍，如睡眠减少或睡眠过多，以及异常睡眠的相关行为。

1. 失眠 失眠是临床上最常见的睡眠障碍，是以入睡及睡眠维持困难为主要表现的一种最常见的睡眠障碍，是睡眠时长或质量不能满足正常需求的一种主观体验。失眠可分为"入睡性失眠""睡眠维持性失眠"和"早醒性失眠"。实际上多数失眠病人均为混合性失眠，上述二至三种表现往往同时存在。

根据引起失眠的原因不同，可分为原发性失眠与继发性失眠。原发性失眠，即失眠症；继发性失眠是由心理、生理或环境的因素引起的短暂失眠，常见的影响因素有精神因素（如焦虑、恐惧、兴奋）、躯体因素（如疼痛、剧烈咳嗽、腹泻）、环境因素（如噪声、室温过高）、药物因素（如利血平、苯丙胺、甲状腺素、氨茶碱等）。

临床表现：入睡困难，睡眠中间易醒及早醒，睡眠质量低下，睡眠时间明显减少，严重者可彻夜不眠等。长期失眠易引起心烦意乱、疲乏无力，甚至出现头痛、多梦、多汗、记忆力减退，可引起一系列临床症状，导致白天身体功能下降，常表现为醒后疲乏、日间警觉性降低、精力减退、认知功能以及行为情绪等方面的功能障碍，从而降低了生活质量。根据失眠持续时间的长短，可分为三种类型：短暂性失眠（少于1周）、短期性失眠（1周~1个月）、慢性失眠（大于1个月）。

2.发作性睡眠　发作性睡眠是指不可抗拒的突然发生的睡眠，并伴有猝倒、睡眠瘫痪和入睡幻觉，是一种特殊的睡眠障碍，特点是不能控制的短时间嗜睡，发作时病人可由清醒状态直接进入快波睡眠，睡眠与正常睡眠相似，脑电图亦呈正常的睡眠波形。一般睡眠程度不深，易唤醒，但醒后又入睡。一天可发作数次至数十次不等，持续时间一般为十余分钟。

3.睡眠过度　睡眠过度表现为过多的睡眠，可持续几小时或几天，难以唤醒。

4.睡眠呼吸暂停　睡眠呼吸暂停是以睡眠中呼吸反复停顿为特征的一组综合征，临床上表现为时醒时睡，并伴有动脉血氧饱和度降低、低氧血症、高血压及肺动脉高压。睡眠呼吸暂停可分为中枢性呼吸暂停和阻塞性呼吸暂停两种类型。目前认为中枢性呼吸暂停是由于中枢神经系统功能不良造成的，可能是与快波睡眠有关的脑干呼吸机制的失调所致。阻塞性呼吸暂停发生在严重、频繁、用力地打鼾或喘息之后。

5.梦游症　梦游症又称夜游症或睡行症，主要见于儿童，以男性多见，随着年龄的增长症状逐渐消失，提示该症系中枢神经延缓成熟所致。发作时病人于睡眠中在床上爬动或下地走动，甚至到室外活动，面无表情，动作笨拙，走路不稳，喃喃自语，偶可见较复杂的动作如穿衣，每次发作持续数分钟，又复上床睡觉，在活动过程中可含糊回答他人的提问，也可被强烈的刺激惊醒，醒后对所进行的活动不能回忆。对梦游症的病人，应采取各种防护措施，将室内危险物品移开、锁门，避免发生危险。

6.梦魇　梦魇表现为睡眠时出现噩梦，梦中见到可怕的景象或遇到可怕的事情。如被猛兽追赶、突然跌落悬崖等，因而呼叫呻吟，突然惊醒，醒后仍有短暂的意识模糊、情绪紧张、心悸、面色苍白或出冷汗等。对梦境中的内容能回忆片段，发作后可继续入睡。常由于白天受到惊吓，过度兴奋或胸前受压、呼吸道不畅，晚餐过饱引起胃部膨胀感等所致，梦魇发生于快速眼动睡眠时期，长期服用抑制快速眼动睡眠的镇静安眠剂突然停药后亦可出现。梦魇多为暂时性的，一般不会带来严重后果，但若梦魇为持续性的，则常为精神疾病的症状，应予重视。

二、促进睡眠的照护措施

1.居室环境　控制居室的温度、湿度、空气、光线及声音，减少外界环境对被照护者感官的不良刺激。加强居室管理，保持居室的安全、安静、舒适、整洁、空气清新、温湿度适宜、夜间光线柔和，建议穿着宽松舒适纯棉材质的服装，以利于睡眠。

2.合理饮食　注重一日三餐食物的合理搭配，控制总热量，满足每日所需，减少脂肪和糖类的摄入，尽量以清淡饮食为主。在病情允许的情况下，宜多食高蛋白、富含维生素的食物，少吃油炸、高糖类食物。了解对睡眠有影响的食物，如睡前可饮少量热牛奶，不宜大量饮水或浓茶、咖啡、含酒精类饮品，以防夜间兴奋或频繁如厕而影响睡眠。

3.建立良好的睡眠行为，建立正常睡眠活动周期　应为被照护者创造安静、舒适的睡眠环境，消除各种不良刺激，指导并帮助其制订合理的作息计划，养成良好的睡眠习惯。

4.积极治疗原发病，以减轻躯体不适。

5.合理用药　须掌握被照护者使用的安眠类药物的种类、性能、使用方法、对睡眠的影响和副作用，并观察其使用时的睡眠情况。

第六章 排泄照料

第一节 排尿异常照料

正常成年人能够自主控制尿液的排出，当有尿意时可以自行上厕所解决。但随着年龄的增大或患病时，尿道括约肌功能明显减退。女性更年期激素水平降低，尿道萎缩导致尿失禁；男性前列腺增生造成排尿不畅、尿潴留。特别是拔除尿管后，可发生不同程度的尿潴留或失禁现象，可造成失禁性皮炎、尿路感染等不良后果。因此及时帮助不能自理的被照护者解决排尿问题，保持会阴部清洁干爽，缓解因非正常排尿带来的生理和心理上的压力与不适，是照护师的重要工作。与此同时，需要注意保护被照护者的隐私和自尊，给予必要的康复方法及心理支持，从而提升被照护者的生活质量。

一、排尿障碍的评估

（一）尿液的观察及评估

尿液的主要评估内容包括尿量和尿液的颜色、气味、酸碱度、比重等。日常照护时观察尿液有异常情况需及时通知医务人员。

1. 尿量与次数　尿量是反映肾脏功能的重要标志之一。正常成人每昼夜尿量为1000~2000ml，每次尿量200~400ml，日间排尿3~5次，夜间0~1次。人由于肾脏的退行性改变可出现夜尿增多。尿量的变化可以分为多尿、少尿和无尿。多尿是指24小时尿量超过2500ml，少尿是指24小时尿量少于400ml或每小时尿量少于17ml，无尿是指24小时尿量少于100ml或12小时内无尿者，也称闭尿。

2. 颜色　正常新鲜的尿液呈淡黄色或深黄色。当尿液浓缩时，可见量少色深。尿液的颜色还受某些食物和药物的影响，如进食大量胡萝卜或服用核黄素时，尿液呈深黄色。病理情况下，尿液的颜色也有变化，如尿液内含有一定量的红细胞时称血尿，血尿颜色的深浅与尿液中所含红细胞的量有关，尿液中含红细胞量多时呈洗肉水样。

此外，还有乳糜尿，因尿中含有淋巴液而呈乳白色。

3. 透明度　正常新鲜尿液清澈透明，放置后可见微量絮状沉淀物。

4. 气味　正常尿液气味来自尿内的挥发性酸。尿液久置后，因尿素分解产生氨，故有氨臭味。

5. 酸碱度　正常人尿液呈弱酸性，一般尿液 pH 为 4.5~7.5。饮食的种类可影响尿液的酸碱度，如进食大量肉类食物时，尿液可呈酸性，进食大量蔬菜时，尿液可呈碱性。

6. 比重　成人在正常情况下，尿比重波动于 1.015~1.025 之间，尿比重与尿量成反比。

（二）影响排尿的因素

排尿受生理、心理及社会等多方面因素影响。

1. 年龄和性别　老年人因膀胱肌肉张力减弱，易出现尿频。老年男性易发生前列腺增生而出现尿不尽或排尿困难，老年女性则因会阴部肌肉张力下降及更年期后激素水平的降低，易出现尿失禁。

2. 排尿习惯　排尿与个人习惯有关，如多数人习惯于起床和睡前排尿。另外，排尿的姿势、环境是否合适、时间是否充裕等均会影响排尿活动的正常进行。

3. 心理、社会、文化因素　心理处于紧张、焦虑、恐惧等状态时会出现排尿异常。现代社会，在隐蔽的场所排尿已形成一种社会规范，当缺乏隐蔽环境时，会产生许多压力，进而影响其正常排尿。

4. 疾病　神经系统的损伤或病变，使排尿反射的神经传导和排尿的控制出现障碍，致尿失禁；泌尿系统疾病，如，结石或肿瘤导致排尿受阻而出现尿潴留，肾脏病变而出现少尿、无尿。

5. 饮食和气候　尿量与饮水量直接相关，刺激性食物如咖啡、茶等可以增加尿量；冬季尿量相对较多，夏季尿量较少。

6. 治疗和药物　手术或外伤导致失液、失血，体液不足而使尿量减少。有些药物会产生直接影响，如利尿剂增加排尿量、止痛剂和镇静剂抑制中枢神经系统干扰排尿。

二、排尿异常的照护措施

（一）尿潴留的照护

尿潴留指大量尿液存留在膀胱内而不能自主排出，表现为下腹部胀痛，不能排出尿液，用手触摸下腹部膨隆、压痛。

1. 观察到被照护者有尿潴留时，及时报告医护人员，并针对心理状态给予解释和安慰，缓解窘迫及焦虑不安的情绪。

2. 提供隐蔽的排尿环境。关闭门窗，请无关人员回避，使尿潴留患者安心排尿。

3. 调整体位和姿势，取适当体位，病情许可时应协助以其习惯姿势排尿，如扶坐起或抬高上身。

4. 暗示诱导排尿，如听流水声或用温水冲洗会阴、可用热水袋热敷或用手轻轻按摩下腹部，刺激排尿。但应注意按摩时切不可按压过度，以防膀胱破裂。

5. 经上述处理仍不能解除尿潴留时，积极配合医护人员进行的各种操作，如留置导尿、间歇导尿。

（二）尿失禁的照护

尿失禁指排尿失去控制，尿液不自主地经尿道流出。

1. 心理安慰与支持　无论何种原因引起的尿失禁，均会给被照护者心理造成负面影响，产生自卑或自我厌恶等反应。因此，照护师在照顾的过程中，要充分尊重和理解，并给予安慰和开导，帮助被照护者树立信心，促进康复。

2. 保持皮肤的清洁与干燥　尿失禁可因尿液的浸渍而致臀部及会阴部皮肤发生瘙痒、皮疹、溃疡或感染，不及时处理可导致严重并发症。首选方法是及时更换潮湿的尿垫和衣被，用温水洗净会阴和臀部，用柔软的毛巾轻轻擦干，皮肤表面可涂油剂保护，如凡士林。保持局部皮肤清洁干燥，减少异味。定时按摩受压部位，防止失禁性皮炎的发生。

3. 尿失禁护理用具的选择及护理

（1）失禁护垫、纸尿裤：这是最为普遍且安全的方法，既不影响被照护者翻身及外出活动，又不会造成尿道及膀胱的损害。选择合适的尿垫，以吸湿性强、通气良好、柔软的棉织品为好，及时清洗并阳光照射消毒。另外，也可以依据被照护者特点选择一次性纸尿垫、尿垫短裤或纸尿裤等，具有吸水性强、对皮肤刺激性小、不限制活动、耐久性好的特点，但纸制品通气性较差，不宜长期使用。注意每次更换时用温水清洗会阴和臀部，防止湿疹及压力性损伤的发生。

（2）高级透气接尿器：适用于老弱病残、骨折、瘫痪及卧床不起、不能自理的被照护者。如，BT-1型（男）或BT-2型（女）接尿器。使用方法：先用水和空气将尿袋冲开，防止尿袋粘连。再将腰带系在腰上，将阴茎放入尿斗中（男性被照护者）或接尿斗紧贴会阴（女性被照护者），并把下面的2条纱带从两腿根部中间左右分开向上，与三角布上的两个短纱带连接在一起即可使用。这种方法可以避免生殖器糜烂、皮肤瘙痒感染、湿疹等问题。

（3）避孕套式接尿袋：其优点是不影响被照护者翻身及外出，主要适用于男性老年人，选择适合被照护者阴茎大小的避孕套式尿袋，勿过紧。在被照护者腰间扎一松紧绳，再用较细松紧绳在避孕套口两侧妥善固定，另一头固定在腰间松紧绳上，尿袋固定高度适宜，防尿液反流入膀胱。

（4）保鲜膜袋接尿法：其优点是价格低廉，引起泌尿系感染及皮肤改变的风险小，适用于男性尿失禁被照护者。使用方法：将保鲜膜袋口打开，将阴茎全部放入其中，袋口对折系一活口，系时注意不要过紧，留有一指的空隙为佳。使用时注意选择标有卫生许可证、生产日期、保质期的保鲜袋。

三、健康指导

（一）皮肤护理

指导照护师及时更换尿失禁护理用具；注意会阴部清洁，每日用温水擦洗，保持会阴部皮肤清洁干燥；变换体位，减轻局部受压，加强营养，预防压力性损伤等皮肤问题的发生。

（二）饮水

向被照护者解释尿液对排尿反射刺激的必要性，保持每日摄入的液体量在2000~2500ml，适当调整饮水时间和量，睡前限制饮水，以减少夜间尿量；避免摄入有利尿作用的咖啡、浓茶、可乐、酒类等饮料。

（三）康复活动

鼓励坚持做盆底肌肉训练与膀胱训练，有意识控制排尿，指导其收缩会阴肌肉，两次收缩之间放松一次，收缩时像憋尿，放松时像排尿一样，减缓肌肉松弛，促进尿失禁的康复。

（四）其他指导

卧室尽量安排在靠近厕所的位置，夜间应有适宜的照明灯，对于痴呆或认知障碍被照护者的厕所要标识清楚，必要时按医嘱使用药物。

第二节　排便异常照料

排便是人体基本生理需要，排便次数因人而异。成年人每日排便1~3次，每周排便1~3次也属于正常范围。成年人如果每周少于1次或每日多于3次，认定为排便异常。正常粪便呈黄褐色、成形，因含有蛋白质分解产物而有臭味，食肉者味重，食素者味轻。病理状况下，颜色气味会发生不同的变化。排便异常在临床上常以便秘、腹泻等形式表现出来。当照护师观察到出现上述问题时，需要向被照护者提供针对性的照护，及时帮助解决排便问题。

一、排便障碍评估

（一）异常粪便的评估

1. 形状　便秘时粪便坚硬、呈栗子样；消化不良或急性肠炎时可见稀便或水样便；肠道部分梗阻或直肠狭窄者，呈扁条形或带状。

2. 颜色　柏油样便多见于上消化道出血；白陶土色便常提示胆道梗阻；暗红色血便多见于消化道出血；"米泔水"样便多见于霍乱、副霍乱；粪便表面黏有鲜红色血液常见于痔疮或肛裂。

3. 内容物　粪便中混入少量黏液，肉眼一般不易查见。若粪便表面附有血液、脓液或肉眼可见的黏液，常提示消化道感染或出血。肠道寄生虫感染者的粪便可查见蛔虫、蛲虫等。

4. 气味　严重腹泻病人，因未消化的蛋白质与腐败菌作用而呈恶臭味；下消化道溃疡、恶性肿瘤病人，多呈腐败臭；上消化道出血被照护者，呈腥臭味；消化不良者，多有酸败臭。

（二）影响排便的因素

1. 心理因素　精神抑郁，身体活动减少，肠蠕动减慢导致便秘。情绪紧张、焦虑则导致肠蠕动增加引起腹泻。

2. 年龄因素　随年龄的增加，腹壁肌肉张力下降，胃肠蠕动减慢，肛门括约肌松弛等导致排便异常。

3. 饮食因素　合理的饮食结构与足量的液体是维持正常排便的重要条件。如果摄入量过少或摄入过于精细的食物，缺少纤维或水分不足时，则会引起粪便变硬、排便减少。

4. 个人排泄习惯　有规律的排便习惯和熟悉的环境等促进正常排便。生活习惯、环境的变化或需要他人协助时，影响正常排便。

5. 活动因素　各种原因所致长期卧床，缺乏活动时，因肌肉张力减退、肠内容物通过时间长，粪便水分吸收过度导致排便困难。

6. 疾病因素　肠道本身的疾病或其他系统的病变均可影响正常的排便，如肠道感染、神经系统疾病等引起大便失禁。

7. 治疗因素　服用过易导致便秘的药物，如止痛剂、抗高血压药、抗癫痫药、钙剂等。缓泻剂可刺激肠蠕动，促使排便；长期服用抗生素，可使肠道正常菌群失调引起腹泻。

二、排便异常的照护措施

（一）正常排便照护

1. 养成良好的建立在稳定的生活规律基础之上的排便习惯　养成早睡早起、三餐固定的生活习惯。最适宜的排便时间是在每日早餐后，因为此时胃肠活动最活跃，对刺激最敏感。遵循"排便最优先原则"，照护师根据被照护者体质情况制订排便计划，进行有意识的训练，逐渐养成定时排便的习惯。

2.安置合适的排便环境　环境是影响排便的重要因素之一，应创造一个独立、隐蔽、宽松的环境，便桶旁应设立扶手或其他支撑物，以便排便后能助力起身。便后应及时清理环境，盖好衣被，开窗通风，保持室内空气清新，无异味。

3.舒适的排便姿势

（1）蹲位排便：蹲位是最佳排便姿势，因为下蹲时腹部肌肉受压，腹腔内压力增加可促进粪便排出。但是患有高血压、心脏病等，应避免采取蹲位姿势排便，以免下蹲时间过久导致血压变化或加重心脏负担而发生意外。蹲位排便的时间不要过久，起身要慢，起身时可借扶托物以支撑身体或有照护师在旁扶助。

（2）坐位排便：坐位排便时，直肠收缩力、腹压及重力三种力的作用较强，易于排便，因此建议被照护者选择坐位排便。对于不能自行如厕的被照护者，应扶持在便桶上坐稳，手扶于身旁的支撑物（栏杆、凳子、墙壁等），起身速度要慢，以免摔倒。

（3）使用便器排便：体弱或因疾病需要在床上使用便器排便时，如果情况允许可将床头抬高 30°~50°，左侧卧排便。

（二）便秘照护

便秘指正常的排便形态改变，排便次数减少，排出过干过硬的粪便，且排便不畅、困难。

1.养成良好的排便习惯　选择适合自身排便的时间和姿势，理想排便时间以早餐后排便最佳，每天固定在此时间排便，不随意使用缓泻剂及其他方法来缓解便秘。排便时要注意力集中，不能边看书边排便。

2.合理安排膳食　建议平时多饮水，保证每天 1500~2000ml 的饮水量。必要时饮用蜂蜜水或淡盐水。多摄取促进排便的食物，如蔬菜、水果、粗粮等高纤维食物及有润肠作用的火龙果、香蕉和核桃等。

3.适当的体力活动　根据实际情况拟订规律的活动计划，如散步、做操等，也可进行床上活动，指导其进行增强腹肌和盆底部肌肉张力的运动，提肛收腹、膝部伸直等，以增强肠蠕动，促进排便。

4.采用腹部按摩法　关闭门窗，房间内保证无对流风，环境温暖，照护师洗净并温暖双手。解释并征得同意后，协助被照护者平卧，双腿屈膝。照护师用手自右沿结肠解剖位置向左环行按摩 5~10 分钟，既可促使降结肠内的粪便向下移动至直肠，也可增加腹内压，促进排便。

5.遵医嘱使用药物　严重便秘的被照护者，遵医嘱给予口服缓泻药物，或在护士的指导下采用开塞露、甘油栓进行简易通便，或协助护士采取灌肠法解除便秘。

（三）腹泻的照护

1. 密切观察　腹泻是指正常排便形态改变，频繁排出松散稀薄的粪便，甚至水样便。腹泻多为消化系统疾病所致，也可因消化系统以外的疾病或其他原因所引起，如饮食不当、使用泻剂不当或情绪紧张、焦虑等。及时记录排便的次数，粪便的颜色，有无脓血、黏液、寄生虫等，必要时留取标本送检。如有口渴、尿少等脱水的表现，应及时报告护士或医生。如疑为肠道传染病时应注意尽早隔离治疗。

2. 遵医嘱协助服药　医生作出明确诊断后，协助被照护者按医嘱服用药物。

3. 注意休息　腹泻时常体力较弱，应注意休息，减少活动，必要时卧床。生活需给予周到的照顾，如搀扶、清洁局部等。对不能下床者应协助床上排便，以减轻体力的消耗。

4. 膳食调理　腹泻期间，肠黏膜充血、水肿，肠蠕动加快，消化吸收紊乱。宜食用无油少渣、易消化的流食，如米粉、细面条等。应少食多餐，勿食用油腻、辛辣、生冷、坚硬、富含粗纤维的食物，禁食油炸食品。暂停饮用牛奶、豆浆等，以免引起腹胀。腹泻较严重的老人，鼓励其适当多饮白水或淡盐水，采用多次少量的方法，防止脱水。严重腹泻时可暂禁食。

5. 保持清洁干燥　注意保持皮肤的清洁与干燥，便后要及时清洗会阴及臀部，更换污染的衣物，以免排泄物刺激损伤局部皮肤，必要时在肛周涂油膏保护局部皮肤。

6. 保暖　保持房间空气清新。腹泻期间，注意腹部的保暖，利于恢复健康。

7. 帮助重建控制排便的能力　了解排便时间规律，定时给予便器，促使按时排便；教会被照护者进行肛门括约肌及盆底部肌肉收缩锻炼，取立、坐或卧位，试做排便动作，先慢慢收缩肌肉，然后再慢慢放松，每次10秒左右，连续10次，每次锻炼20~30分钟，每日数次，以感觉不疲乏为宜。

三、健康指导

1. 大便干燥的被照护者，大便时避免太过用力，防止发生晕厥、猝死。

2. 床上使用便器时应掌握正确的使用方法，避免拖、拉、拽，防止擦伤或压伤皮肤。

3. 清洁肛周时，应使用软质卫生纸或毛巾，湿润后擦拭，防止卫生纸过硬、干燥导致大便残留或划伤肛周皮肤，必要时在肛周涂抹润滑油。

第四部分

家庭护理

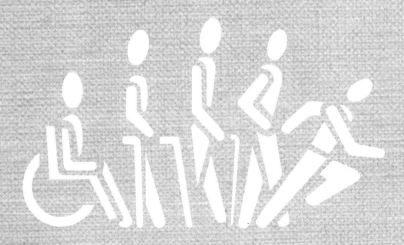

第一章 体征观测

第一节 体温

体温分为人体的内部温度和体表温度。通常所说的体温是指人体内部的温度。由于体内温度不易测量，临床上常用腋窝、口腔、直肠等部位的温度来反映体温情况。成年人安静时的体温平均值及正常范围见表 4-1-1。

表 4-1-1 成年人安静时的体温平均值及正常范围

部位	平均温度	正常范围
腋温	36.5℃（97.7 ℉）	36.0~37.0℃（96.8~98.6 ℉）
口温	37.0℃（98.6 ℉）	36.3~37.2℃（97.3~99.0 ℉）
肛温	37.5℃（99.5 ℉）	36.5~37.7℃（97.7~99.9 ℉）

人的体温是相对恒定的，维持体温的相对恒定依赖于生理性体温调节和行为性体温调节两种方式。体温可因昼夜、年龄、性别、饮食、运动、情绪、用药等因素的变化而出现生理性变化，但其变化范围很小，一般不超过 1.0℃。通常，人的体温下午比清晨略高，青壮年比老年人略高，剧烈运动、情绪激动或者进食后比安静时略高。另外，某些药物（如麻醉药等）、环境温度的变化等也可以对体温产生一定的影响，在测量体温时这些因素应加以考虑。

一、异常体温的评估与照护

（一）异常体温的评估

1. 体温过高 体温高于正常范围称为体温过高，也称发热。发热是指机体在致热源作用下，使体温调节中枢的调定点上移而引起的调节性体温升高，可以分为感染性发热和非感染性发热两大类，其中感染性发热比较多见，常由于病原体感染引起。

一般而言，当体温超过正常值的 0.5℃或一昼夜体温波动在 1℃以上时，即可称为发热。根据体温升高的程度，以口腔温度为例，临床上将发热划分为低热、中热、高热、超高热。低热，体温在 37.3~38℃（99.1~100.4 ℉）之间；中热，体温在 38.1~39.0℃（100.6~102.2 ℉）之间；高热：体温在 39.1~41.0℃（102.4~105.8 ℉）之间；超高热：体温在 41.0℃（105.8 ℉）以上。

2. 体温过低　体温低于正常范围称为体温过低。常见的原因有：长时间暴露在低温环境中，重度营养不良，或因为受伤、药物、危重症等导致的体温调节中枢受损所致。体温过低是一种危险信号，常常提示疾病的严重程度和预后不良，表现为体温不升、皮肤苍白、四肢冰冷、呼吸减慢、脉搏细弱、血压下降、感觉和反应迟钝、嗜睡甚至昏迷等。体温过低常见于早产儿和全身性衰竭的危重病人。前者因体温调节中枢尚未发育完善，对外界温度变化不能自行调节所致；后者则由于末梢循环不良，特别是当环境温度较低、保暖措施不足时，机体散热大于产热，从而导致机体温度下降。

（二）异常体温的照护

1. 体温过高的照护

（1）降低体温：照护师可采用冰袋、冷毛巾、化学制冷袋等冷敷，或用温水擦浴、酒精擦浴，通过这些物理降温方式降低体温，也可以配合医生使用药物降温，使用药物时需注意药物的剂量及使用方法。实施降低体温的措施后，应于 30 分钟后再次测量体温，观察降温效果。

（2）加强病情观察：定时测量被照护者的体温，一般每天测量 4 次，高热者则应每 4 小时测量一次，待体温恢复正常 3 天后改为每天测量 1 次或 2 次；注意判断被照护者发热的程度及呼吸、脉搏、血压、饮食、饮水、尿量等的变化；观察引起被照护者发热的诱因，如受寒、饮食不洁等是否被消除；观察被照护者是否伴有寒战、意识障碍、肢体温度降低、抽搐等情况。

（3）补充营养和水分：给予被照护者高热量、高蛋白、高维生素、易消化的流质或半流质食物，注意食物的色、香、味，鼓励少量多次进餐，以补充高热引起的能量消耗，提升机体的抵抗力；可以鼓励被照护者适量多饮水，以维持水和电解质的平衡。

（4）促进舒适：休息可以减少能量的消耗，照护师可以鼓励被照护者适当增加休息时间，休息时保持环境安静，温湿度适宜，以提升睡眠质量。高热的被照护者需加强口腔卫生护理，勤漱口，保持口腔清洁；高热的同时容易大量出汗，需及时为高热者清洁皮肤，更换衣服和床单，防风防寒。对于长期持续高热者，应定时协助其改变体位，预防压疮、肺炎等并发症。

（5）预防并发症：密切观察被照护者的情况，若出现心跳和呼吸加快以及食欲不振、恶心、呕吐、便秘、意识不清、惊厥等情况，应立即由专业医护人员进行处理。

（6）心理照护：耐心解答被照护者各种问题，尽量满足被照护者的需求，给予其精神上的鼓励和安慰。

2. 体温过低的照护

（1）适宜的环境温度：提供合适的环境温度，维持室温在 22~24℃。

（2）加强监护：密切观察病情及生命体征的变化，病情较重的被照护者需每小时测量体温 1 次。

（3）提供保暖措施：添加毛毯或被子，足部放热水袋，提供热饮料，添加衣物，减少热量散失以提高机体温度。对老年被照护者、婴幼儿及昏迷病人，保暖的同时要注意防止烫伤。

（4）积极配合治疗：积极配合医生治疗，做好抢救准备。

二、健康教育及注意事项

1. 使用水银体温计前应清点体温计的数量，检查有无破损，定期检测体温计的准确性。

2. 精神异常、昏迷、口腔疾患、口鼻手术、张口呼吸的被照护者不选择口温测量；腋下有创伤、手术、炎症和肩关节受伤的被照护者不选择腋温测量；直肠或肛门手术、腹泻的被照护者不选择测肛温；心肌梗死、老年被照护者不宜测肛温，以免刺激肛门引起迷走神经兴奋，导致心律不齐。

3. 危重、躁动的老年被照护者测体温时应设专人守护，防止发生意外。

4. 测口温时，若被照护者不慎咬破水银体温计，首先应做的是立即清除玻璃碎屑，以免损伤唇、舌、口腔、食管、胃肠道黏膜；之后再口服蛋清或牛奶，以延缓汞的吸收。若病情允许，可食用粗纤维食物，加速汞的排出。

5. 避免影响体温测量的各种因素，如运动、进食、冷热敷、洗澡、坐浴、灌肠等。若发现体温与病情不符时，要查找原因，并予以复测。

6. 家庭常用的体温计有水银体温计（图 4-1-1）、额温枪（图 4-1-2）等。

（1）额温枪的使用：额温枪是目前最常用的红外线体温计，测温时将红外线探测头端距离额头 3~5 cm，指向前额头正中央并保持垂直（测量部位不能有毛发遮挡，如有汗水应擦干），按下测量钮，仅几秒钟就得到测量数据，非常适合急重病被照护者、婴幼儿及疫情监测等使用。额温枪采集体温方便、简单、快捷，但易受环境温度影响。

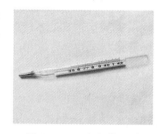

图 4-1-1 水银体温计

（2）额温枪使用注意事项：当被测人来自环境温度差异较大的地方，应在测量环境内停留 5 分钟以上再进行体温测量；避免在风扇、空调的出风口等气流较大的地方测量；测量时建议测 3 次，间隔时间为 3~5 秒，以显示最高的一组数据为准。

（3）额温枪的日常护理：外表用软布蘸水或医用酒精擦拭，注意避免液体流入内部造成仪器的损坏；当发现红外探测器脏污时，可用棉签蘸95%酒精擦拭。

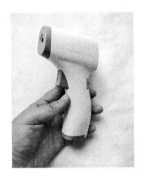

图 4-1-2　额温枪

第二节　呼吸

机体在新陈代谢过程中，需要不断地从外界环境中吸取氧气并排出二氧化碳，这种机体和环境之间的气体交换过程，称为呼吸。呼吸运动是借助膈肌和肋间肌的收缩和松弛来完成的，可通过观察胸廓和腹壁的起伏来测量呼吸的频率、节律等。呼吸是维持机体新陈代谢和生命活动所必需的基本生理过程之一，一旦呼吸停止，生命也将终结。

正常成年人在安静时每分钟呼吸 16~20 次，呼吸运动稳定、节律均匀，呼吸频率与心率的比值一般为 1：4。男性及儿童以腹式呼吸为主，女性以胸式呼吸为主。

呼吸频率和深浅度可受年龄、运动、情绪等因素的影响而发生变化。年龄越小，呼吸越快，老年人呼吸稍慢；活动和情绪激动时呼吸增快，休息和睡眠时呼吸较慢。呼吸的频率和深浅度还可受意识支配。

一、异常呼吸的评估与照护

（一）异常呼吸的评估

1. 呼吸频率异常

（1）呼吸增快：成年人呼吸频率超过 24 次/分钟，即为呼吸增快或气促，常见于发热、心肺疾病、严重贫血、甲状腺功能亢进等。发热时，体温每升高 1℃，呼吸频率增加 3~4 次/分钟。

（2）呼吸减慢：成年人呼吸频率少于 12 次/分钟，即为呼吸减慢，常见于镇静剂或麻醉剂过量、颅内压增高、临终状态等。

2. 呼吸节律异常

（1）潮式呼吸：潮式呼吸是指开始呼吸为浅慢，之后逐渐变为深快，继而再由深快逐渐变为浅慢，而后呼吸暂停数秒后再重复出现上述状态的呼吸。由于其呼吸运动像潮水涨落一般，故称为潮式呼吸，常见于中枢神经系统疾病，如脑炎、颅内压增高及巴比妥类药物中毒等，有些老年人在深睡眠时也可出现潮式呼吸。

（2）间断呼吸：间断呼吸是指在有规律的几次呼吸之后突然停止呼吸，间隔很短时间后又开始呼吸，即呼吸和呼吸暂停交替出现的现象，常在临终前发生。

3.呼吸深浅度异常

（1）呼吸深快：呼吸深快是指深而规则的大呼吸，又称库斯莫呼吸，常见于尿毒症、糖尿病等引起的代谢性酸中毒。此外，剧烈运动、情绪激动时也可出现。

（2）呼吸浅快：呼吸浅快是指浅而快的不规则呼吸，常见于胸壁疾病或外伤，也可见于濒死状态时。

（二）异常呼吸的照护

1.提供舒适环境　保持环境整洁、安静、舒适，室内空气流通、清新，温度、湿度适宜，有利于被照护者放松和休息。

2.加强观察　观察呼吸的频率、深度、节律、声音、形态有无异常，有无咳嗽、咳痰、咯血、发绀、呼吸困难及胸痛表现，观察药物的治疗效果和不良反应。

3.提供营养和水分　选择营养丰富、易于咀嚼和吞咽的食物，注意水分的供给，少食易产气食物，避免过饱，以免膈肌上升影响呼吸。

4.吸氧　必要时给予氧气吸入。

5.心理照护　给予被照护者心理疏导，稳定其情绪，使其保持良好心态。

二、健康教育及注意事项

1.戒烟限酒，减少对呼吸道黏膜的刺激。

2.若测量呼吸前被照护者有剧烈活动、情绪波动等情况，需安静休息 30 分钟后再进行呼吸测量。

3.由于呼吸受意识控制，故测量呼吸前不必过多解释，在测量过程中被照护者保持自然状态即可，以保证测量的准确性。

4.危重患者呼吸微弱，可将少许棉花放于鼻孔前，观察棉花纤维被吹动的次数，计数 1 分钟，如图 4-1-3。

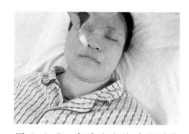

图 4-1-3　危重病人的呼吸测量

第三节　脉搏

在每个心动周期中，心脏收缩和舒张时引起的压力变化会导致主动脉管壁发生振动，振动沿着动脉血管壁向外周传递，形成在浅表动脉可以摸到的搏动，称为脉搏。脉搏可以反映机体血液循环系统的功能状态。通过观察脉搏的速率、节律、紧张度、强弱等情况，可以帮助判断病变的部位及相对应的疾病特征。

脉率：脉率是指每分钟动脉搏动的次数。健康成年人的脉率在安静清醒状态下为60~100 次 / 分钟，儿童略快，老年人略慢。女性脉率较男性略快，白天脉率较夜间睡眠时略快，活动或情绪激动时脉率较安静时略快。某些食物和药物也可影响脉搏的次数。正常情况下，脉率和心率一致，但在某些情况下，心脏的跳动不能产生脉搏，此时脉率就会低于心率，称为脉搏短绌，测量时要特别注意这种情况。

脉律：脉律是指脉搏的节律性，反映心脏收缩的节律情况。正常脉搏跳动节律均匀规则，间歇时间相等。但是儿童、青年和部分成年人有时会出现脉搏在吸气时增快、呼气时减慢的情况，称为窦性心律不齐，一般没有临床意义。

脉搏的强弱：脉搏的强弱是指触诊时血流流经血管触动手指的一种感觉，其强弱程度取决于动脉血管的充盈程度和外周血管的阻力，也与动脉血管壁的弹性有关。

脉搏紧张度：脉搏紧张度是指触诊时感觉到的动脉血管壁的情况。正常动脉血管壁光滑、柔软，富有弹性。

脉搏测量部位：脉搏测量部位为身体浅表且靠近骨骼处的动脉，临床上最常用的部位是桡动脉，也可测量颞动脉、颈动脉、肱动脉、腘动脉、足背动脉、胫后动脉和股动脉。

一、异常脉搏的评估与照护

（一）异常脉搏的评估

1. 脉率异常

（1）脉搏增快（心动过速）：当成年人的脉率超过 100 次 / 分钟时，即为脉搏增快。正常情况下常见于剧烈运动或者情绪激动时，病理情况下常见于各种原因引起的发热、甲状腺功能亢进、心力衰竭、血容量不足等。一般体温每升高 1℃，成人脉率增加约 10 次 / 分钟，儿童则增加约 15 次 / 分钟。

（2）脉搏减慢（心动过缓）：当成年人的脉率低于 60 次 / 分钟时，即为脉搏减慢。

正常情况下常见于运动员等身体强壮的人，病理情况下常见于心脏房室传导阻滞、颅内压增高、甲状腺功能减退等。

2. 脉律异常

（1）期前收缩：在一系列正常均匀的脉搏中，出现一次提前而较弱的搏动，即为期前收缩。正常人在过度疲劳、精神兴奋的情况下偶尔也会出现，病理情况下常见于各种心脏病或者洋地黄药物中毒者。

（2）脉搏短绌：脉搏短绌是指听诊心脏的同时测量脉搏，在相同的时间内发现脉搏的次数少于心跳的次数，属于心跳节律的异常。造成脉搏短绌最常见的疾病是心房颤动。

3. 脉搏强弱异常

（1）洪脉：洪脉是指当心输出量增加，周围动脉阻力较小，动脉充盈度和脉压较大时，则脉搏强而大。洪脉常见于高热、甲状腺功能亢进、主动脉关闭不全等。

（2）细脉：细脉（又称丝脉）是指当心输出量减少，周围动脉阻力较大，动脉充盈度降低时，脉搏弱而小，扪之如细丝。细脉常见于心功能不全、大出血、休克、主动脉瓣狭窄等。

（3）水冲脉：水冲脉是指当心输出量增加，周围血管阻力较小，动脉血管充盈度高，脉压差较大，脉搏强而有力，犹如潮水涨落，将病人的手臂抬高过头时能触摸到急促有力的冲击。大冲脉常见于高热、甲状腺功能亢进、心脏瓣膜病等。

（4）奇脉：奇脉是指当心输出量减少，周围血管阻力较大，动脉血管充盈度低，脉压差较小，病人吸气时脉搏明显减弱或消失。奇脉常见于大失血、休克、心脏病患者。

4. 动脉壁弹性异常　动脉壁弹性异常是指动脉壁变硬、失去弹性、不光滑，动脉变得迂曲呈条索状，触诊时有紧张的条索感，犹如手指按在琴弦上，多见于动脉粥样硬化。

（二）异常脉搏的照护

1. 休息与活动　指导被照护者增加卧床休息的时间，适当活动，以减少心肌耗氧量，必要时给予吸氧。

2. 加强观察　观察脉搏的脉率、节律、强弱等，观察药物的治疗效果和不良反应。

3. 备好急救物品和急救仪器。

4. 心理照护　给予心理疏导，稳定被照护者的情绪。

二、健康教育及注意事项

1. 指导并帮助被照护者食用清淡易消化的食物。

2. 照护师应指导被照护者注意劳逸结合，生活规律，保持情绪稳定，戒烟限酒。

3. 养成良好排便习惯，切勿用力排便。

4. 若使用药物，需观察药物的不良反应，服用抗心律失常药物期间，不可自行随意调整药物剂量。

5. 测量脉搏前，若被照护者有剧烈活动、情绪激动、紧张恐惧等情况，宜安静休息30分钟后再测。

6. 为偏瘫被照护者测量脉搏时，应选择健侧肢体测量。

7. 不可用拇指诊脉，因拇指小动脉搏动明显，易与被照护者动脉搏动相混淆。

8. 当脉搏细弱无法测量清楚时，可用听诊器听心率1分钟。

9. 常用的诊脉部位　颈动脉（图4-1-4）、桡动脉（图4-1-5）、足背动脉（图4-1-6）。

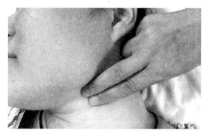

图 4-1-4　颈动脉诊脉

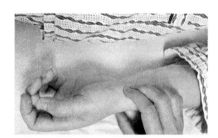

图 4-1-5　桡动脉诊脉

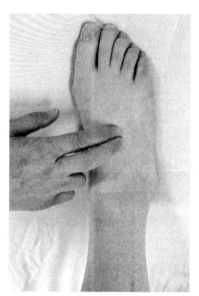

图 4-1-6　足背动脉诊脉

第四节　血压

血压是指血液在血管内流动时对血管壁产生的侧压力，一般指动脉血压。当心脏收缩时，血液射向主动脉，此时血液对动脉管壁的侧压力最高，称为收缩压。当心脏舒张时，动脉管壁弹性回缩，血液对动脉管壁的侧压力降至最低，称为舒张压。收缩压与舒张压之差，称为脉压差。

测量血压一般以肱动脉血压为标准。正常成年人在安静状态下，收缩压为90~130mmHg，舒张压为60~80mmHg，脉压差约为40mmHg。

年龄：血压随着年龄的增长而逐渐增高，新生儿血压最低，儿童血压比成年人低，老年被照护者由于大动脉硬化而血压偏高，通常收缩压升高范围比舒张压更显著。各年龄阶段的血压平均值见表4-1-2。

表4-1-2 各年龄组的血压平均值

年龄	血压（收缩压／舒张压）mmHg
1个月	88/54
1岁	95/65
6岁	105/65
10~13岁	110/65
14~17岁	120/70
成年人	120/80
老年人	140~160/80~90

性别：中年之前，同龄女性血压比男性偏低；但更年期后，女性血压逐渐增高，与男性差别较小。

昼夜与睡眠：一天中，一般清晨血压最低，傍晚血压最高，夜间睡眠时血压降低。如果过度劳累或睡眠不佳，血压会稍有升高。

情绪：当出现紧张、恐惧、兴奋、疼痛等时，可导致血压升高。此外，吸烟、饮酒、钠盐摄入过多及服用某些药物也会影响血压。

其他：在寒冷的环境中，血压可略升高；在高温的环境中，血压可略下降。另外，因左右肱动脉解剖位置的关系，一般右上肢血压高于左上肢。

一、异常血压的评估与照护

（一）异常血压的评估

1.高血压 成年人收缩压≥130mmHg和（或）舒张压≥80mmHg，称为高血压。老年被照护者高血压发病率较高，多数是原发性高血压，也有少数高血压继发于其他慢性疾病，如慢性肾炎等。

2.低血压 成年人血压低于90/60mmHg，称为低血压。常见于大量失血、休克、急性心力衰竭等。

3.脉压异常 脉压增大，常见于主动脉硬化、主动脉瓣关闭不全、动静脉瘘、甲状腺功能亢进等。脉压减小，常见于心包积液、缩窄性心包炎、主动脉瓣狭窄、末梢循环衰竭等。

（二）异常血压的照护

1. 环境照护　为被照护者提供温度和湿度适宜、通风良好、照明合理、整洁安静的舒适环境。

2. 加强监测　对需密切观察血压者应做到"四定"，即定时间、定部位、定体位、定血压计；合理用药，注意药物治疗效果和不良反应的监测；观察有无并发症的发生。当被照护者血压过高时，应卧床休息；血压过低时，应迅速采取平卧位，并通知医护人员做相应处理。对血压持续增高者，应每日测量血压 2~3 次，并做好记录，必要时测立、坐、卧位血压，掌握血压变化规律。如果血压波动过大，要警惕脑出血的发生。如果在血压急剧增高的同时出现头痛、视物模糊、恶心、呕吐、抽搐等症状，应考虑高血压脑病。如果出现端坐呼吸、喘憋、紫绀、咳粉红色泡沫痰等，应考虑急性左心衰竭。出现上述各种表现时，均应立即送往医院进行紧急救治。

3. 心理照护　精神紧张、情绪激动、不良刺激等因素均可导致血压升高。因此，对待被照护者应耐心、亲切、和蔼、细心，根据具体情况有针对性地进行心理疏导，同时让其了解控制血压的重要性，训练其自我控制的能力，鼓励其积极参与自身治疗和照护方案的制订和实施，坚持规律服药，定期复查。

4. 饮食照护　限制钠盐、脂肪的摄入，适量补充蛋白质，多吃蔬菜水果，增加粗纤维食物的摄入；鼓励被照护者戒烟，控制酒精、咖啡、浓茶等刺激性饮料的摄入。高血压病人应将钠盐的摄入逐步降至 WHO 推荐的每人每日 6g 的要求。

5. 用药照护　服用降压药应从小剂量开始，逐渐加量；同时，密切观察疗效，如果血压下降过快，应调整药物剂量。在血压控制长期稳定后，可按医嘱逐渐减量，不得随意停药。某些降压药物可引起直立性低血压，在服药后应卧床休息 2~3 小时，必要时可寻求他人协助起床，待坐起片刻无异常后，方可下床活动。

二、健康教育及注意事项

1. 指导被照护者保持合理的生活方式，如合理膳食、适量运动、戒烟限酒、保持积极心态等。

2. 测量血压时，避免影响测量血压变化的因素。房间需保持安静，温度舒适；测量前 30 分钟避免吸烟、喝咖啡、进食和运动以及情绪激动；坐位测量时保持坐姿并放松 3~5 分钟，倚靠在椅背上，双腿不交叉，双脚平放于地面，血压计放置于与心脏平齐的位置；测量血压期间，测量者和被测者避免与他人交谈。

3. 偏瘫、肢体有损伤的老年被照护者测血压时应选择健侧肢体；避免选择静脉输液的一侧肢体，以免影响液体输入。

4. 规范测量，减少误差。被照护者的肱动脉应与心脏相平，若高于心脏水平，由于重力原因，会使测得血压值偏低，反之则偏高；袖带松紧以能伸入一根手指为宜，袖带过紧或过松会导致测得的血压值不准确。

5.使用水银血压计时，若发现异常应重测。重测时，待水银柱降至"0"点，应相隔1分钟，重复测量，取2次读数的平均值并记录。如果收缩压或舒张压的2次读数相差5mmHg以上，应再次测量，取3次读数的平均值并记录；必要时，作双侧对照。首诊时要测量两侧上臂血压，以后通常测量较高读数一侧的上臂血压。

6.常见血压计的种类　电子血压计（图4-1-7）、水银血压计（图4-1-8）。

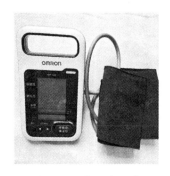

图4-1-7 电子血压计

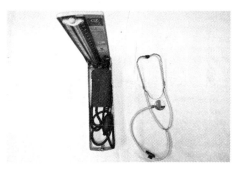

4-1-8 水银血压计

第一章 急救常识

第一节 跌倒

跌倒在我国人群意外伤害死因中排在第四位，而在 65 岁以上的老年人中则居首位，随年龄的增加，跌倒的死亡率急剧上升，85 岁以上的老年人达到最高。

跌倒是一种不能自我控制的意外事件，指个体突发的、不自主的、非故意的体位改变，使脚底以外的部位停留在地上或者更低的地方。一般将跌倒分为两类：①从一个平面至另一个平面的跌落；②同一平面的跌倒。跌倒的定义不包括由于瘫痪、癫痫发作或外界暴力引起的摔倒。

跌倒造成的不良后果：增加身体、心理创伤，会害怕再次跌倒而出现焦虑、抑郁或失去自信心，生活质量因制动或卧床而降低，延缓疾病的恢复，增加家庭和社会负担。

一、跌倒照护评估

跌倒是多因素相互作用的结果，原因分为内在危险因素和外在危险因素。

（一）内在危险因素

内在危险因素主要来源于患者本身的因素，通常不易察觉且不可逆转，需仔细询问方可获知。

1. 随年龄增加，被照护者的认知能力、肌力、感觉能力、反应能力、平衡能力、步行能力降低，使跌倒的危险性增加。

2. 随年龄增加，视力下降、听力损失，很难听到、看到有关跌倒危险的警告声音和图示。

3. 步态的稳定性下降是引发跌倒的主要原因。

4. 老年骨骼结构、功能退化是引发跌倒的常见原因。骨质疏松会增加与跌倒相关的骨折发生率，尤其是跌倒导致的髋部骨折。

5. 疾病因素，如脑卒中、帕金森病、白内障、昏厥、眩晕、惊厥、偏瘫、足部疾病、呼吸道疾病、血氧不足等。

6. 心理认知因素，如患有痴呆、抑郁症。另外，害怕跌倒也使行为能力降低、活动受限，影响步态和平衡能力而增加跌倒的危险。

7. 药物因素，一些药物会影响神志、视觉、步态、平衡等方面，而容易引起跌倒。可能引起跌倒的药物有抗抑郁药、抗焦虑药、催眠药、抗惊厥药、降压药、利尿剂、血管扩张药、降糖药、非甾体抗炎药、镇痛剂、多巴胺类药物、抗帕金森病药等。

（二）外在危险因素

与内在危险因素相比，外在危险因素更容易控制。

1. 环境因素

（1）室内环境因素：昏暗的灯光，湿滑、不平坦的地面，不合适的家具高度及摆放位置杂乱，楼梯台阶、卫生间没有扶栏（图4-2-1）、把手等都可能增加跌倒的危险。

（2）户外环境因素：台阶和人行道缺乏修缮、雨雪天气、人群拥挤等都可能引起跌倒。

（3）个人环境：居住环境发生改变、不合适的穿着和行走辅助器具、家务劳动（如照顾小孩）、交通损伤等。

2. 社会因素　教育和收入水平、卫生保健水平、享受社会服务和卫生服务的途径、室外环境的安全设计、以及被照护者是否独居、与社会的交往和联系程度等都会影响其跌倒的发生。

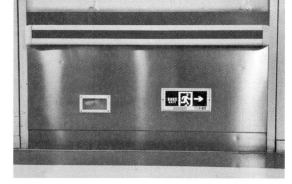

图 4-2-1 扶栏

3. 既往史　了解被照护者过去是否有跌倒的历史和最近一次跌倒的情况，有无惧怕跌倒的心理，既往疾病及其用药等是否与跌倒有关。

二、跌倒紧急情况处理

跌倒后不要急于扶起，查看被照护者和周围环境，分情况进行跌倒后的现场处理。

（一）被照护者跌倒后意识不清

1. 在场人员立即拨打急救电话，有外伤、出血应立即止血包扎。保证被照护者处于安全环境内，避免二次伤害。

2. 若有呕吐，应将头部偏向一侧，清理口鼻腔呕吐物，保证呼吸道通畅。

3. 若有抽搐，保护被照护者防止碰伤、擦伤，不要强硬按压肢体，避免骨骼损伤。

4.若心脏骤停，立即进行心肺复苏。

（二）被照护者跌倒后意识清醒

1.询问被照护者跌倒情况及对跌倒过程是否有记忆，如不能记起跌倒过程，提示可能为晕厥或脑血管意外，护送被照护者就医。

2.询问是否有剧烈头痛或观察有无口角歪斜、言语不利、手脚无力等情况，如有提示可能为脑卒中，处理过程中注意避免加重脑出血或脑缺血。

3.检查有无骨折，有无肢体疼痛、畸形、关节异常、肢体位置异常、感觉异常及大小便失禁等，如有不适及时就医。

4.正确搬运，如需搬运应保证平稳，尽量保持平卧姿势。

5.有外伤、出血者，立即止血包扎；淤血肿胀先冰块冷敷，并进一步观察处理。

6.查看无大碍后，协助被照护者缓慢改变姿势，然后坐位或卧位休息，再次确认无碍后方可站立，并继续观察。

7.查找跌倒危险因素，评估跌倒风险，制订预防措施及方案。

三、跌倒后护理

1.跌倒后仍需观察病情，有无神志、心率、血压、呼吸异常，以及有无一侧肢体无力、口齿不清、精神萎靡、大小便异常等情况，警惕有颅脑损伤等。

2.提供跌倒后的长期护理，大多数病人跌倒后伴有不同程度的身体损伤，甚至导致长期卧床。提供基础护理，满足日常生活需求；预防压疮、肺部感染、尿路感染等并发症；指导并协助被照护者进行康复训练等，预防失用症的发生，促进被照护者身心功能康复，回归健康生活。

3.针对跌倒后出现的惧怕心理，进行心理护理，共同制订针对性的措施，以减轻或消除恐惧心理。

四、跌倒干预及健康指导

跌倒并不是意外，而是实际存在的危险，进行危险因素的防范，跌倒是可以被预防和控制的。跌倒的健康指导，着重于如何预防再次发生跌倒，减轻伤害的严重程度。

1.评估并确定危险因素（表4-2-1） 制订针对性指导措施，通过观察、调查或日常生活行为记录收集被照护者跌倒信息，进行分析评估，确定跌倒的危险因素，制订跌倒的指导措施。

2.加强防跌倒知识和技能的宣教 增强预防跌倒的意识，告知发生跌倒时的不同情况的紧急处理措施，如何寻求帮助做到有备无患。

3.坚持参加适宜的、规律的体育锻炼 如太极拳、散步、慢跑、游泳、平衡操等增强肌肉力量、柔韧性、协调性、平衡能力、步态稳定性和灵活性。

表 4-2-1 预防老年人跌倒家居环境危险因素评估表

项目	评估内容	评估方法	选项（是，否，无此内容）
地面和通道	地毯或地垫平整，没有褶皱或边缘卷曲	观察	
	过道上无杂物堆放	观察（室内过道无物品摆放，或摆放物品不影响通行）	
	室内使用防滑地砖	观察	
	未养猫或狗	询问（家庭内未饲养猫、狗等动物）	
客厅	室内照明充足	测试、询问（以室内老年人根据能否看清物品的表述为主，有眼疾者除外）	
	取物不需要使用梯子或凳子	询问（老年人近一年内未使用过梯子或凳子攀高取物）	
	沙发高度和软硬度适合起身	测试、询问（以室内老年人容易坐下和起身作为参考）	
	常用椅子有扶手	观察（观察老年人习惯用椅）	
卧室	使用双控照明开关	观察	
	躺在床上不用下床也能开关灯	观察	
	床边没有杂物影响上下床	观察	
	床头装有电话（老年人躺在床上也能接打电话）	观察	
厨房	排风扇和窗户通风良好	观察、测试	
	不用攀高或不改变体位可取用厨房用具	观察	
	厨房内有电话	观察	

续表

项目	评估内容	评估方法	选项（是，否，无此内容）
卫生间	地面平整，排水通畅	观察、询问（地面排水通畅，不会存有积水）	
	不设门槛，内外地面在同一水平	观察	
	马桶旁有扶手	观察	
	浴缸/淋浴房使用防滑垫	观察	
	浴缸/淋浴房旁有扶手	观察	
	洗漱用品可轻易取用	观察（不改变体位，直接取用）	

注：本表不适用于对农村家居环境的评估。

4.指导被照护者按医嘱正确服药　不要随意加药或减药，更要避免同时服用多种药物。了解药物的副作用，注意用药后的反应，尤其是降压药、镇静剂、降糖药等。用药后动作宜缓慢，以预防跌倒的发生。

5.使用长度与被照护者身高相宜、顶部面积较大的拐杖（图4-2-2）。经常使用的物件放在被照护者一臂的距离范围内，触手可及，减少行走。如有视觉、听觉及其他感知障碍的应佩戴合适的眼镜、助听器及其他补偿设施。

6.改善家庭环境　跌倒多发生在家庭中，家庭环境的改善能有效减少跌倒的发生。保持室内明亮，通风良好，地面干燥、平坦、整洁；将经常使用的东西放在伸手容易拿到的位置，尽量不要登高取物；减少家居内物品摆放，家具边缘贴防撞角，防止对被照护者产生伤害；床、椅子等家具高低合适，避免使用带轮的家具；对道路、厕所、灯等予以明确标识，具体方位告知被照护者；衣着舒适、合身，避免穿过于紧身或过于宽松的服饰；鞋子要合适，

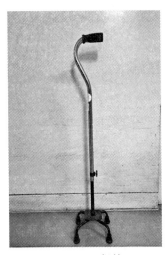

图4-2-2 拐杖

减少系带鞋穿着；避免穿拖鞋、鞋底过于柔软和较厚的鞋、过大的鞋、高跟鞋以及易滑倒的鞋。

7.注意生活细节　上下楼梯、如厕时尽可能使用扶手，做到"一扶二看三踏脚"；

起身、下床的速度应放慢（图 4-2-3），做到三个"半分钟"，即睡觉醒来不要马上起床，先在床上躺半分钟，起床后在床上坐半分钟，然后移动至床沿坐半分钟，最后站稳后再行走；避免睡前饮水过多导致夜间多次起床如厕，如有需要在床头放置小便器；乘坐交通工具时，应等车辆停稳后再上下车。

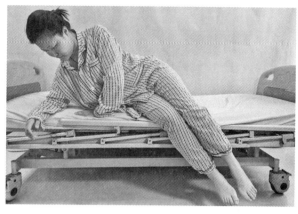

图 4-2-3 下床动作

8.加强膳食营养均衡　遵医嘱补充维生素 D 和钙剂，防治骨质疏松，预防骨折。

9.宣传教育　年龄较大被照护者预防跌倒牢记十二字口诀，"要锻炼、要服老、要适老、早治疗"。

10.创造社区安全的环境　社区街道和卫生服务机构开展预防跌倒健康教育，对社区内居民进行风险评估，消除导致跌倒的环境危险因素。

第二节　噎呛

噎呛是指进餐时食物噎在食管的某一狭窄处，或呛到咽喉部、气管而引起的呛咳、呼吸困难，甚至窒息，医学上称为食管运动障碍，民间又称为"食噎"或"噎食"。

一、导致噎呛的危险因素

1.生理功能退化　随年龄增加，老年人牙齿脱落，咳嗽反射功能下降，唾液分泌减少，食管下端括约肌发生退行性改变，从而使咀嚼功能和吞咽功能下降。

2.伴有脑血管疾病或食管病变　可进一步加重吞咽反射迟钝，易造成吞咽动作不协调。

3.精神性疾病　服用抗精神病药物易引起咽喉肌群共济失调。

4.疾病所致的吞咽功能障碍　如脑梗死、重症肌无力、阿尔茨海默病、帕金森病等。

5.口咽、食管疾病　如咽炎、咽部肿物、食管炎、食管狭窄、食管癌等。

6.食物干燥或黏性大　如煮鸡蛋、蛋糕等较干的食物或年糕、麻团等黏性较大的食物不宜咀嚼，黏附在咽喉部位难以下咽而发生噎食。

7.进食时注意力不集中、说笑　造成食物咽下过程中发生噎食。

二、噎呛的紧急处理

1.发现被照护者面容呆板、动作迟缓、流涎、强迫性张口、呛咳、呼吸困难时，立刻停止进食，并立即清理口腔内的食物，避免食物阻塞呼吸道引起窒息，及时呼救报告医护人员。

2.立即进行海姆立克急救法（图4-2-4）

（1）照护者站在被照护者背后，双手臂由腋下环绕被照护者腰部。

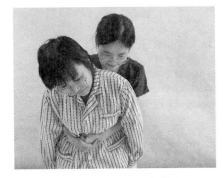

图 4-2-4 海姆立克急救法

（2）一手握拳，将拳头的拇指一侧放在被照护者的胸廓下段与脐上的腹部。

（3）用另一手抓住拳头，肘部张开，用快速向上的冲击力挤压腹部。

（4）重复第3步，直至异物吐出。

3.如被照护者卧床应立即采用侧卧位，头低脚高位（图4-2-5），清理呼吸道、拍背，并指导其进行有效咳嗽，以保持呼吸道通畅。然后在床上行海姆立克急救法。

4.解除噎呛后安抚被照护者不要紧张，平稳呼吸，有条件时进行氧气吸入，缓解缺氧症状。若不能解除噎食症状，及时拨打120急救电话。

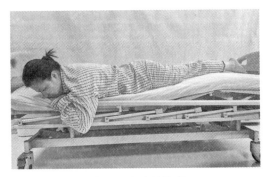

图 4-2-5 头低脚高

三、预防噎呛照护措施

1.鼓励被照护者采取坐位进食。卧床被照护者喂食，以半卧位或坐位为佳，摇高床头不少于30°，颈部略前倾，诱发咽反射，减少噎食发生。进食后应保持坐位至少半小时，防止食道反流引起的噎食。

2.被照护者刚刚喂食后，避免立刻翻身、大幅度的身体移动等操作进行。

3.进食环境应安静，减少人员走动。被照护者情绪波动较大时，应暂缓进食，避免噎食发生。

4.选用适合的餐具，如有需要可选用细匙羹。

5.掌握被照护者有无发生噎呛的危险因素，根据吞咽障碍严重程度进行食物的选择和限制。

（1）选择食物以松软、易消化、易咀嚼和吞咽为原则，如面条、稀饭、鸡蛋羹，保证营养的同时兼顾被照护者的口味喜好，保持进餐心情愉悦。

（2）尽量避免食用煮鸡蛋、蛋糕、粽子、年糕等干燥或黏性较大的食物。

（3）认知障碍被照护者需在监护下进食，避免自行进食。

（4）就餐过程中，指导被照护者规律、缓慢、小口进食，细嚼慢咽，进餐时禁止聊天及行走。

6. 动态观察吞咽困难的进展和变化，如发现噎食表现及时停止进食。

7. 进食结束后，及时给予漱口或口腔护理，避免食物残留在口腔内而引发噎食。

8. 面部肌肉训练（如皱眉、鼓腮、吹哨、龇牙等），舌肌运动训练（如伸舌、卷舌、舌抵抗等），以及软腭训练、发声训练，促进吞咽功能康复和延缓吞咽功能恶化，预防噎呛发生。

第三节　意外伤害

被照护者随着年龄、疾病的发展逐渐失去正常的生活能力，识别危险因素、应急处理能力逐步退化，一旦发生紧急情况，易导致严重后果。

意外是指外来的、不可预见的、突发的事件，造成人体受到伤害。由于记忆、思维、分析判断、情绪等方面的障碍，容易发生外伤、烫伤、走失、坠床等意外。这些意外都应该进行及时的急救和自救，不能坐等救护人员的到来从而丧失最佳救治时间。

一、烫伤

通常是指高温气体、高温液体等引起的组织损伤，称为烫伤。此外，还有一种是低温烫伤，指长时间接触高于体温的低热物体引起的烫伤，通常指温度为 41~60℃的致伤因素作用于机体较长时间造成的皮肤甚至皮下组织的损害。烫伤首先引起皮肤黏膜损伤，使机体防御屏障受损，轻者皮肤肿胀、起水疱、疼痛，重者皮肤烧焦，甚至血管、神经、肌腱等同时受损。烫伤引起的剧烈疼痛和皮肤渗出等因素能导致休克，晚期可出现感染、败血症，甚至危及生命。

1. 烫伤发生的因素

（1）烫伤发生的直接因素：热力和时间。温度达到 44℃，作用于皮肤 6 小时以上，皮肤发生不可逆转的损伤，44~51℃的损伤程度与接触时间长短呈正相关，而 51℃以上极短时间即可引起损伤。

（2）生理因素：皮肤随年龄增长而变薄，皮肤张力、感觉功能、对外保护作用及对周围环境温度调节功能变弱，再生机能、免疫功能降低，皮肤血运减慢，易造成烫伤。

（3）疾病因素：糖尿病、脉管炎或卒中后遗症导致末梢循环功能障碍，神经功能受损，对 41~45℃ 的低温刺激反应迟钝，在低温的持续作用下常致深度烫伤；肢体功能障碍、意识障碍、服用镇静安眠药等药物，这些情况也易发生低温烫伤。

2. 烫伤急救处理　发现被照护者烫伤后，现场救护的原则是先去除引起烫伤的原因，脱离现场，保护创面，维持呼吸道通畅，再根据烫伤的程度转送医院治疗。

（1）Ⅰ度烫伤表现：皮肤表层，局部轻度红肿，无水疱，疼痛明显。立即用冷水冲洗伤处 30 分钟以上，降低表面温度。面积较小的Ⅰ度烫伤可外涂烧、烫伤药膏，3~7 天即可康复。

（2）Ⅱ度烫伤表现：真皮损伤，局部红肿、疼痛，呈现大小不同的水疱。水疱直径 ≥ 0.1cm 的，用无菌针头刺破边缘放水，用消毒液消毒皮肤后包扎，保持清洁干燥，防止感染。小水疱可不予处理。

（3）Ⅲ度烫伤表现：皮下脂肪、肌肉、骨骼损伤。应迅速剪开取下伤处的衣裤等，不可剥脱，取下受伤局部的饰物，用清洁的敷料保护创面，防止污染，并尽快送医院治疗。

3. 烫伤后护理

（1）保持敷料清洁干燥，如有污染及时到医院更换，加强创面护理，警惕感染，遵医嘱服用抗生素。

（2）加强营养，促进创面愈合，提供高营养、高蛋白、高维生素食物，少量多餐。

（3）加强大面积烫伤和头面部烫伤的被照护者的心理护理。

（4）烫伤后给予冷却治疗，应立即执行，可减少余热对皮肤组织的损伤。若烫伤部位不宜冷水处理，可用干净毛巾浸入冷水敷在皮肤上，或采用冰块冷敷效果更佳。使用过程中应避免长时间冷敷以免冻伤。

4. 烫伤的预防　依据评估被照护者烫伤危险因素，预防烫伤发生，采用预防措施。

（1）宣传烫伤的预防知识，告知被照护者及家属发生烫伤的危险因素和后果。

（2）指导被照护者及家属正确使用热水袋和取暖设备，使用家庭理疗仪、发热电极片等装置时时间不要过长，并注意观察皮肤情况。

（3）使用电热毯时，睡前打开，睡时要关闭；使用热水袋时，水温应小于 50℃，并加保护套，睡前取出。对意识障碍或肢体感觉减退的被照护者，禁用热水袋、电热毯等取暖设备。

（4）洗澡时先放凉水，后放热水，水温不宜过高，用感觉较灵敏肢体测试水温，洗浴时间不宜过长。

（5）使用电器时定期检查电器是否完好，有认知障碍的被照护者应避免使用电器。

二、其余常见意外伤害预防与照护措施

1. 被照护者感觉迟钝、头晕或躁动时，容易发生坠床。

2. 皮肤受损感觉功能减退，容易引起烫伤、冻伤，加上活动受限，皮肤长时间受

压而使皮肤完整性受损，易发生肿胀，甚至发生压疮。

3.患有认知功能障碍的被照护者大都有定向力障碍，表现为时间、地点、人物定向障碍，毫无目的四处乱走，缺乏自我保护意识，时常外出之后去向不明或迷路，导致走失。

4.预防意外伤害发生的主要措施

（1）衣着舒适，便于活动。衣着不宜过长过大，鞋子大小应合适，不宜穿硬底鞋，走动时应穿合脚的布鞋，尽量不穿拖鞋。

（2）居室内光线要适度，夜间有适当的照明。室内陈设简单、明净宽敞，减少杂物堆放。地面平坦无障碍，方便行走或使用轮椅。床宽而矮，靠近窗边，起居床具保持清洁干燥，平整柔软舒适。

（3）台阶设计要求台阶不要过于陡窄，要低缓，房间和公共场所要采用无障碍设施，如扶栏、呼叫器等。地面避免湿滑，及时擦干，采用防滑材质，尤其是厨房、卫生间。遇下雨下雪天气，减少外出。

（4）被照护者用床要加床档，床头设呼叫装置，方便及时给予协助。起床时应遵守"3个半分钟"：醒后在床上躺半分钟，坐起来后再坐半分钟，两条腿垂在床沿再等半分钟，以防发生意外。

第二章 感染控制

第一节 环境感染控制管理

居家照护环境是被照护者居家生活及健康恢复的场所，安全的、适宜的环境布置对于被照护者的舒适程度及恢复情况至关重要。

一、居家照护环境设置要求

1.空间设置　被照护者居家环境需要有足够的空间，满足其适当活动的需求。床至少 1 米宽，最好具有升降装置。居室门宽大于 80 cm，所有通道保持清洁整齐。另外，视野开阔，可设置落地窗。

2.温湿度设置　居家照护环境湿度以 50%~60% 为宜，夏季室温保持在 22~24℃，冬季室温保持在 18~22℃为宜。

3.通风、光线及噪声管理　通风：每日开窗通风（自然风）两次，每次 30 分钟。遇到特殊天气（如雨雪或者雾霾），可使用空气净化器每日净化室内空气，每次 1 小时。光线：室内要有日光及人工光源两种采光方式。避免阳光直接照射被照护者脸部；人工光源设计及

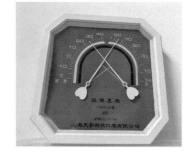

图 4-3-1 温湿度计

光照强度可依据其作用进行调节，应设置光源柔和的地灯，既不影响被照护者夜间睡眠又有利于照护师夜间看护被照护者。灯源开关应安装在被照护者方便触摸的位置。噪声：室内噪声标准，白天在 35~40dB，最好不超过 50~60dB。

4.安全设施准备　地板要用防滑材质，在浴室放置防滑垫。家具不要有突出或者尖锐的棱角。如家中有宠物，可设置宠物笼或者给宠物系绳，防止宠物惊吓或者绊倒被照护者。所有的台阶处可设置扶手或者警示标，必要时可设置声控灯。

5. 应急装置准备 室内最好安装应急求助装置，居室或者卫生间不宜采用内开门，便于紧急情况下施救及安全转运。

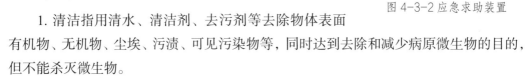

图 4-3-2 应急求助装置

二、居家照护环境清洁、消毒方法

（一）概念

1. 清洁指用清水、清洁剂、去污剂等去除物体表面有机物、无机物、尘埃、污渍、可见污染物等，同时达到去除和减少病原微生物的目的，但不能杀灭微生物。

2. 消毒指使用物理或者化学方法清除或者杀灭传播媒介上除芽孢以外的病原微生物。

（二）居家照护环境清洁、消毒方法

1. 清洁法 用清水或者使用肥皂水、洗洁精等清洁剂手洗或者刷洗，除去物品表面的污渍、水垢等残留物质和锈斑。一般可用于地面、墙面、桌椅、家具及物品消毒前准备。

2. 消毒法

（1）物理消毒法：①热力消毒法：居家环境中，通常用煮沸方法消毒。适用于耐湿、耐高温物品，如金属、搪瓷、玻璃和橡胶等材质的物品。方法：将物品刷洗干净，全部浸没在水中，加热煮沸。消毒时间为5~15分钟。②辐射消毒法：居家环境中，通常可选择日光曝晒，常用于床垫、被服、书籍等物品消毒。方法：将物品放在阳光下曝晒6小时，期间要定时翻动，使物品各个面都能被阳光照射。

（2）化学消毒法：指用化学消毒剂进行消毒，常用化学消毒剂有戊二醛、环氧乙烷、过氧化氢、含氯消毒剂、乙醇、含碘消毒剂、季铵盐类等，依据不同的用途有不同的使用方法。①浸泡法：浸泡法是将被消毒物品洗净、擦干后浸没在消毒液内的方法。注意打开物品轴节或者套盖，管腔内要灌满消毒液，按规定浓度进行浸泡。②擦拭法：擦拭法是用消毒剂擦拭被污染物品表面或皮肤、黏膜的消毒方法。一般选用易溶于水、穿透力强、无刺激性消毒剂。比如墙壁、地面通常用含氯消毒剂进行擦拭，皮肤通常用 0.05%~0.1% 碘伏消毒。③喷雾法：喷雾法是用喷雾器将消毒剂均匀地喷洒于空气或物品表面进行消毒的方法，常用于地面、墙壁、空气等的消毒。④熏蒸法：熏蒸法是将消毒剂加热或者加入氧化剂，使其产生气体进行消毒的方法，也可用熏蒸法对被污染物品进行消毒。

第二节 手卫生

手卫生是防止被照护者患感染性疾病的非常重要的一项基础操作，一般分为流动水洗手及快速手消洗手法，无论流动水洗手还是快速手消洗手法，目的均是去除手部皮肤污垢、碎屑和部分致病菌。

一、七步洗手法

1. 掌心相对，手指并拢互相揉搓。

2. 手心对手背，沿指缝互相揉搓，两手交换进行。

3. 掌心相对，双手交叉，沿指缝相互揉搓。

4. 弯曲各指关节，双手互握，相互揉搓指背，两手交换进行。

5. 一手握另一手大拇指旋转揉搓，两手交换进行。

6. 指尖在掌心中转动揉搓，两手交换进行。

7. 揉搓手腕和手臂，双手交换进行。

二、手卫生注意事项

1. 洗手方法要正确，手各个部位都需洗到、冲净。

2. 流动水洗手要调节合适的水温及流速，避免污染周围环境。

3. 要在接触被照护者前完成七步洗手法。如接触过程中受污染，以及接触被照护者后，也要进行七步洗手法，以免污染的手接触被照护者其他物品从而造成交叉感染。

三、手卫生的质量评价

1. 整个洗手过程时间大于 15 秒。

2. 手卫生消毒效果应达到细菌菌落总数 $\leqslant 10 \text{CFU/cm}^2$。

第三节　相关疾病感染控制

一、被照护者常见的感染性疾病

1. 中枢神经系统　如细菌感染导致的化脓性脑膜炎、结核杆菌导致的结核性脑膜炎、病毒感染引起的脑炎。

2. 皮肤　如皮肤上出现脓疱。

3. 肺　如肺炎。

4. 肝脏　如肝炎。

5. 肠道　如肠炎。

二、被照护者患肺炎及肠炎的照护

（一）肺炎

肺炎是指肺部的炎症，为呼吸系统多发病、常见病。

1. 临床表现　咳嗽是肺炎最早出现的症状，此外，早期也会出现发热及全身酸痛、乏力、食欲不振等症状。咳嗽、咳痰时，不同病原菌感染咳痰的性质不同，有时会有浓痰或血痰，并伴有呼吸急促、呼吸困难等症状。

2. 病因　肺炎可由病原微生物、寄生虫、理化因素、免疫损伤、过敏及药物引起。其中各种致病微生物引起的感染性肺炎，占肺炎总数的80%以上，如病毒、立克次氏体、支原体、衣原体、细菌等。

3. 常见感染性肺炎的病因

（1）细菌感染　细菌感染分为肺炎链球菌感染、葡萄球菌感染、肺炎克雷伯杆菌感染。肺炎链球菌感染者咳痰性状为铁锈色痰，重者可出现神志不清；葡萄球菌感染者咳痰性状为大量脓痰，偶带血丝；肺炎克雷伯杆菌感染者咳痰性状为砖红色胶冻样痰。

（2）病毒感染　病毒性肺炎的发生多有季节性，表现为咳嗽、少痰、偶有白色黏痰，可有咯血症状。

（3）支原体感染　感染人群主要是儿童及青年，老年少见，以干咳为主，少痰或者无痰。

（4）真菌感染　多见于免疫缺陷病及长期使用免疫抑制剂或抗菌药物者，表现为低热、咳嗽、气促、精神萎靡等。

4.照护要点　有肺炎症状需及时就医，完善实验室检查，遵医嘱治疗。照护师协助被照护者有效咳嗽及排痰尤其重要。

（1）有效咳嗽方法：每次咳嗽前须进行深吸气后胸腹部肌肉收缩，使胸膜腔内压突然增高，使气管内的分泌物由"气枪"的作用冲出呼吸道，但在呼气末要放松喉咙。必要时，咳嗽前先喝少量的水。具体方法为以下三种：①爆发性咳嗽：深吸气后关闭声门，然后胸腹肌骤然收缩，喉头打开，将气冲出呼吸道。②发声性咳嗽：深吸气后，稍张口咳嗽。③分段性咳嗽：深吸气后，做一连串小声咳嗽。

（2）有效排痰方法：有效排痰方法是除药物及被照护者有效咳嗽外，痰液清除最有效的方法，包含以下三种：①背部叩击。用手掌在需引流区域或相应的背部进行有节律拍打，使分泌物从气管壁上机械地分离脱落；叩背手呈"空杯状"，以"圈位"接触皮肤（图4-3-4）；叩背时手背肌肉及手腕放松，在需引流区域或相应的背部，以双手或单手有节律地轻轻拍打；叩背频率以120次/分钟为宜，5~10分钟一个

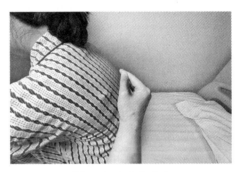

图4-3-4 叩击手法

肺叶，共15~30分钟，要有空洞感及节律感，叩背时以手不痛及被拍皮肤不红、无痛为宜。整个过程要观察被照护者的面色及呼吸情况。

②体位引流（图4-3-5）。痰液多，叩击背部痰液不易咳出的被照护者，在身体条件允许的条件下应开展体位引流。将被照护者安放在一定位置，借重力作用将肺内的分泌物引流入气管，以便咳出或者吸出。由于黏液要靠重力流出，故安置的位置是在高位，体位引流应在专业人员许可下进行；如有多个体位需要进行引流，应逐个进行；一个部位引流5~10分钟，整个引流过程应在30~60分钟；痰液较多时，每日可进行3~4次的引流，分别在清晨、饭前及睡前；如痰液少，每日可进行1~2次引流；引流同时可配合背部叩击方法。整个过程要严密观察被照护者血压、呼吸、脉搏等生命体征。

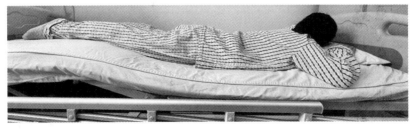

图4-3-5 体位引流

③吸痰。被照护者痰液较多无法自行咳出时,在备有吸痰机情况下可进行吸痰。吸痰前,照护师一只手握住吸痰管(图4-3-6)连接处,在无压力情况下缓慢进入鼻腔;感觉吸痰管已进入较宽位置时,管子迅速插入腔内15~20cm;打开吸痰机开关边旋转边回抽吸痰管;吸痰后观察被照护者呼吸情况,检查吸痰效果。

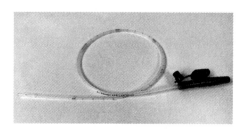

图 4-3-6 吸痰管

注意吸痰时吸引压力应在 100~200mmHg,每次吸引 10~15 秒,吸痰时注意观察被照护者的面色及呼吸情况。

(二)肠炎

肠炎是指由于微生物感染、缺血、放射线或机体免疫力失调等原因引起的肠道炎症反应。

1. 临床表现 以消化道症状为主,常见症状有呕吐、腹痛、腹泻、血便、发热等,严重者可引起脱水和电解质紊乱,甚至威胁生命。

2. 病因 不同类型肠炎病因不同,常见病因包括感染、免疫异常、放射治疗等。

3. 分类 肠炎按病程长短不同,分为急性和慢性两类;根据病因可分为感染性肠炎和非感染性肠炎。

4. 照护要点 患肠炎的被照护者需要及时就医,完善实验室检查,遵医嘱治疗。除此以外,照护师要掌握以下照护要点:

(1)呕吐照护要点:呕吐后及时清理呕吐物,清洁口腔时避免刺激舌根、咽、硬腭等,以免再诱发呕吐。呕吐停止后,开始进食时可先吃易消化食物,少量多餐。

(2)体位照护要点:可采取侧卧位、端坐位或半卧位。

(3)饮食照护要点:急性腹泻期被照护者应根据医生建议依次给予禁食、流食、半流食或软食,饮食以少渣、低脂、低纤维、易消化为宜。

第四章 居家留置管路照护管理

第一节 胃管照护

被照护者由于年龄较大、各种疾病导致吞咽障碍，如失能、脑卒中、阿尔茨海默病等原因导致不能经口进食或经口进食量不足时，通常会采用肠内营养支持。肠内营养支持多指通过留置胃管鼻饲的方法来保证营养及水摄入，其操作及维护方法简单，经济实用。胃管鼻饲是将一根一定长度的软管经鼻腔插入被照护者胃内，通过管内灌入流食、水及药物来保障营养和治疗需求。由于被照护者依赖鼻饲是长期过程，存在带管居家护理的情况。因此，作为照护师需要熟悉掌握胃管鼻饲照护技术。

一、照护评估

（一）鼻饲液

1. 保质期　鼻饲液应现配现用，剩余鼻饲液应密封，放置冰箱4℃冷藏，并在外包装袋上写明日期，保质期为24小时。如颜色、气味发生改变不能使用。

2. 浓稠度　肠内营养液可以直接使用；粉剂需要按说明书比例冲调；按营养要求配比主食、蔬菜、肉类等用打碎机打碎，自制匀浆膳需要评估是否过于浓稠、有无颗粒，过于浓稠或有颗粒会造成胃管堵塞。

3. 温度　鼻饲饮食适宜温度为38~40℃。

（二）胃管

1. 判断胃管是否移位　评估固定胶布有无松动，若胶布松动及时更换，并观察胃管内置长度有无变化，在插入胃管后用记号笔在胃管鼻尖处做好标记（图4-4-1），每次评估时查

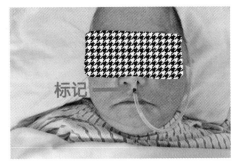

图 4-4-1 标记方法

看标记是否有移动。

2. 判断胃管是否在胃内　胃管末端接上推注器，慢慢拉动活塞，回抽出胃液（图 4-4-2）；胃管末端置于水中无气泡（图 4-4-3）。用推注器从胃管末端注入 10ml 空气，听诊器放于胃部听咕噜咕噜气过水声（图 4-4-4），如家庭没有听诊器，可以借助耳听胃部判断有无气过水声。

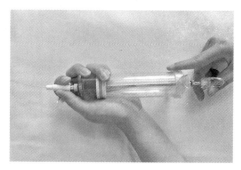

图 4-4-2　回抽胃液

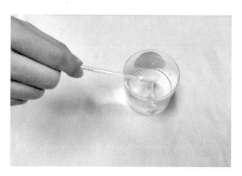

图 4-4-3　检查无气泡

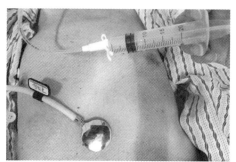

图 4-4-4　听气过水声

（三）被照护者

判断胃排空情况　鼻饲前用推注器经胃管末端回抽，若抽出胃内容物 ≥ 150ml，暂缓鼻饲。推迟 1~2 小时再次回抽查看胃排空情况。

二、照护措施

1. 准备工作　照护师衣着整洁，修剪指甲，流动水七步洗手法洗手。准备好用物，包括鼻饲液、温水、推注器、毛巾、听诊器、鼻贴。室内环境清洁，温度适宜。

2. 体位　在鼻饲前 30 分钟进行翻身、叩背等。被照护者坐于椅子或轮椅，若被照护者不能坐起，将床头摇高 30°~45°，或用被子、枕头等垫高支撑住被照护者后背半坐于床上。将毛巾围于颌下，防止污染衣物。

3. 鼻饲过程

（1）照护师打开胃管末端保护盖，检查胃管是否在胃内，确保胃管在胃内后注入 20 ml 温水，润滑管腔。

（2）照护师用推注器抽吸好鼻饲液后，贴于手腕内侧处测试鼻饲液温度，或者用专用温度计放于鼻饲液中测试温度，以 38~40℃ 为宜。

（3）缓慢匀速推注鼻饲液，分次注入 200ml，时间 15~20 分钟。鼻饲过程中照护师观察被照护者有无面色改变、呛咳、呼吸困难等不适症状。

（4）鼻饲液推注完毕后，再次注入温水，脉冲式冲洗胃管，可以预防管路堵塞。具体方法：一手固定胃管末端，用手握住推注器，用大鱼际稍用力，如心脏跳动一般一下一下脉冲式冲管（图4-4-5）。直至管壁无挂附食物后提拉胃管使温水全部注入胃内，管腔中无水残留，盖好胃管末端保护盖，妥善固定胃管。

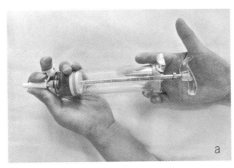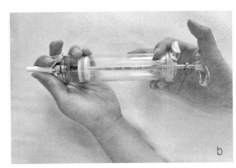

图 4-4-5　脉冲式冲管

（5）照护师整理好用物，协助被照护者保持原有体位30分钟，避免进行翻身、叩背、吸痰等操作。

4. 观察是否有不耐受情况　若出现腹泻、腹胀、便秘等情况，查找原因并及时处理。如被照护者腹泻，注意是否存在乳糖不耐受、脂肪酶分泌不足、肠道菌群紊乱等原因，在医生指导下使用调节肠道菌群、止泻的药物，肛周涂抹鞣酸软膏或香油等，防止发生肛周皮肤损伤。如发生腹胀时，鼓励被照护者适当活动，顺时针进行腹部按摩，当腹胀不能减轻，在医生指导下使用促进胃肠动力、助消化的药物。如有便秘可在营养制剂中添加膳食纤维，不能改善时在医生指导下使用开塞露或帮助排便的药物。若腹泻、腹胀、便秘等使用药物后不能好转时，应听从医生建议更换营养液。

三、健康指导

1. 皮肤护理　被照护者固定胃管的鼻贴定时或按需更换，在帮助更换鼻贴时胃管与鼻腔之间要留有一定缝隙，并变换鼻贴粘贴位置，避免长时间粘贴同一位置发生皮肤损伤。如鼻部皮肤上有油脂，先轻轻揭除原有鼻贴用湿纸巾或湿润后毛巾将皮肤上油脂擦拭干净再更换鼻贴。如鼻部皮肤发红在更换鼻贴时避开发红位置，并涂抹少量香油。

2. 管路固定　每次鼻饲前先检查鼻贴是否牢固，可以将胃管外露1/2处用胶布固定于被照护者脸颊处（图4-4-6）。若胃管外露过长，将外露管螺旋盘好妥善固定。照护师在帮被照护者翻身、转移身体时首先要保护好胃管，不要拉拽胃管，防止管路滑脱，一旦滑脱应立即

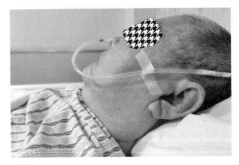

图 4-4-6　胃管固定

到医院寻求帮助。

3. 口腔护理　每日早晚或按需增加口腔护理次数，保证被照护者口腔清洁，防止因口腔卫生不好造成吸入性肺炎。不能完成口腔清洁的被照护者，照护师可准备好软毛、带有凸起背胶的儿童牙刷（背胶可起到刺激按摩的作用）、两杯凉白开水。用牙刷蘸其中一杯凉白开水，湿润牙刷后甩干多余水分，为被照护者进行刷牙，避免牙刷上的水过多导致呛咳。从口腔一侧开始，按外侧、咬合面、内侧顺序，动作轻柔、用力均匀地上下刷动，牙刷每刷 3~5 下用另一杯水清洁牙刷。刷完牙后可用牙刷轻刷舌苔。在做口腔护理前，先评估有无义齿、牙齿松动、溃疡等情况，与被照护者沟通并取得配合。

4. 其他护理

（1）推注鼻饲液速度不要过快，保持匀速，以免被照护者发生不适。

（2）每次鼻饲间隔大于 2 小时，营养液不要用明火或者沸水加热，可用另外一个容器隔热保持温度，也可用恒温加热器完成，避免营养物质流失。

（3）在鼻饲时要注意新鲜果汁与牛奶分开注入，间隔要大于半小时，防止产生凝块引起消化不良。药品（尤其是中药丸）应充分研碎溶解，胶囊药物要弃去外壳后注入，并要充分采用脉冲式冲管防止堵管。

（4）遵医嘱定期（30 天）到医院更换胃管，避免发生胃管粘连及胃液侵蚀的现象。

（5）在营养剂制作和盛装过程中需注意卫生，配制好的营养液室温存放不超过 8 小时，照护师注意双手卫生，保证适宜营养液温度、浓度。

（6）每次鼻饲完将推注器清洗、晾干，根据使用情况定期更换鼻饲所用物品。

第二节　造瘘管口照护

胃造瘘是指通过人工制成的从皮肤表面通向胃的瘘孔，插入导流管将营养物质、水、药物等注入胃内。对需要长期管饲营养，时间大于 6 周，胃管插入困难，症状恶化的被照护者可选择胃造瘘。肠造瘘是指由于消化系统疾病，如直肠癌、溃疡性结肠炎等，需要通过外科手术改变原来排便路径，而在腹部建立排泄口。造瘘口如果护理不当会导致造瘘口周围皮肤发炎、全身感染发热等并发症，给被照护者带来极大痛苦。当被照护者因为综合管理能力下降、健忘、高龄、失能等出现自我护理困难时，就需要照护师帮助完成造瘘管口照护管理。

一、照护评估

（一）胃造瘘评估

1. 造瘘管长度　观察胃造瘘管内置刻度有无变化，是否在固定位置，轻轻向外牵拉造瘘管，感觉到阻力。

2. 敷料　若因外渗需要敷料覆盖瘘口时，观察胃造瘘口处敷料、胃内容物渗出量及异常渗液。

3. 皮肤　观察造瘘口周围皮肤有无发红、皮温增高、肿胀、疼痛等情况。

（二）肠造瘘评估

1. 一般评估

（1）造口长度：观察造口长度较前有无变化，是否在固定位置，如造口发生脱垂、回缩应及时处理。

（2）造口袋（图4-4-7）：观察便或便汁的量（留存大于1/3~1/2时更换）、性质、颜色等。

（3）底盘：观察有无潮湿，与皮肤是否贴合完好，有无肠液、便汁溢出。

（4）皮肤：观察造瘘口周围皮肤有无发红、皮温增高、肿胀、疼痛等情况。周围皮肤发生皮炎时，分析原因，对症处理。如是刺激性皮炎可使用造口护肤粉或是皮肤保护膜隔离便液；发生糜烂时可以用氧化锌软膏；如过敏可以局部涂抹抗过敏药膏，并建议更换其他品牌的造口袋。造口底盘在粘贴24小时内粘力最强，不能用力揭底盘避免机械性损伤。

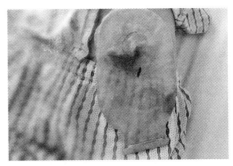

图4-4-7　肠造瘘造口袋

2. 并发症评估

（1）造口黏膜水肿：轻、中度水肿不需要特殊处理；重度水肿，黏膜为灰白色，需要在医护人员指导下用高渗盐水湿敷。

（2）造口出血：出血严重时应到医院就医，遵医嘱应用药物止血，必要时进行手术结扎治疗。

（3）造口缺血：正常情况时，造口黏膜为粉色，如果出现青紫色，说明缺血较为严重，应及时就医寻找缺血原因，及时处理。

（4）造口狭窄：造口指诊时有箍指感，需要定时扩张造口；如影响排泄物排出，需要进行手术处理。

（5）造口回缩：造口回缩需要用凸面底盘配合腰带加压包扎，严重者需要进行手术修复。

（6）造口脱垂：轻度脱垂可用奶嘴固定，并注意避免增加腹压动作，比如咳嗽；如果脱垂严重，需要进行手术治疗。

（7）造口旁疝：轻微旁疝需要用凸面底盘和腹带加压包扎，避免增加腹压动作；旁疝严重时需要进行手术修补。

二、照护措施

（一）胃造瘘

1. 准备工作　照护师衣着整洁、修剪指甲、流动水七步洗手法洗手，准备好营养液（匀浆膳）、温水、推注器、毛巾等用物。室内环境清洁，温度适宜。

2. 体位　在胃造瘘推注前30分钟协助被照护者翻身、叩背。帮助能坐起的被照护者坐于椅子或轮椅，不能坐起者将床头抬高30°～45°，或用被子、枕头等垫高支撑住被照护者后背半坐于床上，将毛巾垫于胃造瘘处。

3. 管饲过程

（1）照护师打开胃造瘘管末端保护盖，与推注器连接注入20 ml温水，润滑管腔。

（2）胃造瘘食物与鼻饲食物准备相同。照护师缓慢匀速推注营养液（匀浆膳）时，分次注入200ml，时间以15~20分钟为宜。

（3）照护师将营养液（匀浆膳）注入完毕后，再次注入温水，脉冲式冲洗胃造瘘管，至管壁无挂附食物后盖好胃造瘘管保护盖，并将卡扣卡于靠腹部造瘘管根部合适位置，防止胃内容物反流（图4-4-8）。同时，还应注意观察卡扣是否摩擦皮肤，避免发生皮肤损伤。卡扣位置需要适当调节，避免长时间卡在同一个位置导致管路损坏。

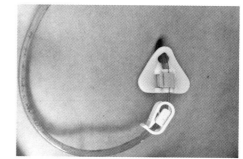

图4-4-8　卡扣位置

（4）照护师整理用物，将胃造瘘管盘好，妥善固定，并协助被照护者保持体位30分钟。

4. 日常维护

（1）照护师戴口罩、流动水七步洗手法洗手、戴清洁手套，备好一次性弯盘、碘伏、一次性方块纱布、清洁剪刀、胶布等用物，与被照护者沟通取得配合，室内温度适宜，减少其他人员走动。

（2）照护师每日给瘘孔消毒，先将一次性弯盘打开，倒适量碘伏于棉球上，充分湿润棉球，碘伏不宜过多，避免消毒时溢出。

（3）照护师观察造瘘口周围皮肤及分泌物情况。先用3个碘伏棉球消毒瘘孔处及周围皮肤（8cm×8cm），消毒时第一个碘伏棉球从瘘孔处向外顺时针螺旋擦拭，第二个碘伏棉球逆时针螺旋擦拭，第三个碘伏棉球顺时针螺旋消毒。在消毒皮肤的同时顺势将胃造瘘底盘内外两侧进行消毒。

（4）若被照护者胃造瘘处有少量胃内容物渗出时，照护师消毒完毕后，用剪刀从方块纱布底边 1/2 处往上剪开，剪到中心位置后分别向左、右斜上角方向剪开 3cm，纱布剪口呈 Y 形。将 Y 形纱布放于造瘘底盘下方覆盖瘘孔及周围皮肤，底盘上方再用方块纱布覆盖后用医用胶布固定。若被照护者胃造瘘处胃内容物渗出较多时，照护师应及时给予消毒更换纱布，必要时就医查明原因。

（5）照护师在换药时，应观察胃造瘘口处及周围皮肤有无发红、糜烂、溃疡等，如出现发红可使用防水性的软膏或者皮肤保护剂，出现严重糜烂等情况应及时就医。

（6）照护师整理好用物后脱去手套清洗双手。

（二）肠造瘘

1. 准备工作　照护者衣着整洁、修剪指甲、流动水七步洗手法洗手、戴口罩及清洁手套。准备好用物：小盆盛装温水（35~37℃）、干净干毛巾和湿软毛巾各一块、尿垫、肠造口底盘、造口尺、肠造口袋、剪刀、皮肤保护膜、棉签、造口粉、防漏膏、垃圾袋。

2. 体位　照护者帮助被照护者取平卧位，解开衣物，充分暴露造瘘部位，尿垫垫于需要操作部位下方。关好门窗，保护好被照护者隐私，注意保暖，减少其他人员走动。

3. 日常维护

（1）照护师一手按压固定皮肤，一手自上而下揭除造口底盘，动作轻柔，避免机械性损伤。

（2）照护师用小毛巾蘸温水轻轻擦洗造口及周围皮肤，擦洗干净后再用干毛巾擦干。如果肠黏液较多时可用棉签轻轻擦拭。

（3）照护师用造口尺测量造口大小，按照造口尺测量的刻度在底盘上标注，并按标注的刻度裁剪底盘，裁剪后用手捋平底盘内侧。

（4）照护师观察造口时如果发现周围皮肤感染，用棉签在造口周围均匀涂抹造口粉，30 秒后将多余造口粉去除，然后轻轻涂抹皮肤保护膜待干。

（5）被照护者造口不平时，用干棉签蘸水将防漏膏涂平，使防漏膏与皮肤形成平整的表面。

（6）照护师去除底盘保护纸，将底盘沿造口黏膜紧密贴合于皮肤上，用手从下往上按紧黏胶，使其完全贴合。

（7）照护师扣合造口袋后，轻轻牵拉造口袋，检查是否扣合牢固，将造口袋固定在被照护者腹部。

（8）照护师整理好用物后脱去清洁手套，清洗双手。

三、健康指导

1. 胃造瘘

（1）照护师注意胃造瘘管长度及固定方法，避免出现皮肤损伤。

（2）如被照护者出现恶心、呕吐、咳嗽、胃部不适等症状应立即停止注入，避免引起胃食管反流而导致的误吸。

（3）遵医嘱定期到医院更换造瘘管。

（4）被照护者的裤带不要系得过高，尽量穿着带松紧带的裤子。穿脱时应动作轻柔，避免牵拉造瘘管。

（5）呼吸尽量平稳，避免长时间闭气动作。

（6）营养液及被照护者评估与胃管照护评估内容相同。

（7）口腔护理及其他护理与胃管内容相同。

2. 肠造瘘

（1）便或便汁及其他观察：照护师需要帮助被照护者观察便或便汁的存留情况（存留 1/3~1/2 时更换造口袋）、造口孔大小、周围皮肤情况、有无腹痛等。

（2）皮肤护理：保持造口袋底盘与造口黏膜之间 1~2mm 空隙。缝隙过大粪便会刺激皮肤引起皮炎，缝隙过小底盘与黏膜摩擦会导致不适，甚至出血。

（3）其他护理：被照护者应进食易消化食物，避免过稀或粗纤维过多的食物，多吃蛋、豆制品等，帮助大便形成，便于清洁处理。被照护者避免做增加腹压的运动，以免引起造口旁疝。

（4）心理护理：肠造瘘被照护者，由于疾病改变排泄途径和不良气味造成心理障碍，要给予被照护者关怀和理解，保护隐私，帮其建立战胜疾病的信心。

第三节　尿管照护

在为被照护者导尿后，将导尿管留在膀胱内引流尿液的方法为留置尿管，常用于昏迷、前列腺增生、排尿困难者。清洁间歇导尿是指在清洁条件下，定时将导尿管通过尿道插入膀胱，规律排空尿液的方法，常用于因脊髓损伤、多发性硬化、脑卒中等导致的排尿问题。

一、照护评估

1. 留置尿管

（1）尿管：评估尿管是否固定并引流通畅及留置时间。

（2）尿袋：是否完好无破损并妥善固定在低于膀胱的位置。

（3）尿道口：有无红肿、疼痛、分泌物，是否与尿管粘连。

（4）会阴处皮肤：是否清洁干燥，有无异味。

2. 清洁间歇导尿

（1）尿管：根据被照护者选择合适型号，软硬适宜。检查外包装是否完好，是否在有效期。

（2）尿道口：有无红肿、疼痛、分泌物。

（3）会阴处皮肤：是否清洁干燥，有无异味。

二、照护措施

（一）留置尿管

1. 妥善固定 避免受压、弯折、堵塞等导致引流不畅。为被照护者翻身、活动时注意保护好尿管，防止拉拽造成脱管。可将尿管远端用胶布或者固定器固定在被照护者大腿上（图4-4-9），防止尿管脱出。尿袋固定不得超过膀胱高度，防止尿液回流发生感染。卧床时尿袋可固定于床旁，坐于轮椅或者立位时可将尿袋固定于被照护者大腿上。

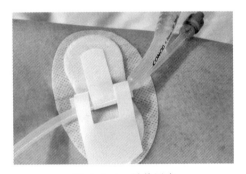

图 4-4-9 尿管固定

2. 保持会阴部清洁 每日清洗会阴，将便盆垫于被照护者臀下，用小盆（或容量稍大的杯子）装满温水（38~40℃），照护师洗干净双手后，一手拿小盆（或容量稍大的杯子）在高度合适位置将温水缓慢浇于会阴处，避免水四处遗洒，另一手帮助清洗。清洗完用柔软干毛巾轻轻擦干皮肤。

3. 尿液观察 当尿液集满 1/3~1/2 尿袋时，应排空尿袋尿液并记录尿量；观察尿液颜色是否澄清淡黄，有无沉淀、絮状物、结晶等，如发现尿量、尿色等出现问题应及时就医。鼓励被照护者多饮水、适当活动，以防泌尿系感染和结石。

4. 更换尿袋

（1）与被照护者沟通取得配合，将尿袋中尿液排空，观察尿液的性质及量并记录。

（2）照护师流动水七步洗手法洗手、戴口罩及清洁手套，备好一次性无菌尿袋、棉签、碘伏、清洁纸巾。

（3）暴露尿管与尿袋连接处，将清洁纸巾垫于下方床面上，避免尿液外漏污染床单。打开尿袋外包装取出尿袋，将尿袋与外包装放于手边备用。照护师一手拿导尿管并反折（图4-4-10），一手拿引流管，轻稳拔出，手不可碰尿管口处。

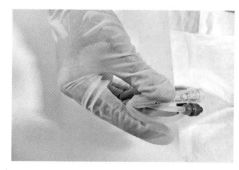

图 4-4-10　反折尿管

（4）将拔除的尿袋引流管接头放于外包装内，消毒用物放在触手可及的桌面上，用碘伏棉签消毒导尿管口及周围两次（图4-4-11，图4-4-12）。

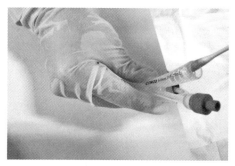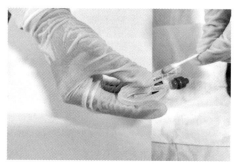

图 4-4-11　消毒尿管内口　　　　　　图 4-4-12　消毒尿管外口

（5）取下新尿袋护帽，与尿管口连接紧密后，反折尿管的手松开，并观察是否有尿液流出。

（6）帮助被照护者固定好尿袋。

（二）清洁间歇导尿

1. 准备工作　照护师衣着整洁、修剪指甲、流动水七步洗手法洗手。准备好用物：导尿管、一盆温水、小毛巾（湿纸巾）、尿垫、便盆。室内环境清洁，温度适宜，保护好隐私。

2. 体位　与被照护者沟通取得配合，帮助被照护者取仰卧位，臀下垫好尿垫，脱下对侧裤腿搭在近侧腿上，对侧腿轻搭被子保暖，暴露会阴部及尿道口。

3. 清洗会阴部

（1）男性：将包皮向后轻拉暴露龟头，将便盆放于臀下，一手拿盆在合适高度将温水缓慢浇于会阴处，避免水四处遗洒，另一手帮助清洗冠状沟及尿道口。或用温水浸湿的小毛巾或湿纸巾清洗冠状沟及尿道口，直至清洗干净。再次流动水洗手。

（2）女性：将便盆放于臀下，分开大小阴唇，一手拿盆在合适高度将温水缓慢浇于会阴处，避免水四处遗洒，另一手帮助清洗大小阴唇及尿道口。用温水浸湿的小毛巾或湿纸巾清洗大小阴唇及尿道口，直至清洗干净。再次用流动水洗手。

4. 插入尿管　打开尿管，充分润滑，采用零接触方式插入导尿管。持导尿管外包装，撕开外包装袋，将尿管挤向尿管出口端，便于在撕包装时手指握拿。打开尿管的出口端，撕开一小口，倒掉多余润滑液，将导尿管的外包装凹槽向下，撕开尿管的插入端，撕开约至尿管 2/3 长度，将外包装还原至导尿管长度 1/2，手握导尿管 1/2 处插入尿道。

（1）男性：一手握住阴茎并提起与腹壁呈 60° 角，一手将导尿管缓慢插入尿道，见尿液（插入 18~20cm）后，再插入 2~3cm，以确保尿管完全进入膀胱。过程中注意观察被照护者有无不适，如有不适停止操作，缓解后再继续插入。

（2）女性：帮助被照护者双腿屈曲外展，充分暴露会阴。一手分开大小阴唇暴露尿道口，一手插入尿管，有尿液流出（插入 2~3cm）后，再插入 1~2cm，以确保尿管完全进入膀胱。过程中注意观察被照护者有无不适，如有不适停止操作，缓解后再继续插入。

5. 拔除尿管　当尿液停止流出时，可将导尿管拔出 1cm，用手轻压膀胱，观察有无尿液排出，确定排空，慢慢拔除导尿管，男性将包皮复位，用纸巾擦拭尿道口，处理用物，洗手，记录尿量。

三、健康指导

（一）留置导尿

1. 饮水　鼓励被照护者多饮水，每日保证 2000~2500ml 的液体摄入量，有需要控制饮水量的疾病时应遵从医嘱。

2. 尿路感染预防

（1）选择大小合适、软硬适中的导尿管，减少对尿道黏膜机械性损伤和刺激。

（2）保持会阴部清洁，及时清洁会阴部分泌物，便后清洁时由会阴向肛门处擦拭。

（3）不可采用夹闭尿管进行膀胱功能训练。如翻身、转移时夹闭尿管后及时打开。尿袋不能高于膀胱位置。照护师要注意每日更换普通尿袋，如是抗反流尿袋每周更换一次。

（4）在更换尿袋时注意尿管口及新尿袋引流管接头处不可碰到任何物品，避免被污染。

3. 尿路结石预防　经常变换体位，限制饮食中钙的摄入量以防结石形成，治疗性站立及步行能减少骨钙流失，从而减少钙从泌尿系统的排泄。

4. 其他护理　观察被照护者每 4 小时尿量，与入水量是否匹配，如尿量较前减少，寻找原因，必要时就医。

（二）清洁间歇导尿

1. 饮水、排尿计划　24小时内均衡地在每时段内摄入水分，避免饮用茶、咖啡等利尿性饮料，每日饮水量控制在1500~2000ml，每次饮水量不超过400ml，入睡前3小时尽量避免饮水。根据尿流动力学检查确定安全膀胱容量，决定每次导尿量及导尿间隔时间，一般4~6小时导尿一次，成人每次导尿量推荐值为400ml左右。根据每次导尿量和饮水量情况增减导尿次数，若导尿量大于400ml应增加导尿次数。

2. 尿路感染预防

（1）选择大小合适、软硬适中的导尿管，插管前要充分润滑，插管拔管时动作要轻柔，减少对尿道黏膜机械性损伤和刺激。

（2）清洁导尿时间安排和次数合适，每次完全排空膀胱。

（3）保持会阴部清洁，及时清洁会阴部分泌物，便后清洁时由会阴向肛门处擦拭。

（4）每次导尿前洗净双手。

3. 尿路结石预防　经常变换体位，限制饮食中的钙的摄入量以防结石形成，治疗性站立及步行能减少骨钙流失，从而减少钙从泌尿系统的排泄。

4. 其他护理　在导尿过程中注意保护隐私、保暖。

第四节　PICC管照护

PICC是经外周静脉穿刺中心静脉置管，是利用导管从手臂外周静脉进行穿刺，导管直接到达靠近心脏的大静脉，主要用于化疗、静脉营养输入、早产儿营养通路建立等。使用PICC极大减少了频繁静脉穿刺痛苦，具有导管不易脱出、避免化疗药物外渗、保留时间长等优点。在照护留有PICC静脉置管的被照护者时，观察穿刺处及周围皮肤、臂围、有无疼痛、导管外露长度等，避免脱管的发生，发现异常及时就医处理。

一、照护评估

1. 导管是否固定妥善　外露较前有无变化，接头处是否连接紧密。

2. 无菌透明敷料是否清洁、干燥，有无渗出、破溃、松动。

3. 测留置PICC侧臂围　用皮尺在肘横纹上方10cm处绕臂一周，比较与前有无变化（图4-4-13）。

4.穿刺点及周围皮肤　有无红肿、渗出、水疱等。

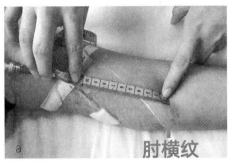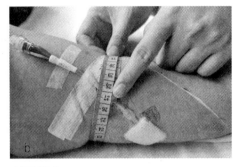

图 4-4-13　测量臂围

二、照护措施

1.**管路保护**　照护师在为被照护者穿脱上衣，以及转移、搬动被照护者时要注意保护管路，避免牵拉、拖拽造成管路脱出。

2.**皮肤观察**　照护师要每日观察被照护者穿刺处及周围皮肤，如果出现红肿、渗出、水疱、透明膜过敏等情况需要到医院处理。

3.**臂围测量**　照护师每日帮被照护者测量臂围并记录，如臂围较前相差大于2cm，被照护者出现穿刺部位周围皮温升高、疼痛需要立即到医院就诊。

4.**无菌透明敷料观察与保护**　如被照护者无菌透明膜出现潮湿、卷边面积大于1/3、破损、松动等情况应该立即到医院进行处理。照护师在帮被照护者沐浴时保护好敷料，用保鲜膜缠绕置管部位，缠绕部位大于无菌透明膜3~5cm，并在保鲜膜外面包裹干毛巾，用胶布固定好。沐浴时保护好置管侧，不要沾水。沐浴完毕检查无菌透明膜情况，如出现潮湿等问题及时到医院进行处理。

5.**妥善固定**　用胶布将管路接头处进行高举平台法固定（图4-4-14）。照护师可以用松紧适宜的薄袜剪开套在管路处，松紧以能伸进一指为宜（图4-4-15），有条件可以选择自粘绷带。如果被照护者有情绪、精神障碍，必要时需要进行保护性约束，避免被照护者自行拔管。

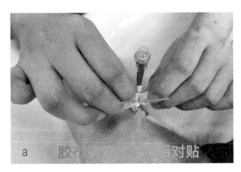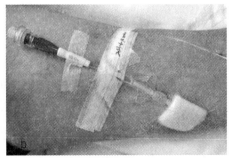

4-4-14　高举平台法

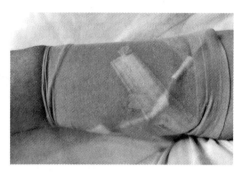

4-4-15　薄袜固定

三、健康指导

1. 管路维护　PICC 每 7 天需由专业人员进行维护，照护师需要每周带被照护者到医院进行冲封管及换药。如果没有按时进行维护，会增加导管堵塞及感染风险。

2. 血栓预防　被照护者置管侧可以进行握拳、伸展等柔和运动，避免提 5 kg 以上重物。

3. 其他护理

（1）照护师帮助被照护者穿宽松易于穿脱的衣物，避免衣袖过紧。严禁在置管侧测量血压。如出现输液接头松动脱落、导管打折情况要及时到医院处理。

（2）关于 PICC 留置时间，需听从专业维护人员的指导意见。

（3）如新留置 PICC 穿刺处有渗血，少量渗血可在家继续观察，如渗血量大于加压止血敷料 1/3~1/2 时，应到医院进行处理。

（4）到院就医时，主动告知医护人员被照护者留置 PICC 的位置及居家维护的状况，以便医护人员作出正确判断。

第五章 家庭用药照护

第一节 安全用药照护的原则

被照护者往往有共患病多、病情复杂、病程长、慢病发病率高等特点，导致其需要接受多种药物治疗。药物治疗，既能治疗疾病、促进康复，又可能造成不良反应，因此合理安全用药尤其重要。

一、合理用药原则

可参照世界卫生组织（WHO）用药的"5R"标准给予被照护者合理用药，即正确的病人（Right patient）、正确的药物（Right drug）、正确的剂量（Right dose）、正确的途径（Right route）、正确的给药时间和疗程（Right time）

1. 正确的病人　即明确的用药指征及适应证，根据医嘱确认被照护者存在相应适应证并受益，要求用药的受益/风险比值＞1。当治疗失败时，应及时告知被照护者就医，遵医嘱进行重新评估。

2. 正确的药物　应充分考虑被照护者年龄、基础疾病、用药种类及药物储存等因素，可单独用药绝不采取联合用药，种类最好简单且具有兼顾治疗作用，联用药物不超过五种，并协助被照护者接受正确的药物治疗。

3. 正确的剂量　根据被照护者年龄、肝肾功能、疾病等因素综合考虑，遵循个性化、小剂量开始，必要时告知诊疗医生进行相关检查及监护，选择合理的药物起始剂量及维持治疗剂量，并协助被照护者服用正确的药物剂量。

4. 正确的途径　被照护者常用的药物剂型包括但不限于口服制剂（片剂、胶囊制剂、泡腾片等）、外用制剂（乳膏、栓剂、滴眼液等）、注射剂（无菌液体制剂、冻干粉等），准确的给药途径是避免药物不良事件、用药差错的必要措施。

5. 正确的时间　协助被照护者在规定的时间内服用药物，以提高药效，减少毒副作用。比如他汀类降血脂药物一般在晚上睡前服用。

二、药物不良反应评价

药物不良反应（ADR）是指正常剂量的药物用于预防、诊断、治疗疾病或调节生理机能时出现的有害的、与用药目的无关的反应。

（一）药品不良反应关联性评价

1. 用药与不良反应/事件的出现有无合理的时间关系？

2. 反应是否符合该药已知的不良反应类型？

3. 停药或减量后，反应是否消失或减轻？

4. 再次使用可疑药品是否再次出现同样反应/事件？

5. 反应/事件是否可用合并用药的作用、被照护者病情的进展、其他治疗的影响来解释？

（二）分级

1. 肯定　用药及反应发生时间顺序合理，停药以后反应停止，或迅速好转，再次使用，反应再现，并可能明显加重，同时有文献资料佐证，并已排除原患疾病等其他混杂因素影响。

2. 很可能　重复用药史，用药及反应发生时间顺序合理，停药以后反应停止，或迅速减轻，同时有文献资料佐证；并已排除原患疾病等其他混杂因素影响，或虽然有合并用药，但基本排除合并用药导致反应发生的可能性。

3. 可能　用药与反应发生时间关系密切，同时有文献资料佐证；但引发 ADR 的药品不止一种，或原患疾病病情进展因素不能除外。

4. 可能无关　ADR 与用药时间相关性不密切，反应表现与已知该药 ADR 不相吻合，原患疾病发展同样可能有类似的临床表现。

5. 待评价　报表内容填写不齐全，等待补充后再评价，或因果关系难以定论，缺乏文献资料佐证。

6. 无法评价　报表缺项太多，因果关系难以定论，资料又无法补充。

第二节 常见的药物剂型及药学照护

任何药物在供给临床使用前，均须制成适合于医疗和预防应用的剂型。药物制成不同剂型后，被照护者使用方便，易于接受，不仅药物用量准确，同时增加了药物的稳定性，有些情况还可减少毒副作用，便于药物的贮存、运输和携带。由于被照护者通常合并多种疾病，需要使用的药物种类繁杂，剂型也各不相同，因此，如何妥善保存、使用不同剂型的药物以达到理想的治疗效果，是药学照护中重要的环节。

一、常见药物剂型

常见药物剂型分类方法有很多种，如按给药途径、按分散系统、按制法和按形态分类等，常见的药物说明书中分类均为综合分类法。

（一）按给药途径分类

1. 经胃肠道给药剂型　是指药物制剂经口服用后进入胃肠道，起局部或经吸收而发挥全身作用的剂型，如常用的散剂、片剂、颗粒剂、胶囊剂、溶液剂、乳剂、混悬剂等。容易受胃肠道中的酸或酶破坏的药物或者有明显首过效应不宜口服的药物，一般不能采用这类剂型。值得注意的是，口腔黏膜吸收剂型不属于胃肠道给药剂型。口服泡腾片需要溶解到适宜的溶液后服用，不可以直接口服。

2. 非经胃肠道给药剂型　是指除口服给药途径以外的所有其他剂型，这些剂型可在给药部位起局部作用或被吸收后发挥全身作用。

（1）注射给药剂型：如注射剂，包括静脉注射、肌内注射、皮下注射、皮内注射及腔内注射（如关节腔注射用玻璃酸钠等）等多种注射途径。被照护者常用注射剂型有皮下注射药物及皮内注射药物，在日常照护时务必掌握皮下注射和皮内注射的区别及注射方法，皮下注射是将少量药物注射入皮下组织，皮内注射是将少量药物注射入表皮与真皮之间。

（2）皮肤给药剂型：如外用溶液剂、洗剂、搽剂、软膏剂、硬膏剂、糊剂、贴剂等。透皮贴剂是贴剂的一个分类，常见的药物有芬太尼透皮贴剂等，适用于无法口服镇痛药的重度疼痛被照护者。需要注意的是，含麻醉药物的透皮贴剂在被照护者使用完后，需要将使用后的透皮贴剂归还至开处方药的医疗机构。

（3）黏膜给药剂型：常见局部黏膜给药剂有滴眼剂、眼用软膏、滴鼻剂、含漱剂、粘贴片、贴膜剂等，直接作用于黏膜表面及黏膜下毛细血管，起到局部治疗效果。其中滴眼剂及眼用软膏由于有严格的微生物含量要求,一般开封后保存时间不超过 4 周。如为不含防腐剂的滴眼剂,则开封后保存时间不超过 24 小时。

(4)全身黏膜给药剂型:有舌下片剂等,药物透过黏膜下毛细血管直接进入体循环,避免胃肠道酶和酸的降解作用及肝的首过效应,且黏膜上的酶活性较低,药物不易被降解破坏,起效也相对较快。

(5)腔道给药剂型:如栓剂、气雾剂、泡腾片、滴剂及滴丸剂等,用于直肠、阴道、尿道、鼻腔、耳道等。其中常见的腔道用泡腾片使用方式与口服泡腾片不同,如甲硝唑阴道泡腾片直接塞入阴道深处即可。

(二)按分散系统分类

这种分类方法,便于应用物理化学的原理来阐明各类制剂特征,但不能反映用药部位与用药方法对剂型的要求,甚至一种剂型可以分到几个分散体系中。

1. 溶液型 药物以分子或离子状态(质点的直径小于 1nm)分散于分散介质中所形成的均匀分散体系,也称低分子溶液,如芳香水剂、溶液剂、糖浆剂、甘油剂、醋剂、注射剂等。

2. 胶体溶液型 主要以高分子(质点的直径在 1~100nm)状态分散在分散介质中所形成的均匀分散体系,也称高分子溶液,如胶浆剂、火棉胶剂、涂膜剂等。

3. 乳剂型 油类药物或药物油溶液以液滴状态分散在分散介质中所形成的非均匀分散体系,如口服乳剂、静脉注射乳剂、部分搽剂等。

4. 混悬型 固体药物以微粒状态分散在分散介质中所形成的非均匀分散体系,如合剂、洗剂、混悬剂等。

5. 气体分散型 液体或固体药物以微粒状态分散在气体分散介质中所形成的分散体系,如气雾剂。

6. 微粒分散型 药物以不同大小微粒呈液体或固体状态分散,如微球制剂、微囊制剂、纳米囊制剂等。

7. 固体分散型 固体药物以聚集体状态存在的分散体系,如片剂、散剂、颗粒剂、胶囊剂、丸剂等。

二、鼻饲药物照护

许多被照护者不能正常进食,如吞咽困难、昏迷被照护者等,常常需要通过鼻饲的方法摄入水、食物以及药物。

(一)鼻饲给药品种选择

根据药品的作用机制、理化性质、药物代谢过程、不良反应,以及药品剂型规格和制剂工艺等,综合判断药品是否适于鼻饲给药方式。对于不能获取上述资料的药品,一般不宜采用鼻饲给药方式。

（二）鼻饲管选择

根据鼻饲管留置的位置不同，临床常用的鼻饲管可分为鼻胃管、鼻十二指肠/空肠管（简称鼻肠管），长度分别为80~110cm、150~170cm，应根据被照护者疾病或损伤状况、药物特性、作用部位等选择不同的鼻饲管。

1.根据药物特性选择鼻饲管 对胃黏膜刺激性较大的药物（如阿司匹林、氯化钾）不宜选用鼻胃管给药。例如，采用鼻肠管给药可明显减轻10%氯化钾溶液引起的上腹部不适感和烧灼痛。

2.根据药物作用部位选择鼻饲管 例如，质子泵抑制剂、大部分普通片剂或分散片剂应通过鼻胃管将药物输注至胃内，胰酶制剂则应经鼻肠管给药。

3.根据药物吸收部位选择鼻饲管 在胃内吸收的药物应当经过鼻胃管给药，在小肠吸收的药物应经鼻肠管给药。例如，肠溶制剂（肠溶片、肠溶胶囊等）应选用鼻肠管给药，主要在胃内吸收的药物（维生素 B_{12}）则应当选用鼻胃管给药。

4.根据厂家药品说明书选择鼻饲管 例如，埃索美拉唑镁肠溶片建议选择鼻肠管，可将药片溶于不含碳酸盐的饮用水中（不应使用其他液体，因肠溶包衣可能被溶解），并即刻或在30分钟内通过鼻肠管给药。

5.注意事项 关于鼻饲药物的选择及使用方法需要康复照护师严格掌握，对于未采用过鼻饲方式给药的新品种，应征询药师的意见和建议，避免由于用法不当导致药效下降或者产生药物不良反应。注意：食管静脉曲张或梗阻，以及鼻腔、食管手术后的病人禁用鼻饲法。

（三）鼻饲给药剂型选择

鼻饲管的管径较小，内径3~5mm，常用口服剂型，如片剂、胶囊剂等无法直接通过鼻饲管，必须将药物碾碎、溶解后方可经鼻饲管注入。通过鼻饲管给药时，液体制剂、散剂、分散片、泡腾片、微囊制剂不会破坏原有药物剂型，对药物吸收的影响小，应尽可能首选这些剂型。

（四）不宜鼻饲给药的剂型

1.注射剂型（包括中药注射剂） 除有局部治疗作用外，一般不宜采用鼻饲给药，注射剂的有效成分可能会受到胃肠道酸碱环境和消化酶的破坏，通过鼻饲给药会使药物在体内达不到有效治疗浓度。

2.缓控释剂型 一些药物快速吸收入血浓度达峰后，很容易出现不良反应，通常被制备成缓释剂型或控释剂型。且一般缓释剂型或控释剂型的药物含量比相应的普通制剂大，如果碾碎或溶化就会使结构破坏，使药物量瞬间全部释放，血药浓度突然升高，可能产生严重不良反应。故一般不将缓释剂型或控释剂型溶解于溶液后鼻饲。但一些微囊制备的缓释剂型，可溶解于适宜的溶液后鼻饲。如，琥珀酸美托洛尔缓释片是用肠溶微囊压制而成的片剂，布洛芬缓释胶囊中包裹的是独立的微囊制剂，这些药物均可以直接溶解于饮用水或将胶囊掰开后溶于饮用水后直接鼻饲。但需要注意的是，不要将微囊碾碎或压破。

3. 双层包衣片剂　如多酶片，是含 3 种消化酶（淀粉酶、胃蛋白酶、胰酶）的双层糖衣片，外层为糖衣淀粉酶和胃蛋白酶，可在上消化道内发挥消化作用；而胰酶需在碱性的肠道中发挥作用，故被包在药片的内层。此类药片被研碎服用则会影响内层成分的药用效果。

（五）鼻饲给药的剂量

目前，绝大多数口服药物的说明书尚未提及鼻饲时的用法用量，一般应与口服给药的用法用量一致。送服溶媒一般为 10ml 左右。

（六）鼻饲给药的调配和输注

1. 根据药物理化性质选择适宜的溶媒，避免药物与溶媒之间的配伍禁忌。鼻饲管给药的常用溶媒为注射用水、0.9% 氯化钠溶液。

2. 注意溶媒的酸碱性，避免药物在溶媒中降解。例如，果汁等酸性食物流质不宜与红霉素、磺胺类抗菌药物等同时输注，防止药物在酸性环境下迅速分解而降低药效或产生有害中间体增加毒性。为防止药物水解或见光失效，应随用随调配，不可长时间放置。例如，二氢吡啶类钙拮抗剂硝苯地平片（见光易分解），在调配过程中需要避光，调配后立即经鼻饲管输注。

3. 液体制剂或混悬剂并不是专为鼻饲管给药而设计的，它们多是高渗和低 pH 值的黏稠的糖浆制剂，可引起渗透性腹泻和导管堵塞，常用约 3 倍于药物容积的液体稀释。

4. 经鼻饲管输注的药物鼻饲液温度应保持 38～40℃。鼻饲结束后应用 20ml 左右的温水冲洗鼻饲管。

5. 同时给予两种及以上药品时，应采用分别研磨、溶解，分别鼻饲给药的方式。在注入两药之间，至少用 20ml 温开水冲洗鼻饲管。

6. 为了防止鼻饲时胃食管反流的发生，常用多潘立酮，此药需在其他鼻饲给药 30 分钟后使用。某些药物的吸收会受食物影响，药品说明书中要求空腹给药的，需在给予肠内营养液前给药；要求随餐给药的，需要确定药物与肠内营养液之间不存在相互作用后，随肠内营养液一起或在肠内营养液输注完毕后立即给药；要求在饭后给药的需在给予肠内营养液后给药。

（七）避免药物相互作用

1. 避免药物与药物之间的体外相互作用　鼻饲给药中可能发生体外药物相互作用，宜将可能发生相互作用的药物分别碾碎溶解后间隔一定时间给药。例如，维生素 C 与

维生素 B_2 同时碾磨，两者产生氧化 – 还原反应而降低药效。

2. 避免赋形剂与药物之间的体外相互作用 例如，淀粉是片剂中最常用的填充剂与崩解剂，如果与胰酶等药物混合研磨溶解，会降低胰酶活性，影响其治疗效果。

3. 避免药物与肠内营养液之间的体外相互作用 例如，酸性药物可使整蛋白型肠内营养剂（安素）中蛋白质凝固，既影响药效，也易发生鼻饲管堵塞；肠内营养液中的常量元素（ Ca^{2+} 、 Mg^{2+} ）可与四环素、氟喹诺酮类药物形成络合物，减少药物的吸收。

三、特殊剂型药物照护

（一）皮下注射药物及照护注意事项

皮下注射指将少量药液或生物制剂注入皮下组织，通过皮下小血管和毛细血管吸收药液，经血循环送达靶器官发挥作用，与肌肉注射相比，皮下注射可以让药物吸收减慢，起效持久。常见的皮下注射部位有三角肌下缘、上臂外侧、腹部（吸收最快）、后背、大腿外侧方、臀部（吸收最慢）。过于消瘦的被照护者可捏起局部组织，适当减小穿刺角度，进针角度不宜超过 45 度，以免刺入肌层。

1. 低分子肝素的使用及注意事项

（1）常见的低分子肝素有依诺肝素、达肝素钠、那曲肝素钙等。

（2）皮下注射时，建议被照护者捏起皮肤，用三个手指的指腹轻压穿刺口 3~10 分钟，力度以皮肤下陷 1cm 为度。

（3）注射完毕后，停留 10 秒再拔针可使药液基本扩散，皮下组织充分吸收针头前面的余液，也避免拔针时药液反流而刺激皮下毛细血管引起出血。

（4）拔针时回抽注射器活塞，会将针头内的余液抽回注射器，避免由于重力作用将这些余液漏入真皮，从而减少发生皮下出血的几率。

（5）低分子肝素皮下注射后局部压迫时间大于 5 分钟可明显减少皮下出血发生率及缩小出血面积，注意按压时不可揉擦，忌热敷，以防止血管扩张引起大面积皮下淤血。

2. 降糖药物注射笔的使用及注意事项

（1）常见注射用降糖药物有胰岛素、胰高血糖素样肽 –1（GLP-1）注射剂等。

（2）准备物品：75% 酒精、棉签、注射器 / 笔、胰岛素。

（3）核对剂型，检查胰岛素外观及药品质量，有无破损，药液有无雾样、变浓稠、变色、结晶等。

（4）清洗双手，夏季可根据需要清洗注射部位。

（5）胰岛素提前 30 分钟从冰箱取出（第一次使用），第一次使用后根据说明书要求放置在常温、避光、通风的环境下，保存期限为 28 天。

（6）注射前做到"三准一注意"，即时间准、剂型准、剂量准，注意注射部位。

（7）胰岛素应该注射到皮下的脂肪组织当中，最好的做法就是捏起皮肤，垂直于皮肤刺入。每次注射后停留 10 秒。

（8）一种剂型的降糖药物专用一支注射笔，避免两种剂型降糖药物用一支。

（二）吸入剂的使用及照护注意事项

1. 压力型定量手控气雾剂，如异丙托溴铵气雾剂、吸入用硫酸沙丁胺醇等。

2. 干粉吸入装置，沙美特罗替卡松粉吸入剂、噻托溴铵粉吸入剂等。

3. 借助手动机械泵等的喷雾剂，如噻托溴铵喷雾剂等。

4. 照护注意事项：在使用具有特殊装置的吸入剂前，应仔细阅读说明书或咨询药师，保证正确地使用吸入剂，并确保药物被完全吸入，以达到治疗效果。

定期（每星期一次）用干布或干纸巾把吸入装置吸嘴外侧擦拭干净，严禁使用水或液体擦洗吸嘴。每次用完后应盖好盖子，不要除去吸嘴或不必要地拧动吸嘴，禁止拆装。

糖皮质激素药物（信必可都保等），每次吸入后，及时漱口，以减少药物在口咽部的残留所致的声音嘶哑、真菌感染等不良反应。用药期间为避免口腔感染，应保持良好的口腔卫生。

四、特定疾病被照护者避免使用的药物

1. 心脏衰竭避免使用地尔硫卓、维拉帕米、西洛他唑、决奈达隆等，这些药物可能促进液体潴留并加重心力衰竭。

2. 晕厥避免使用多沙唑嗪、哌唑嗪、特拉唑嗪、氯丙嗪、硫利达嗪、奥氮平等药物，这些药物会增加体位性低血压或者心动过缓的风险。

3. 慢性癫痫或者癫痫发作应避免使用安非他酮、氯丙嗪、氯氮平、马普替林、奥氮平、硫利达嗪等，这些药物会降低癫痫发作阈值。

4. 谵妄避免使用抗胆碱能药、抗精神病药、氯丙嗪、皮质类固醇、西咪替丁、法莫替丁、尼扎替丁、雷尼替丁、哌替啶等，这些药物可诱发或者加重谵妄，抗精神病药可增加痴呆患者发生脑血管病或者死亡风险。

5. 痴呆或者认知功能受损避免使用抗胆碱能药、苯二氮卓类药物、抗精神病类药物、H_2 受体拮抗剂等，这些药物可增加痴呆患者发生脑血管意外或者死亡风险。

6. 失眠症避免使用伪麻黄碱、去氧肾上腺素、安非他命、阿莫达非尼、哌甲酯、莫达非尼、可可碱等，这些药物具有中枢神经系统兴奋作用，可加重失眠症状。

7. 胃溃疡或者十二指肠溃疡史避免使用阿司匹林（＞325mg/d），此药可能加重已有的溃疡或者造成新的溃疡。

8. 慢性肾病 4 期及以下、女性尿失禁避免使用雌激素、多沙唑嗪、特拉唑嗪等，此类药可能增加急性肾损伤风险，进一步降低肾功能，加重尿失禁情况。

9.下尿路症状及前列腺增生避免使用强效抗胆碱药，此类药可能降低尿量并导致尿潴留。

第三节 中药饮片的合理应用

中药饮片是汤剂与中成药的基本原料，中药材只有经过一定的炮制方法，制成饮片之后方可用于临床。中药饮片在临床上用于治疗疾病时，不可无规则地随意使用，应该遵行一定的标准，方可做到安全、有效、简便、经济。中药饮片的合理应用主要与饮片的外观性状特点、内在药性与作用特点及中药的配伍运用理论等息息相关。此处主要讨论中药的配伍运用理论。

中药配伍是按照病情、治法和药物的性能，选择两种以上单味药物同用的用药方法。中药配伍是中药治疗疾病的主要形式，配伍得当能提高临床疗效，扩大治疗范围，适应复杂病情，减少不良反应。

一、中药配伍原则

（一）七情配伍

七情配伍是中药配伍最基本的理论，是中医造药组方的基础。七情是单行、相使、相须、相畏、相杀、相恶、相反的合称，用以说明中药配伍后药效、毒性变化的关系。有些药物因产生协同作用而增进疗效，是临床用药时要充分利用的。如相须配伍中，金银花配连翘，可增强辛凉解表、疏散风热的作用；相使配伍中，枸杞子配菊花，枸杞子补肾益精、补肝明目为主药，菊花清肝泻火，兼能益阴明目，可增强枸杞子补肝明目的作用。有些药物可能互相拮抗而抵消、削弱原有功效，用药时应加以注意，如生姜可温胃止呕，黄芩药性寒凉，可削弱生姜的温胃作用，即生姜恶黄芩，两药应避免同用。有些药物则由于相互作用，而能减轻或消除原有的毒性或副作用，在应用毒性药或峻烈药时必须考虑选用，如相畏、相杀配伍，半夏畏生姜，或生姜杀半夏，生姜可以抑制半夏的毒副作用。另一些本来单用无害的药物，却因相互作用而产生毒性反应或强烈的副作用，则属于配伍禁忌，原则上应避免配用，如相反。

（二）"十八反""十九畏"

有些药物配伍后能产生毒性反应或降低疗效，即用药配伍禁忌。影响较大的"十八反""十九畏"是前人的用药经验总结。《神农本草经》指出"勿用相恶、相反者""若有毒宜制，可用相畏、相杀者尔，勿合用也"。自宋代以后，将"相畏"关系也列为配伍禁忌。因此，"十九畏"的概念，与"配伍"所谈的"七情"之一的"相畏"含义并不相同。"十九畏"和"十八反"诸药，有一部分同实际应用有出入，历代医家也有所论及，引古方为据，证明某些药物仍然可以合用。如感应丸中的巴豆与牵牛同用；甘遂半夏汤以甘草同甘遂并列；散肿溃坚汤、海藻玉壶汤等均合用甘草和海藻；十香返魂丹是将丁香、郁金同用；大活络丹中乌头与犀角同用等。现代实验研究初步表明，甘草、甘遂合用，毒性的大小主要取决于甘草的用量比例，甘草的剂量若等于或大于甘遂，毒性较大；又如贝母和半夏分别与乌头配伍，未见明显的毒性增强。由于对"十九畏"和"十八反"还有待进一步深入的实验和观察，并研究其机制，因此，目前应采取慎重态度。一般说来，对于其中一些药物，若无充分根据和应用经验，仍须避免盲目配合应用。

（三）中药气味配伍

药有四气五味，四气是指寒、热、温、凉四种药性，五味是指酸、苦、甘、辛、咸五种药味。若合而用之，七情相制，四气相和，则变化无穷。气味合和配伍，可以充分发挥药物的作用，从而提高临床疗效。气味配伍是根据药物四气五味的性能特点及配伍原则，结合具体病证，以药物气味配伍制方，协调阴阳平衡、调理脏腑功能，内容包括四气配伍、五味配伍和气味配伍。

1. 四气配伍　根据病证的寒热性质和用药法度，将药性寒、热、温、凉相同或相异的药物配伍组方使用。四气配伍中，药性相同者可相辅相成，增强疗效。如四逆汤中，附子配伍干姜，附子辛热，回阳救逆，善补命门之火；干姜辛热，回阳温中；两药配伍使用可增强附子回阳救逆之功。四气配伍中，药性相反者配伍，各对其证，用于寒热错杂的复杂证候，或相反相成，制性存用，降低毒副作用。如左金丸中，重用黄连，配伍少量吴茱萸，以黄连苦寒泻火为主，少佐辛热之吴茱萸，反佐以制黄连苦寒，且吴茱萸可入肝降逆，两药共奏清肝降火、降逆止呕之功。

2. 五味配伍　药物有酸、苦、甘、辛、咸五味，利用不同味的药物配伍组方，功效不同。如辛味药与甘味药配伍，可起辛甘发散、辛甘扶阳和辛甘化阳的功效。桂枝甘草汤中，桂枝配伍甘草，桂枝味辛、甘，性温，入心助阳，具有温经通阳之效；甘草味甘，性平，补中益气；二者配伍，共奏辛甘化阳、益心气、通心阳、止心悸之功。

3. 气味配伍　气味配伍是根据临床疾病的情况，将不同气和味的药物配伍以满足临床治疗需要。

（四）中药升降浮沉配伍

药物有升降浮沉的性用不同，治法亦有升降浮沉的因势利导，两者参合而行之，则治法甚多，变化无穷。如升降肺气、升水降火（交通心肾）、开上通下（腑病治脏、下病上取）、上病下取（脏病治腑）、引火归元等。

（五）中药归经配伍

从气味厚薄、升降浮沉等方面进行比较分析，更能构成对于药物功用的比较全面的认识，可以从此选出最适合于当前病情需要的药物。再运用引经报使的方法，使药效更加集中于某一经络、某一脏腑、某一病情上，从而提高疗效。但归经、引经的理论，亦存在一些问题，最主要的是不可能概括所有的药物，亦包含着某些推测的成分。但便于学，便于用，是属于执简驭繁的药物优选方法。如，细辛味辛，性温，无毒，入足少阴、厥阴经血分，又为手少阴引经之药，并能治督脉为病；川芎味辛，性温，无毒，为少阳本经引经药，入手、足厥阴气分等。

二、中药复方配伍

中药复方是由两种以上单味中药按照中医辨证论治、理法方药的原则，依照君臣佐使配伍组成的。在数以万计的中药复方中，这些药物的用量是十分讲究的，并有一定的规律性，归纳起来，主要有以下三种情况。

（一）复方中药物用量依君臣佐使而递减

这是中药复方中最为常见的药物配伍原则，一般君药用量最大，臣药次之，佐使药用量为小，故金元时期的名医李东垣指出："君药分量最多，臣药次之，佐使又次之。"如苓桂术甘汤中以茯苓健脾渗湿、祛痰化饮为君药，用量是 12g；桂枝温阳化气为臣药，用量是 9g；白术健脾燥湿为佐药，用量是 6g；甘草（炙）益气和中为使药，用量是 6g，上述四味药共奏温化痰饮、健脾利湿的功效，是治疗中阳不足之痰饮病的良方。此类复方具有组方严谨、结构分明、疗效显著的特点。又如著名的小承气汤由大黄、枳实、厚朴三味药物组成，其中大黄用量须倍于厚朴，以达清热通便的功效，用于热结便秘之证；但若将厚朴用量倍于大黄，则该方具有行气除满的作用，用于腹部气滞胀满之证的治疗，方名亦变为厚朴三物汤了。因此，同为三味药物，由于剂量的变化，导致了方名、功效、主治的改变，由此可见中医复方用药的精当与奥妙。

（二）复方中各药物的用量相等

这种情况在复方中比较常见，如，越鞠丸由香附（醋制）、川芎、栀子（炒）、苍术（炒）、六神曲各 200g 组成，良附丸由高良姜、香附（醋制）各 50g 组成。

（三）复方中主药用量小于其他药物用量

这种情况常见于主药为贵重药材如人参、牛黄、麝香、犀角等，因作用强、价格昂贵而用量少，被用作复方的主药时，其用量往往小于其他药物。例如，人参健脾丸中的人参用量为 25g，其他药物的用量为白术（麸炒）150g、茯苓 50g、山药 100g、陈皮50g、木香 12.5g、砂仁 25g、炙黄芪 100g、当归 50g、酸枣仁（炒）50g、远志（制）25g。

现代医学研究表明，中药配伍中可能存在一种中药有效成分与其他中药有效成分在药理作用方面的相互作用，也可能存在着多种有效成分之间产生物理的或化学的相互作用。这种相互作用经常发生在中药方剂的煎煮或其他剂型制备过程中，从而使方剂中的有效成分无论在质的方面，还是在量的方面与单味药相比都有所改变。因此，合理的配伍可以增强药效，降低不良反应；而不合理的配伍则会降低药物疗效，产生或增强药物的不良反应。

（四）中成药与药引的配伍应用

药引又称药引子，不少医籍都详细记载了药引的配伍目的和具体使用方法，药引不仅和汤药配伍，还可和成方制剂配伍应用。《太平惠民和剂局方》所载近800种成方制剂，几乎每一种都记述了配伍引药的内容和服用方法，涉及食物和药物达90多种。例如，酒入药为引者，取其活血行经；大枣入药为引者，取其宁心利心；莲实入药为引者，取其清心养胃和脾。这种配伍法是根据中药的归经理论，以药引引药物到达病所，从而增强疗效。如对外感风寒或脾胃虚寒之呕吐泄泻等病证，常用生姜、大枣煎汤送服中成药，以增强散风寒、和脾胃之功；对于跌打损伤、风寒湿痹等证，常用黄酒或白酒送服三七粉、云南白药、三七伤药片、腰痛宁等，以行药势，直达病所；用于治疗便秘的麻子仁丸，宜用蜂蜜冲水送服，以增其润肠和中之效；滋阴补肾的六味地黄丸，宜用淡盐水送服，以取其引药入肾。

（五）中成药联用的配伍禁忌

临床上使用中成药，对于病情单纯的，仅用一种中成药即可。但对于病情复杂，数病相兼，就需要选择两种或两种以上的中成药配合使用，以适应复杂的病情。药物联用，必有宜忌。

1. 含"十八反""十九畏"药味中成药的配伍禁忌　《中国药典》中有不宜同用药的规定，从不宜同用药的品种来看没有突破"十八反"和"十九畏"所含的品种。"十八反""十九畏"中的药物，应属配伍禁忌，原则上禁止应用。

对于饮片处方，如果药味中含有"十八反""十九畏"的药物，那是比较容易发现的。但对于中成药，只有熟悉中成药制剂的处方内容，才有可能发现此类的配伍禁忌。例如，治疗风寒湿痹证的大活络丸、天麻丸、人参再造丸等均含有附子，止咳化痰的川贝枇杷露、蛇胆川贝液、通宣理肺丸等分别含有川贝、半夏，依据配伍禁忌原则，若将上述两组合用，附子、乌头与川贝、半夏当属相反禁忌同用之列。利胆中成药利胆排石片、胆乐胶囊、胆宁片等都含有郁金，若与六应丸、苏合香丸、妙济丸、纯阳正气丸、紫雪散等含丁香（母丁香）的中成药同时使用，就要注意"十九畏"的药物禁忌；临床常用中成药心通口服液、内消瘰疬丸中含有海藻，祛痰止咳颗粒含有甘遂，若与橘红痰咳颗粒、通宣理肺丸、镇咳宁胶囊等含甘草的中成药联用也属禁忌之列。

2.含有毒药物中成药的联用 数种功效相似的中成药联用，在各自制剂的组成中，往往有一种或几种相同的药味。因此，联用将会增加某一味或几味药的剂量。如大活络丹与天麻丸合用，两者均含附子；朱砂安神丸与天王补心丹合用，两者均含朱砂；均会增加有毒药味的服用量，加大被照护者产生不良反应的危险性。故在使用时应考虑药物"增量"的因素。再如复方丹参滴丸和速效救心丸同属气滞血瘀型用药，其处方组成与功效基本相似，而且这一类的药物多数含有冰片，冰片不能过量使用，由于冰片药性寒凉，服用剂量过大易伤人脾胃，导致胃痛胃寒，在临床应用中使用其中1种即可。因此中成药之间的联合用药，尤其是几种含有有毒成分或相同成分的中成药联合应用时，应注意有毒成分或相同成分的"叠加"，以免引起不良反应。

3.不同功效药物联用的辨证论治禁忌 如附子理中丸与牛黄解毒片联用，附子理中丸系温中散寒之剂，适用于脾胃虚寒所致的胃脘痛、呕吐、腹泻等；而牛黄解毒片性寒凉，为清热解毒泻火之剂，适用于火热毒邪炽盛于内而上扰清窍者；可见不加分析地盲目将两者合用是不适宜的。再如，盲目将附子理中丸与黄连上清丸、金匮肾气丸、牛黄解毒片等合用，均属不合理用药。

4.某些药物的相互作用问题 含麻黄的中成药忌与降血压中成药（如复方罗布麻片、降压片、珍菊降压片、牛黄降压丸等）并用，也忌与扩张冠脉的中成药（如速效救心丸、山海丹、活心丹、心宝丸、益心丸、滋心阴液、补心气液等）联用。因麻黄中麻黄碱的化学结构与肾上腺素相似，能直接与肾上腺素受体结合，同时还能促使肾上腺素能神经末梢释放递质，从而使血管收缩、血压升高。此外，麻黄碱又能兴奋心脏，增强心肌收缩力，使心肌耗氧量增加。若同时并用，可产生拮抗作用。含朱砂较多的中成药，如磁朱丸、更衣丸、安宫牛黄丸等与含较多还原性溴离子或碘离子的中成药如消瘿五海丸、内消瘰疬丸等长期同服，在肠内会形成有刺激性的溴化汞或碘化汞，导致药源性肠炎、赤痢样大便。

第四节 中药汤剂的煎煮

一、中药煎煮的程序

（一）煎药程序

1. 煎药人员收到待煎药时应核对处方药味、剂量、数量及质量，查看是否有需要特殊处理的饮片，如发现疑问及时与医师或调剂人员联系，确认无误后方可加水煎煮。

2. 为便于煎出有效成分，在煎煮前先加冷水将饮片浸泡 20~30 分钟，使药材充分吸收水分，但不宜使用 60℃ 以上的热水浸泡饮片，以免使药材组织细胞内的蛋白质遇热凝固、淀粉糊化，不利于药物成分的溶出。加水量多少受饮片的重量、质地等影响，一般用水量以高出药面 3~5cm 为宜，第二煎则应酌减。用于小儿内服的汤剂可适当减少用水量。注意在煎煮过程中不要随意加水或抛弃药液。

3. 群药按一般煎药法煎煮，需特殊煎煮的饮片则按特殊方法处理。在煎煮过程中要经常搅动，并随时观察煎液量，使饮片充分煎煮，避免出现煎干或煎煳的现象。若已煎干则宜加新水重煎，若已煎煳则应另取饮片重新煎煮。

4. 煎煮用火应遵循"先武后文"的原则。即在沸前宜用武火，使水很快沸腾；沸后用文火，保持微沸状态，减少水分蒸发，以利于药物成分的煎出。解表药多用武火，补虚药多用文火。

5. 煎药时间的长短，常与加水量、火力、药物吸水能力及治疗作用有关。中药煎煮一般分为一煎、二煎。一般药一煎沸后煎 20 分钟为宜，二煎沸后煎 15 分钟为宜；解表药一般沸后用武火煎 10~15 分钟为宜，二煎沸后煎 5~10 分钟为宜；而滋补药一般沸后煎 30 分钟，二煎沸后煎 20 分钟为宜。

6. 每剂药煎好后，应趁热及时滤出煎液，以免因温度降低而影响煎液的滤出及有效成分的含量。滤药时应压榨药渣，使药液尽量滤净。将两次煎液合并混匀后分两次服用。

7. 每剂药的总煎出量，成人 400~600ml，儿童 100~300ml，分 2~3 次服用。

8. 依法煎煮的药液应有原处方中各味中药的特征气味，无霉烂、酸腐等其他异味。剩余的残渣无硬心，无焦化、煳化，挤出的残液量不超出残渣总重量的 20%。

9. 核对煎药袋内的姓名、取药号、药味、质量及煎煮方法等，复核无误后，即可签字发出。

（二）煎药的注意事项

煎药的用具一定是以化学性质稳定、不易与所煎之药起化学反应为前提。煎药可选择砂锅，砂锅有受热均匀、保温性能好、化学性质稳定、价廉等优点，也可选择耐高温玻璃器皿及化学性质比较稳定的不锈钢器皿等。在使用时要随时洗刷干净，保持清洁。切忌使用铁、铝制器皿，煎好的药液也应避免与这类器皿直接接触，以免发生化学反应，损害人体健康。

煎煮药物应以使用符合国家卫生标准的饮用水，如自来水、甜井水等无污染的干净水，忌用反复煮过的水、保温瓶中的隔夜水及被污染的水。煎药前一定要用常温水浸泡超过30分钟再煎，这样才能使药物成分充分煎出，发挥其应有的疗效。

煎药室的内外环境应保持洁净，保证安全，注意防火、防毒和防煤气中毒等。煎药人员必须严格遵守煎药操作规程，思想集中，认真执行。

二、中药特殊煎服法

1. 先煎　先煎的目的是为了延长药物的煎煮时间，使药物难溶性成分充分煎出。一般来说，需先煎的饮片，经武火煮沸，文火煎煮10~20分钟后，再与用水浸泡过的其他药物合并煎煮。需要先煎的药物有以下几类。

（1）矿物、动物骨甲类饮片：因其质地坚硬，有效成分不易煎出，故应打碎先煎20分钟，方可与其他药物同煎。如蛤壳、龙骨、龙齿、紫石英、寒水石、石决明、珍珠母、瓦楞子、鳖甲、龟甲、鹿角霜、磁石、牡蛎、石膏、赭石、自然铜等。

（2）某些有毒饮片：一般应先煎1~2小时达到降低毒性或消除毒性的目的。如含有毒成分乌头碱的生川乌、生草乌或制附子，经1~2小时的煎煮后，可使乌头碱分解为乌头次碱，进而分解为乌头原碱，使毒性大为降低。

2. 后下　后下的目的是为了缩短药物的煎煮时间，减少药物因煎煮时间过久所造成的成分散失。一般来说，在其他群药文火煎煮15~20分钟后，放入需后下的饮片再煎煮5~10分钟即可。需要后下的药物有以下几类。

（1）气味芳香类饮片：因其含挥发性成分故不宜煎煮时间过久，以免其有效成分散失，一般在其他群药煎好前5~10分钟入煎即可。如降香、沉香、薄荷、砂仁、白豆蔻、鱼腥草等。

（2）久煎后有效成分易被破坏的饮片：一般在其他群药煎好前10~15分钟入煎即可。如钩藤、苦杏仁、徐长卿、生大黄、番泻叶等。

3. 包煎　指把需包煎的饮片装在用棉纱制成的布袋中，扎紧袋口后与群药共同煎煮。需要包煎的药物主要有以下几类。

（1）含黏液质较多的饮片：包煎后可避免在煎煮过程中黏煳锅底，如车前子、葶苈子等。

（2）富含绒毛的饮片：包煎后可避免脱落的绒毛混入煎液后刺激咽喉引起咳嗽，如旋覆花、枇杷叶等。

（3）花粉等微小饮片：因总表面积大，疏水性强，故也宜包煎，以免因其漂浮而影响有效成分的煎出。如蒲黄、海金沙、蛤粉、六一散等。

4.烊化（溶化） 胶类中药不宜与群药同煎，以免因煎液黏稠而影响其他药物成分的煎出或结底煳化。可将此类药置于已煎好的药液中加热溶化后一起服用。也可将此类药置于容器内，加适量水，加热溶化或隔水炖化后，再兑入群药煎液中混匀分服，如阿胶、鳖甲胶、鹿角胶、龟鹿二仙胶等。

5.另煎 一些贵重中药饮片，为使其成分充分煎出，减少其成分被其他药渣吸附引起的损失，需先用另器单独煎煮取汁后，再将渣并入其他群药合煎，然后将前后煎煮的不同药液混匀后分服。如，人参、西洋参、西红花等质地较疏松者，通常需另煎30~40分钟；而羚羊角、水牛角等质地坚硬者，则应单独煎煮2~3小时。

6.兑服 对于液体中药，放置其他药中煎煮，往往会影响其成分，故应待其他药物煎煮去渣取汁后，再行兑入服用，如黄酒、竹沥水、鲜藕汁、姜汁、梨汁、蜂蜜等。

7.冲服 一些用量少、贵细中药宜先研成粉末再用群药的煎液冲服，避免因与他药同煎而导致其成分被药渣吸附而影响药效。如雷丸、蕲蛇、羚羊角、三七、琥珀、鹿茸、紫河车、沉香、金钱白花蛇等。

8.煎汤代水 对于质地松泡、用量较大，或泥土类不易滤净药渣的药物，可先煎15~25分钟，去渣取汁，再与其他药物同煎，如葫芦壳、灶心土等。

第五节 中西药的联合应用

中西药联用拓宽了临床用药的空间，只要联用合理，可相互为用，取长补短，使疗效增强、病程缩短、药物的毒副作用减少，尤其是对一些疑难重症的治疗，有时可取得意想不到的效果。如，肿瘤被照护者在化疗同时服用中药能减轻毒副作用，肾脏病被照护者在用激素治疗期间配用中药可减少激素的用量、减低毒副作用。如果中西药配伍不当、剂量不适或用法不妥等，可使药效降低或消失、毒副作用增加，或引起药源性疾病，延误病情，甚至危及生命。

一、中西药联用的特点

（一）协同增效

许多中西药联用后，能使疗效提高，有时呈现显著协同作用，如黄连、黄柏与四环素、呋喃唑酮（痢特灵）、磺胺甲基异唑联用，治疗痢疾、细菌性腹泻有协同作用。金银花能加强青霉素对耐药性金黄色葡萄球菌的杀菌作用。丙谷胺与甘草、白芍、冰片一起治疗消化性溃疡，有协同作用，并已制成复方丙谷胺（胃丙胺）。甘草与氢化可的松在抗炎、抗变态反应方面有协同作用，因甘草酸有糖皮质激素样作用，并可抑制氢化可的松在体内的代谢，使其在血液中浓度升高。丹参注射液、黄芪注射液、川芎嗪注射液与低分子右旋糖酐、能量合剂同用，可提高心肌梗死的抢救成功率。丹参注射液与间羟胺（阿拉明）、多巴胺等升压药同用，不但能加强升压作用，还能减少对升压药的依赖性。用生脉散、丹参注射液与莨菪碱合用治疗病态窦房结综合征，既可适度提高心率，又能改善血液循环，从而改善缺血缺氧的状况，达到标本兼治的目的。

（二）降低毒副作用

某些化学药品虽治疗作用明显，但毒副作用却较大，若与某些适当的中药配伍，既可以提高疗效，又能减轻毒副作用。肿瘤被照护者接受化疗后常出现燥热伤津的阴虚内热或气阴两虚证，治以滋阴润燥清热或益气养阴中药而取效。甘草与呋喃唑酮合用治疗肾盂肾炎，既可防止其胃肠道反应，又可保留呋喃唑酮的杀菌作用。氯氮平治疗精神分裂症有明显疗效，但最常见的不良反应之一是流涎，应用石麦汤（生石膏、炒麦芽）30~60剂为1疗程，流涎消失率为82.7%，总有效率达93.6%。

（三）减少剂量

长期大量用药常常造成被照护者依从性差，治疗效果不理想，其相应药物不良反应发生几率也会增加。某些西药在联合中药使用后，在达到相同治疗作用的情况下，西药剂量较单用时能有所降低。地西泮有嗜睡等不良反应，若与苓桂术甘汤合用，地西泮用量只需常规用量的1/3，嗜睡等不良反应也因为并用中药而消除。他克莫司胶囊临床用于预防肾脏移植术后的排斥反应，一般用药初始剂量为每日口服3mg，分两次服用，若五酯胶囊与他克莫司联合应用，既能提高后者的血药浓度，又能保肝降酶，用量为每日口服2mg他克莫司+6粒五酯胶囊，他克莫司使用剂量降低，且费用可降一半。

二、中西药联用的药物相互作用

（一）在药动学上的相互作用

西药联用时影响药物的吸收，主要是影响药物透过生物膜吸收和影响药物在胃肠道的稳定性。

1. 影响吸收

（1）影响药物透过生物膜吸收：中药中的某些成分如鞣质、药用炭、生物碱、果胶及金属离子等易与西药成分结合或吸附西药成分，特别是以固体形式口服的西药，可导致某些药物作用下降。含鞣质较多的中药有大黄、虎杖、五倍子、石榴皮等，因此中成药牛黄解毒片（丸）、麻仁丸、七厘散等不宜与口服药红霉素、土的宁、利福平等同用，因为鞣质具有吸附作用，使这些西药透过生物膜的吸收量减少。蒲黄炭、荷叶炭、煅瓦楞子等不宜与生物碱、酶制剂同服，因为药物炭吸附生物碱及酶制剂，抑制其生物活性，影响药物的疗效。含有果胶类药物，如六味地黄丸、人参归脾丸、山茱萸等不宜与林可霉素同服，同服后可使林可霉素的透膜吸收减少90%。

（2）影响药物在胃肠道的稳定：中成药中含有某些重金属或金属离子，当与一些具有还原性的西药配伍使用时，会生成不溶性螯合物，影响药物在胃肠道的稳定性，甚至造成毒副作用。四环素类抗生素是多羟基氢化并苯衍生物，在与含金属离子（如Ca^{2+}、Fe^{2+}、Fe^{3+}、Al^{3+}、Mg^{2+}等）的中药（如石膏、海螵蛸、自然铜、赤石脂、滑石、明矾等）以及含有以上成分的中成药（如牛黄解毒片等）同服时，酰氨基和多个酚羟基能与上述金属离子发生螯合反应，形成溶解度小、不易被胃肠道吸收的金属螯合物，从而降低四环素在胃肠道的吸收。一些含生物碱的中药，如麻黄、颠茄、洋金花、曼陀罗、莨菪等，可抑制胃蠕动及排空，延长红霉素、洋地黄类强心苷药物在胃内的滞留时间，或使红霉素被胃酸破坏而降低疗效，或使强心苷类药物在胃肠道内的吸收增加，引起洋地黄类药物中毒。因此，含有上述中药成分的中成药都不宜与红霉素、洋地黄类药物同时口服。

2. 影响分布　某些中西药联用相互作用后，会影响血药浓度的变化。碱性中药（如硼砂、红灵散、女金丹、疹气散等），能使氨基糖苷类抗生素（如链霉素、庆大霉素、卡那霉素、阿米卡星等）排泄减少，吸收增加，血药浓度上升，药效增加20~80倍，同时增加脑组织中的药物浓度，使耳毒性增加，造成暂时性或永久性耳聋，故长时间联用应进行血药浓度监测。含有鞣质类化合物的中药与磺胺类药物合用时，导致血液及肝脏内磺胺类药物浓度增加，严重者可发生中毒性肝炎。银杏叶与地高辛合用可使地高辛的游离血药浓度明显升高，易造成中毒。因此，临床上两者联合使用时应适当降低地高辛剂量，并进行血药浓度的监测。

3. 影响代谢　中西药配伍使用时会影响药酶的活性，从而影响药物在体内的代谢。

（1）酶促反应：中药酒剂、酊剂中含有一定浓度的乙醇，乙醇是常见的酶促剂，它能使肝药酶活性增强，在与苯巴比妥、苯妥英钠、安乃近、利福平、二甲双胍、胰岛素等药酶诱导剂合用时，可使上述药物在体内代谢加速，半衰期缩短，药效下降；当与三环类抗抑郁药盐酸氯米帕明、丙米嗪、阿米替林及多虑平等配伍使用时，由于肝药酶的诱导作用，使代谢产物增加，从而增加三环类抗抑郁药物的不良反应。

（2）酶抑反应：中西药合用时发生酶抑反应也会影响药物在体内代谢，使药效降低或毒副作用增加。富含鞣质的中药大黄、山茱萸、诃子、五倍子、地榆、石榴皮、虎杖、侧柏叶等，在与淀粉酶、蛋白酶、胰酶、乳酶生等含酶制剂联用时，可与酶的酰胺键或肽键结合形成牢固的氢键缔合物，使酶的效价降低，影响药物的代谢。单胺氧化酶抑制药呋喃唑酮、异烟肼、丙卡巴肼、司来吉米等通过抑制体内单胺氧化酶的活性，使单胺氧化酶类神经递质（如去甲肾上腺素、多巴胺、5-羟色胺等）不被破坏，而贮存于神经末梢中。此时若口服含有麻黄碱成分的中成药（如大活络丸、千柏鼻炎片、蛤蚧定喘丸、通宣理肺丸等），麻黄碱可随血液循环至全身组织，促进单胺氧化酶类神经递质的大量释放，引起头痛、恶心、呼吸困难、心律不齐、运动失调及心肌梗死等不良反应，严重时可出现高血压危象和脑出血，因此，临床上应避免联用。

当含乌头碱中药与美托洛尔、氯沙坦联合应用时，可能由于前者对药物代谢酶的抑制作用，减弱美托洛尔和氯沙坦在机体内的代谢，进而引起美托洛尔和氯沙坦药物动力学及药效学的改变。因此，临床上含乌头碱中药与美托洛尔、氯沙坦合用时，应注意调整给药剂量，以免发生药物相互作用。含丹参药物与华法林联用，因被相同的肝药酶代谢，产生竞争性抑制现象，药动学参数发生变化，凝血时间延长，从而增强了华法林的药效。

4. 影响排泄

（1）增加排泄：碱性药物由于与酸性药物发生相互作用，可大大加快药物排泄速度，导致药效降低，甚至失去治疗作用。碱性中药（如煅牡蛎、煅龙骨、红灵散、女金丹、痧气散、乌贝散、陈香露、白露片等）与使尿液酸化的药物（如诺氟沙星、呋喃妥因、吲哚美辛、头孢类抗生素等）联用时，酸性解离增多，排泄加快，使作用时间和作用强度降低；红霉素在碱性环境下抗菌作用强，当与含山楂的制剂合用时，可使血液中 pH 降低，导致红霉素分解，失去抗菌作用。此外，冰硼散可使尿液碱化，增加青霉素与磺胺类药物的排泄速度，降低药物有效浓度，抗菌作用明显降低。含有机酸成分的中药（如乌梅、山茱萸、陈皮、木瓜、川芎、青皮、山楂、女贞子等）与一些碱性药物（如氢氧化铝、氢氧化钙、碳酸钙、枸橼酸镁、碳酸氢钠、氨茶碱等）合用时，会发生酸碱中和而降低或失去药效。

（2）减少排泄：酸性较强的药物联用，可酸化体液而使药物排泄减少，增加药物的毒副作用。含有机酸成分的中药，如乌梅、山茱萸、陈皮、木瓜、川芎、青皮、山楂、女贞子等与磺胺类、大环内酯类、利福平、阿司匹林等药物合用时，因尿液酸化，可使磺胺类和大环内酯类药物的溶解性降低，增加磺胺类药物的肾毒性，导致尿中析出结晶，引起结晶尿或血尿；增加大环内酯类药物的肝毒性，甚至可引起听觉障碍；可使利福平和阿司匹林的排泄减少，加重肾脏的毒副作用。

（二）在药效学上的相互作用

1.药效学的协同作用　中西药合理的配伍，可产生协同作用，增强疗效，减轻毒副作用。研究表明，香连丸与广谱抗菌增效剂甲氧苄啶联用后，其抗菌活性增强 16 倍。

2.药理作用相加产生毒副作用　有些中西成药均具有较强的药理作用，合用后药理作用相互加强产生毒性作用。强心苷有较强的生理效应，如服用过量会引起中毒。故六神丸、救心丹等含有蟾酥、罗布麻、夹竹桃等有强心苷成分的中成药，不宜与洋地黄、地高辛、毒毛旋花苷 K 等强心苷类同用。发汗解表药荆芥、麻黄、生姜及其制剂（如防风通圣丸），与解热镇痛药阿司匹林、安乃近等合用，可致发汗太过，产生虚脱。

3.药效学上的拮抗作用　若中西成药配伍不当，会使两者在疗效上发生拮抗作用，甚至产生严重的毒副作用。甘草、鹿茸具有糖皮质激素样作用，有水钠潴留和排钾效应，还能促进糖原异生，加速蛋白质和脂肪的分解，使甘油、乳酸等各种糖、氨基酸转化成葡萄糖，使血糖升高，从而减弱胰岛素、甲苯磺丁脲、格列本脲等降糖药的药效。因此，含有甘草、鹿茸的中成药，如人参鹿茸丸、全鹿丸等，不能与磺酰脲类降糖药联用。中药麻黄及含麻黄碱的中成药，如止咳喘膏、通宣理肺丸、防风通圣丸、大活络丸、人参再造丸等有拟肾上腺素作用，具有兴奋受体和收缩周围血管的作用，与复方降压片、帕吉林等降压药同时服用，会产生明显的拮抗作用，使其作用减弱，疗效降低，甚至使血压失去控制，严重者可加重高血压病被照护者的病情。

三、服药的照护方法

1.协助被照护者按时按量正确服药。

2.协助被照护者服药时，应取坐位或半卧位，避免药物吸入气管引起呛咳、窒息。

3.可自制家庭服药盒，用不同颜色代表一天中服药的不同时间。

4.进行用药指导，讲解用药的目的、时间、方法，帮助老人记忆服药时间。

5.危重被照护者或拒绝服药的被照护者，可将药片碾碎加水溶解后喂服或从胃管内注入。

第六章 康复护理

第一节 体位管理

体位转换指通过一定的方式改变人体姿势和位置的过程。临床上根据治疗、护理和康复的需要定时变换体位。

被照护者由于意识障碍、长时间卧床、肢体活动受限等情况，易导致肌肉萎缩、骨质疏松、压力性损伤、关节挛缩变形、坠积性肺炎等并发症。为了避免并发症的发生，应鼓励被照护者进行主动运动，预防或减少坠积性肺炎、压力性损伤、关节挛缩等废用综合征的发生，为下一步康复训练打下坚实的基础，提高被照护者日常生活能力，改善生活质量，促进早日康复。

一、一侧肢体不灵活的体位管理

（一）卧床期体位管理

1. 照护评估

（1）身体方面：掌握被照护者的身体情况。

①意识、面色、精神状态、生命体征的变化、体重、皮肤情况；

②简要病史、肢体功能障碍程度等；

③认知障碍及配合程度、生活能力、有无疼痛、既往身体状况；

④各种管路情况，确定被照护者翻身的间隔时间等。

（2）心理方面：掌握被照护者的心理特征、社会角色、经济状况及家庭成员等。

（3）并发症：因长期卧床，易发生压力性损伤、肌肉萎缩、关节挛缩、体位性低血压、骨质疏松等。

2. 照护目的

（1）促进全身血液循环。

（2）早期预防压力性损伤、尿路感染、关节变形、坠积性肺炎、肌肉萎缩等并发症。

（3）抑制痉挛、肢体挛缩，给予肢体姿势管理。

（4）维持姿势的稳定、舒适，防止继发性损害的发生。

3. 照护措施

（1）被动翻身照护措施：被动翻身照护的原则是指当被照护者完全不能翻身时，由照护师协助其采取被动翻身，随着活动能力的提高，逐渐减少借助量，最终达到主动翻身的目的。

①明确不能主动翻身的原因，根据病情需要，必要时可采用气垫床，防止发生压力性损伤，使其保持舒适。

②存在肢体功能障碍时，鼓励并指导被照护者在力所能及的范围内参与翻身。

③房间内温湿度适宜，温度一般为 18~22℃，相对湿度在 50%~60% 之间。翻身时应关闭门窗，防止受凉。环境整洁明亮，地面干燥，移开床边物品，确保足够的操作空间。被照护者的床闸应处于闭锁状态，保持床单位清洁、干燥、无渣屑。被动翻身至少 2 小时一次并做好记录。防止发生压力性损伤，定期观察皮肤的颜色、有无潮湿和破溃等，便后及时清洁皮肤，动作轻柔，勿拖、拉、拽肢体，避免出现皮肤、黏膜、肢体损伤等。

④注意防止管路及敷料的滑脱。固定好管路及敷料，保持管路的通畅性；观察敷料的清洁、干燥程度，发现问题及时就医。

⑤在脑损伤被照护者的康复照护中，良好肢体的体位保持，具有防畸形、减轻症状、使躯干和肢体保持在功能状态的作用。肢位摆放的目的是为了防止或对抗痉挛姿势的出现，保护肩关节及早期诱发分离运动。

⑥向不灵活侧翻身时，协助被照护者将不灵活侧上肢稍外展，肘部伸直，腕关节轻度背伸，防止肢体受压。灵活侧下肢屈膝，使膝关节夹角变到最小，以节省体力，可以轻轻地将灵活侧转向另一侧。

⑦若被照护者有体重过重、意识障碍、胸腰段骨折截瘫等情况，需要多人协助翻身时，照护师应站在一侧，由一人发口令，同时翻转被照护者一侧身体，并给予保护。

⑧翻身时观察被照护者有无不适等情况，一旦出现，应立即停止操作。照护师根据其病情及康复治疗情况，采用适合被照护者的翻身方法。

⑨确保被照护者安全。在翻身过程中，一定要固定好床闸，将对侧床档拉起，防止发生意外。

⑩运用人体力学原理：在进行变换体位时，照护师要灵活运用人体力学原理，减轻自身的负担。照护师腰部要向下坐，目的是为了降低身体重心；双脚可向前后或向左向右伸开，其目的是为了扩大支撑底面。照护师的重心越低，稳定性就越强。

（2）主动翻身照护措施：主动翻身是指以自己的能力，按照自身意愿和需求改变体位并调整姿势和身体的位置，而不需要借助外力，包括自我翻身和床上移动。通过主动翻身了解被照护者的活动能力，有利于肢体功能恢复和日常生活能力的提高，增加康复信心。

①摆动式翻身。利用肢体摆动的惯性，灵活侧带动另一侧将躯干和肢体一同翻转。注意保护好被照护者（图4-6-1）。

②房间内温湿度适宜，温度一般为18~22℃，相对湿度在50%~60%之间。翻身时应关闭门窗，防止受凉。环境整洁明亮，地面干燥，移开床边物品，确保

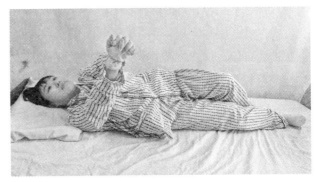

图4-6-1 摆动式翻身

足够的操作空间。被照护者的床闸应处于闭锁状态，保持床单位清洁、干燥、无渣屑。定期观察皮肤的颜色、有无潮湿和破溃等，防止发生压力性损伤，便后及时清洁皮肤，动作轻柔，勿拖、拉、拽肢体，避免皮肤、黏膜、肢体损伤的发生。记录翻身的时间，至少2小时翻身一次。

③防止管路滑脱及敷料脱落。保护各种管路的畅通，注意观察敷料的清洁干燥程度，妥善固定管路及敷料等。

④密切观察病情变化。翻身过程中应观察被照护者的意识状况、精神状态、面色、对言语的反应，如果出现头晕、心悸、胸闷、气短、恶心、面色苍白等不适症状，立即停止康复训练，恢复平卧位。

⑤保护被照护者的安全。固定好床闸、床档，保护不灵活侧的肢体，并给予体位管理。

（3）床上运动照护措施：一般包括上肢运动、下肢运动，可分为主动运动与被动运动。床上运动的主要目的是保持关节活动度，防止或减轻关节挛缩等的发生，预防周围神经的损伤及关节活动受限，改善呼吸及循环功能，促进肢体血液循环、淋巴回流，防止和减轻水肿，增强感觉输入，促进肢体运动功能恢复。主动与被动运动相结合，应循序渐进，鼓励被照护者主动助力和主动运动，直至能独立完成床上运动。

①床上上肢运动，包括肩、肘、腕、手指关节的活动。肩关节活动主要是指导并协助被照护者进行上臂抬举、上肢伸展及上肢外展训练。训练过程应注意保持肘部伸直，如不能保持上臂伸直动作，可协助其保持上臂伸直，还应保护肩关节，充分暴露肢体不灵活侧上肢、肩部，观察导致疼痛的体位，确保全范围的活动。大多数被照护者的不灵活侧肩胛骨活动范围受限，因此要动作轻柔，慢慢抬起，确认是否出现疼痛。肘关节活动主要进行肘关节弯曲、伸展，前臂旋前、旋后，如果快速地剧烈弯曲肘关节，会引起肘关节的挛缩。此外，还有腕关节活动及手指关节活动。

②床上下肢运动，主要包括桥式运动及下肢关节的被动活动。

桥式运动的主要目的是增强下肢负重、脊柱和髋关节的稳定性，以及提高床上生活自理能力，为下一步康复做准备。桥式运动包括双侧桥式运动、单侧桥式运动及动态桥式运动，可根据肢体运动障碍程度选择合适的康复训练方法。随着控制能力的改善，被照护者可以完成双侧桥式运动，指导其完成肢体不灵活侧下肢负重的单侧桥式运动。进行一阶段的康复训练后，指导其进行动态桥式运动，主要目的是加强下肢内收、外展的控制能力，一定注意控制动作幅度及速度。

下肢关节的被动活动主要训练髋关节、膝关节、踝关节及足趾关节。如出现疼痛、肌肉紧张、抽筋等状况，不要勉强，要即刻停止训练。

③适当调整体位，根据需要和被照护者状态及可活动的关节，适当调整体位，一般为仰卧位，随着病情的恢复，可变换为坐位。

④主动参与其中，与被照护者建立沟通平台，告知进行哪一个康复动作，让被照护者主动参与康复训练。

4.健康指导

（1）应注意劳逸结合，避免过用、误用的发生及过度训练。

（2）翻身过程中，照护师动作轻柔，勿拖、拉、拽肢体，避免皮肤、黏膜、肢体损伤的发生。翻身后摆放良肢位，注意保暖，防止坠床的发生。

（3）如被照护者身上有敷料时，翻身的同时要观察敷料清洁干燥程度、有无破损及脱落，如出现异常应立即就医，给予相应处理。

（4）被照护者肢体存在感觉障碍时，注意检查身下是否有异物、管路，保持床铺干净整洁，防止压力性损伤的发生。如被照护者留置各种管路时，翻身时应妥善固定各种管路，翻身后检查管路情况，注意保持管路的通畅性。

（5）翻身时照护师应观察被照护者有无不适等情况，一旦出现，应立即停止操作。

（6）照护师根据其病情及康复治疗情况，采用适合的翻身方法。翻身后保证被照护者处于舒适体位。照护师要根据季节变化选择衣物及被服，并避免影响肢体血液循环和肢体活动。

（7）进行床上运动过程中，照护师在必要时可给予协助，注意动作要缓慢、轻柔，避免牵拉肢体，防止造成关节及皮肤损伤。运动时间不宜过长，一般10分钟为宜，每一个动作重复5~10次，重复次数根据被照护者的情况、耐受能力和训练时的反应进行选择。记录运动的时间及次数。

（二）坐位体位管理

1.照护评估

（1）身体方面：掌握被照护者的身体情况。

①意识情况、面色、精神状态、生命体征的变化、体重、皮肤情况。

②简要病史、肢体功能障碍程度等。

③认知障碍及配合程度、生活能力、有无疼痛、既往身体状况。

④各种管路情况，确定被照护者翻身的间隔时间等。

（2）心理方面：掌握被照护者的心理特征、社会角色、经济状况及家庭成员等。

（3）并发症：如果长期卧床，易发生压力性损伤、肌肉萎缩、关节挛缩、体位性低血压、骨质疏松等。

2. 照护目的 鼓励被照护者尽早坐起，防止压力性损伤、坠积性肺炎、深静脉血栓、体位性低血压、骨质疏松等并发症的发生；提高躯体活动范围，为早期脱离卧床打下良好基础。

3. 照护措施

（1）床上坐位耐力：由于长期卧床，易发生体位性低血压，应首先进行坐位耐力训练，从30°开始，逐渐增加床的角度至45°、60°，直至调整为90°，当一个角度能坚持30分钟且不发生体位性低血压时，才可增加到下一个角度。当出现头晕、黑蒙、恶心、心慌、出汗等，甚至发生晕厥，表示出现了体位性低血压，应立即平卧，松解衣领，测量血压，必要时通知医务人员。被照护者在90°坐位可坚持30分钟后，无体位性低血压的发生，可进行床上端坐位。

（2）床上端坐位：正确床上端坐位是在被照护者后背垫多个软枕，使脊柱伸展，达到直立位姿势，上肢抬高，将整个肘及前臂放于餐桌上，保持中立位。下肢髋关节屈曲近90°，膝关节稍垫起，微屈向内。在无支撑的情况下尽量避免床上坐位，避免床上半坐位，以免出现异常姿势（图4-6-2）。

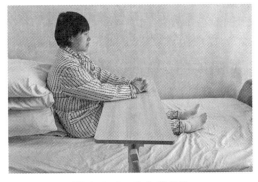

图 4-6-2 床上端坐位

（3）床边起坐：床上保持端坐位30分钟无不适，方可进行床边起坐。指导被照护者将灵活侧足部插于另一侧足下，用活动灵活侧肢体支撑起躯干。照护师在旁给予保护并协助其进行起坐训练，注意扶起时动作不宜过快，避免出现眩晕、血压下降等症状，防止坠床、跌倒的发生。

（4）坐位平衡：指导被照护者将下肢放到床边上，双足平放于地面与肩同宽，采取端坐位。开始训练时身体易向活动不灵活侧倾倒，照护师可并排坐于被照护者活动不灵活侧，从旁边协助其调整姿势及保护其安全，直至被照护者能保持身体平衡。

4. 健康指导

（1）根据被照护者的精神状态、生命体征、病情变化等情况，制订合理的康复计划。

（2）进行训练前先测量血压，血压过高者应先行控制血压，再进行练习。

（3）根据自理情况选择康复训练方法，注意劳逸结合，避免过度训练，防止误用、过用的发生。鼓励被照护者主动参与康复训练。

（4）掌握康复训练时机，宜选择在两餐之间，进餐后不宜立即训练。

（5）照护师在训练过程中应动作缓慢、轻柔，具有节律性，遵循省力原则，避免牵拉肢体，防止关节损伤。

（6）训练过程中注意观察被照护者的反应，如出现体位性低血压的表现，应立即平卧，测量血压，必要时通知医务人员。

（7）根据季节变化正确选择衣物，并避免影响血液循环和肢体活动。

（三）**轮椅转移**

轮椅转移是指人体在从一种姿势转移到另一种姿势的过程中，被照护者从轮椅至床、坐便器、座椅之间的身体转换动作，它需要科学的方法，使被照护者达到日常生活活动能自理的程度并扩大活动的范围，最终回归社会。

1. 照护评估

（1）掌握被照护者的身体情况。

①意识情况、生命体征、面色、精神状态、生命体征的变化、体重、皮肤情况；

②简要病史、肢体功能障碍程度等；

③认知障碍及配合程度、生活自理能力、既往身体状况及各种管路情况；

④有无出现头晕、头痛、恶心、心悸、胸闷、气短、面色苍白等不适情况。

（2）除了观察一般状况外，还要观察有无疼痛、关节挛缩等症状，掌握关节可活动范围、日常生活自理程度等。

（3）掌握被照护者的心理特征、社会角色、经济状况及家庭成员等。

2. 照护目的

（1）改善血液循环。、

（2）预防压力性损伤、坠积性肺炎、肌肉萎缩、深静脉血栓等并发症。

（3）提高日常生活自理能力，改善生活质量。

（4）提高转移能力，扩大活动范围，提升社会参与能力。

3. 照护措施

（1）根据病情及肢体功能障碍程度，确认轮椅转移的介助量，是部分介助还是在保护下独立完成转移动作。

（2）若被照护者有留置管路，应妥善固定，协助其穿好衣物，并确定床闸为闭锁状态。

（3）根据病情、身高、体重正确选择轮椅（图4-6-3）。轮椅坐位的宽度为两侧臀部最宽处的宽度再加上3cm；坐位的高度为足跟至腘窝的距离再加上4cm，脚踏板的高度应离地面约5cm，座椅过高不宜推入桌面下，座椅过低则坐骨结节的压力过大；靠背高度为测量椅面与腋窝之间的距离并减去10cm；扶手高度为坐下时，上臂与前臂呈90°，并平放于扶手上，测量坐椅椅面与前臂下缘的高度，再加上2.5cm为宜；座位长度为坐位时腘窝与臀部之间的距离减去约6cm。为了防止压力性损伤的发生及增加舒适性，座椅上应放置坐垫，除此之外，还应选择有安全带的，以确保安全。

（4）调整轮椅与床之间的角度（图4-6-4）。为使被照护者更容易完成转移动作，将轮椅放置肢体灵活侧的床旁，与床呈30°~45°夹角，固定好轮椅，收起脚踏板，方便完成转移动作。

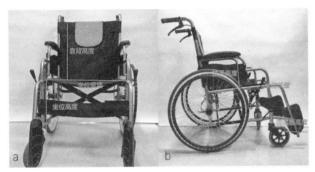

图 4-6-3　轮椅选择

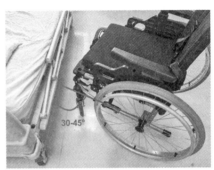

图 4-6-4　轮椅与床之间的角度

（5）躯体采取前倾姿势方便转移。重心前移协助站起后，重心转移至灵活侧下肢，协助坐下。转移过程中，照护师与被照护者的距离越近，重心转移就越容易完成。

（6）调整坐姿。系好安全带，摆放舒适体位，必要时在轮椅扶手上安装大小合适的轮椅板，帮助其不灵活侧上肢保持正确姿势。

（7）轮椅到床、轮椅到坐便器、坐椅到轮椅之间的转移动作技巧同床到轮椅转移的动作技巧。

（8）在轮椅推行的过程中，确保安全，保护好不灵活肢体，防止意外的发生。

4. 健康指导

（1）选择合适的衣物、鞋袜，方便转移，防止发生跌倒。

（2）转移空间宽敞、明亮，温湿度适宜；地面干燥、无障碍物。

（3）灵活运用人体力学，减轻负担。照护师腰部重心向下，依靠下肢力量，目的是为了降低身体重心，避免转移时腰部过度用力；双脚可向前后或向左向右伸开，其目的是为了扩大支撑底面。照护师的重心越低，稳定性就越强。

（4）在转移过程中保护不灵活的肢体，防止轮椅夹伤或出现下肢扭伤，确保被照护者的安全。避免轮椅碰伤肢体及暴力操作；避免长时间坐于轮椅上造成骶尾部皮肤的压力性损伤，应掌握好乘坐轮椅的时间，定时臀部减压，每隔30分钟要减压一次，一次不少于30秒。

（5）若被照护者有较好的立位平衡，可进行独立转移，照护师在旁保护或提示，防止跌倒等意外的发生。

（6）乘坐轮椅时身体保持端坐位，不能斜躺在轮椅上，有滑落的危险。

（7）轮椅作为代步工具，应根据被照护者的病情、功能障碍程度、移动能力、居住环境、经济条件等情况选择。

（四）步行期体位

步行是指通过双脚的交互移动来安全、有效地转移人体的一种活动，是躯干、骨盆、下肢各关节及肌群的一种规律、协调的周期运动，包括独立步行和辅助步行。

1. 照护评估

（1）掌握被照护者的身体情况。

①意识情况、生命体征、面色、精神状态、生命体征的变化、体重、皮肤情况；

②了解简要病史，如中枢神经损伤、周围神经损伤、外伤骨折等疾病引起的肢体功能障碍程度等；

③认知障碍及配合程度、生活自理能力、既往身体状况及各种管路情况；

④有无出现头晕、头痛、恶心、心悸、胸闷、气短、面色苍白等不适情况。

（2）除观察一般状况外，还应评估被照护者的立位平衡情况（有一定立位平衡能力，才能进行步行训练），以及观察有无疼痛、关节挛缩等症状，掌握关节可活动范围、日常生活自理程度等。被照护者在训练过程中应选择合适的衣物，勿穿拖鞋，防止跌倒。

（3）掌握被照护者的心理特征、社会角色、经济状况及家庭成员等。

2. 照护目的

（1）进行以提高步行能力为目标的运动锻炼。

（2）提高平衡、重心转移、行走能力。

3. 照护措施

（1）步行前期准备：为步行训练打下坚实的基础，包括坐位站起、下肢负重、模拟迈步等。

①坐位站起：提高平衡能力及转移能力。进行起坐时，照护师在旁给予保护。

②下肢负重：当被照护者能够独立保持静态立位平衡后，将重心逐渐移至不灵活侧，训练不灵活侧下肢负重能力。

③模拟迈步：改善平衡能力。手握扶手，进行不灵活侧腿的前后摆动、踏步屈膝、伸髋等活动；下肢负重，双腿交替前后迈步，注意足跟先着地，防止足部内翻、足下垂的发生。

（2）步行辅助方式：

①侧方或后方辅助步行：配合其步速，不可操之过急。注意，无论何时都应站在能够支撑被照护者的位置，起到保护作用。

②拐杖辅助步行：拐杖辅助三点步行法适用于大部分的人群。行走时先伸出拐杖，再迈不灵活侧的脚，最后迈灵活侧的脚。拐杖辅助两点步行法适用于下肢功能和平衡能力较好的老年人，步行速度较快。行走时手杖和不灵活侧的脚同时伸出以支撑身体，再迈灵活侧的脚。

（3）独立步行：正确的步行姿势为身体直立、抬头、挺胸，双眼平视前方，注意力集中，足跟先着地，双臂自然摆动，起到保持身体平衡的作用。照护师应在不灵活侧后方保护被照护者。

（4）上、下楼梯：主要提高肢体的负重能力、关节的控制能力、肢体的协调能力及步行能力。上台阶时，遵循灵活侧下肢先上原则。下台阶时，遵循不灵活侧肢体先下原则。

4. 健康指导

（1）应具有维持立位平衡的能力，下肢具备一定的负重能力，能够支撑身体的体重，才可进行步行训练，不可强制进行。

（2）空间宽敞、明亮，温湿度适宜；地面干燥、无水渍、无障碍物，确保有足够的空间进行步行。

（3）步行前应选择合适的衣物，勿穿拖鞋。步行时，应注意力集中，勿与他人攀谈，避免跌倒。

（4）步行姿势正确，做到目视前方，头部居中，双肩平行，腰部挺直，身体重心稍前移，上下肢配合协调，步幅适中。照护师要注意配合被照护者的步行速度。

（5）在训练中可能会出现踝关节扭伤等意外的发生，因此照护师需在不灵活侧稍后方进行保护或给予部分介助，防止跌倒。若出现头晕、出虚汗、面色苍白等不适症状，应立即停止。

（6）步行辅助器具种类较多，在使用前应对被照护者步行能力进行评估，选择合适的步行辅助器具，并根据被照护者身高调节至合适高度，用正确方法使用，勿随意选择。

（7）进行上、下楼梯训练时选择与被照护者步幅、步长相匹配的楼梯台阶，避免台阶过高或台阶过长，造成不能连续规律地完成训练。

二、双下肢不灵活的体位管理

1. 照护评估

（1）身体方面：掌握被照护者的身体情况。

①意识情况、面色、精神状态、生命体征的变化、体重、皮肤情况；

②简要病史、肢体功能障碍程度等；

③认知障碍及配合程度、生活能力、有无疼痛、既往身体状况；

④各种管路情况，确定被照护者翻身的间隔时间等。

（2）心理方面：掌握被照护者的心理特征、社会角色、经济状况及家庭成员等。

（3）并发症：因长期卧床，易发生压力性损伤、肌肉萎缩、关节挛缩、体位性低血压、骨质疏松等。

（4）用物评估：床保持稳定、不易滑动，床闸闭合状态，床单位干净整洁，轮椅性能良好，手闸制动良好。

（5）环境评估：房间温湿度适宜，温度一般为18~22℃，相对湿度在50%~60%之间，光线明亮，空气清新，关闭门窗。

2.体位管理目的

（1）预防关节挛缩。

（2）预防或减轻痉挛。

（3）保持骨折部位的稳定。

（4）预防压力性损伤、肺部感染等并发症。

（5）协助被照护者变换体位，增加舒适度。

3.照护措施

（1）体位管理照护原则是照护师协助其采取被动体位，随着活动能力的提高，逐渐减少介助量，最终达到主动翻身的目的。

（2）根据病情需要，可采用气垫床，防止发生压力性损伤，使其保持舒适。

（3）鼓励并指导被照护者在力所能及的范围内参与翻身。

（4）房间内温湿度适宜，温度一般为18~22℃，相对湿度在50%~60%之间。翻身时应关闭门窗，防止受凉。环境整洁明亮，地面干燥，移开床边物品，确保足够的操作空间。被照护者的床闸应处于闭锁状态，保持床单位清洁、干燥、无渣屑。被动翻身至少2小时一次并做好记录。防止发生压力性损伤，定期观察皮肤的颜色及有无潮湿、破溃等，便后及时清洁皮肤，动作轻柔，勿拖、拉、拽肢体，避免出现皮肤、黏膜、肢体损伤。

（5）注意防止管路及敷料的滑脱。固定好管路及敷料，保持管路的通畅性；观察敷料的清洁、干燥程度，发现问题及时就医。

（6）正确的体位管理，具有防止畸形、减轻症状、使躯干和肢体保持在功能状态的作用，以及防止或对抗痉挛姿势的出现。

（7）翻身时，照护师应运用技巧节省体力，翻身体位保持肢体功能位。在进行变换体位时，照护师要灵活运用人体力学原理，减轻自身的负担。照护师腰部要向下坐，目的是为了降低身体重心；双脚可向前后或向左向右伸开，其目的是为了扩大支撑底面。照护师的重心越低，稳定性就越强。

（8）若被照护者有体重过重、意识障碍等情况，则需多人协助翻身，并给予保护。

（9）翻身时观察被照护者有无不适等情况，一旦出现，应立即停止操作。照护师根据其病情及康复治疗情况，采用适合被照护者的翻身方法。

（10）确保被照护者安全。在翻身过程中，一定要固定好床闸，将对侧床档拉起，防止发生意外。

（11）轮椅座位应30分钟减压一次，防止压力性损伤的发生。

4. 健康指导

（1）对于双下肢骨折及截肢的被照护者，告知其需依据医护人员的指导进行体位管理。

（2）向被照护者讲解体位管理的目的是促进血液循环，预防压力性损伤、肺炎等并发症，保持功能位，提高身体的舒适度。

第二节　皮肤管理

皮肤是人体最大的器官，由表皮、真皮、皮下组织组成。完整的皮肤具有保护机体、调节体温、感觉、吸收、分泌及排泄等功能。皮肤覆盖全身，它使体内各种组织和器官免受物理性、机械性、化学性损伤和病原微生物的侵害。

皮肤组织代谢的废物，如脱落的碎屑、皮脂、汗液等，与外界尘埃细菌相结合并附着于皮肤表面，如不及时清除，对皮肤表面形成物理性或化学性刺激，引起皮肤炎症。

长期卧床人群由于皮肤的触觉、痛觉、温度觉等功能减退，皮肤的敏感性降低，对不良刺激的防御能力减弱，皮肤极易出现炎症或受损等，所以皮肤管理尤为重要。

一、皮肤完整性损伤的危险因素及评估工具

评估皮肤完整性损伤的危险因素是预防被照护者发生皮肤完整性损伤的重要前提，也是预防皮肤完整性损伤的重要措施。

（一）失禁性皮炎危险因素

失禁性皮炎是指皮肤长期或反复暴露于各种刺激性排泄物（如尿液和粪便）中而造成的炎症。其危险因素包括大便失禁、尿失禁、双重失禁（大小便）、使用封闭性产品、皮肤状况差、移动能力受限、认知意识下降、个人卫生无法自理、营养状况差等。

（二）压力性损伤危险评估工具

压力性损伤是指皮肤和/或皮下组织的局限性损伤，由压力或压力合并剪切力作用所致。

1. 压力性损伤风险因素评估工具　目前国际上常用的压力性损伤评估量表包括：Norton 量表（表 4-6-1）、Braden 量表（表 4-6-2）、Waterlow 压疮危险因素评估表（表4-6-3）等。

表 4-6-1　Norton 量表

项目	4	3	2	1
一般健康状况	好	一般	差	非常差
意识状态	清醒	淡漠	模糊	昏迷
活动	可走动	需要帮助	依赖轮椅	卧床不起
身体移动	移动自如	轻度受限	中毒受限	移动障碍
用药	未使用镇静剂和类固醇	使用镇静剂	使用类固醇	两者均使用

Norton 量表满分为 24 分，分值越低，发生压疮的危险性越高。当评分 <16 分时，提示有发生压力性损伤的危险；评分 <14 分时，提示中度风险；评分 <12 分时，提示极容易发生压力性损伤。

表 4-6-2　Braden 量表

项目	1	2	3	4
感知	完全受限	高度受限	轻度受限	无受损
潮湿	持续潮湿	经常潮湿	偶尔潮湿	罕见潮湿
活动	卧床	坐椅子	偶尔步行	经常步行
活动性	完全受限	重度受限	轻度受限	不受限
营养	重度摄入不足	可能摄入不足	摄入充足	摄入极佳
摩擦和剪切力	现存问题	潜在问题	无明显问题	

Braden 计分结果判断：分值越低，危险越高，得分 <12 分预示有高度危险，预测灵敏度为 90%～100%，即 90%～100% 得此分值的患者会出现压力性损伤；12～14分为中度危险，预测灵敏度为 65%～90%；15～17 分为轻度危险，预测灵敏度为50%～60%；得分 ≥ 18 分，无发生压力性损伤的危险。

表 4-6-3 Waterlow 压疮危险因素评估表

体质指数（BMI）		皮肤类型		性别和年龄		营养筛查（MST）总分 >2 应给予营养评估 / 干预		
20~24.9 一般 25~29.9 高于一般 >30　肥胖 <20　低于一般	0 1 2 3	健康 薄如纸 干燥 水肿 潮湿 颜色异常 破溃	0 1 1 1 1 2 3	男 女 14~49 50~64 65~74 75~80 >81	1 2 1 2 3 4 5	A- 近期体重下降 是 → B 否 → C 不确定→C（2分）	B- 体重下降评分 0.5~5kg =1 5~10kg =2 10~15kg =3 >15kg =4 不确定 =2	
						C- 患者进食少或食欲差 否 =0 是 =1		

失禁情况		运动能力		特殊因素					
完全控制 / 导尿 小便失禁 大便失禁 大小便失禁	0 1 2 3	完全 躁动不安 冷漠的 限制的 卧床 轮椅	0 1 2 3 4 5	组织营养状况		神经功能障碍		大手术或创伤	
				恶病质 多器官衰竭 单器官衰竭 外周血管病 贫血（Hb<8） 吸烟	8 8 5 5 2 1	糖尿病 运动 / 感觉异常 截瘫	4~6 4~6 4~6	骨 / 脊柱手术 手术时间 >2 小时 手术时间 >6 小时	5 5 8
				药物					
				药物毒性、长期大剂量服用类固醇、抗生素				4	

如果评分结果≥ 10 分，则患者有发生压力性损伤的危险，建议采取预防措施。

2.压力性损伤评估　压力性损伤的分期及临床表现（表 4-6-4）。

表 4-6-4 压力性损伤的分期及表现

分级	评级标准
Ⅰ期	局部皮肤完好，浅色皮肤上边界清晰的持续发红区域，深色皮肤表现为持续的红色、蓝色或紫色。
Ⅱ期	部分真皮层缺失，表现为浅表的开放性溃疡，伤口床为粉红色，无腐肉或焦痂，也可表现为完整或开放 / 破损的水疱。

续表

分级	评级标准
Ⅲ期	全层组织缺失，常常可见皮下脂肪、腐肉，可能存在潜行。
Ⅳ期	全层组织缺失，骨骼、肌腱或肌肉外露，可见腐肉和（或）焦痂，常存在潜行。 不可分期，由于伤口床被腐肉和（或）焦痂覆盖，已知溃疡但不可分期。 深部组织损伤期，由于皮下软组织损伤使完整的皮肤变色而形成紫色或栗色区域。 器械相关性压力性损伤

二、皮肤照护措施

（一）压力性损伤照护措施

1.压力性损伤的预防

（1）评估皮肤：按时评估皮肤情况，特别是容易发生压力性损伤的骨隆突处和皮肤褶皱处。评估皮肤温度，检查皮肤有无红斑、局部热感、水肿、硬结、硬化、疼痛等。若有红斑，鉴别红斑范围和分析红斑产生的原因，判断皮肤发红区域指压变白情况。

（2）皮肤照护：被照护者应保持皮肤清洁、干燥和适度湿润，尽量使用中性、无刺激性的清洁剂或温水清洁皮肤，避免使用肥皂、含酒精的用品。清洁后使用纯棉软布擦干皮肤，可使用皮肤保护剂或贴膜来保护皮肤。被照护者床单及被服应保持清洁、干燥、平整，定期更换；对于高热出汗的被照护者，及时擦干汗液，保持床单、被服清洁干燥；对于大小便失禁的被照护者，用温水清洗会阴部和臀部，及时更换尿垫或床单，减少排泄物对皮肤的刺激。被照护者皮肤出现红斑，应避免红斑区域再次受压，定时检查皮肤。

（3）营养照护：部分被照护者消化能力减弱，食欲下降，常常出现营养不良的状况。营养不良可导致被照护者发生压力性损伤，也是影响压力性损伤愈合的重要因素。对于营养不良的被照护者，在条件允许的前提下，可适当给予富含蛋白质、糖类、维生素、微量元素的食物，或适量给予营养补剂。对于不能正常进食的被照护者，可考虑置入胃管或采用胃肠外营养治疗。保持适量饮水，防止脱水对预防压力性损伤也非常重要。

（4）体位照护

①变换体位：对于长期卧床的被照护者，至少每2小时翻身1次。可采用30°侧卧位，30°侧卧比90°侧卧更有利于分散压力，降低皮肤受损的风险。长时间坐轮椅的被照护者，通常30分钟至1小时变换1次体位。体位变换频率要考虑到被照护者的活动能力、移动能力及独立变换体位的能力。

②避免剪切力及摩擦力：更换体位时，要将被照护者的身体抬离床面、座椅、便器等，切忌拖、拉、推、拽等动作。对于卧床的被照护者，床头抬高不超过30°，尽可能减少抬高时间。半卧位时要防止身体下滑而产生剪切力。

③合理使用支撑面：选择适宜的支撑面可以使身体的压力分布更均匀，支撑面可调整机体组织负荷和微环境，减少骨隆突处的压力，常用的支撑面有泡沫床垫、气垫床、减压坐垫等。

2.压力性损伤的照护　被照护者已发生压力性损伤，应及时到医院进行治疗，在医生的指导下对被照护者进行居家照护，遵医嘱按时到医院治疗。

（1）全身照护：良好的营养是创面愈合的重要条件，应平衡饮食，增加蛋白质、维生素及微量元素的摄入；保持皮肤清洁干燥，床单位整洁，定时更换体位，防止创面受压；压力性损伤会产生疼痛，做好心理护理，减少因照护所带来的疼痛；有慢性病的被照护者，如糖尿病者，应注意调节血糖，以促进创面愈合。

（2）创面照护：根据压力性损伤分期不同，照护的重点也不同。

①Ⅰ期：要保持皮肤的完整性，防止压红部位再度受压，如压红部位污染，可用湿巾（不含酒精）或柔软毛巾轻轻擦拭，避免使用碱性肥皂或清洁剂擦拭，医生建议敷料保护，要重点保持敷料的完整性，避免潮湿。

②Ⅱ～Ⅳ期：需要专业医生对创面进行处理，一般会用敷料对创面进行保护。照护者重点是避免创面受压，保持敷料的清洁干燥。如发生敷料潮湿脱落等应立即就医。

③不可分期：部分不可分期的创面被焦痂全部覆盖，就医后未进行敷料覆盖，照护者重点要观察焦痂是否脱落，不能擅自撕脱或剪掉焦痂，焦痂底部如出现渗液，及时用清水或生理盐水擦拭干净，根据伤口情况及时就医。

④深部组织损伤期：敷料覆盖创面，保持敷料完整性及清洁干燥；未覆盖敷料，保持创面清洁干燥，防止受压。

⑤器械相关性压力性损伤：避免创面再度受压，保持创面清洁干燥。

（二）失禁性皮炎预防及照护措施

1.皮肤评估　根据失禁发作的频率决定皮肤评估的次数。评估会阴区、生殖器周围、臀部、臀部皱褶、大腿、下背部、下腹部和皮肤褶皱处是否有浸渍、红斑、水疱、丘疹、脓疱、皮肤溃烂或剥脱及真菌或细菌性皮肤感染等迹象。

2.便后清洗　大小便之后及时清洗；避免用力擦洗皮肤，力度要温和；避免使用碱性肥皂，选择一种温和的肥皂或皮肤清洗液；使用柔软的一次性无纺布擦洗；清洗后及时涂抹皮肤保护剂（凡士林、氧化锌）等。

3.保持清洁　皮肤褶皱处的失禁性皮炎，保持局部清洁干燥尤为重要，卧床时摆放特殊体位，如腹股沟处失禁性皮炎，双下肢可呈屈曲位，充分暴露褶皱处。乘坐轮椅时可使用干净的纸巾或软布放于褶皱处，潮湿后及时更换。

4.尿垫、尿裤的使用 一次性尿垫或纸尿裤的表层可以使液体无法反渗。尿垫、尿裤表层始终保持干爽，可降低失禁引发的皮肤感染、失禁性皮炎等并发症的发生率，当有粪便污染或无法保持表层干燥时应及时更换。

5.尿管及粪便引流袋 对于发生失禁性皮炎的被照护者，为减少排泄物的刺激，可以选择留置导尿管或使用粪便引流袋等。使用过程中若出现漏尿现象或粪便引流袋因打折造成粪便流出现象，应及时清理，确保皮肤清洁。

6.失禁性皮炎 一般以居家照护为主，若3~5天无改善或怀疑有皮肤感染的可能，应立即就医。

三、健康指导

向被照护者传授皮肤管理相关知识，使其了解皮肤损伤的危害，并鼓励被照护者在力所能及的条件下，增加自主运动，防止皮肤损伤。

第五部分

康复照护师职业礼仪、伦理、安全及相关法律法规

第一章 康复照护师职业道德与礼仪规范

第一节 伦理与职业道德的定义和基本原则

一、伦理、伦理学与康复照护伦理

（一）伦理与伦理学

"伦理"一词源于拉丁文的"ethica"，本意是指风俗习惯，包括社会的一切规范、惯例、典章和制度，在个人层面是探求普遍且规范的生活法则和行为方式。伦理的定义是指在处理人与人、人与社会相互关系时应遵循的道理和准则。通俗地说，伦理就是做人的道理，包括人的情感、意志、人生观和价值观等方面，是一系列指导行为的观念，既包括处理人与人、人与社会和人与自然之间关系中应遵循的行为规范，也包括依照一定原则来规范人们行为的深刻道理。

伦理学是一门研究人类社会道德现象的科学，是从概念角度上对道德现象的哲学思考，其本质是关于道德问题的科学，是道德思想观点的系统化、理论化，或者说伦理学是以人类的道德问题作为自己的研究对象。伦理学的基本问题是道德和利益的关系问题，包括两个方面：一方面是经济利益和道德的关系，两者谁决定谁，以及道德对经济有无作用；另一方面是个人利益与社会整体利益的关系，即两者谁从属于谁。

（二）康复照护伦理

康复照护伦理，是运用一般伦理学的理论和原则来规范从业人员在康复照护实践中存在的服务道德关系和行为准则，特别是康复照护师与被照护者之间、康复照护师之间，以及他们与社会之间关系的道德意识、行为规范。

在日常的康复照护实践中，康复照护伦理对康复照护实践起着重要的指导作用，有利于提高康复照护师的道德水平和康复照护服务质量。

（三）康复照护伦理的基本原则

1. **不伤害原则**　不伤害原则是指在康复照护服务中不使被照护者受到任何不应有的伤害。不伤害原则强调康复照护师对被照护者的高度负责，保护被照护者的健康和生命，努力使其免受不应有的伤害。

2. **有利原则**　有利原则是指把有利于被照护者的健康放在第一位，切实为被照护者谋利益，亦称行善原则。有利原则由两个层次构成，低层次是不伤害被照护者，高层次是为被照护者谋利益。不伤害原则为有利原则规定底线，奠定了基础。

有利原则与不伤害原则的关系：有利原则与不伤害原则有着密切关系，有利原则包含不伤害原则；不伤害原则是有利原则的起码要求和体现，是有利原则的一个方面。

3. **尊重原则**　是指康复照护师与被照护者交往时应该真诚地相互尊重，并强调康复照护师要尊重被照护者及其家属，反之亦然。尊重原则是人道主义基本精神的必然要求和具体体现，实现尊重原则是建立和谐康复照护关系的必要条件和可靠基础，是保障双方根本权益的必要条件和可靠基础。

4. **公正原则**　公正原则是指在康复照护服务中康复照护师要公平地对待每一位被照护者。

二、职业道德

（一）职业道德的定义

职业道德是指从事某一职业的人，为了履行职业的社会职责和义务，为社会做出贡献而应该采取的行动的基准和规范的指标，以善恶为评价标准，以法律为保障，并依靠社会舆论和人们内心信念来维系，是调整人与人、人与社会及社会各成员之间关系的行为规范的总和。

人类的道德观念是在社会舆论的长期影响下逐渐形成的。职业道德与法律要求不同，它是一种内在的、非强制性的约束机制，是人们在进行职业活动过程中，用来调整职业与个人、职业主体和社会成员之间关系的行为准则和行为规范。不同的社会制度，不同的职业选择都有不同的道德要求。

（二）职业道德的本质

1. **人们的职业生活实践是职业道德产生的基础**　自原始社会末期开始，随着社会分工、生产和交换的发展，经过长期分化与组合，形成了当今社会生活中各种各样的职业，每一种职业都有相应的知识技能、职业责任、道德观念和职业纪律等，经过长期的职业实践，逐渐形成了职业道德规范。

2. **职业道德促进社会经济的发展**　良好的职业道德是推进社会文明与进步的重要力量，职业道德不仅规范人们在工作岗位中的行为、责任，也大大提高了工作质量、效率，增强人们的社会责任心和集体凝聚力，对维护社会的稳定和提高个人职业劳动的质量也有着直接的影响，职业道德的发展建设是市场经济的内在要求，也是社会文明发展的象征。

3. 职业道德是职业活动的客观要求 职业道德是所有从业人员在职业活动中应该遵循的行为准则，涵盖了从业人员与服务对象、职业与职工、职业与职业之间的关系。随着现代社会分工的发展和专业化程度的增强，市场竞争日趋激烈，整个社会对从业人员职业观念、职业态度、职业技能、职业纪律和职业作风的要求越来越高。社会更是大力倡导以爱岗敬业、诚实守信、办事公道、服务群众、奉献社会为主要内容的职业道德，鼓励人们在工作中做一个合格的建设者。

（三）职业道德的作用

1. 规范行为，调节社会关系 在日常工作中，人是社会各种关系的集合体，如果没有一定的行为规范，不能明辨是非对错、分辨善恶，个人生活混乱，社会秩序将会受到严重影响，工作质量将会大打折扣，好的社会关系对工作质量的提高是非常有帮助的。

2. 勤勉敬业，促进行业发展 具备良好职业道德的从业人员，会更容易得到服务对象的认可，可以更高效地完成本职工作，不仅能够得到单位的认可，也会得到更好的职业发展机会。

3. 乐于奉献，提高社会道德水平 加强职业道德培养可以帮助从业人员更好地树立世界观、人生观、价值观，树立崇高的职业责任感、荣誉感，拥有乐于奉献精神。

（四）职业道德的基本要求

《中华人民共和国公民道德建设实施纲要》中明确指出，要大力倡导以爱岗敬业、诚实守信、办事公道、服务群众、奉献社会为主要内容的职业道德，鼓励人们在工作中做一个好建设者。因此，我国现阶段各行各业普遍适用的职业道德的基本内容，即"爱岗敬业、诚实守信、办事公道、服务群众、奉献社会"。

《新时代公民道德建设实施纲要》强调要把社会公德、职业道德、家庭美德、个人品德建设作为着力点。推动践行以文明礼貌、助人为乐、爱护公物、保护环境、遵纪守法为主要内容的社会公德，鼓励人们在社会上做一个好公民；推动践行以爱岗敬业、诚实守信、办事公道、服务群众、奉献社会为主要内容的职业道德，鼓励人们在工作中做一个好建设者；推动践行以尊老爱幼、男女平等、夫妻和睦、勤俭持家、邻里互助为主要内容的家庭美德，鼓励人们在家庭里做一个好成员；推动践行以爱国奉献、明礼遵规、勤劳善良、宽厚正直、自强自律为主要内容的个人品德，鼓励人们在日常生活中养成好品行。

1. 爱岗敬业，筑牢理想信念之基 爱岗就是热爱自己的本职工作，并为做好本职工作尽心竭力，是对人们工作态度的一种普遍要求，即要求职业工作者以正确的态度对待各种职业劳动，努力培养自己所从事工作的幸福感、荣誉感。

敬业就是用一种恭敬严肃的态度来对待自己的职业，要求从业者养成干一行、爱一行、钻一行的职业精神，专心致志搞好工作，实现敬业的深层次含义，在自己的工作岗位上兢兢业业工作，在平凡的岗位上创造出奇迹。

爱岗敬业是职业道德的基础，是社会主义职业道德所倡导的首要规范。爱岗敬业，就是对自己的本职工作要专心、认真、负责任，为实现职业上的奋斗目标而努力。

2. 诚实守信，践行社会主义核心价值观　诚实就是实事求是地待人做事，不弄虚作假。在职业行为中最基本的体现就是诚实劳动。每一名从业者，只有为社会多工作、多创造物质或精神财富，并付出卓有成效的劳动，社会所给予的回报才会越多，即"多劳多得"。

"守信"，要求讲信誉、重信誉、信守诺言。每名从业者在工作中要严格遵守国家的法律、法规和本职工作的条例、纪律；要求做到秉公办事，坚持原则，不谋私；要求做到实事求是、信守诺言，对工作精益求精，注重产品质量和服务质量，并同弄虚作假、坑害人民的行为进行坚决的斗争。

诚实守信是当代中国精神的集中体现，是凝聚中国力量的思想道德基础，要持续深化社会主义核心价值观，增进认知认同、树立鲜明导向、强化示范带动，把社会主义核心价值观作为明德修身、立德树人的根本准则。

3. 办事公道，实事求是　所谓办事公道是指从业人员处理各种职业事务要公道正派、不偏不倚、客观公正、公平公开。对不同的服务对象一视同仁、秉公办事，不因职位高低、贫富亲疏的差别而区别对待。

4. 服务群众，弘扬时代精神　服务群众是指听取群众意见，了解群众需要，为群众着想，端正服务态度，改进服务措施，提高服务质量。做好本职工作是服务人民最直接的体现，要有效地履职尽责，必须坚持工作的高标准。工作的高标准是单位建设的客观需要，是强烈的事业心、责任感的具体体现，也是履行岗位责任的必然要求。

5. 奉献社会，传承中华美德　奉献社会是社会主义职业道德的最高境界和最终目的。奉献社会是职业道德的出发点和归宿。奉献社会就是要履行对社会、对他人的义务，自觉地、努力地为社会、为他人做出贡献。当社会利益与局部利益、个人利益发生冲突时，要求每一个从业人员把社会利益放在首位。

中华传统美德是中华文化的精髓，是道德建设的不竭源泉，要以礼敬自豪的态度对待中华优秀传统文化，让中华文化基因更好地植根于人们的思想意识和道德观念。树立正确的世界观、人生观和价值观，把传承中华民族传统美德与弘扬时代精神结合起来，深入阐发中华优秀传统文化蕴含的讲仁爱、重民本、守诚信、崇正义、尚和合、求大同的思想理念，结合新的时代条件和实践要求继承创新，充分彰显其时代价值和永恒魅力，使之与现代文化、现实生活相融相通，成为全体人民精神生活、道德实践的鲜明标识。

（五）职业道德的培养

1. 加强职业道德修养，首先要树立正确的人生价值观，要树立做事先做人的理念，要有强烈的职业责任感。

2. 养成良好的行为习惯，发挥个人长处。

3. 建立良好的人际沟通，培养团队意识，增强集体荣誉感。

4. 树立积极的职业心态，提高工作效率，在工作中应发扬"慎独"精神。

第二节　服务礼仪规范

文明得体的言行举止不仅能反映出个人的综合素养，也是一个团队精神面貌的体现。维系人们正常交往的前提就是礼仪形象，也是康复照护工作中不可忽视的服务礼仪。

一、仪表整体要求

1. **基本要求**　符合工作需要，讲究个人卫生，保持衣着整洁，装扮得体，举止大方，态度亲切。

2. **面部妆容**

（1）女士要求：淡妆上岗，以清新、自然、淡雅为主，不宜浓妆艳抹，避免口、鼻、眼有分泌物。

（2）男士要求：保持面部清洁，着装整洁，定期修剪鼻毛，切忌留长须、长发。

二、头发整体要求

原则：头发勤梳理，保持干净整洁、无头屑、无异味，不使用气味强烈的定型发胶，不染夸张发色，不留怪异发型。

（1）女士要求：女性发型要简洁大方，适时梳洗，注意个人卫生，工作时发不遮脸，将长发束起盘成发髻，干净整洁。

（2）男士要求：男性不宜留长发，头发前不及眉、后不触及后衣领、侧不遮耳。

三、手部整体要求

手部保持干净、清爽、无异味，指甲修剪整齐、无污垢，不涂指甲油，不做美甲。

四、服饰及配饰要求

基本要求：着装庄重得体、整洁大方。

（1）着装：着装整洁，大方得体，无明显污垢、破损，无异味，有工作服者需按规范穿着，佩戴好胸牌。服饰不宜花哨、暴露，以文明得体为主。

（2）衣领：领口、袖口保持整洁，不可将袖口、裤管挽起。

（3）鞋子：应选择透气、柔软、防滑的鞋子，不宜赤脚穿拖鞋、坡跟鞋、硬底鞋，防止在搀扶长者时由于站立不稳发生意外。

（4）配饰要求：工作中一般不建议佩戴任何饰品。如佩戴饰品，可佩戴手表、手链等，但要求款式简洁、符合职场要求，禁止佩戴颜色、款式夸张的配饰。

五、个人卫生要求

1. 勤洗头、勤洗澡，保证身体无异味。

2. 上班前不吃有异味的食物，如大蒜、韭菜、榴梿等，禁止上班前饮用酒或含酒精的饮料。

3. 如因身体不适或偶尔咳嗽、打喷嚏、打哈欠、流鼻涕、打嗝时，应用手或面巾纸遮住口鼻，转向旁边。

4. 注意个人卫生，饭前便后要洗手。

第三节　服务礼仪与用语

服务礼仪是体现服务价值的重要载体，不仅可以树立康复照护师和企业良好的形象，还可以塑造受客户欢迎的服务规范和服务技巧，能让康复照护师在和照护对象交往中赢得好感和信任。服务礼仪是各服务行业人员必备的素质。出于对康复照护对象及康复照护职业的尊重，康复照护师在服务中更要注重仪表、仪容、仪态和语言及操作的规范，发自内心地、热忱地为被照护者提供主动、周到的服务，全面展示康复照护师行业的良好风度、基本素养和专业精神。

一、行为规范

1. 面部表情　工作中一定要真诚、面带微笑服务，表里如一，说话和颜悦色，做到喜怒不形于色。

（1）微笑：真诚的微笑可以调节情绪，获取信任，消除隔阂，有益身心健康。

（2）眼神：不卑不亢，视线持平，保持良好的精神状态。

2.站姿　躯干挺直，挺胸，抬头，收腹。

（1）垂手式站姿：上半身挺胸，头部抬起，双目平视前方，肩部展平，双臂自然下垂或相握放于小腹前，双腿靠拢，两腿关节展直，脚跟靠拢脚尖微分，不宜双腿岔开过大或弯腰驼背。

（2）沟通站姿：头部和身体同时前倾，两脚呈"丁"字形，重心落在前脚，右手在腹前轻握左手，手指自然弯曲，手腕微微上扬。

3.坐姿　落座轻稳，避免发出响声。

（1）落座有序，双腿持平，脚尖并拢，不宜左右摇摆、抖腿、东张西望、弯腰驼背。

（2）保持坐姿，不要频繁变化姿势。

（3）穿裙子的女性双膝并拢，双脚向左前方或者右前方斜放。

（4）男性坐姿，双腿双膝自然分开，双脚跟距离一拳左右。

4.走姿　挺胸抬头，步履轻盈，步幅适中。行走的过程中要抬头、挺胸、收腹，以胸带步，脚尖朝前，双臂自然摆动，匀速前进。走路不宜左右摇摆、弯腰驼背，不可边走边唱。

5.持物姿势　为被照护者端物品时一定要屈肘，将物品端平至胸前，不要放在小腹前。

6.蹲姿　上身挺直微微前倾，双脚靠拢，屈膝下蹲。

（1）女士蹲姿：脚平放在地上，左腿自然弯曲，右脚尖着地，右脚跟抬起，将臀部的重心落在右脚跟上，右膝向下向右打开约60°角，双手平放在大腿上，指尖与膝盖平齐，两肘紧贴两肋，上半身挺直，昂首挺胸，目视前方。不宜来回晃动。

（2）男士蹲姿：右脚在前，左脚稍后，两腿靠紧往下蹲，右脚全部着地，小腿垂直于地面，左脚跟提起，脚掌着地，左膝低于右膝，臀部向下，基本靠一条腿支撑身体。

7.基本手势

（1）指引性手势：在回答询问的时候，手臂做引路手势，单手臂肘关节自然屈曲，四指并拢，拇指分开，手掌朝向斜上方，指向被照护者询问的方向。

（2）请坐手势：肘关节伸直，手掌心朝斜下方向指向座椅。

（3）引导手势：小臂与身体成直角，同时手掌心朝向斜上方，前行时要随时回身照顾他人并引导一并前行。

二、服务礼仪与用语

1.接听电话礼仪　电话是当今最重要的通讯工具，因此，电话交际的礼仪也是康复照护师职业礼仪的重要内容之一。

（1）打电话使用普通话。

（2）打电话沟通前应选择对方合适的时间，提前准备好打电话的内容。

（3）电话打通后，耐心等待，如电话铃声响了五六声以后还是没人接，可以挂断电话。

（4）掌握交谈时间，通话内容应简洁明了，时间不宜过长。

（5）应用合适的语音语调，电话沟通时多使用礼貌用语，如"您好""请""打扰了""谢谢您的帮助"等。

（6）通话结束后，向对方道别，轻轻放下电话。

（7）对方讲话时不可直接打断对方讲话，或者直接转移话题。

（8）对方正在讲话时不可与同事说话，如需向同事咨询事项，则需向对方说"很抱歉，请您稍候，这个问题我请教一下我同事"。

（9）不可说话时打哈欠、吃东西。

（10）与对方沟通时不可态度傲慢。

2. 沟通准则

（1）与被照护者交谈时，身体正面朝向被照护者，双目注视，认真倾听，不得坐在椅子或床上与人交谈。

（2）遇到被照护者需要搀扶时，一定要主动上前帮助，双手或单手搀扶其一侧手臂，同时还应观察病情和被照护者意愿。

（3）在照护过程中，应始终遵循"首问责任制"。

（4）接待被照护者时，要充分了解被照护者的具体情况，在沟通中要谨言慎行，不可表情夸张，一惊一乍，避免引起被照护者的误解。

3. 礼貌用语　康复照护师在工作时要做到表达清晰准确，语言内容严谨文明，语调温和适中。

（1）招呼用语：应礼貌热情地打招呼，注意语调柔和，态度真诚。

（2）称呼用语：称呼被照护者"叔叔、阿姨、大爷、大妈"等适宜的称呼，不能称呼老李、老张，更不能用床号或老头、老太太来称呼被照护者。随着年龄增长，有的被照护者会出现视觉、听觉、触觉、嗅觉等功能的减退，造成不同程度的语言沟通障碍，康复照护师可采用手势、表情等方式进行交流。

4. 忌讳的语言　康复照护过程中严禁出言不逊、态度恶劣。

（1）忌使用命令性语言，如，"你快点走！""别说了，听我说！""你烦不烦！"等。

（2）忌使用质问式语言，如，"你什么事呀？""不是告诉你了吗，怎么还问？""动作这么慢，能快点吗？"等。

（3）忌对被照护者不愿回答的问题刨根问底，忌使用土语、口头禅，忌与危重病人讨论病情。

5. 常用的语态

（1）询问用语：需询问打电话者时，语气要谦虚、和蔼，语调要柔和。如，"请问您需要我为您做点什么吗？""您好，大爷（大妈），今天感觉怎么样啊？""感觉好一点了吗？""有没有其他不舒服的地方呀？"。

（2）应答语句：在任何时候不要断然拒绝别人，即使对方的要求很难满足，也要委婉回答。常用的应答语如"请您不要客气，这是我应该做的""很高兴能够为您服务"。

（3）道歉用语：倘若在工作中出现差错，一定要勇敢承认并真心诚意地道歉，态度应真诚、朴实、语调柔和，尽力挽回个人及企业的形象。如，"对不起，让您久等了""实在对不起，我不小心碰撞到您，请您原谅"。

（4）安慰用语：在照护过程中，发现被照护者情绪低落时，照护师应主动询问、安慰，声音要温和，尽量谈论一些轻松话题转移其注意力，让对方听后获得依靠感，帮助被照护者在康复过程中保持良好的心理状态。常用语句如"您今天气色真好，真为您感到高兴""请您不要着急"。

（5）告知性用语：在照护过程中，应明确且礼貌地跟对方沟通，态度中肯，语气柔和。如，"某某先生（女士），为了更好地恢复健康，我们要做某某护理，请您配合""某某先生（女士），为了更好地了解您的身体情况，我现在帮助您测血压，请您把拳头握起来，谢谢"。

第一章 康复照护师基本职业守则

尊老敬老是我们中华民族的传统美德，关心关爱残疾人是社会主义新风尚的重要体现，帮助失能和半失能人群重新获得生活能力是构建和谐社会的基本要求，让每一位需要照护的人士都能够拥有高质量的生活是全社会的重要责任。

一、尊重关心，以人为本

康复照护师应尊重被照护人群的基本人权，从维护被照护者的立场出发，给予尊重、爱护；对待被照护者不得在性别、年龄、地位、财产状况、国籍、宗教信仰等方面有歧视，要一视同仁，热情服务。

我们在提供康复照护服务的过程中，必须把被照护者当成最重要的人，尊重对方的思维方式和自主选择权。

每个人都有自己的社会职责，应从社会、精神、身体三方面因素去考虑，帮助被照护者充分发挥自己的社会职责，实现个人的社会价值。

二、孝老爱亲，弘扬美德

在康复照护工作中，很大一部分被照护者是老年人，作为一名康复照护师要从内心真正地尊敬和爱护老人，把老人当成自己的亲人去看待，履行好照护职责。

"百善孝为先"是中华民族的传统美德，应该在工作中切实地发扬这种精神，积极弘扬中华美德。

三、遵纪守法，自律奉献

在工作中应该提高个人职业素养，遵纪守法，廉洁奉公，不以工作之便谋取私利，严格遵守单位的各项规章制度。

在工作中应具备高度的自觉性，时刻保持主人翁的劳动奉献精神，积极自觉地遵守工作制度，这样才能更好地完成工作任务，保证工作质量。

四、服务第一，爱岗敬业

服务第一，把为集体、为他人的工作放在首位，提高自己的专业技能和专业知识，科学规范地做好本职工作，更要从思想上做到想被照护者之所想，急被照护者之所急，全心全意为被照护者提供好服务。

爱岗敬业，康复照护师要充分理解并且热爱自己的本职工作，以严肃、恭敬的态度来对待自己的工作，丰富自己的专业技能，提高工作质量，以绝对的耐心与服务对象沟通，了解对方的想法。

五、严格遵守保密原则

康复照护工作与服务对象的隐私密切相关，康复照护师应尊重、保护被照护者的个人隐私，也要对在工作中获知的被照护者的信息保密。

康复照护工作中的有关信息，包括诊疗记录、检查资料、工作记录等，都应在保密的情况下进行保存，不得泄露被照护者的个人信息。

康复照护师只有在被照护者及其家属同意的情况下，才能对其进行录音、录像。

康复照护师应始终注意语言的保密性，尊重被照护者的隐私权，康复照护师不可在任何无关场合谈论被照护者的信息。

第三章 康复照护师服务与工作内容

在居家康复照护中，康复照护师应负责做好被照护者的康复、护理及生活照料等工作，掌握康复医学基础知识及常见的功能障碍分类，减少和预防被照护者发生并发症和功能性障碍，减轻病人的痛苦。

一、居家康复服务

1.能够对被照护者的肌肉力量、关节活动度、平衡及协调能力、运动能力、言语表达能力、生活自理能力等进行初步的评估。

2.能够掌握现代常用的物理治疗和运动疗法等技术，并为被照护者提供适宜的康复训练。

3.能够掌握常用作业治疗技术并为被照护者提供适宜的作业治疗训练。

4.能够掌握常用的语言训练技术并为被照护者提供适宜的言语训练。

5.能够掌握假肢及矫形器的佩戴、使用方法，并指导被照护者利用假肢及矫形器开展训练或生活活动。

6.能够掌握常用的中医治疗和中医康复疗法，并为被照护者提供相应的服务。

二、居家生活照料

掌握生活照料的基本概念和服务范围，为被照护者提供生活照料，提高被照护者生活质量。

1.清洁照料　能够为被照护者进行日常梳洗，能够协助其清洁口腔、摘戴义齿等，能够协助被照护者洗浴。

2.穿衣照料　能够协助被照护者穿脱衣物、鞋袜，穿脱简易矫形器。

3.进食照料　能够为被照护者摆放进食体位，协助其进食进水。

4.睡眠照料　能够为被照护者布置睡眠环境，并且可以观察、记录、报告其睡眠情况。

5.排泄照料　能够协助被照护者如厕，并且可以观察、记录、报告排泄物异常的情况。

三、家庭护理协助

康复照护师能够做好基础的护理工作，给被照护者创造一个舒适安全的护理环境。

1.体征观测　能够为被照护者测量生命体征、体重并观察记录。

2.预防压疮　能够协助长期卧床的被照护者更换体位，能够观察、记录、报告皮肤异常变化并识别处理 I 期压疮。

3.清洁防控　能够对环境及物品清洁，指导被照护者重视身体各部位的清洁卫生。

4.观察照护　被照护者因为失能、失智等原因导致反应能力降低，康复照护师在工作中要耐心细致观察，为其提供全方位的生活照护，及时了解他们的异常行为并采取相应的处理措施。

5.转移及体位转换　能够协助被照护者使用助行器转移及转换体位。

第四章 职业安全与个人防护知识

第一节　康复照护师职业健康安全

　　职业安全防护是近年来公共卫生管理领域日益关注的重点问题，是康复照护师的基本权利之一。康复照护师在工作过程中需面对患有各种不同疾病的失能人士，可能接触各种细菌、病毒或有毒有害的物理性、化学性物质，可能因搬抬被照护者不当而造成脊柱、肌肉损伤，也有可能遭受由于社会对该职业的不理解带来的身心问题困扰。康复照护师如果缺乏职业安全防护认知，缺少相应防护行为，可能会造成突发或是慢性演变的职业危害。因此，康复照护师应具备对各种职业性有害因素的认识、处理及防范的基本知识和能力，以减少职业伤害，保护自身安全，维护身心健康。

一、职业健康安全的相关概念

　　职业健康安全是指研究和治理影响或可能影响工作场所内的工作人员（包括临时工和承包方员工）、访问者或任何其他人员的健康安全的条件与因素。工作场所不限定于工作过程中，凡用人单位提供的活动区域内的生产活动或非生产活动的场所，如食堂、浴室等，该场所的安全卫生条件及其影响都属于职业健康安全的范畴。

　　职业暴露是指从业人员由于职业关系而暴露在有害因素中，从而有可能损害健康或危及生命的一种状态。康复照护师职业暴露是指康复照护师在从事康复、护理活动过程中，接触有毒、有害物质或病原微生物，以及受到身体、心理、社会等因素的影响而损害健康或危及生命的职业暴露。

　　职业性损伤是指由于职业的有害因素引起的各种损伤，以及与工作有关的各种疾病，严重者可导致伤残或死亡。职业病是指与工作有关，并直接与职业性有害因素存在因果联系的疾病。职业性损伤除了包括传统意义的职业病外，还包括与工作有关的各种疾病或损害。

职业防护是指针对职业损伤因素可能对机体造成的各种伤害，采取多种适宜的措施避免其发生，或将损伤程度降到最低。康复照护师的职业防护是指在康复照护工作中采取多种有效的措施，保护康复照护师免受职业损伤或将损伤程度降到最低。

二、康复照护师的职业危险因素

康复照护师的工作环境中，存在着多种损害康复照护师身心健康的因素，主要包括生物性因素、化学性因素、物理性因素和心理社会因素。

（一）生物性因素

生物性因素不仅是交叉感染的主要原因，也是影响康复照护师身心健康的危险因素之一。生物性因素主要包括细菌、病毒、真菌和寄生虫等多种病原微生物，常见的细菌有葡萄球菌、链球菌、结核杆菌、大肠杆菌等，常见的病毒有肝炎病毒、流感病毒、艾滋病病毒、新型冠状病毒等。细菌及病毒可存在于被照护者的痰液、血液、尿液、粪便等分泌物及排泄物中，也可存在于被照护者所使用的物品及衣物上，可通过呼吸道、血液、体液及各种直接或间接的途径感染康复照护人员。

（二）化学性因素

化学性因素主要指消毒剂，如戊二醛、甲醛、过氧乙酸、环氧乙烷、含氯消毒剂、乙醇等。职业暴露的途径主要为空气、物品、地面的消毒。化学性职业暴露风险主要指康复照护师在为服务对象行康复照护活动时暴露在化学性物质环境中，有损人体健康的危险。职业暴露危害程度与暴露时间长短、种类和剂量密切相关。挥发性化学消毒剂对人体的皮肤、黏膜、呼吸道、神经系统均有一定程度的影响，接触性化学消毒剂可引起皮炎、过敏、结膜炎及鼻窦炎。短时间、少量吸入或接触可导致气管黏膜水肿、咽喉炎、鼻炎或职业性哮喘、接触性皮炎；长期、大剂量暴露可产生慢性远期损害，重者可导致慢性中毒或致癌。

（三）物理性因素

康复照护师在照护工作中可能受到物理性职业暴露因素的危害，如非电离辐射、温度性危害、锐器伤、不良体位姿势及运动功能性损伤。

1. 非电离辐射职业暴露　非电离辐射包括紫外线、激光等。激光主要造成眼角膜损伤、晶状体混浊、巩膜损伤和视网膜裂孔等。此外，激光还可造成皮肤损伤，轻者出现红斑和色素沉着，重者出现水疱、皮肤褪色、溃疡等。紫外线照射眼睛可致眼部疼痛、异物感、畏光、流泪等，照射皮肤可引起皮肤红斑、灼痛，出现小水疱、荨麻疹等，长期接触可致皮肤癌。

2. 温度性危害　常见的温度性危害有热水瓶、热水袋、暖手宝等导致的烫伤，易燃易爆物品如氧气、乙醇等导致的烧伤，以及其他热疗、理疗设备使用不当造成的皮肤损伤。

3.锐器伤 锐器伤是一种机械性损伤，如针刺伤、刀片割伤等。锐器伤是导致康复照护师职业感染经血液传染疾病的重要途径。乙型肝炎病毒、丙型肝炎病毒、艾滋病病毒等均可由锐器伤经血液传播。康复照护师应加强防锐器伤意识，采取适当的安全防护措施，对减少疾病传播、维护身体健康、安全执业有重要意义。

4.不良姿势及运动功能性损伤 康复照护师不恰当的工作姿势及工作方式容易产生职业性肌肉骨骼疾患，产生运动功能性损伤。康复照护师长时间站立，会引起下肢血液循环障碍，易患下肢深静脉曲张，经常俯身弯腰会增加脊柱的压力造成脊柱受力不均，容易产生慢性颈痛、腰背痛等职业性肌肉骨骼疾患。康复照护师在搬运被照护者或为他们翻身、行康复训练的过程中可能导致脊柱、肌肉损伤，也可能发生跌倒、扭伤、撞伤。

（四）心理社会性因素

康复照护师是一个新兴的职业，直接面对的是各类失能人士，需要有高度的责任心和频繁的体力作业。目前国内康复照护师数量相对不足，工作任务较繁重且琐碎，常处于超负荷的工作状态。另外，某些被照护者或家属对康复照护师不理解或缺乏尊重，导致与被照护者关系紧张，容易造成心理压力，产生紧张情绪及工作的疲溃感。综合上述因素可能导致康复照护师焦虑、失眠、头痛、烦躁、抑郁及神经衰弱，长时间可导致情感障碍和身心疾病。

第二节　康复照护师职业安全防护

一、康复照护师职业防护管理

（一）建立完善的相关规章制度，有效保障安全

康复照护师是一种新兴职业，目前国内缺少相关的职业防护管理制度及职业伤害预防标准，需制定和完善康复照护师职业安全防护的各项规章制度，如职业安全防护管理制度、职业暴露上报制度、消毒隔离制度等，制定并完善各项工作操作指南及流程，制定职业伤害预防标准，以规范康复照护师各项工作，减少职业暴露的风险，预防职业伤害，保障康复照护师的职业安全。

（二）加强职业安全教育培训，提高防护意识

对康复照护师进行职业安全防护教育培训是减少职业暴露、预防职业伤害的重要措施。制订规范的培训计划，建立标准考核方案以提升培训质量。职业安全教育培训的内容主要包括基础防护技术，接触生物性、物理性、有毒化学性物质的职业防护知识及技能，不良姿势及运动功能性损伤的防护技术，个人防护用具的使用，心理健康保健知识，相关法律法规等。不同层次的康复照护师对职业安全知识的掌握、职业防护技能及照护经验不同，低年资的康复照护师对职业风险及防护认知相对不足，在照护工作中受到职业风险威胁的可能性更大，因此需做好岗前培训和定期在职培训与考核，重视新入职及低年资康复照护师的职业安全培训。为了提升培训效果，可采取多种方式培训，如采用理论授课、实操演示、临床实景能力教学法将理论与康复照护实践相结合，在康复照护工作的真实情境中进行培训，或采用翻转课堂、线上线下混合式教学等。

（三）树立防护观念，规范操作行为

所有被照护者的血液、体液、分泌物、排泄物无论是否具有传染性，都应采取防护措施，以减少职业暴露的危险，最大限度地为被照护者与康复照护师之间提供双向防护，针对接触、飞沫和空气这三种传播方式，建立有效隔离屏障是预防交叉感染的重要策略，也是康复照护师职业防护与被照护者安全保障的重要举措。康复照护师应树立自我防护观念，工作中采用标准预防措施，如洗手、手消毒、戴手套、戴口罩等，必要时穿隔离衣等。康复照护师需正确掌握各级防护标准、防护措施及各种防护用品的使用，在工作中有慎独精神，遵守操作规程，预防职业损害的发生。重视预防接种，按要求接种疫苗，合理安排锻炼及饮食，增强身体免疫力。

（四）增加安全防护设施，改善工作环境

增加安全防护设施及设备，创造健康安全的工作环境，为康复照护师提供全方位的安全保障。康复照护师在照护各类失能人士的过程中，如果被照护者太重不易被转移，或抱、扶姿势不正确，则可能导致肌肉扭伤、韧带拉伤、腰背痛、肩痛和颈痛等伤害，此时配置合适的辅助器具如移乘板、牵引带、腰围等可有效预防此类职业伤害。保持工作环境清洁、安全、明亮、无障碍，安全的工作环境不仅保障被照护者安全，还能有效保障康复照护师的职业安全。

二、常见生物性职业危害防护

康复照护师工作中不可避免地会接触被照护者的体液、分泌物等病理生理代谢物，这些代谢物中可能包含细菌、病毒、真菌和寄生虫等病原微生物，防护不当则可能造成职业伤害。

预防生物性职业危害的防护措施主要有：

1. 洗手　在接触被照护者前后，特别是接触被照护者血液、分泌物、排泄物及污染的物品前后，无论是否戴手套都要洗手，然后进行手消毒。

2. 戴手套　当接触被照护者血液或体液、有创伤的皮肤黏膜及接触和处理被照护者血液或体液污染的物品时均应戴手套。如果康复照护师的手有伤口时，可戴双层手套。

3. 戴口罩或护目镜　在处理被照护者血液、分泌物或体液等有可能溅出的操作时，应戴口罩或护目镜以保护面部和眼睛。戴口罩是预防呼吸道传染病的重要防线，正确使用口罩可以大大降低呼吸道疾病的感染风险。在新型冠状病毒肺炎流行期间，多项研究报道，戴口罩、保持社交距离、做好手卫生可以减少感染的风险。常见口罩包括带呼气阀的口罩、医用外科口罩、N95 口罩、KN95 口罩，应根据不同场合佩戴不同类型口罩。正确戴 N95 口罩方法，如图 5-4-1。正确戴医用外科口罩方法，如图 5-4-2。

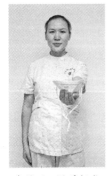 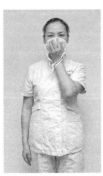 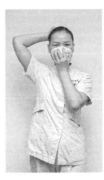 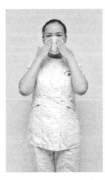 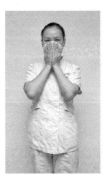

步骤1 用手托住口罩，检查头带是否牢固。　步骤2 罩住口鼻及下巴，鼻夹向上紧贴面部。　步骤3 将上下头带拉过头顶，放于头顶中部及颈后耳朵以下。　步骤4 双手指尖同时按压金属鼻夹向两侧移动塑形。　步骤5 双手捂住口罩，快速呼吸检查气密性。

图 5-4-1　戴 N95 口罩方法

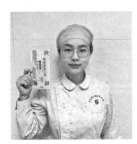 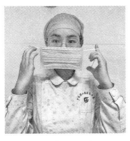 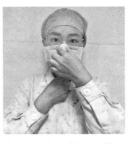 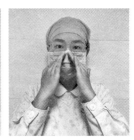

步骤1 检查口罩有效期及外包装。　步骤2 鼻夹侧朝上，一般深色面朝外或褶皱朝下。　步骤3 上下拉开褶皱，使口罩覆盖口、鼻、下颌。　步骤4 双手指尖向内触压鼻夹，逐渐向外移，适当调整面罩，贴合面部。

图 5-4-2　戴医用外科口罩方法

出现以下情况时必须更换口罩：被血液、呼吸道或鼻腔分泌物、其他体液污染，或变脏、有异味，或出现破损变形时；通气阻力大而呼吸费力时；佩戴期间，近距离接触过有发热、咳嗽症状者；可能被污染的口罩。

4. 使用隔离衣、帽子　在身体有可能被血液、体液、分泌物和排泄物污染时，在接触患有耐药菌感染被照护者时，或接触患有传染性较强疾病的被照护者时，需穿戴隔离衣及帽子。穿隔离衣方法，如图5-4-3。脱隔离衣方法，如图5-4-4。

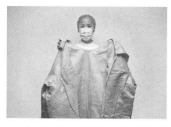

步骤1　双手拎起隔离衣。

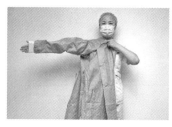

步骤2　清洁面朝自己，穿上一袖。

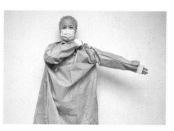

步骤3　穿上另一袖。

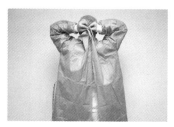

步骤4　系领带。

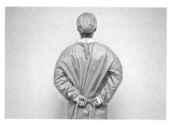

步骤5　将两侧衣边对齐，双手在背后系腰带。

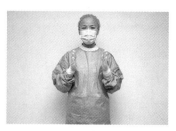

步骤6　着装完毕。

图5-4-3　穿隔离衣方法

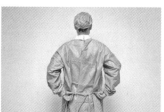

步骤1　解开腰带。

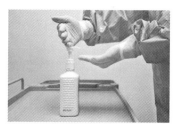

步骤2　手消毒。

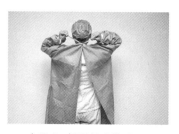

步骤3　解开领后带子。

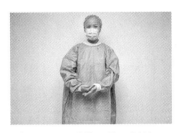

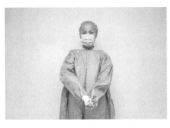

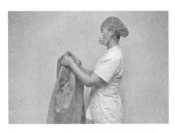

步骤4 一手伸入另一侧袖口内，拉下衣袖过手，用遮住的手在外面握住另一衣袖外面，并向下拉袖子。

步骤5 双手在袖内使袖子对齐，双臂逐渐从袖管内退出。

步骤6 污染面朝内卷成包裹状，丢入医疗废物容器内。

图 5-4-4 脱隔离衣方法

三、常见化学性职业危害防护

康复照护师工作中最常接触化学清洁消毒用品，如含氯消毒剂（84 消毒液、氯己定、漂白粉、含氯泡腾片）、乙醇等；可能接触有毒的重金属，如血压计或体温计泄露的汞。接触含氯消毒剂会产生眼部刺激、咽干、食道或胃灼热感，大量吸入氯气可使人出现窒息、昏迷等。当不慎摔破或折断血压计、体温计时，则有可能发生汞泄漏，汞可通过呼吸道、皮肤或消化道等途径侵入人体，集聚于心、脑、肝、肾和骨髓等部位，造成神经性中毒和深部组织病变，可出现头痛、头晕、乏力、记忆力减退等神经衰弱综合征。

（一）含氯消毒剂职业暴露的防护措施

1. 含氯消毒剂使用时应现配现用，按照产品说明书进行配置和使用。根据消毒物品的特点，可采用喷洒、浸泡、擦拭和冲洗等消毒方法。

2. 配制水温不宜过高，不宜超过 30℃，先放水，再兑入含氯制品，热水配置会导致有效氯快速挥发。

3. 配制、分装和使用消毒液时，应戴口罩和手套，避免接触皮肤。如不慎溅入眼睛，应立即用流动水反复冲洗 15 分钟，严重者应及时就医。

4. 包装应标示安全警示标志，避光、防潮、密封保存。

（二）汞泄漏职业暴露的防护措施

1. 规范使用血压计 使用汞柱血压计前，需检查汞槽开关有无松动，是否关闭，玻璃管有无裂缝、破损；当有漏出可能时，可轻轻拍打盒盖顶端，使汞液归零；在使用过程中应放置平稳，不可倒置，不要过度充气，减少溢出风险；使用完毕后应将血压计右倾 45°，待汞液全部进入汞槽

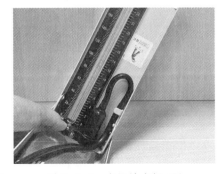

图 5-4-5 血压计右倾 45°

后再关闭开关，如图 5-4-5；血压计每半年检测一次，有故障及时送修；建议使用电子血压计以减少汞泄漏风险。

2. 规范使用体温计　使用水银式体温计前应检查体温计有无裂缝、破损，甩体温计时应在空间宽敞的地方，注意勿触碰硬物，以免损坏体温计；告知被照护者测量体温时应注意夹紧体温计，不可随意走动，避免过度翻身，防止摔落或压碎体温计；及时收回体温计，以免夹体温计时间过长导致遗忘、滑落；盛放体温计的容器应光滑无缝；禁止用热水清洗体温计或放在沸水中煮，以免引起爆炸；不建议使用水银式体温计测量口温及肛温；为婴幼儿或认知障碍的被照护者测量体温时应在旁看护。

3. 汞泄漏的应急处理　当被照护者咬碎体温计时，应令其迅速吐出汞液及碎玻璃并漱口。若已吞下则应及早就医，用碳酸氢钠溶液或温水洗胃催吐，可口服生鸡蛋清或牛奶，延缓汞的吸收。

当室内发生汞泄漏，应立即将室内人员转移至室外，如有接触皮肤，立即用水清洗，开窗通风，可将室温调至 16℃以下，关闭室内所有产热装置。

穿戴防护用品如防护口罩、手套、围裙或防护服、鞋套，用稍硬的纸或湿润的棉签将汞聚集在一起，再用一次性注射器或纸卷成筒状回收汞，放入带盖的容器中，加入少量水，密封好后注明"废弃汞"字样，交给废液管理人员单独处理，不可将汞液倒入下水道以免造成水源污染。对散落地缝内的难以收集的小汞滴，可取适量硫黄粉覆盖，保留 3 小时，可生成无毒的硫化汞。如果被褥或衣服上散落有汞滴，按上述方法处理后，还应将污染的被褥衣服在太阳下充分暴晒后再使用。

对于被汞污染的房间，用碘粉（1g/m^3）加乙醇点燃熏蒸或用碘粉（0.1g/m^3）分散在地面放置 8~12 小时，生成不易挥发的碘化汞。熏蒸时应关闭门窗，结束后开窗通风。

平时应准备汞泄漏处置包，放置汞泄漏应急处理的用品。如防护服、防护口罩、乳胶手套、围裙、鞋套、硫黄粉、碘粉、三氯化铁（放于避光瓶内）、注射器、带盖盒子等，以备应急所需。

四、常见物理性职业危害防护

（一）非电离辐射职业暴露的防护措施

1. 紫外线的防护　使用紫外线进行消毒时，紫外线不得直接照射人，无关人员不得进入正在进行紫外线消毒的房间，如必须进入则需穿防护服、戴护目镜和防护面罩。若受到照射后，应迅速脱离紫外线辐射区，充分休息，眼睛避光保护，如出现眼睛疼痛、角膜炎、皮肤红斑等症状，应及时就医，对症处理。

2. 激光的防护　当使用激光理疗仪器时严禁直视激光束，需戴护目镜保护眼睛，戴防护手套保护皮肤。在激光可能泄露的地方加上防光封闭罩，避免激光泄露。对皮肤必须暴露的地方涂上防护软膏。

（二）锐器伤职业暴露的防护措施

在使用血糖仪、胰岛素笔等为被照护者进行血糖监测或胰岛素注射时，操作不当，可能发生锐器伤。

1.康复照护师应加强对锐器伤防护的学习，提高防范意识，清楚容易发生锐器伤的环节。

2.配置具有安全装置的护理用品，如可自动回缩的针头、安全型针头等。

3.规范技术操作，正确安装注射针头，使用一次性注射针头，禁止重复使用针头。正确使用胰岛素针头，如图5-4-6。

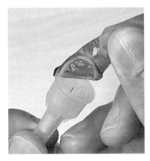

步骤1 撕开针头密封贴，将针头旋紧在消毒好的胰岛素笔芯上。

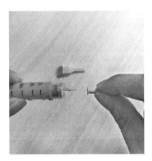

步骤2 取下针头外护套和内护套。

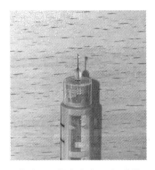

步骤3 针尖向上，轻弹笔让气泡浮到顶端，直至针尖有药液排出。

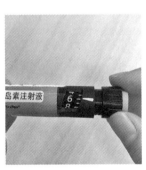

步骤4 将胰岛素笔的剂量旋钮转至所需刻度。

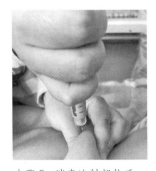

步骤5 消毒注射部位后，用拇指、食指和中指提起皮肤，垂直皮肤90°注射，针头留置至少10秒再拔出。

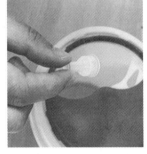

步骤6 套上外保护套，旋下针头，丢弃至锐器盒内。

图5-4-6 正确使用胰岛素针头

4. 完成注射操作后禁止用手分离针头，禁止用手直接传递锐器，禁止徒手直接接触使用后的针头，禁止回套内针帽，如图 5-4-7。

5. 将使用后的注射针头放入符合国际标准的锐器盒，或放入专门的针头收纳盒，带入医疗机构处理，不与其他垃圾混放，禁止徒手直接接触锐器盒。

6. 锐器伤的应急处理（图 5-4-8）

（1）保持镇静，如戴手套应迅速脱去手套。

（2）立即由近心端向远心端轻轻挤压伤口，尽可能挤出伤口的血液，避免在伤口局部来回挤压。

图 5-4-7　禁止回套内针帽

（3）用洗手液清洗伤口，并在流动水下反复冲洗 5 分钟。

（4）用 75% 乙醇或 0.5% 聚维酮碘（碘伏）消毒伤口。

（5）向主管部门报告，并填写锐器伤登记表，请有关专家评估病人血液中含有病毒或细菌的多少或受伤者伤口、暴露时间，并做相应处理。

（6）进行血清学检测，根据结果采取相应措施。

（7）定期随访，必要时进行心理干预及健康关怀。

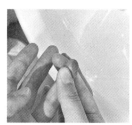
步骤 1　由近心端向远心端轻轻挤压伤口，尽可能挤出伤口的血液。

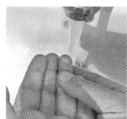
步骤 2　用流动水反复冲洗 5 分钟。

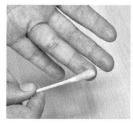
步骤 3　用 75% 乙醇或 0.5% 聚维酮碘（碘伏）消毒伤口。

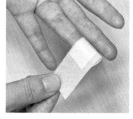
步骤 4 包扎伤口。

图 5-4-8　锐器伤的应急处理

（三）不良姿势及运动功能性损伤的防护措施

康复照护师在日常工作中需要搬抬、转移病人，或者需要弯腰作业，肩肘及手持续发力，这些工作增加了康复照护师肌肉、骨骼疾患的患病风险。了解肌肉、骨骼运动原理和运动损伤产生的原因，避免不良姿势是预防这类损伤的关键。此部分防护措施将在第三节详细讲述。

五、心理社会性损害防护

康复照护师容易受到来自各方面的压力，如，工作发展、晋升机会少，工作缺乏成就感，缺乏对职业价值的认识，工资及福利待遇较低，工作量大，工作时间长，工作环境狭小，被照护者要求过高，不能得到被照护者及家属的认可，被照护者病情重，担心所学不能满足被照护者的需要等。压力过大则影响康复照护师的身心健康及生活质量，可从以下方面来预防心理社会性损害。

（一）创造良好的工作环境和社会支持

主管单位和部门要尽可能配备充足的人力资源，营造尊重康复照护师的氛围，提升康复照护师的社会地位及福利待遇，关心康复照护师的身心状况，增加晋升、深造的机会，努力创造良好有序的工作环境。定期举办心理健康知识讲座或技能培训，提供心理健康辅导，设立减压放松活动室等，帮助康复照护师掌握心理干预方法，提高其心理健康水平。

（二）正确认识康复照护师的职业价值

康复照护师的工作是平凡、琐碎的，但又是伟大、崇高的，在被照护者救治及康复过程中发挥着非常重要的作用，是呵护被照护者生命健康的神圣职业。康复照护师应正确认识自身的职业价值，提高职业认同感及工作成就感。

（三）正确应对压力

康复照护师应学习掌握缓解心理压力的方法和技巧，保持积极向上的心态，建立良好的护患关系，增强自身的法律意识，正确处理好工作与家庭的关系，努力使自己处于最佳的身心状态，提高自身的心理健康水平。每天适量体育锻炼，保持身体良好状态。研究发现，中等强度的有氧运动能够促进人体分泌多巴胺和内啡肽，能够调节人的心情、缓解压力和减轻抑郁。充实专业知识及技能，拥有自信是应对压力的有效方法。当遇到困难时，可以向家人、朋友、同事倾诉，得到支持帮助和心理安慰。另外，可以进行呼吸松弛训练或肌肉松弛训练，稳定地、缓慢地进行深呼吸，放松肌肉，从而消除紧张、焦虑的情绪。

第三节　康复照护师不良姿势及运动功能性损伤防护知识

一、工作相关肌肉骨骼疾患

1. 概念　工作相关肌肉骨骼疾患又称职业性肌肉骨骼疾患，指由于暴露于职业场所的危险因素，例如重复性动作、不良姿势、强迫性体位、体力负荷等，导致或加重肌肉、肌腱、骨骼、软骨、韧带和神经等的疾患。目前，我国尚未将其纳入法定职业病范畴，属于工作相关性疾病。

2. 国内现状　有文献指出，我国工作相关肌肉骨骼疾患年患病率为 69.56%，以体力工作者为主。其中，腰部疾患的平均患病率最高，达到 41.15%。身体其他部位患病率排名：颈部＞肩部＞背部＞膝部＞足踝部位＞腕部＞臀腿部＞肘部。

工作相关肌肉骨骼疾患给劳动者身体带来痛苦，影响劳动者的身体健康，同时也给社会经济造成严重损失。

3. 主要临床特征　工作相关肌肉骨骼疾患的主要临床特征为疼痛、不适和活动受限，主要表现为腰、背、肩、颈、前臂和手等部位疼痛、僵硬、痉挛和麻木等，很多发病者会出现关节僵硬、肌肉受影响区域红肿，部分发病者可能出现针刺样感觉、发麻、肤色改变、手部出汗减少等症状。

4. 工作风险因素　劳动者在很多情况下会导致工作相关肌肉骨骼疾患或者病情加重，常见的风险因素包括重复操作、长期受力、不良姿势、静态负荷、搬举重物、重体力劳动和振动等不良工效学因素，以及不合理的劳动组织过程、不良社会心理因素等。

康复照护师在日常工作中照顾失能人士，经常需要搬抬、转移病人，又或是需要频繁弯腰作业、肩肘及手持续发力等（图 5-4-9），这些情况都增加了康复照护师出现肌肉骨骼疾患的风险。以下是导致康复照护师出现工作相关肌肉骨骼疾患的常见不良工作姿势及操作。

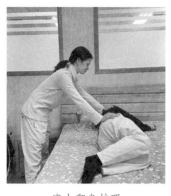 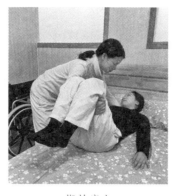 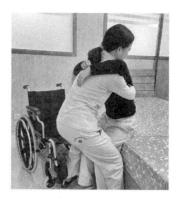

床上翻身护理　　　　　　　　　搬抬病人　　　　　　　　　轮椅转移病人

图 5-4-9　康复照护师常见体力操作

（1）易出现颈、肩部不适的工作姿势及操作

①长时间保持某一固定的姿势（颈、肩部负重或固定体位），例如，搀扶帮助病人站立或步行。

②工作台高度不合适，上臂抬高作业。

③颈部经常处于旋转作业姿势。

（2）易出现肘、腕部不适的工作姿势及操作

①单一重复操作，需反复旋转肘、腕部作业，例如，帮助被照护者洗（擦）澡、按摩肢体等。

②工作中，肘、腕部长时间弯曲或过伸。

③工作中需反复肘、腕部发力，例如，长时间扶助病人时，重复肘部用力导致肘鹰嘴滑囊炎。

（3）易出现腰、背部不适的工作姿势及操作

①长时间的固定工作姿势，腰、背部负重或固定体位。

②长时间、反复弯腰作业。

③重体力劳动作业，如搬运较重病人、病人翻身或转移等。

5. 健康防护知识　如果充分利用人体工效学优化劳动者的作业环境，可以达到预防工作相关疾患发生、发展的目的，进而提升劳动者的职业健康与安全。

康复照护师是一个涉及频繁体力作业的职业人群，目前国内仍缺少相关的职业伤害预防标准。但作为一个需要面对各类失能人士的照护师群体，康复照护师可以参照临床护理作业的职业安全标准及措施做好以下防护。首先，康复照护师须确定自身体质、健康状况能否胜任当前照护工作，并与雇主一起设置符合日常康复、生活照料、家庭护理要求的工效学最佳解决方案。其次，采用合适的工作姿势尤为重要。工作时负荷重心应靠近人体中心，身体躯干和肢体尽量避免扭曲和侧弯等强迫体位和静态姿势，关节尽可能保持自然平直。另外，应该做到活动与休息平衡，经常短暂地休息能缓解

肌肉疲劳。因此，合理安排工作时间和休息频率，确保康复照护师的工作任务与工作能力相适应。

如果康复照护师本身已有肌肉骨骼损伤经历，应该从人体工效学角度作出工作调整。

（1）减少工作负荷，尽量不要搬运过重的物体，有条件者可以借助转移设备搬运病人。

（2）纠正不良工作姿势，减少弯腰和旋转躯体的时间，减少固定体位工作时间，每 20~30 分钟起身做伸展活动，减少重复性动作的持续时间，降低重复性动作频率。

（3）加强个体防护，例如使用护腰带加强脊柱稳定性等。

（4）积极治疗急性损伤，尽量避免急性损伤转变成慢性损伤。

（5）必要时休息或转换工作，避免或减轻危险因素对肌肉、骨骼的损伤。

另外，对已有肌肉骨骼损伤的康复照护师，科学合理地加强身体锻炼非常有必要。锻炼方式和内容要适合和方便康复照护师在工间时间和下班后进行，建议锻炼过程中尽量减少场地和器械要求，方便随时锻炼。所有动作锻炼均应在无痛前提下进行，如果在锻炼期间不适感加重，应立即停止锻炼，并寻求医生帮助。

二、扶抱和搬运

康复照护师在帮助失能人士进行日常活动时，如起床、轮椅转移、上厕所等，若扶抱及位置转移的方法不正确，则可能导致自身受伤，最常见的是扭伤、拉伤、腰背痛、肩痛和颈痛等。因此，康复照护师需使用正确的扶抱及位置转移技巧，这样不但能避免重复性劳损和扭伤，也能使被照护者在转移过程中有安全感，确保转移过程能顺利进行。

1. 转移准备

（1）要了解病人的病情与能力。

（2）确保环境安全并适当地放置用具，例如放置轮椅时须将轮椅锁好。

（3）简单说明你的转移步骤或计划，以便在转移过程中取得病人配合。

2. 保持正确姿势

（1）保持腰部挺直姿势，收紧腹部肌肉，不可向前弯腰以免加重腰部负担。

（2）双腿分开并屈膝微蹲，将重心下移。

（3）手肘部尽量靠近身体，紧抱病人，提高转移过程的安全性，同时也可减轻腰背部的负荷。

3. 发力技巧

（1）靠近转移方向的脚尖要指向转移目的地，有助于康复照护师正确地转移重心。

（2）勿用挺腰的方式将被照护者抱起，而应以下肢发力向上挺起，如果康复照护师发现下肢无法发力，则应当调整双腿姿势（图 5-4-10）。

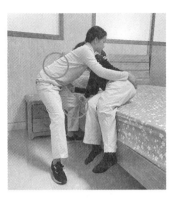
挺腰收腹，膝盖微弯

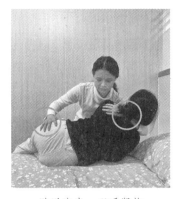
贴近病患，双手紧抱

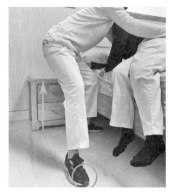
脚尖向前，下肢发力

图 5-4-10 扶抱和搬运技巧

4. 避免多人指挥　当多人合作搬运或者需要其他人协助时，需由其中一人发号施令，避免因不合拍而导致受伤。

5. 利用辅助器具　适当使用辅助转移用具，以减轻照护师身体负担，如可利用转移板、床单或病人起重器，作为辅助搬抬转移的工具。

三、辅助器具的选择和使用

为提升工作效率，降低工作受伤风险，康复照护师可以在照护、搬抬及转移被照护者时选择合适的辅助器具。

1. 移乘板　使用移乘板来帮助被照护者在轮椅、床、坐便器等器具之间移动。选用时应测试移乘板的强度，确保使用过程中不会因质量问题而出现意外。同时，可以根据实际使用需要，选用不同形状的移乘板（图 5-4-11）。

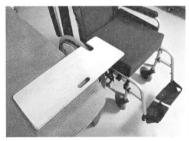
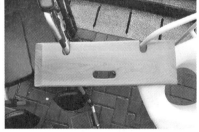

图 5-4-11 移乘板

2. 移动移乘板　移动移乘板可以更省力地转移被照护者，也可以减少皮肤与器具之间的摩擦力、剪切力，但价格也相对较高（图 5-4-12）。

3. 旋转式移位板　旋转式移位板适

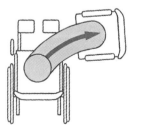
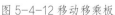
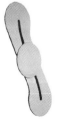

图 5-4-12 移动移乘板

用于腿脚乏力、长期卧床、瘫痪、身体转向有困难的被照护者过床移位，便于康复照护师转移被照护者，减轻转移时的腰部用力（图 5-4-13）。

4.牵引带　使用牵引带来协助被照护者翻身和起身，便于抓握和发力，也会减少身体前倾带来的腰背负荷（图 5-4-14）。

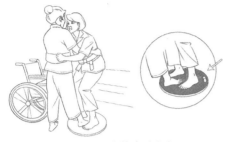
图 5-4-13 旋转式移位板

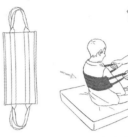
图 5-4-14 牵引带

5.悬吊转移设备　为方便照顾失能人士，有条件的家庭可以在室内安装悬吊转移设备，方便他们在室内实现无障碍起居及照护（图 5-4-15）。

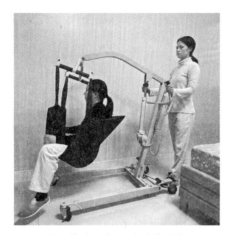
悬吊转移设备－移动转移车

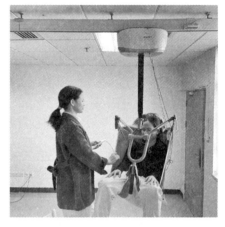
悬吊转移设备－天轨式移位系统

图 5-4-15 悬吊转移设备

康复照护师在长期照顾失能人士的过程中，需使用正确的技巧来确保被照护者的安全。同时，也应根据自身情况寻求他人的帮助和使用适当的辅助用具，用来减轻自身负担，预防自身损伤发生。

第五章 自我心理调适及相关知识

第一节 康复照护师心理压力的识别

一、康复照护师心理压力的来源

（一）压力相关概念

压力，也称之为应激，是指当个体在各种内外环境因素刺激下所表现的非特异性的适应性和不适应性的生理和行为反应。它是一个综合反应，生理、心理及行为反应可以同时发生并相互影响。

应激源是指引起应激反应的各种刺激因素，具体是指那些经个体认知评价后引起机体稳态失调，并唤起适应和应对反应的事件或情境。

（二）心理压力来源

1.躯体性压力　被照护者多患有慢性疾病或行动不便，康复照护师需要一直守护在被照护者身边，劳动强度较大，加上经常夜里也需要协助被照护者如厕、换尿布等，这对康复照护师的身体是一个比较大的负担。

2.心理性压力　被照护者可能有较多的负面情绪，进行康复训练时有时不配合，甚至会出现急躁、冲动、发脾气等情况，康复照护师在协助其身体康复的同时，还要不断安慰被照护者。此外，康复照护师也往往由于工作忙碌而缺少休息时间，缺少休闲娱乐。因此，康复照护师的心理压力比较大。

3.经济性压力　目前，我国的康复照护师总体的收入水平不是很高。如果康复照护师的家庭负担较重，可能会带来经济性压力。

4.工作性压力　被照护者家属对康复照护师的期待较高，一旦发现服务不能满足其要求，家属可能会对康复照护师提出更多的要求，从而给康复照护师带来压力。此外，康复照护师简单重复的工作以及长时间的工作状态也给其带来很大的压力。

二、康复照护师心理压力的表现

1.生理方面 失眠、心悸、胸部疼痛、头痛、头晕、掌心冰冷或出汗、消化系统问题（如肠胃不适、腹泻等）。

2.情绪方面 易怒、急躁、忧郁、紧张、冷漠、焦虑不安、崩溃等。

3.行为方面 过度吸烟或喝酒、拖延事情、迟到缺勤、停止娱乐、暴饮暴食或厌食等。

4.精神方面 注意力难集中，表达能力、记忆力、判断能力下降，持续对自己及周围环境持消极态度，优柔寡断。

三、心理压力的评估

（一）关于抑郁情绪的评估

1.90秒四问题提问法

（1）过去几周（或几个月）是否感到无精打采、伤感，或对生活的乐趣减少了？

（2）除了不开心之外，是否比平时更悲观或想哭？

（3）经常有早醒吗（事实上并不需要那么早醒来）？

（4）近来是否经常想到或者感觉没意思？

若四个问题均回答"是"，则可能有抑郁情绪。

2. PHQ-9抑郁筛查量表（表5-5-1） 在过去的两周里，生活中以下症状出现的频率有多少？把相应的数字加起来。

表5-5-1 PHQ-9抑郁筛查量表

症状	没有	有几天	一半以上时间	几乎天天
做什么事都没兴趣	0	1	2	3
感到心情低落，抑郁，没希望	0	1	2	3
入睡困难，总是醒着，睡得太多或嗜睡	0	1	2	3
常感到很疲倦，没劲	0	1	2	3
味口不好，或吃得太多	0	1	2	3
自己对自己不满，觉得自己是个失败者，或让家人丢脸了	0	1	2	3

症状	没有	有几天	一半以上时间	几乎天天
无法集中精力，即便是读报纸或看电视时，记忆力下降	0	1	2	3
行动或说话缓慢到引起人们的注意，或刚好相反，坐卧不安，烦躁易怒，到处走动	0	1	2	3
有不如一死了之的念头，或想怎样伤害自己一下	0	1	2	3

0~4：没有抑郁症，注意自我保重。

5~9：可能有轻微抑郁症，建议咨询心理医生或心理医学工作者。

10~14：可能有中度抑郁症，最好咨询心理医生或心理医学工作者。

15~19：可能有中重度抑郁症，建议咨询心理医生或精神科医生。

20~27：可能有重度抑郁症，一定要看心理医生或精神科医生。

（二）关于焦虑情绪的评估

1. 90秒四问题提问法

（1）你认为你是一个容易焦虑或紧张的人吗？

（2）最近一段时间，你是否比平时更感到焦虑或忐忑不安？

（3）是否有一些特殊场合或情境更容易让你紧张、焦虑？

（4）你曾经有过惊恐发作吗？即突然出现强烈不适感，或心慌、眩晕，感到憋气或呼吸困难等症状。

若四个问题均回答"是"，则可能有焦虑情绪。

2. GAD-7焦虑筛查量表（表5-5-2） 在过去的两周里，生活中有多少天出现以下的症状？

表5-5-2 GAD-7焦虑筛查量表

症状	没有	有几天	一半以上时间	几乎天天
感到不安、担心及烦躁	0	1	2	3
不能停止担心或控制不了担心	0	1	2	3
对各种各样的事情过度担心	0	1	2	3
很紧张，很难放松下来	0	1	2	3

症状	没有	有几天	一半以上时间	几乎天天
非常焦躁，以至无法静坐	0	1	2	3
变得容易烦恼或易被激怒	0	1	2	3
感到好像有什么可怕的事会发生	0	1	2	3

0~4：没有焦虑症，注意自我保重。

5~9：可能有轻微焦虑症，建议咨询心理医生或心理医学工作者。

10~13：可能有中度焦虑症，最好咨询心理医生或心理医学工作者。

14~18：可能有中重度焦虑症，建议咨询心理医生或精神科医生。

19~21：可能有重度焦虑症，一定要看心理医生或精神科医生。

第二节　康复照护师心理压力的自我调节

一、心理压力的自我觉察

（一）觉察压力

要调节心理压力，首先需要认识自己的状态，体察自己是否处于过大的压力感当中，从而做出调整的策略和尝试。在心理学上，自我觉察是指一个人将自己潜意识里的内容意识化。通俗些讲，就是指一个人自己观察自己，了解自己的情绪、行为、想法等方面的表现，以及引起这样表现的原因。自我觉察可以帮助人们把注意力集中于内在，从感知内心活动开始，如情绪状态、身体感觉、有何想法等。我们可以从以下几个角度来聆听身体的压力信号。

1.生理信号　感到头疼或头疼频率增加，头昏，头重脚轻感，身体某一部位肌肉紧张（如头部、颈部、肩部、背部等），皮肤干燥、有刺痛感，消化系统的问题（如胃痛、消化不良、恶心、与情境有关的腹泻等），胸部疼痛，心悸，出汗增多，容易震颤或发抖，非脱水或药物原因导致的口干，呼吸困难或窒息感，燥热或寒战，如鲠在喉或吞咽困难，睡得太多或太少，食欲变化等。

2.情绪信号　容易烦躁或喜怒无常，消沉或经常性的忧愁，丧失信心或经常自责，精力差，缺乏积极性，无力感等。

3. 头脑反应信号　记忆力或注意力变差，或变得优柔寡断。

4. 行为信号　饮酒或吸烟增加，性欲减退，无法应对人际关系，很难放松等。

（二）探索压力

当我们觉察到压力，可以通过询问并思考以下几个问题，帮助自己了解压力的来源，从而采取有效对策，更有效地应对压力。

1. 人际关系产生的压力如何影响我的生活？

2. 工作上的压力如何影响我的生活？

3. 来自外界其他方面的压力如何影响我的生活？

4. 来自睡眠习惯、饮食习惯的压力如何影响我的生活？

5. 来自缺乏运动产生的压力如何影响我的生活？

二、压力的自我调节

（一）压力管理法

1. 以身体为调整目标的压力管理法　运用放松训练、改善饮食、进行体育锻炼等。

2. 以心理为调整目标的压力管理法　写日记、积极自我暗示、认知重构等，如正确认识自己，悦纳自我，积极面对生活，也包括建立良好的人际关系、培养社会归属感、注意培养良好心态等。

3. 以心灵为调整目标的压力管理法　感恩练习、探索生命意义、冥想、练瑜伽、听音乐等。

4. 以解决问题为目标的压力管理法　学习时间管理、创造性解决问题的方法，如制订可行的工作和生活目标、计划等。

（二）自我压力调节的技术举例

面对压力，有些简单易行的方法可以供我们使用。需要注意的是，所有的方法均有一定的适用情境和范围，如果在练习时遇到困难，或需要帮助，建议寻求专业心理治疗。

1. 自我对话法　自我对话法是最有效的自我调节方法之一。自我对话是我们与自己发生的对话，在很多时候，我们都会有意或无意地进行自我对话。通过想象和朋友、同事、家人的对话，我们就能对自我对话有一定的理解。比如陈述或要求某件事，如果这个对话的对象是自己，那么就是自我对话。健康的自我对话是一种十分重要的自我控制技术，它的功能主要有以下几个。

（1）帮助管理情绪：我们对一件事的想法可以影响我们的情绪，积极地自我对话可以让我们放松和平静下来。

（2）帮助改善记忆：当我们学习或想要记住某些内容，把它们念出来并给予一定的解释能够帮助我们更长久地记忆。有时，仅仅做到把它们念出来就会有不错的效果。

（3）帮助我们组织想法、计划行动："自言自语"可以帮助我们集中注意力，更快地组织好思路和行为，从而提升我们的表现水平。

了解了自我对话的功能，我们可以通过以下几个实操方法来运用自我对话。

（1）记录自我对话：对于自我对话，可以进行有意识地观察和记录，看看自己在什么情况下会对自己说哪些话，说话风格如何。

（2）有意识地准备积极的对话并进行练习：有时，消极的自我对话乘虚而入，我们可以通过集中注意力到一件有意义的事情上或者通过练习积极对话来应对。例如，"你今天可以把想说的话说清楚的""没关系的，下次可以做得更好"，也可以借用一些积极的对话的冥想来进行练习。

（3）用第三人称取代第一人称：可以给自己取个昵称，在对话的时候运用这个昵称进行，如"小梅今天可以按平常准备的进行发挥"。

（4）给心中的负面声音取个绰号：当我们感到沮丧的时候可能会想到"我真是太差了"，识别出它后，可以取名"小黑狗"，当这个想法再次出现，我们可以对自己说："小黑狗又来了。"这样可以帮助我们更容易发现这些"入侵者"，还能降低它们对我们的威胁。

2. 蝴蝶拥抱法　当我们感到悲伤、恐惧或压力过大时，可以尝试"蝴蝶拥抱法"来减轻压力和自我安抚。这一方法被包括世界卫生组织在内的多个权威组织推荐为对心理创伤有效的方法之一，操作简单，只需几个步骤即可完成。

（1）想象一个过去经历中给你带来积极体验的事件，并体会身体的哪个部位感受到了这种积极的体验。

（2）交叉双臂放在胸前，双手指尖可以触到锁骨和肩膀之间的区域。双眼可以闭上或部分闭上，看着鼻尖，深呼吸，感受身体的感觉（如认知、图像、声音、气味等感觉），不加以修改、抑制或判断。

（3）移动双手，模仿蝴蝶的双翼，双手轮流轻拍自己的臂膀，左一下、右一下，为一轮。

（4）速度要慢，轻拍 4~12 轮为一组。停下来，深吸一口气，感受一下自己的感觉如何。

（5）如果感受好，可以不断增加，继续下一组蝴蝶拍，直到积极的体验更为强烈。如果出现负性的体验，提醒自己现在只关注积极的体验，负性的体验以后再来处理。

蝴蝶拥抱法练习的注意事项：拍的时候，动作要轻柔缓慢，练习者专注当下自身的感受，一般进行 5 分钟即可。

第三节 康复照护师的社会沟通

在康复照护工作中，康复照护师如何让被照护者感到满意，除了需要专业的康复照护知识和做好被照护者的生活照料之外，还需要与被照护者及其家属、相关医务人员有良好的沟通。

一、与被照护者沟通

身体残疾、功能障碍会导致被照护者精神痛苦或心理创伤，而且被照护者在不同患病时间段的心理问题或障碍可能会表现不一样，了解被照护者不同时期的心理特点和相关表现，可以帮助康复照护师更好地与被照护者沟通和提供有效的心理支持。根据被照护者患病后所表现出心理上的认知、情绪和行为等方面特点，将被照护者心理变化分为无知、震惊、否认、抑郁、反对独立、适应六个不同的心理阶段。康复照护师可以根据被照护者不同阶段的心理表现，积极与被照护者进行有效沟通。

（一）无知期心理特点及沟通策略

无知期是指被照护者患病后，对病情或康复预后的真实病情不了解，没有认识到病情的严重性，心理上没有做好长期应对病情、功能障碍和残疾生活的准备。被照护者主要表现为认为自己的病情不严重，经过治疗或休养可以恢复，不关注病情诊断和具体的临床治疗细节，情绪反应与特定的创伤事件无关，情绪焦虑多与身体不适、家庭和社会因素有关，日常生活和人际交流没有明显异常。

在此阶段，可以采取的主要沟通策略如下：

1.建立合作性的信任关系　康复照护师与被照护者的最初接触很重要，通过语言、非语言和良好的照护服务，取得被照护者的信任。

2.不必谈论真实病情　被照护者在没有心理准备的情况下，知道自己真实病情后，必定会引起强烈的情绪反应，不仅不利于康复照护，还会影响被照护者的正常生活和治疗。如果康复照护过程中被照护者询问病情，康复照护师可以巧妙回答，积极进行心理支持。

3.帮助缓解负面情绪　康复照护师可以通过认真倾听、理解、共情、肯定和接纳，帮助被照护者释放心理上的压力和情绪，并给予鼓励和安慰。

（二）震惊期心理特点及沟通策略

震惊期是指被照护者第一次听到或意识到自己病情的严重程度后，心理上出现的情感上的麻木或休克状态。被照护者主要表现为感到头脑一片空白或思维反应迟钝，沉默不语，对周围的人和事无反应，表情惊讶、呆滞，不知所措，哭泣，不停反复诉说，警觉性增高，入睡困难。

在此阶段，可以采取的主要沟通策略如下：

1. 提供更多关怀　由于震惊期被照护者情感麻木、行为反应被动，这时康复照护师应多给予被照护者陪伴、生活上的关心，提供更多情感上的支持。康复照护师关切的眼神和温柔的语言都会给予被照护者很大的心理支持和安慰。

2. 帮助安排医疗支持　如果被照护者震惊的情绪反应持续时间比较长，影响到正常的活动、饮食、睡眠和康复，就需要建议家人联系医疗和心理专业人员提供支持。

3. 必要的躯体交流　在环境允许的情况下，当被照护者情感处于麻木和极度的焦虑状况时，康复照护师可以与被照护者手拉手交流，来增强被照护者的现实感和安全感。

4. 帮助其多关注现实世界　康复照护师可以让被照护者观察或听到周围环境情况，比如让他报告看到什么颜色和形状、什么物品、什么人或听到什么声音或谁说了什么话等，来帮助被照护者从心理体验转移到现实世界里。

（三）否认期心理特点及沟通策略

否认期是指被照护者经过震惊期打击之后，为避免出现更大的精神痛苦，心理上对已经发生的事实采取否认的态度。被照护者主要表现为不相信病情严重的事实，不断打听病情，期待推翻诊断结果，坚信自己的病情能够恢复，情绪比较紧张、焦虑，行为上易激惹或攻击他人。

在此阶段，可以采取的主要沟通策略如下：

1. 尊重被照护者，避免争执　否认期被照护者由于害怕残疾或疾病的严重后果，往往坚信自己的病能好，康复照护师这时要尊重并认真倾听、理解和接纳他们的想法，不要把自己的意见强加给他们。

2. 劝导接受康复活动　由于被照护者对康复训练的重要性不够理解，他们往往只相信或关注药物治疗、手术治疗、中医治疗等。康复照护师需要实事求是地宣传康复知识，强调康复的重要性，劝导他们尽早接受康复训练。

3. 渐进透露真实的病情　在良好的信任关系基础上，当被照护者情绪相对平静后，康复照护师可以有策略地向被照护者透露病情，使被照护者在不知不觉中逐步接受自己的病情；在透露病情过程中要观察被照护者的情绪变化并及时给予安慰和支持。

（四）抑郁期心理特点及沟通策略

抑郁期是指被照护者完全意识到自己的病情的严重性和可能出现的结果后，心理防线彻底瓦解，情绪持续处于抑郁状态。被照护者主要表现为反复思考病情、功能障碍或残疾的严重后果，对工作、学习、生活、相关治疗等被动参与或拒绝参与，对外界事件失去兴趣，活动减少，自我评价低，有无助感，自责内疚，情绪低落，对生活悲观，重者有轻生的想法。

在此阶段，可以采取的主要沟通策略如下：

1. 积极心理支持　由于被照护者情绪抑郁，行为被动，对生活绝望，多数被照护者往往不愿与人接触，康复照护师需要主动与他们交流，并创造氛围给予理解、安慰和情感支持。

2. 预防自杀　由于抑郁期被照护者感到生活无意义，并常有轻生的想法，康复照护师需要了解被照护者抑郁情绪的变化，如有轻生想法要及时与家人沟通，并做好预防。

3. 增强被照护者生活的信心　抑郁期被照护者一般很自卑，看问题消极，往往看不到自己的价值，对生活过分悲观。因此，康复照护师需要帮助他们积极面对现实，增强被照护者的信心。

4. 协助提供专业支持　如果被照护者抑郁情绪比较严重、持续时间长并影响正常的生活和康复，需要及时与家人沟通，协助联系心理专业人员提供帮助，及时给予药物治疗或心理治疗。

（五）反对独立期心理特点及沟通策略

反对独立期是指被照护者经过抑郁期阶段后，焦虑和抑郁情绪有了一定的缓解，但行为上出现倒退，缺乏积极独立的谋生心态和行为。被照护者主要表现为认知上承认病情或残疾的严重性，生活上过多地依赖他人，行为倒退，以自我为中心，社交恐惧，害怕出院或去见熟人，不愿参加社会活动。

在此阶段，可以采取的主要沟通策略如下：

1. 肯定被照护者心理积极的变化　康复照护师在与被照护者服务或交往过程中，要有意识地去发现他们在认知、情绪和行为等方面取得的进步，并及时反馈，及时强化他们所表达的乐观想法，肯定他们的努力和自我突破的行为。

2. 帮助被照护者积极应对生活　被照护者心理状态比较稳定后，在与康复照护师信任关系的基础上，被照护者比较愿意与人讨论自己今后的生活。这时康复照护师就可以从积极的角度，帮助被照护者乐观应对以后的生活。

3. 帮助消除自卑和恐惧心理　经过抑郁期后，虽然被照护者负面情绪得到很大改善，但由于病情较重，多数被照护者仍存在很强的自卑和恐惧心理，康复照护师需要帮助被照护者发现自身的价值，并陪伴其多参加社区活动，来增强自信心和消除恐惧心理。

（六）适应期心理特点及沟通策略

适应期是指被照护者经过上述几个阶段后，能积极看待自己的疾病或残疾，情绪比较稳定，能积极参与社会生活，心理上基本适应了因疾病或残疾给自己造成的影响。被照护者主要表现为心理平静，接受自己的疾病或残疾的事实，积极面对疾病或残疾后的生活，能体会到新的生活乐趣，积极发挥自己的价值和潜能，愿意参与家庭和社会生活。

在此阶段，可以采取的主要沟通策略如下：

1. 帮助其掌握人际交往技巧 由于被照护者需要带着一定的功能障碍或残疾重新面对家庭和社会生活，他们在人际交往过程中会面临一些困难，这时康复照护师可以鼓励和帮助他们学习一些人际交往和应对特殊情境的交际技巧，以便他们更好地适应家庭和社会生活。

2. 对疾病或残疾后生活进行指导 康复照护师可以利用自己的专业知识或经验，结合被照护者的身体功能情况进行有针对性的生活、康复和自我护理的指导，以增强被照护者的信心。

3. 鼓励被照护者参与社会活动 每个人都必须与社会保持一定接触，否则，自我封闭会产生许多不利的影响。康复照护师在条件允许的情况下要鼓励被照护者多参与社会活动，发挥他们的才智和潜能，增强他们的社会归属感，让他们感受生活的美好。

二、与被照护者家属沟通

通过与被照护者家属沟通，可以及时了解被照护者的心理变化和需求及家人对被照护者的态度。同时，通过沟通也可以了解被照护者家人的心理困扰和需求，并及时给予支持和帮助。

1. 向家属了解被照护者的基本情况 通过向家属了解被照护者的基本情况、病情、生活习惯、心理状况和性格特点，有利于采取针对性的策略与被照护者相处，并避免矛盾的发生。

2. 向家属了解其态度和需求 向家属了解其对被照护者的态度、对照料的要求、需要注意的事项等，根据这些信息更好地照料被照护者。

3. 与家属的日常沟通交流 定期通过微信、电话等方式，把被照护者的身体状况、精神状态和日常参与活动等情况反馈给家属，让家属及时了解到被照护者的真实状态。

4. 个别事项与家属的沟通 当被照护者的身体状况发生变化，要及时与家属沟通，要说明真实情况，切忌报喜不报忧、推卸责任、避重就轻，要尊重家属的知情权，防止信息的不对称，造成后续的沟通障碍。

三、与医务人员沟通

康复照护师与医生、康复治疗师和护士之间经常沟通，有利于被照护者的康复。

1. 与医生沟通　康复照护师应注意观察被照护者的身体变化情况，最好予以记录，及时向医生反映，以便于医生调整治疗与康复方案。同时，对于在照护过程中遇到的问题和困惑，应及时向医生请教和学习，既有利于提高自己的照护水平，同时也有利于被照护者的康复。

2. 与康复治疗师沟通　康复照护师应多与治疗师沟通，在治疗师的指导下，协助被照护者完成部分康复训练。对于被照护者的日常生活能力，要及时向治疗师汇报，以便于治疗师调整康复方案。

3. 与护士沟通　康复照护师每日向护士反映被照护者的饮食、大小便、体温等情况，并注意压疮、咳痰等长期卧床带来的问题，及时请护士予以处理。

第六章 康复照护的相关法律、法规知识

第一节 《中华人民共和国老年人权益保障法》解读

一、立法目的

《中华人民共和国老年人权益保障法》是为了保障老年人合法权益,发展老龄事业,弘扬中华民族敬老、养老、助老的美德,根据宪法而制定。

二、适用范围

本法所称老年人是指六十周岁以上的公民。该法明确了老年人有从国家和社会获得物质帮助的权利,有享受社会服务和社会优待的权利,有参与社会发展和共享发展成果的权利。

三、相关内容

1. 家庭赡养与扶养 老年人养老以居家为基础,家庭成员应当尊重、关心和照料老年人。

2. 社会保障 国家通过基本养老保险制度,保障老年人的基本生活。国家通过基本医疗保险制度,保障老年人的基本医疗需要。

3. 社会服务 各级人民政府和有关部门应当采取措施,发展城乡社区养老服务,鼓励、扶持专业服务机构及其他组织和个人,为居家的老年人提供生活照料、紧急救援、医疗护理、精神慰藉、心理咨询等多种形式的服务。

4. 宜居环境 国家采取措施,推进宜居环境建设,为老年人提供安全、便利和舒适的环境。

5. 参与社会发展 国家为老年人参与社会发展创造条件。国家和社会应当重视、珍

惜老年人的知识、技能、经验和优良品德，发挥老年人的专长和作用，保障老年人参与经济、政治、文化和社会生活。老年人和老年人组织有权向国家机关提出老年人权益保障、老龄事业发展等方面的意见和建议。

四、法律责任

老年人合法权益受到侵害的，被侵害人或者其代理人有权要求有关部门处理，或者依法向人民法院提起诉讼。

人民法院和有关部门，对侵犯老年人合法权益的申诉、控告和检举，应当依法及时受理，不得推诿、拖延。

第二节 《中华人民共和国残疾人保障法》解读

一、立法目的

《中华人民共和国残疾人保障法》是为了维护残疾人的合法权益，发展残疾人事业，保障残疾人平等地充分参与社会生活，共享社会物质文化成果，根据宪法而制定。

二、适用范围

残疾人是指在心理、生理、人体结构上，某种组织、功能丧失或者不正常，全部或者部分丧失以正常方式从事某种活动能力的人。残疾人包括视力残疾、听力残疾、言语残疾、肢体残疾、智力残疾、精神残疾、多重残疾和其他残疾的人。残疾人在政治、经济、文化、社会和家庭生活等方面享有同其他公民平等的权利。残疾人的公民权利和人格尊严受法律保护。

三、相关内容

1.残疾人的公民权利和人格尊严受法律保护

（1）制定法律、法规、规章和公共政策，对涉及残疾人权益和残疾人事业的重大问题，应当听取残疾人和残疾人组织的意见。

（2）残疾人的扶养人必须对残疾人履行扶养义务。

（3）国家鼓励残疾人自尊、自信、自强、自立，为社会主义建设贡献力量。

2.康复

（1）国家保障残疾人享有康复服务的权利。

（2）各级人民政府鼓励和扶持社会力量兴办残疾人康复机构。

3.教育　国家保障残疾人享有平等接受教育的权利。残疾人教育应当根据残疾人的身心特性和需要，按照下列要求实施：

（1）在进行思想教育、文化教育的同时，加强身心补偿和职业教育。

（2）依据残疾类别和接受能力，采取普通教育方式或者特殊教育方式。

（3）特殊教育的课程设置、教材、教学方法、入学和在校年龄，可以有适度弹性。

4.劳动就业

（1）国家保障残疾人劳动的权利。

（2）国家实行按比例安排残疾人就业制度。

（3）国家鼓励和扶持残疾人自主择业、自主创业。

5.社会保障

（1）国家保障残疾人享有各项社会保障的权利。

（2）各级人民政府对生活确有困难的残疾人，通过多种渠道给予生活、教育、住房和其他社会救助。

（3）地方各级人民政府对无劳动能力、无扶养人或者扶养人不具有扶养能力、无生活来源的残疾人，按照规定予以供养。

（4）县级以上人民政府对残疾人搭乘公共交通工具，应当根据实际情况给予便利和优惠。残疾人可以免费携带随身必备的辅助器具。

（5）政府有关部门和残疾人组织应当建立和完善社会各界为残疾人捐助和服务的渠道，鼓励和支持发展残疾人慈善事业，开展志愿者助残等公益活动。

四、法律责任

残疾人的合法权益受到侵害的，可以向残疾人组织投诉，残疾人组织应当维护残疾人的合法权益，有权要求有关部门或者单位查处。有关部门或者单位应当依法查处，并予以答复。

第三节 《残疾预防和残疾人康复条例》解读

一、立法目的

《残疾预防和残疾人康复条例》是为预防残疾的发生、减轻残疾程度，帮助残疾人恢复或者补偿功能，促进残疾人平等、充分地参与社会生活，发展残疾预防和残疾人康复事业，根据《中华人民共和国残疾人保障法》而制定。

二、适用范围

本条例所称残疾人康复，是指在残疾发生后综合运用医学、教育、职业、社会、心理和辅助器具等措施，帮助残疾人恢复或者补偿功能，减轻功能障碍，增强生活自理和社会参与能力。

国家采取措施为残疾人提供基本康复服务，支持和帮助其融入社会。禁止基于残疾的歧视。

社会各界应当关心、支持和参与残疾预防和残疾人康复事业。新闻媒体应当积极开展残疾预防和残疾人康复的公益宣传。

三、相关内容

1. 残疾预防　残疾预防工作应当覆盖全人群和全生命周期，以社区和家庭为基础，坚持普遍预防和重点防控相结合。

2. 康复服务　县级以上人民政府应当组织卫生、教育、民政等部门和残疾人联合会整合从事残疾人康复服务的机构（以下称康复机构）、设施和人员等资源，合理布局，建立和完善以社区康复为基础、康复机构为骨干、残疾人家庭为依托的残疾人康复服务体系，以实用、易行、受益广的康复内容为重点，为残疾人提供综合性的康复服务。

（1）县级以上人民政府应当优先开展残疾儿童康复工作，实行康复与教育相结合。

（2）社会力量举办的康复机构和政府举办的康复机构在准入、执业、专业技术人员职称评定、非营利组织的财税扶持、政府购买服务等方面执行相同的政策。

（3）各级人民政府应当将残疾人社区康复纳入社区公共服务体系。

3. 保障措施　各级人民政府应当按照社会保险的有关规定将残疾人纳入基本医疗保险范围，对纳入基本医疗保险支付范围的医疗康复费用予以支付；按照医疗救助的有关规定,对家庭经济困难的残疾人参加基本医疗保险给予补贴,并对经基本医疗保险、大病保险和其他补充医疗保险支付医疗费用后仍有困难的给予医疗救助。

(1)国家建立残疾儿童康复救助制度,逐步实现0~6岁视力、听力、言语、肢体、智力等残疾儿童和孤独症儿童免费得到手术、辅助器具配置和康复训练等服务;完善重度残疾人护理补贴制度;通过实施重点康复项目为城乡贫困残疾人、重度残疾人提供基本康复服务,按照国家有关规定对基本型辅助器具配置给予补贴。

(2)辅助器具研发、生产单位依法享受有关税收优惠政策。

四、法律责任

地方各级人民政府和县级以上人民政府有关部门未依照本条例规定履行残疾预防和残疾人康复工作职责,或者滥用职权、玩忽职守、徇私舞弊的,依法对负有责任的领导人员和直接责任人员给予处分。

各级残疾人联合会有违反本条例规定的情形的,依法对负有责任的领导人员和直接责任人员给予处分。

第四节 《中华人民共和国劳动法》解读

一、立法目的

《中华人民共和国劳动法》把保护者的合法权益,调整劳动关系,促进经济发展和社会进步作为立法目的。

二、适用范围

在中华人民共和国境内的企业、个体经济组织(以下统称用人单位)和与之形成劳动关系的劳动者,适用本法。

三、相关内容

1.促进就业 国家通过促进经济和社会发展,创造就业条件,扩大就业机会。国家鼓励企业、事业组织、社会团体在法律、行政法规规定的范围内兴办产业或者拓展经营,增加就业。国家支持劳动者自愿组织起来就业和从事个体经营实现就业。

2.劳动合同和集体合同 劳动合同是劳动者与用人单位确立劳动关系、明确双方权利和义务的协议。建立劳动关系应当订立劳动合同。订立和变更劳动合同，应当遵循平等自愿、协商一致的原则，不得违反法律、行政法规的规定。

3. 劳动安全卫生 用人单位必须建立、健全劳动卫生制度，严格执行国家劳动安全卫生规程和标准，对劳动者进行劳动安全卫生教育，防止劳动过程中的事故，减少职业危害。

4. 监督检查 县级以上各级人民政府劳动行政部门依法对用人单位遵守劳动法律、法规的情况进行监督检查，对违反劳动法律、法规的行为有权制止，并责令改正。

四、法律责任

用人单位制定的劳动规章制度违反法律、法规规定的，由劳动行政部门给予警告，责令改正；对劳动者造成损害的，应当承担赔偿责任。

第五节 《中华人民共和国劳动合同法》解读

一、立法目的

《中华人民共和国劳动合同法》是为了完善劳动合同制度，明确劳动合同双方当事人的权利和义务，保护劳动者的合法权益，构建和发展和谐稳定的劳动关系，制定本法。

二、适用范围

中华人民共和国境内的企业、个体经济组织、民办非企业单位等组织（以下称用人单位）与劳动者建立劳动关系，订立、履行、变更、解除或者终止劳动合同，适用本法。国家机关、事业单位、社会团体和与其建立劳动关系的劳动者，订立、履行、变更、解除或者终止劳动合同，依照本法执行。

三、相关内容

1. 订立劳动合同 订立劳动合同，应当遵循合法、公平、平等自愿、协商一致、诚实信用的原则。依法订立的劳动合同具有约束力，用人单位与劳动者应当履行劳动合同约定的义务。用人单位应当依法建立和完善劳动规章制度，保障劳动者享有劳动权利、履行劳动义务。

2. 劳动合同的终止和解除 用人单位与劳动者协商一致，可以解除劳动合同。劳动者提前三十日以书面形式通知用人单位，可以解除劳动合同。

3. 监督检查 国务院劳动行政部门负责全国劳动合同制度实施的监督管理。县级以上地方人民政府劳动行政部门负责本行政区域内劳动合同制度实施的监督管理。县级以上各级人民政府劳动行政部门在劳动合同制度实施的监督管理工作中，应当听取工会、企业方面代表以及有关行业主管部门的意见。

四、法律责任

用人单位直接涉及劳动者切身利益的规章制度违反法律、法规规定的，由劳动行政部门责令改正，给予警告；给劳动者造成损害的，应当承担赔偿责任。

第六节　《中华人民共和国食品安全法》解读

一、立法目的

《中华人民共和国食品安全法》是为了保证食品安全，保障公众身体健康和生命安全，制定本法。

二、适用范围

在中华人民共和国境内从事下列活动，应当遵守本法。

1. 食品生产和加工（以下称食品生产），食品销售和餐饮服务（以下称食品经营）。

2. 食品添加剂的生产经营。

3. 用于食品的包装材料、容器、洗涤剂、消毒剂和用于食品生产经营的工具、设备（以下称食品相关产品）的生产经营。

4. 食品生产经营者使用食品添加剂、食品相关产品。

5. 食品的贮存和运输。

6. 对食品、食品添加剂、食品相关产品的安全管理。

供食用的源于农业的初级产品（以下称食用农产品）的质量安全管理，遵守《中华人民共和国农产品质量安全法》的规定。但是，食用农产品的市场销售、有关质量安全标准的制定、有关安全信息的公布和本法对农业投入品作出规定的，应当遵守本法的规定。食品安全工作实行预防为主、风险管理、全程控制、社会共治，建立科学、严格的监督管理制度。

三、相关内容

1. 食品安全标准 制定食品安全标准，应当以保障公众身体健康为宗旨，做到科学合理、安全可靠。食品安全标准是强制执行的标准。

2. 食品安全事故处置 国务院组织制定国家食品安全事故应急预案。县级以上地方人民政府应当根据有关法律、法规的规定和上级人民政府的食品安全事故应急预案以及本行政区域的实际情况，制定本行政区域的食品安全事故应急预案，并报上一级人民政府备案。

3. 监督管理 国家建立统一的食品安全信息平台，实行食品安全信息统一公布制度。国家食品安全总体情况、食品安全风险警示信息、重大食品安全事故及其调查处理信息和国务院确定需要统一公布的其他信息由国务院食品安全监督管理部门统一公布。食品安全风险警示信息和重大食品安全事故及其调查处理信息的影响限于特定区域的，也可以由有关省、自治区、直辖市人民政府食品安全监督管理部门公布。

四、法律责任

违反本法规定，造成人身、财产或者其他损害的，依法承担赔偿责任。生产经营者财产不足以同时承担民事赔偿责任和缴纳罚款、罚金时，先承担民事赔偿责任。

参考文献

[1] 米歇尔·洛里切拉.理解人体形态[M].曹傲文,译.第1版.湖南:湖南美术出版社,2017.

[2] 贾建平.神经病学[M].第9版.北京:人民卫生出版社,2020.

[3] 李兰娟,任红.传染病学[M].第9版.北京:人民卫生出版社,2020.

[4] 刘树伟.局部解剖学[M].第9版.北京:人民卫生出版社,2020.

[5] 葛均波.内科学[M].第9版.北京:人民卫生出版社,2020.

[6] 曹雪涛.医学免疫学[M].第9版.北京:人民卫生出版社,2020.

[7] 美国《科学新闻》杂志社.人体与大脑[M].王洁,马晓明,译.北京:电子工业出版社,2018.

[8] 张绍祥,张雅芳.局部解剖学[M].北京:人民卫生出版社.

[9] 王庭槐,朱大年.生理学[M].第9版.北京:人民卫生出版社,2020.

[10] 丁文龙.系统解剖学[M].第9版.北京:人民卫生出版社,2020.

[11] Peter Duus,Mathias Bahr.DUUS神经系统疾病定位诊断学–解剖 生理 临床[M].刘宗惠,徐霓霓,译.第8版.2003.

[12] 陈孝平.外科学[M].第9版.北京:人民卫生出版社,2020.

[13] 岳寿伟,黄晓琳.康复医学[M].第2版.北京:人民卫生出版社,2021.

[14] Bianca Stern,Nira Rittenberg.失智症照护指南,写给亲友的信息和策略[M].李延峰,王洪权,译.第3版.北京:中国协和医科大学出版社,2020.

[15] 徐国英,韦春莉.生活照料[M].北京:高等教育出版社,2019.

[16] 张泓.康复评定学[M].第10版.北京:中国中医药出版社,2018.

[17] 冯晓丽,李建军.老年人康复服务指南[M].北京:中国社会出版社,2015.

[18] 郑洁皎,俞卓伟.老年康复[M].北京:人民卫生出版社,2019.

[19] 密忠祥.我国康复机构运营管理大数据分析[M].北京:中国财经经济出版社,2018.

[20] 岳寿伟,黄晓琳.康复医学[M].第2版.北京:人民卫生出版社,2022.

[21] 全国卫生专业技术资格考试用书编写专家委员会.康复医学与治疗技术[M].北京:人民卫生出版社,2021.

[22] 桑德春.康复医学概论[M].北京:人民卫生出版社,2019.

[23] 黄晓琳,燕铁斌.康复医学[M].北京:人民卫生出版社,2018.

[24] 陈立典.康复医学概论[M].北京:人民卫生出版社,2018.

[25] 陈锦秀,刘芳.康复护理技术全书[M].北京:科学出版社,2018.

[26] 龟井智子 . 老年看护技术 [M]. 郑州 : 中原农民出版社 ,2016.

[27] 臧少敏 , 陈刚 . 老年健康照护技术 [M]. 第 1 版 . 北京 : 北京大学出版社 ,2013.

[28] 刘玉锦 , 李春玉 , 刘兴山 . 现代老年护理技术 [M]. 北京 : 人民卫生出版社 ,2018.

[29] 单伟颖 , 郭飐 . 老年人常用照护技术 [M]. 北京 : 人民卫生出版社 ,2021.

[30] 皮红英 , 张立力 . 中国老年医疗照护技能篇 [M]. 北京 : 人民卫生出版社 ,2017.

[31] 张利岩 , 应岚 . 医院护理员培训指导手册 [M]. 北京 : 人民卫生出版社 ,2018.

[32] 陈锦秀 , 刘芳 . 康复护理技术全书 [M]. 北京 : 科学出版社 ,2018.

[33] 龟井智子 . 老年看护技术 [M]. 郑州 : 中原农民出版社 ,2016.

[34] 臧少敏 , 陈刚 . 老年健康照护技术 [M]. 第 1 版 . 北京 : 北京大学出版社 ,2013.

[35] 刘玉锦 , 李春玉 , 刘兴山 . 现代老年护理技术 [M]. 北京 : 人民卫生出版社 ,2018.

[36] 单伟颖 , 郭飐 . 老年人常用照护技术 [M]. 北京 : 人民卫生出版社 ,2021.

[37] 皮红英 , 张立力 . 中国老年医疗照护技能篇 [M]. 北京 : 人民卫生出版社 ,2017.

[38] 张利岩 , 应岚 . 医院护理员培训指导手册 [M]. 北京 : 人民卫生出版社 ,2018.

[39] 皮红英 , 张立力 . 中国老年医疗照护 [M]. 北京 : 人民卫生出版社 ,2017.

[40] 郑彩娥 , 李秀云 . 康复护理技术操作规程 [M]. 北京 : 人民军医出版社 ,2015.

[41] 龟井智子 . 老年看护技术 [M]. 郑州 : 中原农民出版社 ,2017.

[42] 陈锦秀 , 刘芳 . 康复护理技术全书 [M]. 第 1 版 . 北京 : 科学出版社 ,2018.

[43] 杨亚娟 , 卢根娣 . 脑卒中被照护者自我管理康复技术 [M]. 第 1 版 . 上海 : 第二军医大学出版社 ,2015.

[44] 臧少敏 , 陈刚 . 老年健康照护技术 [M]. 第 1 版 . 北京 : 北京大学出版社 ,2013.

[45] 何桂香 . 康复照护者临床工作手册 [M]. 北京 : 人民卫生出版社 ,2018.

[46] 陈爱萍 , 谢家兴 . 实用康复护理学 [M]. 北京 : 中国医药科技出版社 ,2018.

[47] 李建军 . 综合康复学 [M]. 北京 : 求真出版社 ,2009.

[48] 中华护理学会 . 医院护理员培训指导手册 [M]. 北京 : 人民卫生出版社 ,2018.

[49] 王陇德 . 健康管理师 [M]. 北京 : 人民卫生出版社 ,2022.

[50] 袁慧玲 . 养老护理员 [M]. 北京 : 海军出版社 ,2015.

[51] 李小寒 , 尚少梅 . 基础护理学 [M]. 北京 : 人民卫生出版社 ,2017.

[52] 李智民 , 李涛 , 杨径 . 现代职业卫生学 [M]. 北京 : 人民卫生出版社 ,2018.

[53] 邬堂春 , 孙贵范 . 职业卫生与职业医学 [M]. 北京 : 人民卫生出版社 ,2017.

[54] 徐筱萍 , 翁素珍 . 临床护士职业防护 [M]. 上海 : 上海科学技术出版社 ,2010.

[55] 魏丽丽 . 护理职业防护管理 [M]. 北京 : 军事医学科学出版社 ,2006.

[56] 李映兰 , 蒋冬梅 . 现代护士职业安全 [M]. 长沙 : 湖南科学技术出版社 ,2004.

[57] 郝伟 , 陆林 . 精神病学 [M]. 第 8 版 . 北京 : 人民卫生出版社 ,2018.

[58] 李静 , 宋为群 . 康复心理学 [M]. 第 2 版 . 北京 : 人民卫生出版社 ,2020.

[59] 陆建霞 , 苏红 , 刘洁 . 康复心理学 [M]. 武汉 : 华中科技大学出版社 ,2020.

[60] 姚树桥 . 心理评估 [M]. 北京 : 人民卫生出版社 ,2018.

[61] Judith S.Beck.认知疗法基础与应用 [M].第 2 版 . 王建平 , 译 . 北京 : 中国轻工业出版社 ,2013.

[62] 伊桑·克罗斯 . 强大内心的自我对话 [M]. 吕颜 , 婉倩 , 译 . 北京 : 中信出版社 ,2022.

[63] 高素荣 . 失语症 [M]. 第 2 版 . 北京 : 北京大学医学出版社 ,2006.

[64] 卫冬洁 , 江钟立 . 康复治疗师临床工作指南 • 失语症康复治疗技术 [M]. 北京 : 人民卫生出版社 ,2019.

[65] 陈卓铭 . 语言治疗学 [M]. 第 3 版 . 北京 : 人民卫生出版社 ,2018.

[66] 郑静宜 . 话在心•口难言 : 运动性言语障碍的理论与实务 [M]. 台湾 : 心理出版社 ,2013.

[67] 郑洁皎 . 老年康复学 [M]. 北京 : 人民卫生出版社 ,2018.

[68] Duffy J R.Motor Speech Disorders Substrates,Differential Diagnosis,and Management[M]. Missouri:Mosby,2013.

[69] 大田仁史 , 三好春树 . 完全图解现代照护 [M]. 赵红 , 周宇彤 , 李玉玲 , 译 . 北京 : 科学出版社 ,2007.

[70] 陈卓铭 . 语言治疗学 [M]. 第 3 版 . 北京 : 人民卫生出版社 ,2018.

[71] 万桂芳 , 张庆苏 . 康复治疗师临床工作指南 • 吞咽障碍康复治疗技术 [M]. 北京 : 人民卫生出版社 ,2019.

[72] 郑洁皎 . 老年康复学 [M]. 北京 : 人民卫生出版社 ,2018.

[73] Michael Groher,Michael Crary.Dysphagia:Clinical Management in Adults and Children,Second Edition[M].St.Louis:Mosby,2015.

[74] 皮红英 , 张立力 . 中国老年医疗照护 [M]. 北京 : 人民卫生出版社 ,2017.

[75] 郑彩娥 , 李秀云 . 康复护理技术操作规程 [M]. 北京 : 人民军医出版社 ,2015.

[76] 龟井智子 . 老年看护技术 [M]. 郑州 : 中原农民出版社 ,2017.

[77] 陈锦秀 , 刘芳 . 康复护理技术全书 [M]. 第 1 版 . 北京 : 科学出版社 ,2018.

[78] 杨亚娟 , 卢根娣 . 脑卒中被照护者自我管理康复技术 [M]. 第 1 版 . 上海 : 第二军医大学出版社 ,2015.

[79] 臧少敏 , 陈刚 . 老年健康照护技术 [M]. 第 1 版 . 北京 : 北京大学出版社 ,2013.

[80] 何桂香 . 康复照护者临床工作手册 [M]. 北京 : 人民卫生出版社 ,2018.

[81] 陈爱萍 , 谢家兴 . 实用康复护理学 [M]. 北京 : 中国医药科技出版社 ,2018.

[82] 燕铁斌 . 康复护理学 [M]. 第 3 版 . 北京 : 人民卫生出版社 ,2012.

[83] 密忠祥 , 黄秋晨 , 刘菲 , 等 . 我国康复机构服务及运营管理现状分析 [J]. 中国康复理论与实践 ,2015（1）:103-105.

[84] 吕斌 , 丁玮 , 孙良慧 . 社区居家康复对脑卒中偏瘫康复期患者运动功能和日常生活能力的影响 [J]. 护理实践与研究 ,2019,16（17）:156-157.

[85] 原娟 , 张利霞 . 医院 - 社区 - 家庭三位一体康复护理模式在缺血性脑卒中恢复期患者中的应用观察 [J]. 黑龙江医学 ,2021,45（6）:600-601.

[86] M-D Masekameni,Moyo D,Khoza N,et al.Accessing Occupational Health Services in the Southern African Development Community Region[J].International Journal of Enriron mental

Research And Public Health,2020,17（18）.

[87]　M Sugimura,Chimed-Ochir O,Yumiya Y,et al.The Association between Wearing a Mask and COVID-19[J].International Journal of Environmental Research And Public Health,2021,18(17).

[88]　王鹏，叶丹，郑则广 . 口罩在预防新型冠状病毒感染中的作用及其选择与使用 [J]. 广东医学 ,2020,41（09）:865-868.

[89]　张晶晶，钱玉兰，李海龙，等 . 医疗机构胰岛素安全使用管理规范 [J]. 中国药学杂志 ,2022,57（09）:765-772.

[90]　黄宏，梁晓珊，陈思宏，等 . 糖尿病患者居家胰岛素注射针头管理状况调查 [J]. 海峡预防医学杂志 ,2022,28（03）:81-84.

[91]　龙细连，郑琍真，林艺萍，等 . 护士心理健康与职业认同感的实证研究 [J]. 中医药管理杂志 ,2022,30（11）:37-41.

[92]　尚振秋，陈昌蕊，黄小红 . 我国护士职业安全与健康研究文献的可视化分析 [J]. 职业与健康 ,2022,38（18）:2561-2564.

[93]　徐婷婷，张元红，马庄宣 . 临床实景教学在新护士护理安全培训的应用 [J]. 护理学杂志 ,2021,36（07）:75-78.

[94]　余优琴，徐春岳，罗烨，等 . 基于微课的翻转课堂在新护士安全培训中的应用 [J]. 护理与康复 ,2019,18（07）:73-77.

[95]　李育英，阎树红，闫帅，等 . 护士职业安全防护认知及行为情况调查 [J]. 中国公共卫生 ,2019,35（05）:641-643.

[96]　郭欣颖 . 临床护理中汞泄漏的危害和防护措施 [J]. 继续医学教育 ,2013,27（08）:25-27.

[97]　薛菊兰 . 汞泄漏处置包的制作与应用 [J]. 中华护理杂志 ,2011,46（03）:304.

[98]　师清莲，李华喜 . 社区护士职业安全因素分析及防范措施 [J]. 护理学报 ,2005,（12）:54-55.

[99]　陈方蕾，徐燕，岳立萍，等 . 护理工作相关肌肉骨骼疾患的研究进展 [J]. 天津护理 ,2022,30（02）:236-239.

[100]　刘松怀，祁长凤，冯金彩 . 不同心理阶段脊髓损伤患者的心理治疗 [J]. 现代康复 ,200[1]5（11）:12-15.

[101]　熊华，曹艳霞 . 医养结合养老护理员培训现状策略及实践 [J]. 职教培训 ,2022,27（9）:166-168.

[102]　鲁丽萍，李兴勇，郑捷 . 医养结合型养老护理员职业素养提升措施探讨 [J]. 卫生职业教育 ,2018,36（1）:2.